中国康复医学会"康复医学指南"丛书

疼痛康复指南

主　编　毕　胜
副主编　敖丽娟　熊源长　李铁山　马　超

人民卫生出版社

·北　京·

图书在版编目（CIP）数据

疼痛康复指南 / 毕胜主编 . —北京：人民卫生出
版社，2020.11（2022.11重印）
ISBN 978-7-117-30661-4

Ⅰ.①疼… Ⅱ.①毕… Ⅲ.①疼痛 – 康复 – 指南
Ⅳ.①R441.1-62

中国版本图书馆 CIP 数据核字（2020）第 196784 号

人卫智网	www.ipmph.com	医学教育、学术、考试、健康，购书智慧智能综合服务平台
人卫官网	www.pmph.com	人卫官方资讯发布平台

疼痛康复指南
Tengtong Kangfu Zhinan

主　　编：毕　胜
出版发行：人民卫生出版社（中继线 010-59780011）
地　　址：北京市朝阳区潘家园南里 19 号
邮　　编：100021
E - mail：pmph @ pmph.com
购书热线：010-59787592　010-59787584　010-65264830
印　　刷：保定市中画美凯印刷有限公司
经　　销：新华书店
开　　本：787×1092　1/16　印张：23　插页：2
字　　数：574 千字
版　　次：2020 年 11 月第 1 版
印　　次：2022 年 11 月第 2 次印刷
标准书号：ISBN 978-7-117-30661-4
定　　价：98.00 元

打击盗版举报电话：010-59787491　E-mail：WQ @ pmph.com
质量问题联系电话：010-59787234　E-mail：zhiliang @ pmph.com

编者（按姓氏笔画排序）

马　超（中山大学孙逸仙纪念医院）

王　婷（株洲市中心医院）

王连成（天津市天津医院）

王育庆（中国人民解放军南部战区总医院）

王学昌（河南中医药大学第二附属医院）

王雪强（上海体育学院）

韦　玲（山西中医学院第三中医院）

韦淑宝（广西壮族自治区江滨医院）

邓　婕（四川大学华西医院）

白玉龙（复旦大学附属华山医院）

丛　芳（中国康复研究中心北京博爱医院）

毕　胜（国家康复辅具研究中心）

吕发勤（解放军总医院海南医院）

朱咏梅（安徽省第二人民医院）

任朝晖（湘雅博爱康复医院）

向小娜（四川大学华西医院）

刘　岩（四川大学华西医院）

刘　勇（大连医科大学附属第一医院）

孙爱萍（国家康复辅具研究中心附属康复医院）

孙银娣（西安交通大学医学院附属红会医院）

杜冬萍（上海市第六人民医院）

李　奇（天津市天津医院）

李旭红（中南大学湘雅三医院）

李丽萍（杭州市中医院）

李建敏（广西壮族自治区民族医院）

李铁山（青岛大学附属医院）

杨胜玲（广西壮族自治区民族医院）

吴勤峰（苏州科技城医院）

邱　晓（复旦大学附属华山医院北院）

何红晨（四川大学华西医院）

何建国（宁波市康复医院）

张　冲（广西中医药大学第一附属医院）

张　琳（昆明医科大学第一附属医院）

张小静（广西壮族自治区江滨医院）

张学敏（国家康复辅具研究中心附属康复医院）

张照庆（武汉市第三医院）

陈　超（华中科技大学同济医学院附属同济医院）

陈　辉（上海市第四人民医院）

陈亚军（天津医科大学总医院）

陈秀琼（广西壮族自治区江滨医院）

陈慧敏（株洲市中心医院）

武　欢（武汉市第三医院）

赵海红（国家康复辅具研究中心附属康复医院）

姜　丽（中山大学附属第三医院）

敖丽娟（昆明医科大学康复学院）

徐　辉（郑州大学第五附属医院）

唐　新（四川大学华西医院）

黄　澄（广西壮族自治区江滨医院）

曹　效（国家康复辅具研究中心附属康复医院）

崔　尧（中国康复研究中心北京博爱医院）

崔文瑶（中国医科大学附属第一医院）

章　恒（广西骨伤医院）

韩润霞（复旦大学附属华山医院）

谢　青（广西壮族自治区民族医院）

浦少锋（上海市第六人民医院）

谭树生（广西壮族自治区民族医院）

熊源长（上海长海医院）

樊龙昌（华中科技大学同济医学院附属同济医院）

潘化平（南京市江宁医院）

编写秘书　张学敏

中国康复医学会"康复医学指南"丛书

序言

受国家卫生健康委员会委托,中国康复医学会组织编写了"康复医学指南"丛书(以下简称"指南")。

康复医学是卫生健康工作的重要组成部分,在维护人民群众健康工作中发挥着重要作用。康复医学以改善患者功能、提高生活质量、重塑生命尊严、覆盖生命全周期健康服务、体现社会公平为核心宗旨,康复医学水平直接体现了一个国家的民生事业发展水平和社会文明发达程度。国家高度重视康复医学工作,近年来相继制定出台了一系列政策文件,大大推动了我国康复医学工作发展,目前我国康复医学工作呈现出一派欣欣向荣的局面。康复医学快速发展迫切需要出台一套与工作相适应的"指南",为康复行业发展提供工作规范,为专业人员提供技术指导,为人民群众提供健康康复参考。

"指南"编写原则为,遵循大健康大康复理念,以服务人民群众健康为目的,以满足广大康复医学工作者需求为指向,以康复医学科技创新为主线,以康复医学技术方法为重点,以康复医学服务规范为准则,以康复循证医学为依据,坚持中西结合并重,既体现当今现代康复医学发展水平,又体现中国传统技术特色,是一套适合中国康复医学工作国情的"康复医学指南"丛书。

"指南"具有如下特点:一是科学性,以循证医学为依据,推荐内容均为公认的国内外最权威发展成果;二是先进性,全面系统检索文献,书中内容力求展现国内外最新研究进展;三是指导性,书中内容既有基础理论,又有技术方法,更有各位作者多年的实践经验和辩证思考;四是中西结合,推荐国外先进成果的同时,大量介绍国内开展且证明有效的治疗技术和方案,并吸纳中医传统康复技术和方法;五是涵盖全面,丛书内容涵盖康复医学各专科、各领域,首批计划推出66部指南,后续将继续推出,全面覆盖康复医学各方面工作。

"指南"丛书编写工作举学会全体之力。中国康复医学会设总编写委员会负总责,各专业委员会设专科编写委员会,各专业委员会主任委员为各专科指南主编,全面负责本专科指南编写工作。参与编写的作者均为我国当今康复医学领域的高水平专家、学者,作者数量达千余人之多。"指南"是全体参与编写的各位同仁辛勤劳动的成果。

"指南"的编写和出版是中国康复医学会各位同仁为广大康复界同道、

为人民群众健康奉献出的一份厚礼,我们真诚希望本书能够为大家提供工作中的实用指导和有益参考。由于"指南"涉及面广,信息量大,加之编撰时间较紧,书中的疏漏和不当之处在所难免,期望各位同仁积极参与探讨,敬请广大读者批评指正,以便再版时修正完善。

衷心感谢国家卫生健康委员会对中国康复医学会的高度信任并赋予如此重要任务,衷心感谢参与编写工作的各位专家、同仁的辛勤劳动和无私奉献,衷心感谢人民卫生出版社对于"指南"出版的高度重视和大力支持,衷心感谢广大读者对于"指南"的关心和厚爱!

百舸争流,奋楫者先。我们将与各位同道一起继续奋楫前行!

中国康复医学会会长

方国恩

2020 年 8 月 28 日

中国康复医学会"康复医学指南"丛书
编写委员会

中国康复医学会"康复医学指南"丛书

目录

30. 精神疾病康复指南	主编	贾福军		
31. 生殖健康指南	主编	匡延平		
32. 产后康复指南	主编	邹 燕		
33. 疼痛康复指南	主编	毕 胜		
34. 手功能康复指南	主编	贾 杰		
35. 视觉康复指南	主编	卢 奕		
36. 眩晕康复指南	主编	刘 博		
37. 听力康复指南	主编	周慧芳		
38. 言语康复指南	主编	陈仁吉		
39. 吞咽障碍康复指南	主编	窦祖林		
40. 康复评定技术指南	主编	恽晓萍		
41. 康复电诊断指南	主编	郭铁成		
42. 康复影像学指南	主编	王振常		
43. 康复治疗指南	主编	燕铁斌	陈文华	
44. 物理治疗指南	主编	王于领	王雪强	
45. 运动疗法指南	主编	许光旭		
46. 作业治疗指南	主编	闫彦宁	李奎成	
47. 水治疗康复指南	主编	王 俊		
48. 神经调控康复指南	主编	单春雷		
49. 高压氧康复指南	主编	潘树义		
50. 浓缩血小板再生康复应用指南	主编	程 飚	袁 霆	
51. 推拿技术康复指南	主编	赵 焰		
52. 针灸康复技术指南	主编	高希言		
53. 康复器械临床应用指南	主编	喻洪流		
54. 假肢与矫形器临床应用指南	主编	武继祥		
55. 社区康复指南	主编	余 茜		
56. 居家康复指南	主编	黄东锋		
57. 心理康复指南	主编	朱 霞		
58. 体育保健康复指南	主编	赵 斌		
59. 疗养康复指南	主编	单守勤	于善良	
60. 医养结合康复指南	主编	陈作兵		
61. 营养食疗康复指南	主编	蔡美琴		
62. 中西医结合康复指南	主编	陈立典	陶 静	
63. 康复护理指南	主编	郑彩娥	李秀云	
64. 康复机构管理指南	主编	席家宁	周明成	
65. 康复医学教育指南	主编	敖丽娟	陈健尔	黄国志
66. 康复质量控制工作指南	主编	周谋望		

前言

2017年12月,中国康复医学会疼痛康复专业委员会在北京成立。疼痛与康复原本是两个不同的领域,为什么会走到一起?这要从这两个医学术语的内涵说起。疼痛主要指慢性疼痛,特别是指肌肉骨骼系统的慢性疼痛,而康复医学是对各种疾病的功能障碍进行处理的临床医学分支,又称为功能医学,肌骨系统的慢性疼痛大多数会影响功能;同时,物理治疗是康复医学的重要治疗手段,对慢性疼痛有比较好的疗效,正因为如此,慢性疼痛患者很多会到康复理疗的门诊治疗。康复在中国台湾被称为"复健",而"复健"的定义中就包含肌骨疼痛的医疗术,更说明了疼痛与康复的关系。另一方面,在患者康复过程中,会出现大量的疼痛问题,如脑卒中后偏瘫肩痛、脊髓损伤后神经性疼痛、截肢后疼痛以及肿瘤康复期的各种疼痛等,这些问题都需要康复医师进行正确规范的处理,这也是考验康复医师临床能力的重要指标。

在现代康复医学发达的西方国家,特别是美国,慢性肌骨疼痛的处理,康复医师是主力军。在美国康复医学的亚专科中,就专门有"pain medicine"的亚专业,接受训练者康复医师占多数。相对于麻醉疼痛医师,康复医师对慢性疼痛的处理手段更加多样化,不但有注射治疗,同时还有物理治疗和康复训练指导,不但处理疼痛本身,而且更加关注患者的功能恢复,符合现代医学的整体观。

在西方国家,患者有慢性肌骨疼痛情况,大多会先去康复门诊。康复医师会首先给予物理治疗或注射治疗,并给予功能训练的指导。在正规保守治疗无效的情况下,才会转介到骨科等手术科室进行手术治疗。而在我国绝大多数地区,情况恰恰相反——患有肌骨疼痛的患者大多数会选择去骨科就诊。造成这种现象的原因是多方面的:首先,康复医学在中国还是一个新兴学科,人们的传统观念认为康复只是针对如脑卒中瘫痪此类疾患,不知道对"颈椎病""腰椎间盘突出症""肩周炎"等肌肉骨骼疼痛疾病同样也有很好的疗效;其次,中国大多数骨科医师没有接受过正规康复医学的训练,不知道康复医学的这么多非手术治疗手段会对患者有帮助,所以给患者的选择是要么开药,要么开刀,并没有把这些患者转介到康复科就诊,无形中也造成了过度医疗;最后,很多康复医师并不具备准确诊断和处理慢性肌骨疼痛的能力和手段,打铁还要自身硬,即使患者上门就诊,也没有能力解决患者的问题,这就导致大量的肌骨疼痛患者寻医无门,得不到规范的治疗。

中国目前的临床诊疗科目还有疼痛科,2007年起发展迅速,主要的因素是有非常广大的患者基础。疼痛科目前主要的来源是麻醉医师。毋庸讳言,麻醉医师的技术是非常优秀的,非常值得康复医师学习,但在整体管理肌骨疼痛患者方面还应该吸收康复医师的经验。所以,第一届中国康复医学会疼痛康复专业委员会年会主题是"康复向疼痛学习技术,疼痛向康复学习理念,交叉融合,共同提高"。疼痛康复与疼痛科在临床工作中有交叉的方面,但也各有所侧重,疼痛康复更加侧重肌肉骨骼系统等影响患者功能的慢性疼痛,以及在康复过程中出现的各种疼痛问题;疼痛科则需要处理各种难治性疼痛,如癌痛、疱疹后神经痛、三叉神经痛等。在治疗手段上,疼痛康复医师应以超声或C形臂引导下精准注射或射频等治疗为主,不提倡开展椎间孔镜等技术,除非是骨科医师出身,接受过正规的培训才可开展这项技术。

中国的疼痛康复发展在与世界先进的疼痛康复理念和技术接轨的同时,不能忘记祖国医学这个宝库。中医骨伤科和针灸在治疗肌骨慢性疼痛方面留下了宝贵经验,包括中医的传统正骨手法、针灸、小针刀、银质针以及中药的内服外用等。这些治疗方法解决了很多肌骨疼痛患者的疾患,应该使这些治疗加上科学的手段,精准治疗,提高疗效,避免并发症。

疼痛康复发展任重而道远,中国康复应该补上疼痛康复这一课,成功走出一条中国特色之路是我们每一位疼痛康复工作者的责任,也是广大患者之福。

中国康复医学会疼痛康复专业委员会主任委员

毕　胜

2020 年 3 月

目录

第一篇

疼痛康复概论

第一章

疼痛诊断及评价

一、疼痛的定义

国际疼痛学会(International Association for the Study of Pain, IASP)定义：疼痛是与实际或潜在的组织损伤相关的不愉快的感觉和情绪体验，或描述它为一种伤害。

应注意到，不能用语言交流并不意味着去否定一个人正在经历疼痛并且需要适当的止痛治疗。疼痛总是主观的，每个人都是通过早年受伤的经历来学会这个词的用法。科学家认为引起疼痛的刺激容易损伤组织。因此，疼痛是我们与实际或潜在的组织损伤联系在一起的体验。毫无疑问，疼痛是身体某个部位的一种感觉，但它总是令人不愉快的，因此也是一种情感体验。疼痛可能在没有组织损伤或任何可能的病理生理原因的基础上产生，是为心因性疼痛。有时伤害刺激作用在痛觉感受器和痛觉通路所引起的并不一定是疼痛的感觉。

疼痛康复是指应用各种医疗手段，针对疼痛疾患，特别是肌肉骨骼系统疼痛疾患以及疾病康复过程中的疼痛进行治疗、管理和康复，以保障患者进行正常的康复以及有关疼痛伤病的功能恢复，提高患者的生活质量。

二、疼痛的分类

(一)按刺激性质

1. 机械性痛　组织在外力的作用下会产生机械性变形，当变形的程度超过机械性伤害感受器的阈值时，伤害感受器被激活，产生机械性疼痛。外力去除后，组织复形，疼痛消失。

2. 温度性痛　是指某些疾病因温度的变化而产生的疼痛。

3. 化学性痛　组织受损或有炎症反应时，化学物质的升高超过阈值时所产生的疼痛，常发生于创伤后 20～30 天之内或有炎症、感染性疾病时。

(二)按发病机制

1. 伤害性疼痛　由发炎或受损的组织激活相应的疼痛感受器所致，又分为躯体性(如退行性关节病、肌筋膜疼痛、肢体创伤)和内脏性(如心绞痛、胃痛)。

2. 神经性疼痛　由神经系统损伤或疾病引起，分为外周性(源自外周神经系统损伤，如复杂区域疼痛综合征、神经根病理性疼痛)及中枢性(源于中枢神经系统，如丘脑痛、灼性神经痛、幻肢痛)

3. 心因性疼痛　是由于精神心理因素、心理冲突、情绪障碍或心理疾病等因素的困扰而用厌恶和不愉快的感觉及夸张的语言和行为来解释描述疼痛。患者往往四处求医，反复做各种检查，疼痛始终得不到缓解。

(三)按疼痛感

1. 快痛　在皮肤受到刺激时很快发生的一种定位清楚而尖锐的刺痛，在撤除刺激后又很快消失，由 Aδ 纤维传导。

2. 慢痛　一种定位不明确的烧灼痛，潜伏期长，可持续长达数秒或更长，由 C 纤维传导。

3. 顽固性痛　某些患有慢性疼痛的病人虽然经过积极的原发病治疗和各种止痛药物治疗,疼痛不能缓解,反复发作,而且严重影响病人的正常生活和工作的疼痛。

(四)按疼痛强度

1. 轻度痛　疼痛可以忍受,并能正常生活、睡眠不受干扰的疼痛。

2. 中度痛　疼痛明显,不能忍受,患者要求用镇痛药,睡眠受到干扰的疼痛。

3. 重度痛　疼痛剧烈不能忍受,需要镇痛药物,睡眠严重受到干扰的疼痛,可伴有自主神经功能紊乱表现或被动体位。

4. 极度痛　为一种持续性剧痛,伴有血压、脉搏等变化。

(五)按疼痛发作的规律

1. 一过性疼痛　指疼痛在短时间内一次或数次出现,很快消失的疼痛。

2. 间断性疼痛　不定期的、没有规律性的疼痛。

3. 周期性疼痛　疼痛发生频率经过一个相当规律的时间间隔,呈现规律性变动的状况。

4. 持续性疼痛　由于机体受到刺激而产生的持续性痛觉。

(六)按表现形式

1. 原发痛　组织内的神经末梢直接受到机械性或化学性刺激而产生的疼痛。

2. 牵涉痛　当某些内脏器官发生病变时,常在体表的一定区域产生感觉过敏或痛觉,这种现象称牵涉痛,如心绞痛引起的左上肢牵涉痛。

3. 放射痛　又称扩散痛,是指神经的一个分支受到刺激或损害时,疼痛除向该分支支配区放射外,还可累及该神经的其他分支支配区而产生疼痛,如腰椎间盘突出症引起的下肢放射痛。

(七)按病程长短

1. 急性痛　在几小时、几天直至3个月以内可缓解的疼痛。

2. 慢性痛　持续3个月及3个月以上的疼痛。依据世界卫生组织(WHO)对其他慢性疾病时间的界定,IASP把持续3个月或3个月以上的疼痛定义为慢性疼痛。需要说明的是这个定义没有任何科学依据,只是参照其他临床慢性疾病而来的,期待今后加大研究,找到急慢性疼痛转化的真实时间窗口和客观指标,避免病人错过最佳诊断治疗时机。

2015年,国际疼痛学会与世界卫生组织有关专家组为编撰《国际疾病分类第十一次修订本(ICD-11)》慢性疼痛分类提出一个分类方案,简称"IASP ICD-11分类方案"。基于慢性疼痛的疾病属性,方案将慢性疼痛分为七个亚类,包括:①慢性原发性疼痛,②慢性癌症相关性疼痛,③慢性术后疼痛和创伤后疼痛,④慢性神经性疼痛,⑤慢性头痛和颌面痛,⑥慢性内脏痛,⑦慢性肌肉骨骼疼痛。经过多年努力,WHO于2018年6月18日在官网公布了ICD-11的发行通知及在线应用工具包。2018年12月14日,国家卫生健康委员会也在官网发出《关于印发国际疾病分类第十一次修订本(ICD-11)中文版的通知》(国卫医发〔2018〕52号)。通知要求自2019年3月1日起,卫生健康行政部门开展医疗机构绩效考核、质量控制与评价等工作时,均应当采用ICD-11中文版进行医疗数据统计分析。随后吕岩等发表了《ICD-11慢性疼痛分类中文编译版》。WHO的ICD-11版慢性疼痛分类公布后,在国际疼痛界引起很大争议,其分歧的焦点是WHO的方案仍然把大多数疼痛作为"症状"分类编码,分属于不同疾病的"根母系",而IASP的方案强调把疼痛作为"疾病"单独编码。前者并没有考虑到慢性疼痛是一系列需要单独特殊诊治和研究的疾病,而代表疼痛医学领域基础与临床的 IASP 更倾向于让国际医疗健康体系承认慢性疼痛本身就是疾病。为了进一步完善 ICD-11 版慢性疼痛分类,IASP 协同 WHO 再次制订了一个系统的慢性疼痛分级诊断分类目录。

　　IASP ICD-11 将慢性疼痛分为慢性原发性疼痛和慢性继发性疼痛综合征两大类。慢性原发性疼痛(一级或顶级诊断)再分为:①慢性弥散性疼痛,②复杂性区域疼痛综合征,③慢性原发性头痛或颌面痛,④慢性原发性内脏痛,⑤慢性原发性肌肉骨骼疼痛五个二级诊断类别。每个二级诊断类别可再分为若干个三级诊断类别,每个三级诊断类别可再分为若干个四级(终级)诊断类别。慢性继发性疼痛综合征(一级诊断)再分为:①慢性癌症相关疼痛,②慢性术后或创伤后疼痛,③慢性神经性疼痛,④慢性继发性头痛或颌面痛,⑤慢性继发性内脏痛,⑥慢性继发性肌肉骨骼疼痛六个二级诊断类别。由于有的文章把"慢性疼痛"设为一级或顶级诊断,而另一些文章把"慢性原发性疼痛"或"慢性癌症相关疼痛"等设为一级或顶级诊断,比较混乱,不利于统一诊断标准,故本文综合以上相关内容,统一制定出一个慢性疼痛 1~4 级诊断分类目录中英文对照表(见附表 1-0-1)。将慢性原发性疼痛和慢性继发性疼痛综合征设为一级或顶级诊断类别,每个二级诊断类别可再分为若干个三级诊断类别,每个三级诊断类别可再分为若干个四级(终级)诊断类别。

　　IASP ICD-11 版慢性疼痛系统分类中也提供了评估疼痛严重程度的标准。附表 1-0-2 显示的是 IASP ICD-11 慢性疼痛系统分类中疼痛严重程度评估指标使用的说明。疼痛严重程度包括:①疼痛强度,②疼痛相关的精神痛苦程度,③疼痛对生活的影响程度三个方面。每个方面程度的评估都可以使用 0~10 数字分级评分法(numerical rating scale, NRS)和视觉模拟评分法(visual analogue scale, VAS)来评估。WHO 对健康的定义是"除了没有疾病和虚弱之外,还必须在躯体、精神和社会幸福状况上保持完美"。因此在评估健康状况时,除了疾病还必须附加躯体、精神和社会能力与失能状况。为此,2001 年 WHO 公布《国际功能、残疾和健康分类》(International Classification of Functioning, Disability and Health, ICF),并建议与 ICD 联合使用。ICF 也是一个国际分类标准,其目标是为健康和与健康相关状况的描述提供一个标准语言和框架。其核心概念是用"功能"与"失能"指标准确地反映和描述人体健康状况与环境相互作用的结果。Nugraha 等根据 WHO 对健康状况的定义和要素首次为 ICD-11 提供了慢性疼痛功能特性定义与要素框架。WHO ICF 的健康状况(疾病或疾患)框架包括:身体功能与结构要素、日常生活活跃度要素和社会活动参与度要素三个方面,以及个人和环境对以上三方面健康状况要素的影响。但由于 ICD-11 慢性疼痛分类标准才刚刚公布,缺乏完整的真实数据支持,所以关于慢性疼痛的功能特性研究也是空白,希望结合 ICD-11 慢性疼痛系统分类和功能特性来开展深入研究。尽管如此,IASP ICD-11 慢性疼痛系统分类除了要求对慢性疼痛的持续时间和发作特征进行量化,如持续时间长短和是否有间歇反复发作评估外,要求对社会心理应激程度也应纳入评估,如认知(灾难、过度担忧)、情绪(恐惧、易怒、失望、绝望)、行为(失眠、回避、躲避)和社会(失业、人际关系)等因素。

　　按 IASP ICD-11 慢性疼痛 1~4 级诊断分类目录和评估标准(见附表 1-0-1,附表 1-0-2),慢性神经性疼痛(二级诊断)分为慢性外周神经性疼痛和慢性中枢神经性疼痛(三级诊断),而慢性外周神经性疼痛还可分为:①三叉神经痛;②慢性外周神经损伤后疼痛;③痛性多发外周神经病变;④疱疹后神经痛;⑤痛性根性压迫病变,共五个四级诊断类别。而慢性中枢神经性疼痛还可分为:①脊髓损伤相关慢性中枢神经性疼痛;②脑损伤相关慢性中枢神经性疼痛;③慢性卒中后疼痛;④多发性硬化相关慢性中枢神经性疼痛,四个四级诊断类别。在过去几十年的疼痛基础研究中,外周神经损伤后疼痛动物模型较多,而基于疾病相关的慢性疼痛动物模型较少,即使有个别的动物模型也很少引起大多数研究者的关注。下一步需要应用 ICD-11 慢性疼痛 1~4 级诊断分类详细调研慢性神经性疼痛 3~4 级诊断类别中的构成数据,为集中分配科研和临床诊治优势资源提供参考依据。期待本文提供的慢性疼痛 1~4 级诊断分类标准能在今后大规模人口流行病学调查、临床疼痛专科和其他相关科室诊治与预后评估工作中发挥重要作用。

三、疼痛的诊断及临床评估

(一)病史要点

1. 问诊 疼痛的问诊通常围绕以下 10 个方面展开:疼痛原因、是否放射、疼痛性质、严重程度、疼痛强度、起病方式、持续时间、发生时间、加重和减轻的因素等。

2. 既往史 除常规既往史外发病后的用药史及相关治疗史也十分重要。

3. 工作生活史 尤其应关注工作生活中有无相关的损伤史。

4. 保险情况 医疗保险的类别及期限,尤其要关注工伤险。

(二)体检

除了一般体检外,脊柱、骨骼肌肉、神经系统等三个部分的特殊体检非常重要,需要详细检查评估并记录。

(三)检查

从病史特征可以推测疼痛可能的病因及病灶可能的部位,应遵循以下原则推荐患者进行相应的检查(表 1-0-1)并进一步获取影像学及病理学证据。

表 1-0-1　检查方式的选择

疼痛来源	部位及原因	实验室检查
骨	四肢	X 线、CT
软组织	脊柱四肢	MRI、超声
脊柱	不明原因	MRI
	感染、瘢痕粘连	高对比度 MRI
	椎管内占位	CT 脊髓造影
	椎间盘病变	MRI、椎间盘造影
关节	四肢关节	X 线、MRI、MRI 关节造影、超声
	脊柱关节	X 线、CT、MRI、MRI 关节造影
神经	周围神经	EMG、NCV、超声、MRI
	中枢神经	MRI、SEP、MEP、EMG、NCV
不明原因		诊断性阻滞

注:CT——计算机断层成像;MRI——磁共振成像;EMG——肌电图;NCV——神经传导速度;SEP——躯体感觉诱发电位;MEP——运动诱发电位。

（四）心理学评估

基于疼痛所伴有的强烈的心理学特征，科学家们发展了很多与心理学相关的疼痛评估方法，我们推荐一些常用的方法如下：

1. 视觉模拟评分法（VAS）

视觉模拟量表是一种一维测量工具，它试图测量个体某一症状的特征或态度，常用于流行病学和临床研究，以衡量各种症状的强度或频率。在对疼痛的操作上，VAS通常使用一条长100mm的水平线，用于描述疼痛严重程度的术语标定于两端，左边是完全无痛，右边是极其严重的疼痛，如图1-0-1所示。病人在上面做记号表示他们对当前疼痛状态的感知，通过测量从左手边到病人标记点的毫米数来确定疼痛的强度。也有作者使用垂直线VAS评分法，认为与水平线VAS相比在视觉数量及重现性方面有差别。

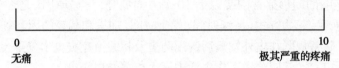

图1-0-1 视觉模拟评分法

2. 数字疼痛评分法（numerical pain rating scale，NPRS）

数字疼痛评分法（numerical pain rating scale，NPRS）是一种单维的测量成人疼痛强度的方法，是视觉模拟量表的分段数值版本，与VAS相似，NPRS用于描述疼痛严重程度的术语标定于两端及中央，在该量表中，被调查者选择一个最能反映其痛苦程度的整数（整数0~10），见图1-0-2。

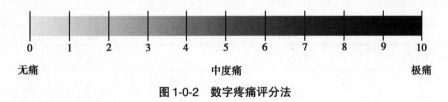

图1-0-2 数字疼痛评分法

3. 口诉言词评分法（verbal rating scales，VRS）

通过病人描述自身感受的疼痛状态来进行分级，一般将疼痛分为四级：①无痛；②轻微疼痛；③中度疼痛；④剧烈疼痛。此法虽很简单，病人也易理解，但不够精确。临床上常常与NPRS结合使用，见图1-0-2。

4. 脸谱疼痛评分法

面部疼痛量表-修订版（FPS-R）是一种针对儿童的疼痛强度自我报告测量方法。它改编自面部疼痛量表，使其能够在广泛接受的0到10度的范围内对疼痛的感觉进行评分。该量表与4~16岁的视觉模拟疼痛量表呈密切的线性关系。它易于管理，除了影印的面孔，不需要任何设备。

在这个范围内没有微笑和眼泪可能是有利的。特别推荐用于非常年幼的儿童。数值自评量表（0~10）可用于大多数8岁以上儿童，而无法提供自我报告的儿童则需要行为观察量表。

以下面孔代表痛楚的程度（图1-0-3）。最左面的面孔代表没有疼痛（指向最左），最右面的面孔代表极为痛楚(指向最右)。因此,越近左面的面孔代表越少痛楚,越近右面的面孔代表痛楚越大(从左到右,逐一指着面孔)。须指出哪个面孔最能代表测试者的痛楚程度。从左到右依次为所选的脸打分:0、2、4、6、8 或 10 分,"0"等于"没有疼痛","10"等于"非常疼痛"。不要使用"快乐"和"悲伤"这样的词。这个量表是用来测量孩子内心的感受,而不是他们的脸看起来怎么样。

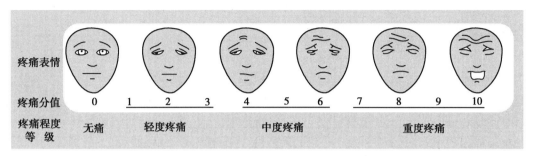

图 1-0-3　脸谱疼痛评分法

5. 麦吉尔疼痛问卷(McGill pain questionnaire, MPQ)

麦吉尔疼痛问卷的发明是疼痛研究领域的革命性进步,主要用于描述和测量疼痛强度。MPQ 提供给人们对疼痛的感觉、情感以及评价三个维度的一个评估。通常被认为是疼痛评量的黄金标准。可用于病人疼痛的登记和评估,还可用于诊断和疗效判断。

MPQ 含有 4 类 20 组疼痛描述词,每组词按程度递增的顺序排列,其中 1～10 组为感觉类(sensory),11～15 组为情感类(affective),16 组为评价类(evaluation),17～20 组为其他相关类(miscellaneous)。被测者在每一组词中选一个与自己痛觉程度相同的词(没有合适的可以不选)。由 MPQ 可以得到三种测定方法:

(1)疼痛评估指数(pain rating index, PRI)　根据被测者所选出词在组中的位置可以得出一个数字(序号数),所有这些选出词的数值之和即为疼痛评估指数。PRI 可以求四类的总和,也可以分类计算。

(2)选出词的数值(number of words chosen, NWC)。

(3)现时疼痛强度(present pain intensity, PPI)　用 6 分 NRS 评定当时患者全身总的疼痛强度,即 0～5 的疼痛强度:①无痛(0 分);②轻微的疼痛(1 分);③引起不适感的疼痛(2 分);④具有窘迫感的疼痛(3 分);⑤严重的疼痛(4 分);⑥不可忍受的疼痛(5 分)。所以,现时疼痛强度评估实际上是 6 点口述分级评分法。

6. 简化的麦吉尔疼痛问卷

由于 MPQ 包括内容多,检测费时,较烦琐。1978 年,Melzack 又提出内容简洁、耗时短的简式麦吉尔疼痛问卷(short-form of McGill pain questionnaire, SF-MPQ)。SF-MPQ(表 1-0-2)仅由 11 个感觉类和 4 个情感类对疼痛的描述词以及 PPI 和 VAS 组成。所有描述词均用 0～3 分别表示"无""轻""中"和"重"四个不同程度,由此可以分类求出 PRI 或总的 PRI。PPI 仍用 6 分法评定。SF-MPQ 适用于检测时间有限,同时又要获得其他疼痛强度信息如 VAS 评分结果时。同典型的 MPQ 一样,SF-MPQ 也同样是一种敏感、可靠的疼痛评价方法,其评价结果与 MPQ 具有很高的相关性。SF-MPQ 也能对不同的疼痛综合征进行鉴别。

表 1-0-2　简式麦吉尔疼痛问卷

Ⅰ.疼痛评级指数（PRI）的评估

	无痛	轻度	中度	重度
A.感觉项				
跳痛（throbbing）	0）	1）	2）	3）
刺痛（shooting）	0）	1）	2）	3）
刀割痛（stabbing）	0）	1）	2）	3）
锐痛（sharp）	0）	1）	2）	3）
痉挛痛（carmping）	0）	1）	2）	3）
咬痛（gnawing）	0）	1）	2）	3）
烧灼痛（hot-burning）	0）	1）	2）	3）
酸痛（aching）	0）	1）	2）	3）
坠胀痛（heavey）	0）	1）	2）	3）
触痛（tender）	0）	1）	2）	3）
劈裂痛（splitting）	0）	1）	2）	3）
感觉项总分：				
B.情感项				
疲惫耗竭感（tiring-exhausting）	0）	1）	2）	3）
病恹样（sickening）	0）	1）	2）	3）
恐惧感（fearful）	0）	1）	2）	3）
受惩罚感（punishing-cruel）	0）	1）	2）	3）

情感项总分：

以上两项相加（感觉项总分＋情感项总分）＝疼痛总分（T）

Ⅱ.视觉模拟疼痛评分

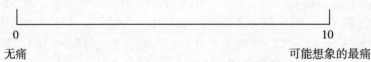

0　　　　　　　　　　　　　　　　　　　　　　　10

无痛　　　　　　　　　　　　　　　　　可能想象的最痛

Ⅲ.现时疼痛强度（PPI）

0：无痛（no pain）；

1：轻痛（mild）；

2：难受（discoorting）；

3：痛苦烦躁（distressing）；

4：可怕（horrible）；

5：极度疼痛（excruciating）；

　　简式麦吉尔疼痛问卷的 1～11 项对疼痛感觉程度进行评估，12～15 项对疼痛情感状况进行评估。每个描述程度分为 0＝无痛，1＝轻度，2＝中度，3＝重度。同时标准麦吉尔疼痛问卷里的现实疼痛状况和视觉模拟评分也用于对总体疼痛状况进行评估。

（五）疼痛的客观评估

在慢性疼痛病人的管理中，最大的挑战是准确判断病人正在忍受多大的疼痛，有沟通障碍的患者的判断更加困难。目前还没有客观的指标显示疼痛程度。在 20 世纪 90 年代，美国已把疼痛作为"第五生命体征"，越来越多的证据显示，慢性疼痛会导致我们大脑结构和功能的改变。影像学研究显示存在灰质分布及在静态活动模式以及涉及痛觉信息处理的大脑区域之间连接的改变。同时电生理研究显示疼痛阻扰了大脑感兴趣脑区正在进行的节律性的活动，很多脑区域与影像学研究所呈现的脑区相重叠。但值得注意的是，尽管我们主张对疼痛进行客观测量，但我们不建议替换、替代或"覆盖"患者的口头报告。我们只能将客观疼痛测量视为辅助或补充诊断工具，以帮助医疗保健提供者评估疼痛的水平和质量。

（敖丽娟 毕 胜）

参 考 文 献

［1］Treede RD，Rief W，Barke A，et al.A classification of chronic pain for ICD-11［J］.Pain，2015，156（6）：1003-1007.http：//www.nhc.gov.cn/yzygj/s7659/201812/14caf755107c43d2881905a8d4f44ed2.shtml

［2］吕岩，程建国，樊碧发，等.ICD-11 慢性疼痛分类中文编译版.中国疼痛医学杂志，2018，24（11）：801-805.

［3］Treede RD，Rief W，Barke A，et al.Chronic pain as a symptom or a disease.Pain，2019，160（1）：19-27.

［4］Nicholas M，Vlaeyen JWS，Rief W，et al.The IASP classification of chronic pain for ICD-11：chronic primary pain.Pain，2019，160：28-37.

［5］Bennett MI，Kaasa S，Barke A，et al.The IASP classification of chronic pain for ICD-11：chronic cancer-related pain.Pain，2019，160：38-44.

［6］Schug SA，Lavand'homme P，Barke A，et al.The IASP classification of chronic pain for ICD-11：chronic post-surgical or posttraumatic pain.Pain，2019，160（1）：45-52.

［7］Scholz J，Finnerup NB，Attal N，et al.The IASP classification of chronic pain for ICD-11：chronic neuropathic pain.Pain，2019，160（1）：53-59.

［8］Benoliel R，Svensson P，Evers S，et al.The IASP classification of chronic pain for ICD-11：chronic secondary headache or orofacial pain.Pain，2019，160（1）：60-68.

［9］Aziz Q，Giamberardino MA，Barke A，et al.The IASP classification of chronic pain for ICD-11：chronic secondary visceral pain.Pain，2019，160（1）：69-76.

［10］Perrot S，Cohen M，Barke A，et al.The IASP classification of chronic pain for ICD-11：chronic secondary musculoskeletal pain.Pain，2019，160（1）：77-82.

［11］Nugraha B，Gutenbrunner C，Barke A，et al.The IASP classification of chronic pain for ICD-11：functioning properties of chronic pain.Pain，2019，160（1）：88-94.

［12］Smith BH，Fors EA，Korwisi B，et al.The IASP classification of chronic pain for ICD-11：applicability in primary care.Pain，2019，160（1）：83-87.

［13］陈军，王江林.国际疼痛学会对世界卫生组织 ICD-11 慢性疼痛分类的修订与系统化分类.中国疼痛医学杂志，2019，25（5）：323-330.

［14］Jensen MP，McFarland CA.Increasing the reliability and validity of pain intensity measurement in chronic pain patients.Pain，1993，55（2）：195-203.

［15］Rodriguez CS.Pain measurement in the elderly：a review.Pain manage nurse，2001，2（2）：38-46.

［16］Hicks CL，von Baeyer CL，Spafford P，et al.The faces pain scale-revised：toward a common metric in pediatric pain measurement.Pain，2001，93（2）：173-183.

［17］Bieri D，Reeve R，Champion GD，et al.The Faces Pain Scale for the self-assessment of the severity of pain experienced by children：Development，initial validation and preliminary investigation for ratio scale properties.Pain，1990，41（2）：139-150.

［18］Melzack R.The McGill Pain Questionnaire.American Society of Anesthesiologists，2005，103（1）：199-202.

［19］Melzac R，Katz J.The McGill Pain Questionnaire：Appraisal and current status.Handbook of Pain Measurement.2nd ed.New York：Guilford Press，2001：35-52.

第二章

多学科的疼痛管理

三分之一的美国人及 8%~10% 的中国人患有慢性疼痛,疼痛影响患者的工作能力,影响他们参与日常活动,以及影响他们享受自己的生活。一些病人可以从保守的治疗方式中得到缓解,如休息、物理治疗、脊椎按摩治疗、情志疗法或非阿片类药物治疗。有些病人的疼痛不能从保守治疗中得到足够的缓解,可能需要介入治疗如:如硬膜外类固醇注射、射频消融术、阿片类药物,甚至手术。无法从这些治疗中获得缓解的患者可能受益于植入设备(如脊髓刺激器、鞘内治疗)或再生治疗。越来越多的医疗实践为患者提供了多种医疗模式(表 2-0-1)。有证据表明:这种综合的、多学科的治疗慢性疼痛的方法在病人的预后和费用方面都是有利的。

表 2-0-1　在多学科慢性疼痛治疗的方法中可能用到的治疗模式

治疗类型	举例
物理模式	物理治疗、脊椎按摩、针灸、电针刺激
情志疗法	生物反馈、群体治疗、认知行为治疗
非阿片类药物	非甾体抗炎药、膜稳定剂、肌肉松弛药
阿片类药物	阿片类药物、非典型阿片类药物
介入疗法	硬膜外类固醇注射、神经阻滞、射频消融
植入设备疗法	脊髓刺激、周围神经刺激、鞘内注射泵
再生疗法	富血小板血浆疗法、干细胞疗法

以下是对疼痛管理的多学科方法进行的相关研究证据:如"生物 - 心理 - 社会"模型与传统模型相比,在改善患者疼痛症状和功能方面取得了显著成果。内科医生、物理治疗师和心理学家共同参与的综合性疼痛项目在治疗慢性疼痛方面既有效又划算。一项研究评估了随机接受标准运动方案(对照组)或综合疼痛方案的患者,结果发现实验组在减轻疼痛和减少残疾方面表现出长期疗效。除了多学科治疗方案的有效性之外,有证据表明,这些方法可能降低卫生保健成本。早期获得脊椎按摩疗法的保守治疗为许多患者提供了充分的疼痛缓解,而无须进行可能更昂贵的治疗。另一项研究比较了接受脊柱手术的患者和接受综合模式治疗的患者,综合模式包括医生、物理治疗师和临床心理学家的治疗。两组治疗效果无显著性差异,但成本效益有显著性差异。一项对 65 项研究的荟萃分析(Meta 分析)发现,多学科治疗背痛优于单一学科,如医学治疗或物理治疗。与单一学科治疗相比,多学科治疗不仅能更有效地缓解疼痛,还能改善情绪,减少对日常生活活动的影响,提高重返工作岗位的可能性。随着时间的推移,多学科治疗的益处也更加稳定。一项随机对照试验将膝关节骨性关节炎患者随机分配到标准治疗组或多学科治疗组,结果发现多学科治疗在疼痛缓解和功能上有着更好的结果。一项对纤维肌痛症患者的研究发现,基于认知行为模型的多学科治疗可以使患者减少阿片类药物、非甾体抗炎药、苯二氮䓬类药物和肌肉松弛药的

使用。包括物理治疗、作业治疗、团体心理治疗、星状神经节阻滞和药物治疗在内的多学科治疗方案已证明对复杂局部疼痛综合征患者有效。

一、物理疗法

疼痛管理的物理形式包括许多保守的治疗选择,如有监督有目的锻炼计划、物理治疗、脊椎按摩治疗、针灸、按摩和其他。物理治疗已被证明可以针对慢性腰背痛患者改善功能和减轻疼痛。方案包括在监督下实施个性化的方案,进行牵伸和力量锻炼。考虑到收益一般大于风险,强烈建议将物理治疗作为治疗慢性疼痛的有效方式。

研究表明,针灸会使大脑发生化学变化。这些变化包括内啡肽 -1、内啡肽、脑啡肽、血清素和多巴胺的增加,所有这些都能起到镇痛的作用。大量的随机对照试验证明,针灸在针对慢性疼痛上是一个有价值的选择。试验显示,真与假的针灸在程序之间存在显著差异,这表明针灸的疗效不仅仅是安慰剂效应。一项研究评估了针灸治疗慢性腰痛的几种效果。数千名患者接受了治疗,并在 6 个月后评估了疼痛强度、疼痛频率、功能能力、抑郁和生活质量。最终结果有显著的功能改善(45.5%),每月疼痛天数显著减少,患者工作缺勤程度减少 30%。

电针是针灸的一种形式,使用针作为电极通过电流来达到治疗效果。虽然电针不如针灸常见,但问世约 50 年以来,越来越受欢迎。一项研究调查了针灸和电针对大脑活动的影响,发现电针比手针能产生更广泛的功能核磁信号增强。此外,所有针灸疗法产生的效果都比安慰剂组更加宽泛。值得注意的是,病人的期望会对针灸的效果产生影响。一项研究评估了患者在接受治疗前对针灸的态度和对结果的预期。结果表明,对针灸抱有较高期望的患者获得良好治疗效果的可能性是那些对针灸抱有较低期望的患者的两倍左右。这样的结果强调了态度和心理倾向在治疗疼痛中的重要性。

二、心理疗法

疼痛的主观体验不仅仅包括器官病理学。心理倾向可以影响对疼痛的感知,而疼痛的体验本身可以对一个人的心理产生持久的影响。例如:与非抑郁症患者相比,同时患有严重抑郁症的腰痛患者在许多治疗中,包括植入脊髓刺激器和脊柱手术,往往表现出较低的成功率。许多疼痛治疗只关注疼痛的有机因素,而不涉及认知和情感因素。因此,治疗疼痛的多学科模型应该包括治疗疼痛的心理成分的选择。

生物反馈提供了一种理解和处理由慢性疼痛引起的压力对身体的影响的方法。这种疗法增强了患者识别压力唤起的能力(如浅呼吸、肌肉紧张),并利用放松技术来减轻压力的影响。研究表明,生物反馈在治疗包括慢性腰背痛在内的多种不同类型的疼痛是有效的。作为疼痛管理多学科方法的一个组成部分,生物反馈治疗是最有效的。

三、药物治疗管理

治疗慢性疼痛的药物有几类:非甾体抗炎药(如布洛芬)可有效缓解关节炎、风湿性关节炎等疼痛;抗抑郁药及抗惊厥药常对神经性疼痛有效;阿片类药物对慢性疼痛有效,曾有研究显示阿片类药物可缓解 28% 的疼痛,而安慰剂仅缓解 7% 的疼痛。但是由于阿片类药物有上瘾及过度使用的潜在危害,应谨慎使用。包括用于适合人群,使用过程定期监测尿液药物浓度、回顾药物委员会报告、使用中低剂量等。使用得当时,阿片类药物可有效缓解慢性疼痛。而非典型阿片类药物（如曲马多）可有效缓解疼痛且滥用风险明显降低。

四、有创治疗

对上述保守管理疼痛法无效的患者，可考虑接受有创治疗。硬膜外激素注射常用于缓解慢性放射性疼痛，但由于硬膜外激素注射的部位及路径不同，疗效难以明确。但是，对于特定类型患者，有专家共识作注射指导，至少近中期有疗效。此外，硬膜外激素注射的风险效益比及成本效益优于其他方法（如脊柱手术）。

研究表明，无论是脊神经还是外周神经疼痛，对目标神经进行射频消融可显著缓解疼痛，有低中级证据显示射频消融可有效缓解腰椎内侧支神经相关的疼痛。一项研究显示，射频消融治疗腰椎内侧支神经可平均缓解46%的疼痛，最大程度缓解疼痛47%，而假射频消融组分别为8%和13%。射频消融治疗后第8周，有三分之二患者疼痛至少缓解50%，而假射频消融组仅有38%患者的疼痛缓解。某些慢性疼痛患者也可考虑使用植入性装置治疗。尤其是脊髓刺激器，可安全有效地缓解慢性疼痛。有项研究将背部手术失败综合征患者随机分配于脊髓刺激器组或再次手术组，从而评估脊髓刺激器的疗效。3年后，47%脊髓刺激器组的患者疼痛至少缓解50%，而再次手术组中仅12%患者的疼痛缓解50%。

五、再生疗法

对于关节炎及退行性椎间盘疾病等很多种类型的疼痛来说，由于身体组织受损速度快于更新速度，因而注射能加强目标区域组织再生的生物制剂是为再生疗法。再生疗法或可缓解疼痛、使受损组织再生，抑制病情进一步恶化。比如，富血小板血浆（PRP）疗法可用于组织修复及再生。在PRP疗法中，首先从患者身上抽取少量血液，置于离心机中旋转离心，血液分层，最上层仅有血浆，底层为聚集的红细胞。中间层富含血小板和生长因子，将其注射到损伤部位可更有效地修复及再生。一项对91名患退行性软骨损伤及骨性关节炎患者的研究显示，PRP系列治疗可至少缓解疼痛、提高膝关节功能及生活质量12个月。

患者或健康人中的某些组织可通过干细胞加强再生。干细胞主要存在于羊膜组织、骨髓或脂肪组织中。羊膜组织可在剖宫产时获得用于治疗慢性疼痛。羊膜组织包含胶原、生长因子以及干细胞有助于诱导修复。有研究显示，注射羊膜组织液体可加速小鼠伤口修复。干细胞也可来自骨髓或脂肪组织，一项体外细胞培养研究显示，注射骨髓干细胞的膝关节炎患者与不注射干细胞的患者对比，其软骨再生更显著。有研究提示骨髓间充质干细胞注射可缓解退行性椎间盘疾病，在这项安慰剂对照试验中，将100名腰椎间盘退行性变患者随机分于骨髓间充质干细胞（高剂量或低剂量）组或对照注射（生理盐水或透明质酸）组，结果显示在12个月随访时，骨髓间充质干细胞组患者腰痛症状显著缓解且功能得到提高。

慢性疼痛患者对不同治疗手段的反应不同。有的患者对保守治疗反应良好，对于此类患者，有创治疗或高风险药物可导致患者及医疗系统不必要的支出，增加副作用风险。对于保守治疗无效的患者，还有很多合适的方法可用于缓解疼痛。多学科治疗手段包含综合治疗，如物理疗法、情志疗法、药物治疗、有创治疗、再生疗法、补充与替代疗法，必要时可考虑手术。这些治疗方法最大可能地缓解疼痛，提高功能及改善生活质量。

（敖丽娟　毕　胜）

参 考 文 献

[1] 嵇承栋, 付强强, 杨志萍, 等. 慢性疼痛社区流行病学调查的研究进展. 中国疼痛医学杂志, 2018, 24 (7): 542-547.

[2] Napadow V, Makris N, Liu J, et al.Effects of electroacupuncture versus manual acupuncture on the human brain as measured by fMRI.Hum Brain Mapp, 2005, 24(3): 193-205.

[3] Manchikanti L, Abdi S, Atluri S, et al.An update of comprehensive evidence-based guidelines for interventional techniques in chronic spinal pain.Part Ⅱ: guidance and recommendations.Pain Physician, 2013, 16(2): S49-S283.

[4] Yang JD, Choi DS, Cho YK, et al.Effect of amniotic fluid stem cells and amniotic fluid cells on the wound healing process in a white rat model.Arch Plast Surg, 2013, 40(5): 496-504.

[5] Wakitani S, Imoto K, Yamamoto T, et al.Human autologous culture expanded bone marrow mesenchymal cell transplantation for repair of cartilage defects in osteoarthritic knees.Osteoarthritis Cartilage, 2002, 10(3): 199-206.

第三章

药物治疗

第一节 解热镇痛药

解热镇痛药（antipyretic analgesic）具有良好的止痛消炎能力，已跻身于世界范围内最广泛的止痛药行列。虽然结构各异，但都具有解热、消炎、止痛或抗痛觉过敏，而且大多数还有抗炎、抗风湿作用的药物。由于其化学结构与糖皮质激素的甾体结构不同，抗炎作用特点也不同，因此称为非甾体抗炎药（nonsteroidal anti-inflammatory drug, NSAID）。NSAID 具有相似的药理作用、作用机制和不良反应。

一、NSAID 镇痛作用机制

NSAID 主要的作用机制是抑制体内环氧化酶（cycloxygenase, COX）活性，减少局部组织前列腺素（prostaglandin, PG）的生物合成，而达到抗炎止痛的作用（表 3-1-1）。各种损伤性化学、物理和生物因子激活磷脂酶 A2（PLA2），水解细胞膜磷脂，生成花生四烯酸（AA）；后者经 COX-2 催化加氧生成 PG。损伤性因子也诱导多种细胞因子，如 IL-1、IL-6、IL-8 等的合成，这些因子又能诱导 COX-2 表达，增加 PG 合成。PG 是炎症反应中一类活性较强的炎症介质，可致血管扩张和组织水肿，与缓激肽等协同产生致炎作用，还有致热、募集中性粒白细胞及与其他炎症介质的协同作用。在发炎状态下，COX-2 在巨噬细胞和其他细胞中开始表达，传递炎症过程。发炎的身体组织生成了前列腺素类似物，使神经末梢敏感并导致痛觉，因此产生了与炎症反应和前列腺素相关的疼痛。

表 3-1-1 非甾体抗炎药的药代动力学特征、制剂及用法

NSAID	血浆蛋白结合率	半衰期	血浆达峰浓度时间/h	剂量	服药次数/（次·天$^{-1}$）	备注
阿司匹林	80%~90%	15~20min	2~3	0.3~0.6g	3（饭后服）	解热镇痛：1 次 0.3~0.6g，1 日 0.9~1.8g。推荐最大剂量为 4g/d。
对乙酰氨基酚		2~4h	0.5~1	0.5g	3	
吲哚美辛	90%	2~3h	3	25mg	2~3	餐中服，以后每周可递增 25mg，至每日总量 100~150mg。
双氯芬酸	99%	1.1~1.8h	1~2	25mg	3	
布洛芬	99%	2h	1~2	0.2~0.4g	3	

续表

NSAID	血浆蛋白结合率	半衰期	血浆达峰浓度时间/h	剂量	服药次数/（次·天$^{-1}$）	备注
萘普生	99%	13~14h	2~4	0.25g	2	
酮洛芬	99%	1.6~1.9h	0.5~2	50mg	3~4	
吡罗昔康	高	36~45h	4	20mg	1	
美洛昔康	99%	20h	5~10	7.5mg	1~2	
氯诺昔康	99.7%	3~5h	2.5	4mg	2	
保泰松	90%	50~65h	2	0.1~0.2g	3（症状改善后1次/天）	
萘丁美酮	>99%	24h	-	1g	1	
舒林酸	95	7h	1~2	150~200mg	2（每日最大剂量400mg）	食物延缓吸收
塞来昔布	高	11h	3	200mg	1~2	
罗非昔布	87	17h	2	12.5mg	1	
尼美舒利	99	2~3h	2~3	100mg	2	

NSAID 对炎症和组织损伤引起的疼痛有效，通过抑制 PG 的合成从而使局部痛觉感受器对缓激肽等致痛物质的敏感性降低。NSAID 能进入脂质双层，阻断信号转导，从而抑制疼痛。具有外周和中枢两种作用机制抑制 PG 生成，在中枢神经系统产生镇痛作用，主要作用于脊髓，PG 在脊髓水平尤其是背角的感觉神经元终端，直接增强痛觉反应。

二、药物分类

（一）水杨酸类

阿司匹林（aspirin）

阿司匹林由其活性成分乙酸和水杨酸组成，形成乙酰水杨酸（acetylsalicylic acid，ASA）。阿司匹林通过对环氧化酶不可逆乙酰化及其随后的失活，抑制前列腺素的生物合成，其对 COX 的灭活是永久性的。阿司匹林有较强的解热、镇痛作用，用于头痛、牙痛、肌肉痛、痛经及感冒发热等，能减轻炎症引起的红、肿、热、痛等症状，迅速缓解风湿性关节炎的症状，大剂量阿司匹林能使风湿热症状在用药后 24~48h 明显好转，故可作为急性风湿热的鉴别诊断依据，用于抗风湿最好用至最大耐受剂量，一般成人 3~5g/d，分 4 次于饭后服用。机体昼夜节律可明显影响本品药代动力学，早晨 7 时服药比晚 7 时服药吸收完全而迅速，血药峰值高，代谢和排泄较慢，半衰期长，疗效好。

（二）苯胺类

对乙酰氨基酚（acetaminophen）

本药为非处方药，解热镇痛作用缓和持久，强度与阿司匹林相当，但抗炎抗风湿作用极弱。通常认为在中枢神经系统，对乙酰氨基酚抑制前列腺素合成，产生解热镇痛作用，在外周组织对环氧化酶没有明显的作用，这可能与其无明显抗炎作用有关，因此临床主要用于退热和镇痛。对血小板和凝血机制无影响。用于感冒发热、关节痛、神经痛及偏头痛，癌性痛及手术后止痛。由于对乙酰氨基酚无明显胃肠刺激作用，故对不宜使用阿司匹林的头痛发热患者，适用本药。口服0.3～0.6g/次，0.6～1.8g/日，1日量不宜超过2g，疗程不宜超过10日。肌内注射，1次0.15～0.25g。注意剂量过大（10～15g）时可引起肝脏损害，严重者可致昏迷甚至死亡；3岁以下儿童及新生儿因肝、肾功能发育不全，应避免使用。

（三）吲哚类

吲哚美辛（indometacin）

吲哚美辛是最强的PG合成酶抑制药之一。对COX-1和COX-2均有强大的抑制作用，也能抑制磷脂酶A2和磷脂酶C，减少粒细胞游走和淋巴细胞增殖，其抗炎作用比阿司匹林强10～40倍，故有显著的抗炎及解热作用，对炎性疼痛有明显镇痛效果。口服吲哚美辛具有良好的生物利用度，开始时每次服25mg，1日2～3次，饭时或饭后立即服，日剂量不得超过100mg。吲哚美辛剂型有胶丸或栓剂。直肠给药1次50mg，1日50～100mg，一般连用10日为一个疗程。控释胶囊75mg/次，每日一次；或25mg/次，2次/日。给药后1～2h达到峰浓度。用于急、慢性风湿性关节炎、痛风性关节炎及癌性疼痛。对强直性脊柱炎、骨关节炎也有效。对急性风湿性及类风湿关节炎，约2/3患者可得到明显改善，如果连用2～4周仍不见效者，应改用其他药。但不良反应多，故仅用于其他药物不能耐受或疗效不显著的病例，溃疡性病变严禁使用吲哚美辛。

（四）芳基乙酸类

双氯芬酸（diclofenac）

双氯芬酸具有COX-2选择性，为一种新型的强效抗炎镇痛药，解热、镇痛、抗炎等阻断COX-2的效价强于吲哚美辛、萘普生等，而与塞来昔布相近。不良反应少，剂量小，个体差异小。此外，可以通过改变脂肪酸的释放或摄取，降低白细胞间游离花生四烯酸的浓度。口服后吸收迅速，由于首过效应仅有50%的药物能进入体内循环，服药后2～3h，达到峰浓度。目前有两种口服配方：双氯芬酸钠和双氯芬酸钾。双氯芬酸钾在胃中释放和吸收，双氯芬酸钠通常为肠溶片，在低pH的胃环境中不溶解，在十二指肠中才释放药物。临床适用于各种中等程度疼痛、类风湿关节炎、粘连性脊椎炎、非炎性关节痛等引起的疼痛，各种神经痛、手术及创伤后疼痛，以及各种疼痛所致发热等。对于成年人术后阶段经历的轻度到重度疼痛，双氯芬酸的口服制剂也表现出明显的镇痛作用。

另外，在治疗肌肉骨骼疾病，如踝关节扭伤、上髁炎和膝关节骨性关节炎时，双氯芬酸的透皮应用显示了较好疗效。优点是全身吸收少（相当于双氯芬酸钠口服制剂全身接触程度的6%）且药物在用药区域积累，帮助缓解局部疼痛。与肠内给药相比，双氯芬酸局部应用是通过外周活动，而非中枢调节产生镇痛效果。

（五）烷酮类

萘丁美酮（nabumetone）

萘丁美酮是一种非酸性、非离子性前体药,在肝脏内被迅速代谢为 6- 甲氧基 -2- 萘乙酸（6-MNA）而发挥解热、镇痛、抗炎作用。其代谢物为强效的环氧化酶抑制药,血浆蛋白结合率大于 99%,在肝脏代谢为非活性产物,大部分经肾脏排泄,半衰期为 24h,因此一般采用每日单次给药方式。在吸收过程中对胃黏膜无明显的局部直接影响,对 COX-2 具有一定程度的选择性且 COX-1 抑制作用较小因而胃肠道副作用比较小,临床上用于治疗类风湿关节炎,疗效较好,不良反应较轻。

（六）芳基丙酸类

1. 布洛芬（ibuprofen）

布洛芬为继阿司匹林和对乙酰氨基酚之后,使用最广泛的非处方类非甾体抗炎药,为非选择性 COX 抑制剂,有明显的抗炎、解热、镇痛作用,布洛芬在胃肠道上端迅速吸收,给药后 1～2h 达血浆峰浓度,血浆半衰期短（2h±0.5h）,缺乏代谢活性,代谢产物毒性较低。临床主要用于风湿性关节炎、骨关节炎、强直性脊柱炎、急性肌腱炎、滑液囊炎等,也可用于痛经的治疗,在发热和轻度至中度疼痛中都可使用。布洛芬治疗头痛、偏头痛、痛经和急性术后疼痛的有效性已得到广泛证明。止痛剂量 0.2～0.4g/ 次,每 4～6h/ 次,日剂量不得超过2.4g。除了肠内制剂,美国食品药品监督管理局（FDA）在 2009 年还批准了布洛芬的肠外制剂。有研究指出,术后患者每 6h 静脉注射布洛芬 800mg,显著减少了中途吗啡的使用,也可减轻静息痛和突发痛。

2. 萘普生（naproxen）

萘普生是一种非处方性非甾体抗炎药,已生产控释片。在肠内给药后完全吸收,半衰期 14h,但达到血清稳态水平需要超过 48h。有抗炎、解热、镇痛作用,为 PG 合成酶抑制剂。对于类风湿关节炎、骨关节炎、强直性脊椎炎、痛风、运动系统（如关节、肌肉及腱）的慢性变性疾病及轻至中度疼痛,如痛经等均有肯定疗效。中度疼痛或痛经时,开始用0.5g,必要时经 6～8h 后再服 0.25g,日剂量不得超过 1.25g。可于服药后 1h 缓解,镇痛作用可持续 7h 以上,对于风湿性关节炎及骨关节炎的疗效,类似阿司匹林。对因贫血、胃肠系统疾病或其他原因不能耐受阿司匹林、吲哚美辛等消炎镇痛药的患者,用本药常可获满意效果。可安全地与皮质激素合用,但与皮质激素合用时,疗效并不比单用皮质激素时好。该品与水杨酸类药物合用也不比单用水杨酸类好。此外,阿司匹林可加速该药的排出。

3. 酮洛芬（ketoprofen）

酮洛芬为芳基烷酸类化合物,具有镇痛、消炎及解热作用。消炎作用较布洛芬更强,副作用小,毒性低。光学纯（S）- 对映体（右酮洛芬）在胃肠道吸收迅速,起效快。有胶囊制剂和微丸胶囊（缓释）,胶囊制剂在胃内释放药物,口服后 1～2h 出现血浆峰浓度,微丸胶囊在小肠以后以一定的速率在高 pH 环境中释放药物,给药后 6～7h 出现峰浓度。血浆蛋白结合率很高（98%～99%）。在肝中与葡萄糖醛酸偶联,其共轭结合物通过尿液排出体外。用于类风湿关节炎、风湿性关节炎、骨关节炎、强直性脊柱炎及痛风等。本品耐受性良好、副作用低,一般为肠、胃部不适或皮疹、头痛、耳鸣。由于缓释酮洛芬释放特性,不推荐用于急性疼痛的治疗。在中度或重度术后疼痛的治疗和急性腰痛的治疗中,根据疼痛缓解和疼痛强度差的时间-效应曲线,酮洛芬与对乙酰氨基酚相比具有统计学优势。

(七)烯醇酸类(昔康类)

1. 吡罗昔康(piroxicam)

吡罗昔康口服吸收完全,2~4h后血药浓度达峰值,血浆半衰期36~45h,血浆蛋白结合率高,一次服药后可多次出现血药峰值,提示本品存在肠肝循环,作用迅速而持久,且不会在血中积聚。在老年关节炎患者中,无明显药代动力学变化。主要用于治疗风湿性及类风湿性关节炎;对急性痛风、腰肌劳损、肩周炎、原发性痛经也有一定疗效,其疗效与阿司匹林、吲哚美辛及萘普生相似。本品还可抑制软骨中的黏多糖酶和胶原酶活性,减轻炎症反应及对软骨的破坏。但本品只能缓解疼痛及炎症,不能改变各种关节炎病程的进展,所以必要时还须联用糖皮质激素进行治疗。不宜长期服用,长期服用可引起胃溃疡和大出血。

2. 美洛昔康(meloxicam)

美洛昔康对COX-2的选择性抑制作用比COX-1高10倍,经胃肠道能很好地吸收,口服后绝对生物利用度达89%,片剂、口服混悬液与胶囊具有生物等效性。美洛昔康对环氧化酶选择性具有剂量依赖性,7.5mg剂量对COX-2的选择性高,而剂量为15mg时选择性较低,口服给药后5~10h达到峰浓度。其适应证与吡罗昔康相同。在较低治疗剂量时胃肠道不良反应少,剂量过大或长期服用可致消化道出血、溃疡,应予以注意。

3. 氯诺昔康(lornoxicam,劳诺昔康)

氯诺昔康作用与美洛昔康相似,对COX-2具有高度选择性抑制作用和很强的镇痛抗炎作用,但解热作用弱,口服完全吸收,单次口服4mg后在2.5h达血浆峰浓度,食物能明显延缓和减少吸收,血浆蛋白结合率99.7%,主要在肝脏代谢。该药镇痛作用强大,可用于缓解术后疼痛、剧烈坐骨神经痛及强直性脊柱炎的慢性疼痛,其疗效与吗啡、曲马多相当。其可激活中枢性镇痛系统,诱导体内强啡肽和内啡肽的释放而产生强大镇痛效应,可替代或辅助阿片类药物用于中度至剧烈疼痛时的镇痛,且不产生镇静、呼吸抑制和依赖性等阿片类药物常见的不良反应。氯诺昔康能够进入外周血管间隙,在类风湿性关节炎患者膝关节的滑液中有分布,也可替代其他非甾体抗炎药用于关节炎的治疗,氯诺昔康8mg/d相当于双氯芬酸150mg/d的疗效。

(八)异丁芬酸类

舒林酸(sulindac)

舒林酸为一种活性极小的前体药,口服吸收后在体内代谢为能抑制环氧酶,减少前列腺素合成的磺基活性物质,作用较舒林酸本身强500倍,口服给药后吸收迅速,1~2h达血药峰浓度,食物可延缓其吸收,达峰时间为4~5h,血浆蛋白结合率95%,舒林酸半衰期为7h,活性产物半衰期18h,口服后以非活性形式通过胃肠道,对胃肠道刺激性小,对肾血流量和肾功能影响也较少,代谢物大部分从肾脏排泄。适应证与吲哚美辛相似。

(九)吡唑酮类

保泰松(phenylbutazone)及其代谢产物羟布宗(oxyphenbutazone)为吡唑酮类衍生物,具有很强的抗炎、抗风湿作用,有促进尿酸排泄作用,而解热作用较弱。口服保泰松吸收完全迅速,胃肠道易吸收,2h达峰值,血浆蛋白结合率90%,血浆半衰期50~65h,主要在肝脏经氧化缓慢代谢,肾脏排泄,羟化物为其活性代谢产物,仍有抗炎活性,半衰期长达几天,故长期服用保泰松时,羟化物可在体内蓄积,产生毒性。临床上主要用于治疗风湿性及类风湿关节炎、强直性脊柱炎。由于不良反应较多,已少用。

(十) COX-2抑制剂

随着基础和临床研究的发展,越来越多的证据表明两种COX在生理病理上的差别并不明显,其活性在很大程度上交错重叠。COX-1不仅是结构酶,也是诱导酶,在发挥生理作用的同时也发挥病理作用;而COX-2不仅是诱导酶,也是结构酶,具有一定的生理作用。选择性COX-2抑制剂在减少胃肠道不良反应的同时,可能带来心血管系统等更严重不良反应的发生。

1. 塞来昔布(celecoxib)

目前,塞来昔布是美国唯一可用的选择性COX-2抑制剂。口服给药后2~3h达到血药峰浓度,半衰期为11h。塞来昔布与血浆蛋白高度结合,主要通过肝代谢消除,其抑制COX-2的作用较COX-1高375倍,在治疗剂量时对人体内COX-1无明显影响,也不影响血栓素A2(TXA2)的合成,但可抑制前列环素(PGI2)合成。胃肠道不良反应、出血和溃疡发生率较低,心血管系统不良反应较为严重,长期使用塞来昔布可能增加严重心血管血栓性不良事件、心肌梗死和卒中的风险,有血栓形成倾向的患者需谨慎,高血压控制不好的患者及磺胺类药过敏的患者禁用。临床用于风湿性、类风湿关节炎和骨关节炎的治疗,也可用于手术后镇痛、牙痛、痛经,同时还可以用来治疗家族性腺瘤性息肉。

2. 罗非昔布(rofecoxib)

罗非昔布对COX-2有高度的选择性抑制作用,具有解热、镇痛和抗炎作用,但不抑制血小板聚集。治疗剂量时口服吸收良好,但其溶解度可限制高剂量药物的吸收,血浆蛋白结合率仅为87%,半衰期为17h,主要用于治疗骨关节炎。胃肠道不良反应轻,有心血管不良反应,主要是增加心肌梗死和心脏猝死发病危险。

3. 依托考昔(etoricoxib)

依托考昔是第二代高选择性COX-2抑制剂,具有抗炎和镇痛特性。在150mg每日剂量范围内对COX-2的抑制作用具有剂量依赖性,对COX-1没有抑制作用,不抑制胃前列腺素的合成,对血小板功能没有影响。口服吸收良好,平均口服生物利用度接近100%,给药后约1h出现血浆峰浓度,其对COX-2的选择较COX-1高106倍。主要用于治疗骨关节炎急性期和慢性期的症状和体征,治疗急性痛风性关节炎。

4. 尼美舒利(nimesulide)

尼美舒利是一种新型非甾体抗炎药。其具有抗炎、镇痛和解热作用,对COX-2的选择性抑制作用较强。因而相比布洛芬、对乙酰氨基酚其抗炎作用强,副作用较小。尼美舒利口服后吸收迅速完全,其血浆蛋白结合率高达99%,半衰期2~3h,生物利用度高。常用于类风湿关节炎和骨关节炎、腰腿痛、牙痛、痛经的治疗。胃肠道不良反应少而轻微。儿童发热慎用,并禁止其口服制剂用于12岁以下儿童。

(吴勤峰)

第二节 精神心理类药物

大部分慢性疼痛患者共存或伴发精神疾病,这是慢性疼痛患者最普遍的合并症。许多患有慢性疼痛的病人也与焦虑或抑郁作斗争,这些情绪障碍又反过来增加对疼痛的敏感性和感知能力,进一步加剧了慢性疼痛问题。与那些几乎没有精神合并症的患者相比,这些患者无论使用药物治疗、神经阻滞术或物理治疗等疗法,其疼痛和残疾的后果都会更严重,特别是慢性腰痛患者。下述这些药物适用于治疗同时患有疼痛和精神疾病的患者。在疼痛医学中使用了很多这类精神药物,也报道过这些药物的镇痛特性,但并不是所有精神药物都具有认证的适应证,尽管如此,还是可合法地在适应证外使用。

一、三环类抗抑郁药

三环类抗抑郁药(tricyclic antidepressant,TCA)包括丙米嗪(米帕明)、阿米替林(依拉维)、氯米帕明(氯丙米嗪)、多塞平,在作用机制上,三环类抗抑郁药属于非选择性单胺摄取抑制剂,主要抑制去甲肾上腺素(NA)和 5- 羟色胺的再摄取,从而增加突触间隙这两种递质的浓度。此外,TCA 还具有镇痛特性,镇痛特性不依赖于其对抑郁的治疗效应,因此使它们成为一种治疗慢性疼痛患者抑郁的不错选择,TCA 对糖尿病患者的神经病性疼痛、慢性区域疼痛综合征、慢性头痛、卒中后疼痛及神经根痛有中等疗效。此外 TCA 可作为预先止痛剂减少术后阿片用量。TCA 用于镇痛作用的典型剂量(25～75mg)比用于抗抑郁作用的典型剂量(75～150mg)低。大多数 TCA 具有抗胆碱作用,可引起口干、便秘、排尿困难等副作用,也有奎尼丁样特性,有潜在的药物性心律失常,可延长 QTc 间期。突然中断会有戒断综合征,特征为发烧、出汗、头痛、恶心、头晕或静坐不能。但 TCA 过量是药物相关的过量和死亡的主要原因,治疗剂量的 3～5 倍有潜在致命性,因此无论是缓解疼痛,还是抗抑郁,监测血药浓度都是有必要的。另外,TCA 易致尿潴留和眼压升高,故前列腺增生、青光眼患者禁用。

NA 摄取抑制药(noradrenaline reuptake inhibitor,NRI)包括地昔帕明(去甲丙米嗪)、马普替林、去甲替林、瑞波西汀等,选择性抑制 NA 的再摄取,主要用于以脑内 NA 缺乏为主的抑郁症,尤其适用于尿检 3- 甲氧基 -4- 羟基苯乙二醇(MH-PG,NA 的代谢物)显著减少的患者。这类药物的特点是奏效快,而镇静作用、抗胆碱作用和降压作用均比 TCA 弱。

选择性 5- 羟色胺再摄取抑制药(selective serotonin reuptake inhibitor,SSRI)对 5- 羟色胺再摄取的抑制作用选择性强,对其他递质和受体作用甚微。自 1987 年以来,SSRI 被 FDA 批准用于治疗焦虑症、强迫症和神经性贪食症,它们也常用于治疗创伤后应激障碍、早泄、经前烦躁、肠易激综合征、偏头痛和注意缺陷多动障碍。与 TCA 相比,具有更好的耐受性,既保留了 TCA 相似的疗效,也克服了 TCA 的诸多不良反应,在出现过量情况时也更安全,因此已成为治疗心境障碍的一线药物。这类药物包括临床常用的氟西汀、帕罗西汀、舍曲林等,很少引起镇静作用,也不损害精神运动功能。虽然效果不如 TCA 的明显，但已有大量研究表明 SSRI 具有显著的临床镇痛作用。治疗抑郁也对疼痛管理有辅助作用。

5-羟色胺和 NA 再摄取抑制药（serotonin and noradrenaline reuptake inhibitor, SNRI）。非三环类 5-羟色胺和 NA 再摄取抑制药，是一类较新的抗抑郁药，通过抑制 5-羟色胺和 NA 再摄取发挥作用，这可能是 TCA 和 SNRI 缓解抑郁及镇痛效用较 SSRI 高的原因之一。这类药物有文拉法辛（venlafaxine）、度洛西汀（duloxetine）以及米那普仑，欧洲已经建立了米那普仑用于慢性疼痛和抑郁的理论。这类药物，文拉法辛为前药，目前还没有获得 FDA 批准用于任何疼痛适应证，但有大量证据表明它的镇痛效果，大于 150mg 可起到镇痛作用，缓释剂型每日服用一次，且不易引起高血压，通常剂量从 37.5mg 开始缓慢滴定到 450mg，可导致失眠，故推荐晨起服用，停药须有一个缓慢减量的过程。度洛西汀在美国获批，主要用于治疗糖尿病周围神经病性疼痛或伴有糖尿病周围神经炎的抑郁患者、纤维肌痛、重症抑郁。不良反应与三环类抗抑郁药相似。

二、膜稳定药和抗癫痫药

加巴喷丁可与 L 型钙通道 $\alpha_2\delta$ 亚基相互作用，可用于治疗糖尿病性神经病、疱疹后神经痛、吉兰-巴雷综合征、幻肢痛、脊髓损伤性疼痛和癌症相关性神经病性疼痛。加巴喷丁作为治疗慢性疼痛患者常见并发症——焦虑的辅助用药，在心绞痛的治疗中被广泛应用。加巴喷丁第一天一次性服用 300mg，然后第二天服用 600mg，分两次服完，第三天服用 900mg，分三次服完。随后可根据缓解疼痛需要，可逐渐增加剂量至 1 800mg，分三次服用。超过 1 800mg 的剂量未显示出更多益处。不良反应主要是眩晕，嗜睡，以及周围性水肿。

普瑞巴林：可与 L 型钙通道 $\alpha_2\delta$ 亚基相互作用。与加巴喷丁相比，给药次数少。可用于治疗疱疹后神经痛、糖尿病性神经病、脊髓损伤性疼痛和纤维肌痛。对于神经性疼痛，普瑞巴林（日剂量 300～600mg）开始于 50mg（每日三次），连续 1 周，可增加至 100mg（每日三次）。研究表明，每天 600mg 或更多的剂量对疼痛症状没有任何额外的好处，而且产生更大的副作用。不良反应为头晕、嗜睡、口干、水肿、视物模糊、体重增加及"思维异常"（主要为集中精力困难/注意困难）。这些症状可以通过较慢的滴定和较低的目标剂量来减轻。

拉莫三嗪为电压敏感性钠离子通道阻滞剂，通过减少 Na^+ 通道的 Na^+ 内流而增加神经元的稳定性。也可作用于电压门控 Ca 离子通道，减少谷氨酸的释放而抑制神经元过度兴奋。在体外培养神经元中，可抑制兴奋性神经递质谷氨酸诱发的爆发性放电；阻滞癫痫病灶异常高频放电和神经细胞膜去极化，从而阻止病灶异常放电，但不影响正常神经兴奋传导。可用于癫痫，稳定心境和预防偏头痛，有病例报道提示拉莫三嗪可减轻神经性疼痛，已经确定为用于头痛治疗的预防性用药，有综述得出结论它在减少偏头痛发作频率方面有效。不良反应多见皮疹，与起始剂量和增加剂量快慢有关。对于大多数患者，可 25mg 每日开始持续 2 周，然后 50mg 每日服用 2 周，100mg 每日服用 1 周，增加至 200mg 每日。

丙戊酸钠：丙戊酸钠抗癫痫作用与 γ 氨基丁酸（GABA）有关，它是 GABA 转氨酶和琥珀酸半醛脱氢酶抑制剂，能减少 GABA 代谢，增加脑内 GABA 含量；还能提高谷氨酸脱羧酶活性，使 GABA 生成增多，并能提高突触后膜对 GABA 的反应性，从而增强 GABA 能神经突触后抑制作用，可用于抗躁狂、抗抑郁，治疗冲动、癫痫和预防偏头痛。口服药物的生物利用度接近 100%，半衰期 15～17h。用于疼痛的常用剂量 250mg 每日三次，治疗和毒性范围可经血清水平监测。常见不良反应：血小板减少，停药后可很快恢复，肝毒性 / 肝衰竭和胰腺炎罕见却严重的潜在副作用，肝疾病患者禁用。治疗开始至少 2 周后以及达到治疗剂量 2 周后进行血小板水平检查。

卡马西平：开始用于治疗三叉神经痛，后来用于治疗癫痫。是治疗单纯性局限性发作和大发作的首选药物之一，同时还有抗复合性局限性发作和小发作的作用。治疗神经痛效果优于苯妥英钠。可用于癫痫、心境稳定和三叉神经痛的治疗，也用于其他神经性刺痛的一线用药。用于镇痛起始常为 200mg，分两次服用，第二日后每隔一日增加 100～200mg，直至疼痛缓解，维持量每日 400～800mg，最高剂量每日不超过 1 200mg。常见的不良反应有：眩晕、视物模糊、恶心呕吐、共济失调、手指震颤、水钠潴留，亦可有皮疹和心血管反应，不需中断治疗，一周左右逐渐消退。用药注意事项：轻微和一般性疼痛不需要用卡马西平，饭后立即服药，可减少胃肠道症状。

奥卡西平：可阻滞电压依赖性 Na^+ 通道，此外，亦作用于 K^+、钙离子通道而发挥作用。奥卡西平在临床上主要用于对卡马西平有过敏反应者，减少了轻微不良反应如镇静和严重的、威胁生命的反应。通常不必监测药物血浆水平和血常规。对糖尿病性神经病、偏头痛、疱疹后神经痛和中枢性疼痛有效。患者治疗用 300mg，滴定到最大剂量 1 800mg/d。奥卡西平治疗的患者显示 VAS 疼痛较轻、总体改善及更少由疼痛引起的睡眠障碍。在一些国家，奥卡西平是三叉神经痛的药物选择。有报道在神经性疼痛治疗中的疗效，目前缺乏前瞻性的随机对照试验。不良反应较卡马西平轻，诱导肝药酶程度轻，毒性低，常见的为头晕、疲劳、眩晕、头痛、复视、眼球震颤，过量后可出现共济失调，严重的有血管性水肿、史 - 约综合征及多器官过敏反应等。

托吡酯：可抑制电压依赖性 Na^+ 通道，主要用于局限性发作和大发作，尤其可作为辅助药物治疗难治性癫痫，也可用于偏头痛的预防性治疗。一项研究中显示，在糖尿病性神经痛治疗中，托吡酯比安慰剂更有效。但其他研究中并没有证实这些结果。托吡酯的确切作用尚未确定，可作为其他膜稳定剂治疗疼痛的辅助治疗。可用于其他形式的神经性疼痛，包括疱疹后神经痛、肋间神经痛和复杂性区域疼痛综合征。起始剂量为睡前 50mg，增加上限 200mg 每日 2 次，研究表明，在 200mg/d 的剂量开始出现疼痛缓解。口服易吸收，主要以原形由肾脏排出。常见的不良反应为中枢神经系统症状，如共济失调、嗜睡、精神错乱、头晕等。

左乙拉西坦为吡拉西坦同类衍生物，作用机制尚不明确，目前认为其能特异结合于突触小泡蛋白 SV2A，抑制癫痫性放电，此外可抑制高电压激活的 N- 型钙通道，阻断 GABA 下调，间接增强中枢抑制。起始剂量为 50mg，每日 2 次，可以增至推荐剂量 3 000mg/d 分两次服用。高达 5 000mg/d 的剂量已经被用于对神经性疼痛的治疗。口服吸收迅速，半衰期 6～8h，线性药物动力学可预测使剂量增加产生的药效预测。耐受性好，无严重不良反应。

（吴勤峰）

第三节　阿片类药物

目前,可选的镇痛药物种类越来越多,阿片类药物仍然是治疗中、重度疼痛的首选药物。阿片类药物具有可靠的镇痛作用,而且它们的副作用(如便秘、恶心、呕吐、镇静、呼吸抑制)通常能被预防、治疗或逆转。阿片治疗是控制急、慢性疼痛多种措施中的基本一环。而要优化患者疼痛管理应同时联合使用阿片类药物、非阿片类辅助镇痛药(非甾体抗炎药、对乙酰氨基酚、抗抑郁药、抗惊厥药等)、物理治疗、心理治疗和 / 或注射疗法。当替代性镇痛药、注射疗法、物理疗法、心理治疗等效果不明显、被禁忌或别的方式不能达到满意效果时,可以考虑尝试阿片类药物。

由于阿片类药物存在滥用的可能,因而属于受管制药物,美国疼痛协会(APS)和美国疼痛医学学会(AAPM)共同发表声明支持对慢性非恶性疼痛(chronic nonmalignant pain, CNMP)患者有选择地、在监控下合法使用阿片类药物。但其产生的风险和疗效存在两种极端的争论,因而阿片类药物的使用仍存在争议。

根据药理作用机制,阿片类镇痛药可分为三类:①吗啡及其相关阿片受体激动药;②阿片受体部分激动药和激动 - 拮抗药;③其他镇痛药。阿片受体激动药包括阿片生物碱类镇痛药和人工合成类镇痛药,前者包括吗啡和可待因,后者包括哌替啶、美沙酮、芬太尼等。

一、长期阿片治疗起始、终点及药物选择

在不存在并发风险因素(如肝或肾功能损害、年龄等)的情况下,没有直接证据支持要使用哪一种阿片类药物,或推荐一个特异性的起始剂量,或推荐一种特异性的滴定方法。患者是否使用过阿片类药物可以帮助他们选择应该先使用短效阿片类药物(short-acting opioid, SAO)还是缓释阿片类药物(SRO)或长效阿片类药物(LAO)。合理开具处方应结合患者病史,对于中度到重度急性或慢性疼痛患者,非阿片类药物治疗不能达到满意效果,可以考虑使用阿片类镇痛药物,对于极少或者没有使用阿片类药物的患者,应采用低剂量的SAO进行滴定实验,以确定需要量。患者疼痛的严重程度和发生频率决定了按需给药(临时备用医嘱,必要时)或按时给药的必要性。阿片类药物治疗慢性疼痛的一般目标是为了在一定时间间隔内获得持续镇痛,可以按固定给药间隔给予 SAO,以达到稳定水平,可避免按需给药时产生的峰谷效应,能避免疼痛抱怨和使用额外镇痛药行为的增加,还可以避免焦虑的产生。

对于 CNMP 患者,阿片治疗有效的标志包括主观疼痛减轻、功能状态和生活质量改善。若要决定何时停止阿片类药物治疗,则要认定治疗失败,需要考虑多个因素,包括:①剂量不足;②不合适的剂量时间表;③不恰当的给药途径;④由于疼痛诱发的类型(如神经性疼痛)潜在地降低了阿片反应;⑤未解决的促痛因素,包括生理、心理因素和社会功能缺陷方面;⑥阿片的副作用限制了剂量的增加。当单独一种阿片制剂明显无效时,不代表阿片这一类药物有问题,患者可能对一种阿片类药物耐受但对另外一种敏感。阿片治疗过程中会产生药理学上的耐受,需要增大剂量以维持相同的镇痛效果,或者转为使用另外一种不同的阿片。阿片有效治疗的持续时间必须是在平衡疗效与副作用、疾病过程的好转与衰退的

基础上进行个性化确定。

二、部分阿片类药物

（一）吗啡（morphine）

吗啡是典型的 μ 受体激动剂，常作为其他阿片类药物等效镇痛强度的对比。具有强大的镇痛作用，对绝大多数急性痛和慢性痛的镇痛效果良好，对持续性慢性钝痛作用大于间断性锐痛，对神经性疼痛的效果较差。可以通过口服、皮下注射、静脉注射、硬膜外或蛛网膜下腔途径给药，皮下注射 30min 后吸收 60%，硬膜外或椎管内注射可快速渗入脊髓发挥作用。用于手术期间以及手术后疼痛控制。吗啡口服后经胃肠道黏膜吸收，首过消除强，生物利用度约为 25%，常规制剂半衰期 1.7～3h，蛋白结合率 26%～36%，1 次给药镇痛作用持续 4～6h，镇痛时程和血浆内半衰期的不一致，一部分原因可能是由于药物低脂溶性，以及相对于血浆浓度而言存在较慢的脑部清除，这种作用可减少药物累积，更安全。缓释片血药浓度达峰时间 2～3h，半衰期为 3.5～5h，缓释片在达稳态时血药浓度的波动较小。治疗量吗啡可引起眩晕、恶心、呕吐、便秘、呼吸抑制、尿少、排尿困难（老年多见）、胆道压力升高甚至胆绞痛、直立性低血压（低血容量者易发生）和免疫抑制等。偶见烦躁不安等情绪改变。易产生耐受性（tolerance）和药物依赖性。剂量越大，给药间隔越短，耐受发生越快越强，且与其他阿片类药物有交叉耐受性。后者表现为生理依赖性（physical dependence），停药后出现戒断综合征（withdrawal syndrome），甚至意识丧失，患者出现病态人格，有明显强迫性觅药行为（compulsive drug-seeking behavior），即出现成瘾性（addiction）。对多种原因引起的疼痛均有效，可缓解或消除严重创伤、烧伤、手术等引起的剧痛和晚期癌症疼痛；对内脏平滑肌痉挛引起的绞痛，如胆绞痛和肾绞痛加用 M- 胆碱受体阻滞药（如阿托品）可有效缓解；对心肌梗死引起的剧痛，除能缓解疼痛和减轻焦虑外，其扩血管作用可减轻患者心脏负担，但对神经压迫性疼痛疗效较差。

（二）可待因（codeine）

可待因又称甲基吗啡，口服后经胃肠道黏膜吸收，生物利用度为 40%～60%。血浆半衰期为 2.5～4h，镇痛起效时间为 30～45min，在 60～120min 间作用最强，镇痛作用持续时间 4h，主要在肝脏与葡萄糖醛酸结合，可待因与阿片受体亲和力低，药理作用与吗啡相似，但作用较吗啡弱，镇痛作用为吗啡的 1/10～1/12。临床上用于中等程度疼痛。无明显便秘、尿潴留及直立性低血压等副作用，欣快及成瘾性也低于吗啡，但仍属限制性应用的精神药品。

（三）哌替啶（pethidine）

哌替啶又名度冷丁（dolantin）是一种常用的镇痛剂主要激动 μ 型阿片受体，口服易吸收，生物利用度为 40%～60%，皮下或肌内注射吸收更迅速，起效更快，血浆半衰期为 3h，肝硬化患者半衰期显著延长，其代谢产物去甲哌替啶血浆半衰期为 15～20h，肾功能不全患者或反复大剂量应用可能引起其蓄积，其神经毒性具有中枢兴奋作用，可引起肌肉震颤、抽搐甚至惊厥。药理作用与吗啡基本相同，镇痛作用弱于吗啡，其效价强度为吗啡的 1/10～1/7，起效较快，作用持续时间较短，为 2～4h。哌替啶镇痛作用虽较吗啡弱，但成瘾性较吗啡轻，产生也较慢，现已取代吗啡用于创伤、手术后及晚期癌症等各种原因引起的剧痛，用于内脏绞痛须加用阿托品。哌替啶与单胺氧化酶抑制药合用时可引起谵妄、高热、多汗、惊厥、严重呼吸抑制、昏迷甚至死亡。与任何其他 5- 羟色胺类药物合用时需谨慎。

（四）美沙酮（methadone）

美沙酮为 μ 受体激动剂，具有亲脂性，可在组织中广泛分布和缓慢清除，口服吸收良好，口服生物利用度大约是吗啡的 3 倍，30min 起效，4h 达血药高峰，皮下或肌内注射 1～2h 即可达峰，具有相比其他阿片类药物价格低廉、生物利用度高、起效时间快、多受体亲和力及没有已知能产生神经毒性（如镇静、困惑、幻觉和肌阵挛）代谢物的优点。镇痛作用强度与吗啡相当，但持续时间较长。由于本品先与各种组织中蛋白结合，再缓慢释放入血。因此与吗啡等短效药物相比，耐受性与成瘾性发生较慢，戒断症状略轻。但美沙酮的药物动力学和药效学方面的生物利用度的不可预测和稳态血清水平的高度个体差异，对于确定初始剂量和滴定浓度是个挑战。适用于创伤、手术及晚期癌症等所致剧痛。

（五）芬太尼（fentanyl）及其同系物

芬太尼主要有 μ 受体激动药特性，属短效镇痛药，具有高度亲脂性，通过肝代谢成无活性的代谢产物去甲芬太尼。作用与吗啡相似，镇痛效用为吗啡的 100 倍。具有高的首过效应，静脉注射后 1min 起效，5min 达高峰，镇痛作用持续 30～60min；肌内注射 15min 起效，作用维持 1～2h。主要用于麻醉辅助用药和静脉复合麻醉，或与氟哌利多（droperidol）合用产生神经阻滞镇痛，适用于外科小手术。亦可通过硬膜外或蛛网膜下腔给药治疗急性手术后痛和慢性痛。此外，尽管作用时间短，其亲脂性使其在慢性疼痛控制中可使用透皮贴剂，对于爆发性癌痛可采用透黏膜和口腔方式给药，其用于急性术后痛时有 20% 的肺换气不足的发生率，因此透皮芬太尼被推荐仅用于出现阿片耐受的慢性或癌性疼痛患者。芬太尼透皮贴可使血药浓度维持 72h，镇痛效果稳定，使用方便，适用于中至重度癌痛的患者，允许 3d 剂量，可避免肝的首过消除效应。静脉注射过快可致呼吸抑制。反复用药能产生依赖性，不宜与单胺氧化酶抑制药合用。禁用于支气管哮喘、重症肌无力、颅脑肿瘤或外伤引起昏迷的患者以及 2 岁以下儿童。

舒芬太尼（sufentanil）和阿芬太尼（alfentanil）均为芬太尼的类似物，主要作用于 μ 受体，对 δ 和 κ 受体作用较弱。作为静脉及神经轴镇痛药，主要在手术过程中使用。具有亲脂性并具有快速短期的镇痛效应。舒芬太尼的药代学和药效学与芬太尼相似，但舒芬太尼镇痛作用强于芬太尼而分布容积更小（静脉，5～7 倍；硬膜外或蛛网膜下腔，2～5 倍），镇痛作用起效更快（静脉给药，1～3min；硬膜外或蛛网膜下腔给药，4～10min），镇痛作用是吗啡的 1 000 倍，阿芬太尼的镇痛作用弱于芬太尼，是吗啡的 40～50 倍。两药起效快，作用时间短（静脉，20～45min；硬膜外或蛛网膜下腔，2～4h），尤以阿芬太尼突出，故称为超短效镇痛药。两药均在肝脏代谢失活后经肾排泄。对心血管系统影响小，常用于心血管手术麻醉。

瑞芬太尼（remifentanil）为新型芬太尼衍生物，为作用较强的 μ 受体激动药，镇痛作用为吗啡的 100～200 倍，在麻醉的诱导和维持中以静脉方式给药。注射后起效快，被体内的酯酶快速水解（亲脂性比芬太尼和阿芬太尼更强），容积分布更大，分布和代谢速度更快，清除半衰期更短（3～10min），作用时间短（5～10min），为短效镇痛药。瑞芬太尼与芬太尼的镇痛作用相似，重复和持续输注无体内蓄积，它通过血浆和组织中酯酶降解其酯侧链，产生无活性的羧酸代谢物，最后经肾排泄。其独特的药代动力学和药效学特点使其作用短暂且不受肝肾功能不全的影响，适用于术中，可用于术后镇痛和分娩镇痛。

（六）二氢埃托啡（dihydroetorphine）

二氢埃托啡为我国研制的强效镇痛药，主要激动 μ 受体，对 δ、κ 受体也有弱激动作用，但都远远大于吗啡。本品是迄今临床应用中镇痛效应最强的药物，镇痛强度为吗啡的 6 000～10 000 倍。口服吸收差，舌下吸收快，经 10～15min 疼痛可明显减轻，剂量仅相当于口服的 1/30，维持时间短，药理活性强度比吗啡强 6 000～10 000 多倍，安全系数（即治疗指数）比吗啡大，生理依赖性潜力比吗啡明显为轻。用于各种急性重度疼痛的镇痛，如重度创伤性疼痛和哌替啶、吗啡等无效的顽固性疼痛与晚期癌症疼痛。因其依赖性强，目前临床已很少使用。

三、阿片受体部分激动药和激动 - 拮抗药

（一）喷他佐辛（pentazocine）

喷他佐辛为阿片受体部分激动药，可激动 κ 受体和拮抗 μ 受体，镇痛作用为吗啡的 1/3。口服、皮下和肌内注射均吸收良好，血药浓度与其镇痛作用强度、持续时间相一致。肌注后 15min 血浆浓度达高峰，静注后 2～3min 血浆浓度达高峰，血浆半衰期为 2h，一次 30mg（1 支），主要在肝脏代谢，经肾脏排泄，成瘾性小，药政管理已列入非麻醉品。适用于各种慢性疼痛，对剧痛的止痛效果不及吗啡。口服用药可减少不良反应的发生。由于本品仍有产生依赖性的倾向，不能作为理想的吗啡替代品。

（二）丁丙诺啡（buprenorphine）

丁丙诺啡是一种半合成、高脂溶性的阿片受体部分激动药。对 μ 受体和 κ 受体具有较高的亲和力，与 δ 受体的亲和力相对较小。以激动 μ 受体为主，对 κ 受体有拮抗作用，大剂量时也有拮抗 δ 受体的作用。其镇痛效力为吗啡的 25 倍，作用时间长，但因为存在封顶效应（ceiling effect），其呼吸抑制作用较轻。与喷他佐辛相比，较少引起烦躁等精神症状。成瘾性比吗啡小，海洛因成瘾者服用后，能较好地控制毒瘾。临床主要用于各种术后疼痛、癌性疼痛等中到重度疼痛，常制成透皮贴剂（每贴使用 7 天，不用于急性疼痛治疗）或舌下含服制剂（0.2～0.8mg/ 次，6～8h/ 次），也可单独或与纳洛酮组成复方制剂用于吗啡或海洛因成瘾的脱毒治疗。

（三）纳布啡（nalbuphine）

纳布啡对 μ 受体的拮抗作用比布托啡诺强，对 κ 受体的激动作用比布托啡诺弱。镇痛作用稍弱于吗啡，呼吸抑制作用较轻，依赖性小，戒断症状轻。不增加心脏负荷，可用于心肌梗死和心绞痛患者的止痛。纳洛酮可拮抗本品的镇痛及呼吸抑制作用。

四、其他镇痛药

（一）曲马多（tramadol）

曲马多为合成的可待因类似物，具有较弱的 μ 受体激动作用，与 μ 受体的亲和力为吗啡的 1/6 000，并有能抑制去甲肾上腺素和 5- 羟色胺再摄取等多种作用机制。镇痛效力与喷他佐辛相当。在曲马多用于缓解骨关节炎、肌纤维痛、腰痛和糖尿病性神经病所致的中、重度疼痛研究中，显示它的镇痛效果是次优的，与其他镇痛药复合用药、心理学方法和物理治疗是有必要的。本品适用于中、重度急慢性疼痛，如手术、创伤、分娩及晚期癌症疼痛等。用量视疼痛程度而定，成人及 14 岁以上中度疼痛的患者，单剂量为 50～100mg，最低剂量为 50mg，最高剂量不应超过 400mg，通常不良反应有多汗、头晕、恶心、呕吐、口干、疲劳等，可

引起癫痫,静脉注射过快可有颜面潮红、一过性心动过速。注意事项:避免与5-羟色胺抑制剂合用,可能会导致5-羟色胺综合征。抗癫痫药卡马西平可降低曲马多的血药浓度,减弱其镇痛作用。安定类药可增强其镇痛作用,合用时应调整剂量。

(二)延胡索乙素(tetrahydropalmatine)及罗通定(rotundine)

延胡索乙素为我国学者从中药延胡索中提取的生物碱,即消旋四氢帕马丁,有效部分为左旋体,即罗通定。镇痛作用较哌替啶弱,但较解热镇痛药作用强,无明显的成瘾性。镇痛作用与脑内阿片受体及前列腺素系统无关,它能阻断脑内多巴胺受体,亦增加与痛觉有关的特定脑区脑啡肽原和内啡肽原的mRNA表达,促进脑啡肽和内啡肽释放,不良反应可出现嗜睡,偶见眩晕、乏力、恶心,过量可致帕金森病。用法用量:镇痛,成人60~120mg,口服吸收后10~30min起效,作用维持2~5h。对慢性持续性钝痛效果较好,对创伤或手术后疼痛或晚期癌症的止痛效果较差。可用于治疗胃肠及肝胆系统疾病等引起的钝痛、一般性头痛以及脑震荡后头痛,也可用于痛经及分娩止痛。

(三)牛痘疫苗接种家兔炎症皮肤提取物

此药为日本发明,具有止痛作用,临床主要用于多种关节炎症,如腰痛症、颈肩腕综合征、肩周炎、变形性关节炎等;用于症状性神经痛;用于改善亚急性视神经脊髓病(SMON)后遗症状,如冷感、疼痛、知觉异常;也可用于神经性疼痛。用于腰痛症、颈肩腕综合征、疱疹后神经痛口服给药用量为每日四片,分早晚两次口服(本药应直接吞服,避免掰开及咀嚼);皮下注射3.6单位,每日一次。SMON引起的冷感、疼痛、知觉异常静脉注射7.2NU,每日一次。不良反应:血压升高、心动过速;过敏反应;神经系统症状、头晕、头重感、颤抖、痉挛、麻木、感觉异常、冷感、意识障碍、发呆;谷丙转氨酶升高、谷草转氨酶升高;胃肠道不适;皮肤红斑;休克症状(如脉搏异常、脉促、低血压、意识丧失等)、不适、疲劳等。注意事项:注射部位可出现疼痛、硬结。

(吴勤峰)

参 考 文 献

[1] Derry P, Derry S, Moore RA, et al.Single dose oral diclofenac for acute postoperative pain in adults.Cochrane Database Syst Rev, 2009, (2): CD004768.

[2] Petersen B, Rovati S.Diclofenac epolamine(Flector)patch: evidence for topical activity.Clin Drug Invest, 2009, 29(1): 1-9.

[3] Derry C, Derry S, Moore RA, et al.Single dose oral ibuprofen for acute postoperative pain in adults.Cochrane Database Syst Rev, 2009, 2(3): CD001548.

[4] Southworth S, Peters J, Rock A, et al.A multicenter, randomized, double-blind, placebo-controlled trial of intravenous ibuprofen 400 and 800 mg every 6 hours in the management of postoperative pain.Clin Ther, 2009, 31(9): 1922-1935.

[5] Barden J, Derry S, McQuay HJ, et al.Single dose oral ketoprofen and dexketoprofen for acute postoperative pain in adults.Cochrane Database Syst Rev, 2009, 7(4): CD007355.

[6] Takemoto JK, Reynolds JK, Remsberg CM, et al.Clinical pharmacokinetic and pharmacodynamic profile of etoricoxib.Clin Pharmacokinet, 2008, 47(11): 703-720.

[7] Croom KF, Siddiqui MA.Etoricoxib: a review of its use in the symptomatic treatment of osteoarthritis,

rheumatoid arthritis, ankylosing spondylitis and acute gouty arthritis.Drugs, 2009, 69(11): 1513-1532.

[8] Chou R, Shekelle PG.Will this patient develop persistent disabling low back pain? JAMA, 2010, 303(13): 1295-1302.

[9] Mulleners WM, Chronicle EP.Anticonvulsants in migraine prophylaxis: a Cochrane review.Cephalalgia, 2008, 28(6): 585-597.

[10] Rosenbaum JM, Arana GW, Hyman SE, et al.Handbook of psychiatric drug therapy.5th ed.Philadelphia: Lippincott Williams & Wilkins, 2005.

[11] Chou R, Fanciullo GJ, Fine PG, et al.Clinical guidelines for the use of chronic opioid therapy in chronic noncancer pain[J].Pain, 2009, 10(2): 113-130.

[12] Vasisht N, Gever LN, Tagarro I, et al.Evaluation of the single-and multipledose pharmacokinetics of fentanyl buccal soluble film in normal healthy volunteers[J].Clin Pharmacol, 2010, 50(7): 785-791.

[13] Shaiova L, Lapin J, Manco LS, et al.Tolerability and effects of two formulations of oral transmucosal fentanyl citrate(OTFC; ACTIQ)in patients with radiation-induced oral mucositis.Support Care Cancer, 2004, 12(4): 268-273.

[14] Rauck R, North J, Gever LN, et al.Fentanyl buccal soluble film(FBSF)for breakthrough pain in patients with cancer: a randomized, double-blind, placebo-controlled study.Ann Oncol, 2010, 21(6): 1308-1314.

第四章 疼痛康复技术

第一节　物理因子治疗

一、电疗法

应用电流或电磁场预防和治疗疾病的方法,通常包括:低频电疗法、中频电疗法和高频电疗法等。

（一）低频电疗法

1. 定义　将频率 1 000Hz 以下的脉冲电流称作低频电流,或低频脉冲电流。应用低频脉冲电流治疗疾病的方法称为低频电疗法,又称低频脉冲电疗法。低频电疗法包括:神经肌肉电刺激疗法、经皮电刺激神经疗法、电体操疗法、功能性电刺激疗法、痉挛肌电刺激疗法、感应电疗法、电兴奋疗法、电睡眠疗法、间动电疗法、超刺激电疗法、直角脉冲脊髓通电疗法、脊髓电刺激疗法、微电流疗法、高压脉冲电疗法等。

2. 适应证与禁忌证

（1）适应证:

1）止痛作用与促进血液循环作用:各种扭挫伤、肌筋膜炎、瘢痕、粘连、慢性炎症等软组织疾病;颈椎病、腰椎间盘突出症、各种骨关节疾病、脉管炎等血管疾病等;

2）兴奋神经肌肉作用:各种神经炎、脑与脊髓损伤所致的肢体瘫痪、废用性肌萎缩、尿潴留、肌张力低下、弛缓性便秘、癔症性瘫痪、外周神经损伤等。

（2）禁忌证:

1）全身情况:出血倾向、癫痫,传染性疾病、各种重要脏器疾病急性进展期和危重期;

2）局部情况:金属异物及结核病灶局部,有心脏起搏器,心前区、颈动脉窦区、体腔、孕妇腰腹部等特定部位,皮肤过敏、破损、感染、皮疹等区域。

（二）中频电疗法

1. 定义　将频率 1~100kHz 的脉冲电流称作中频电流,用中频电流治疗疾病的方法叫做中频电疗法。中频电疗法包括等幅中频电疗法、低频调制中频电疗法、干扰电疗法、音乐电疗法等。

2. 适应证与禁忌证

（1）适应证:

1）促进血液循环、消炎止痛:各种扭挫伤、肌筋膜炎、各种神经炎、颈腰椎病、各种关节损伤与疾病等;

2）兴奋神经肌肉:废用性肌萎缩、尿潴留、中枢神经和周围神经伤病所致运动功能障碍等;

3）软化瘢痕、松解粘连:瘢痕与挛缩、浸润硬化与粘连、血肿机化、血栓性静脉炎、乳腺增生等。

（2）禁忌证：出血倾向、金属异物局部、有心脏起搏器、心前区、孕妇腰腹部。含有低频成分的中频电疗法需参照低频电疗法的禁忌证。

（三）高频电疗法

高频电流是指频率高于100kHz，波长为1mm到3 000m的电流。应用高频电流治疗疾病的方法称为高频电疗法。

短波、超短波疗法：

1. 定义　应用波长10～100m的高频电流作用于人体以治疗疾病的方法，称为短波疗法；应用波长1～10m（频率30～300MHz）的超高频电场作用人体以治疗疾病的方法称为超短波疗法。

2. 适应证与禁忌证

（1）适应证：

1）各种非特异性、急性、亚急性和慢性炎症，肺炎、支气管炎、肌筋膜炎、扭挫伤、骨关节病、骨折与伤口延期愈合，胃溃疡、十二指肠溃疡、肠炎、胆囊炎、肾炎、神经炎、前列腺炎、盆腔炎等。

2）高热治疗与放疗、化疗综合治疗适用于皮肤癌、乳癌、淋巴结转移癌、恶性淋巴瘤、宫颈瘤、膀胱癌、骨肿瘤、消化道癌、肺癌等。

（2）禁忌证：恶性肿瘤（高热治疗时除外）局部、局部出血倾向、金属异物局部、装有心脏起搏器、青光眼局部、妊娠、活动性结核。

（四）毫米波疗法

1. 定义　毫米波为频率30～300GHz，波长1～10mm的高频电磁波，介于微波波长的高段。应用毫米波治疗疾病的方法称为毫米波疗法，又称为极高频率电疗法。

2. 适应证与禁忌证

（1）适应证：各种炎症、胃溃疡、十二指肠溃疡、神经炎、疱疹后神经痛、慢性阻塞性肺疾病、颈椎病、面神经炎、关节损伤、骨折、扭挫伤、伤口愈合迟缓、烧伤、肾盂肾炎、慢性前列腺炎、慢性盆腔炎、颞下颌关节功能紊乱综合征、癌痛、恶性肿瘤、放疗后皮肤反应等。

（2）禁忌证：妊娠、植有心脏起搏器、活动性结核、眼部疾患者。

二、光疗法

利用各种光辐射能作用于人体，治疗疾病的方法称为光疗法。常用光线为红外线、紫外线、激光等。

（一）红外线疗法

1. 定义　应用电磁波谱中的红外线部分治疗疾病的方法称为红外线疗法。红外线为一种不可见光线，波长为0.76～400μm。根据波长可将红外线分为短波红外线（0.76～1.5μm）和长波红外线（1.5～400μm）。

2. 适应证与禁忌证

（1）适应证：各种亚急性及慢性损伤和炎症、浸润块、硬结、肠粘连、肌痉挛、电刺激及按摩前准备、主被动功能训练前准备等。

（2）禁忌证：急性损伤、化脓性炎症、循环障碍、局部皮肤感觉障碍、血栓性深静脉炎、认知功能障碍、恶性肿瘤、水肿及出血倾向、老弱年幼患者等。

（二）紫外线疗法

1. 定义　采用紫外线治疗患者的方法。紫外线是指紫光外，波长范围为 $180\sim400nm$ 的不可见光。医用紫外线常分为三段：长波紫外线 $320\sim400nm$，中波紫外线 $280\sim320nm$，短波紫外线 $180\sim280nm$。由于短波紫外线治疗仪操作简便，目前临床为常用。

2. 适应证与禁忌证

（1）适应证：疖、痈、蜂窝织炎、丹毒、乳腺炎、淋巴结炎、静脉炎、软组织急性化脓性炎症、伤口感染、伤口延迟愈合、皮下淤血、急性关节炎、急性神经痛、肺炎、体腔急性感染、溃疡等。光敏治疗适用于银屑病、白癜风等。

（2）禁忌证：恶性肿瘤、出血倾向、活动性结核、急性湿疹、红斑狼疮、日光性皮炎、卟啉病、着色性干皮病、皮肤癌变、血小板减少性紫癜、光过敏症。

（三）激光疗法

1. 定义　利用激光器发射的光治疗疾病的方法。激光是受激辐射而发的光，它既具有一般光的反射、折射、干涉等物理特性，又具有相干性好、高单色性、高方向性、高亮度等特性。激光疗法分为低能量激光疗法和中、高能量激光疗法。康复医学科中以低能量激光疗法为主，主要为半导体激光疗法和氦氖激光疗法。

2. 适应证与禁忌证

（1）适应证：疖、蜂窝织炎等软组织炎症吸收期；伤口延迟愈合、慢性溃疡、疱疹后神经痛、面肌抽搐等。

（2）禁忌证：恶性肿瘤、皮肤结核、高热、出血倾向。

三、磁疗法

利用磁场作用于人体治疗疾病的方法，称为磁疗法，亦称磁场疗法。磁疗法分为：静磁场疗法和动磁场疗法。

（一）静磁场疗法

1. 定义　利用恒定磁场治疗疾病的方法。

2. 适应证与禁忌证

（1）适应证：高血压病、各种关节病、冠心病、胃肠炎、支气管炎、各种神经痛、神经衰弱、扭挫伤、腱鞘炎、静脉炎、血栓性脉管炎、筋膜炎、肋软骨炎、颈椎病、腰椎间盘突出症、肾结石、输尿管结石、肱骨外上髁炎、耳郭浆液性软骨膜炎、外耳道疖肿、神经性耳鸣、鼻炎、睑腺炎、角膜炎、溃疡、带状疱疹、痛经、臀部注射硬结、瘢痕、骨折愈合迟缓。

（2）禁忌证：有心脏起搏器、局部出血倾向、孕妇下腹部。

（二）动磁场疗法

1. 定义　利用动磁场治疗疾病的方法，在应用产生动磁的仪器时，磁场的方向、强度会发生变化。包括旋转磁疗法（利用旋转的动磁场进行治疗的方法）和电磁场法（低频交变磁疗法、脉动磁疗法、脉冲磁疗法）。

2. 适应证与禁忌证

（1）适应证：同静磁场疗法。

（2）禁忌证：同静磁场疗法。

四、超声波疗法

(一)超声波疗法

1. 定义　频率高于20kHz的声波称为超声波。应用500~5 000kHz的超声能作用于人体以治疗疾病的方法称为超声波疗法。

2. 适应证与禁忌证

(1)适应证:各类软组织扭挫伤、乳腺炎、瘢痕、组织内硬结、前列腺炎、肾结石、输尿管结石、各类骨关节病、颈腰椎病、各类脉管炎、消化道溃疡、慢性胃炎、便秘、胆囊炎、脑卒中、脊髓损伤、各类神经痛、周围神经损伤、瘙痒症、鼻窦炎、耳聋、颞下颌关节功能紊乱综合征、视网膜病变及眼内病变等。

(2)禁忌证:恶性肿瘤局部(高强度聚集超声波治疗肿瘤时除外)、化脓性炎症、活动性结核局部、出血倾向局部、植入心脏起搏器局部、孕妇腹部、儿童骨骺部。

(二)超声药物透入疗法

1. 定义　将药物加入接触剂中,药物经皮肤或黏膜透入体内的治疗方法,又称超声透入疗法。

2. 适应证与禁忌证

(1)适应证:与超声波疗法相同。

(2)禁忌证:导入药物过敏者,其余与超声波疗法相同。

五、冷疗法

(一)冷疗法

1. 定义　利用低于体温与周围空气温度但高于0℃的低温,使机体发生一系列功能性改变而达到治疗目的的方法称为冷疗法。

2. 适应证与禁忌证

(1)适应证:急性软组织扭挫伤、高热、中暑、肌肉痉挛、关节炎急性期、骨关节术后肿痛、烧伤、烫伤、鼻出血、上消化道出血、偏头痛、神经痛等。

(2)禁忌证:雷诺病、阵发性冷性血红蛋白尿症、冷过敏,慎用于局部血液循环障碍、感觉障碍、认知障碍者。

(二)冷冻疗法

1. 定义　利用0~-100℃的低温冷却和冻结生物组织,产生生理性或代谢性抑制或结构破坏,治疗某些疾病的方法称为冷冻疗法。温度低于-100℃以下的治疗为深度冷冻疗法或超低温疗法。

2. 适应证与禁忌证

(1)适应证:治疗体表的良性或恶性肿物,如皮肤与黏膜癌、息肉、单纯血管瘤、皮肤各类疣与赘生物、色素痣、条纹状汗孔角化病、结节性痤疮、结节性痒疹、肥厚性扁平苔藓、瘢痕疙瘩或子宫颈糜烂等。

(2)禁忌证:雷诺病、严重的寒冷性荨麻疹、冷球蛋白血症、冷纤维蛋白血症、严重冻疮、老年、幼儿等对冷冻治疗不耐受者。

六、热疗法

利用加热的各种热源为介质(如水、蜡、泥、中药等),直接接触人体将热传递至体内以治疗疾病的方法称为传导热疗法，包括石蜡疗、干热敷、湿热敷、药物热敷、电热、泥疗、中药热熨等，是外源性的温热疗法。

（一）石蜡疗法

1. 定义　利用加热熔解的石蜡作为温热介质，敷于局部将热能传导到机体，达到治疗目的的方法称为石蜡疗法。

2. 适应证与禁忌证

（1）适应证：骨关节损伤与术后粘连、关节僵直、肌腱和韧带的扭挫伤恢复期、肌筋膜炎、慢性骨关节炎、瘢痕、腱鞘炎、冻伤、慢性软组织损伤、神经炎、肌痉挛、皮肤美容等。

（2）禁忌证：出血倾向、开放性伤口、感染性炎症局部、急性创伤早期、活动性结核局部、孕妇腰腹部等。

（二）泥疗法

1. 定义　将加热至适当温度的泥敷贴或涂抹在人体体表以治疗疾病的方法。泥类物质为介体。

2. 适应证与禁忌证

（1）适应证：骨关节损伤与术后粘连、关节僵直、肌腱和韧带的扭挫伤恢复期、肌筋膜炎、慢性骨关节炎、瘢痕、腱鞘炎、冻伤、慢性软组织损伤、神经炎、肌痉挛、皮肤美容等。

（2）禁忌证：出血倾向、开放性伤口、感染性炎症局部、急性创伤早期、活动性结核局部、孕妇腰腹部等。

七、压力疗法

（一）正负压疗法

1. 定义　利用不同压力设备，通过不同压力调节作用于人体治疗疾病的方法。

2. 适应证与禁忌证

（1）适应证：单纯性静脉曲张，四肢动脉粥样硬化，周围血液循环障碍，外伤后血管痉挛，雷诺病，弛缓性瘫痪合并循环障碍，免疫性疾病引起的血管病变，糖尿病性血管病变，局部循环障碍引起的皮肤溃疡、压疮、组织坏死，淋巴水肿和预防手术后下肢深静脉血栓形成。

（2）禁忌证：出血倾向，静脉血栓形成和血管栓塞早期，动脉瘤，大面积坏疽，血管手术后，治疗部位有感染灶和恶性肿瘤。

（二）正压顺序循环疗法

1. 定义　采用正压装置作用于人体，对各种疾病进行治疗的方法。

2. 适应证与禁忌证

（1）适应证：肢体创伤后水肿，淋巴回流障碍性水肿，截肢后残端肿胀，神经反射性水肿，肩-手综合征，静脉淤滞性溃疡。

（2）禁忌证：肢体重症感染未得到有效控制，近期下肢深静脉血栓形成，大面积破溃性皮疹。

八、肌电生物反馈疗法

1. 定义　通过反馈仪将肌电信号叠加输出，转换成患者能直接接受的反馈信息（如颜色、数字、声响），患者根据反馈信息对骨骼肌进行放松训练或对瘫痪肌群进行运动功能训练的方法。

2. 适应证与禁忌证

（1）适应证：偏头痛、紧张性头痛、颈椎病、腰椎病、高血压病、失眠、神经症、焦虑症、痉挛性斜颈、脑卒中偏瘫、脊髓损伤及周围神经损伤等。

（2）禁忌证：意识障碍和认知障碍者。

（张　琳　敖丽娟）

第二节　手　法　治　疗

手法是术者运用手或身体其他部位，通过各种技巧性动作，作用于患者一定部位或穴位，达到治疗和预防疾病的目的的方法。目的是提高组织延展性，增加关节运动范围，并减轻软组织肿胀、炎症以止痛。

公元前 5 世纪到前 4 世纪，古希腊希波克拉底就详细记载了手法治疗的疗效和适应证。18 世纪后欧美等国就开始对手法进行科学的研究。物理治疗开始于 20 世纪初期，在第一次世界大战期间被称之为"重建助手"。在 Mary McMillian 的大力帮助下，这个术语后来演变成为专业的"物理治疗师"。到了 20 世纪 50 年代，来自世界各地的物理治疗师在他们的教学中变得更加专业。医师和物理治疗师促进手法治疗和操作治疗的发展在很多专业领域产生了较大的影响。第二次世界大战之后，脊柱疗法变得越来越受欢迎，一直持续到 1957 年，物理治疗发展起来。出现了一批国际公认的诸如麦肯基技术（McKenzie，MK）、博巴斯技术（Bobath technique）、澳式手法、Mulligan 手法、美式脊椎矫正手法等手法。他们认为椎体序列的正常与否与功能的正常或障碍有关。

（一）概述

西方的手法技术大体包括被动拉伸，软组织松动术、关节松动术和正骨。被动拉伸必须持续一段时间，以便让肌肉自我调整，适应拉长后的新的放松位置。软组织松动术通过增加组织的流动性来降低组织粘连。为了增加组织流动性，它可能包括瘢痕组织的交叉摩擦按摩手法，也可以使用肌肉扳机点释放技术和筋膜释放技术。关节松动术可以用来缓解由于关节活动受限造成的疼痛。当关节松动无效且没有整复操作的禁忌证时，可以使用整复手法即正骨用来提高关节活动度。

（二）目标

根本目标是使组织变形以拉长结缔组织。为了产生持久性的塑形性变化，必须先进行微破坏。当肌纤维或纤维束受到足够大的张力负荷时，它就会断裂，发生微损伤。当负荷解除时，肌纤维会回缩建立新的结缔组织长度。当微损伤没有发生，但是产生新的长度时，称之为蠕变（creep），这是肌纤维长度的暂时性增加。通过手法治疗进行疼痛治疗可能是由于产生了新的结缔组织静息长度，或理论上是由于松动和整复激活了疼痛抑制机制。

（三）手法分类

1. 软组织松动技术（soft tissue mobilization）

软组织松动技术是通过对肌纤维或纤维束张力拉伸产生持久性的塑形性变化而恢复肌纤维长度和弹性以达到松解粘连的手法。软组织松动手法可以提高组织延展性、缓解疼痛、消除软组织炎症水肿。其中软组织松动手法最具有代表性的是筋膜手法。筋膜手法包括肌筋膜扳机点疗法、意大利筋膜手法、筋膜牵拉疗法三类。

筋膜(fascia)是一种鞘状、层状或任何其他类型的可剥离的皮下结缔组织,联结、包裹和分隔肌肉和其他内部器官。筋膜过度使用损伤可造成功能紊乱。因此近年来通过对筋膜进行被动的手法治疗和主动的运动训练,取得良好康复效果,所以筋膜相关疗法逐渐成为焦点。筋膜手法是通过释放肌筋膜异常张力降低疼痛。

(1)肌筋膜扳机点疗法(myoficial trigger point therapy)

筋膜扳机点疗法由 Janet Travell 发展,并且和 David Simons 共同完成了《肌筋膜疼痛和机能障碍》。基本方法:治疗师使用手指、手掌、手臂或肘对扳机点施加压力进行压迫,然后持续到扳机点开始变软,这种"融化(melting)"的感觉治疗师和病人都可以感受到。当使用某些工具例如针具代替治疗师时,这就是干针疗法。扳机点疗法需要治疗师有良好的触诊能力,可以触诊出病人的条索或硬结,以施加恰到好处的压力,既能最大程度作用到相应组织,又能避免过于疼痛引起病人肌肉反抗。

(2)意大利筋膜手法(fascial manipulation)

意大利筋膜手法由意大利物理治疗师 Luigi Stecco 发展和创立,治疗目标是改善身体结构和运动效率,关注的不仅是症状本身,还包括整个身体网络。筋膜手法已被证明能有效治疗肌肉骨骼疾病,如髌腱炎、肩袖损伤、创伤后亚急性颈部疼痛、慢性踝关节不稳、颞下颌关节紊乱综合征、腕管综合征、慢性下背痛、髋关节置换术后。该疗法定义了人体 14 个节段,所有节段都在六个空间方向运动或维持稳定,每个节段包括六个肌筋膜单元以控制不同的运动。肌筋膜单元包含一个协调中心和一个感知中心:协调中心指使远端关节运动的所有力的向量的合成点,是一个明确的点,通常是实施治疗的部位;感知中心因关节囊、肌腱和韧带牵引力而产生,当肌筋膜单元某一方向的力不协调时或关节囊感受器受到异常牵拉、过度刺激时,感知中心可以产生痛感,是一片范围,通常是评估病人主诉疼痛的部位。

(3)筋膜牵拉疗法

筋膜牵拉疗法(stretch to fascial stretch therapy)由 Ann Frederick 和 Chris Frederick 共同创立,将持续性关节牵引和肌筋膜牵拉结合,治疗师使用固定带稳定患者不需牵伸的部分,以"解剖列车"提出的筋膜链走向进行牵伸,来促使患者最大程度放松,提高牵拉效果。牵拉要点包括:牵伸前先牵引关节,多角度、多平面牵伸;必须持续一段时间,让肌肉筋膜自我调整适应拉长的位置;牵伸肌筋膜链而不是单一某块肌肉,牵伸顺序由身体核心(腰椎 -骨盆 - 髋关节)到四肢;使用本体促进技术(proprioceptive neuromuscular facilitation, PNF)收缩 - 放松 - 静态伸展技术,配合呼吸。

2. 关节松动术(joint mobilization)

关节松动术是指治疗者在关节活动允许的范围内完成的一种针对性很强的手法技术操作,操作时常选择关节的生理运动和附属运动作为治疗手段。

(1)手法等级:关节松动术将操作时的手法分为四级。根据关节在附属运动或生理运动时是以疼痛为主还是以僵硬为主来选择手法的等级。Ⅰ、Ⅱ级用于治疗因疼痛而引起的关节活动受限,Ⅲ级用于治疗关节疼痛并伴有僵硬,Ⅳ级用于治疗关节因周围组织粘连、挛缩而引起的活动受限。

(2)治疗作用:主要表现在三个方面,即缓解疼痛、增大关节活动范围、增加本体反馈。动物实验及临床观察均发现,关节不活动可以引起组织纤维增生,关节内粘连,肌腱、韧带和关节囊挛缩。关节松动术可以促进关节液流动,增加关节软骨和软骨盘的营养,缓解疼痛；可以抑制脊髓和脑干致痛物质的释放，提高痛阈；Ⅲ级、Ⅳ级手法直接牵拉关节周围的软组织，可以保持或增加其伸展性，增大关节活动范围。

（3）临床应用：主要适用于因力学因素（非神经性）引起的关节功能障碍，包括关节疼痛、肌紧张及痉挛；因制动导致的关节活动降低；进行性关节活动受限。而对于因关节活动过度、外伤或疾病引起的关节肿胀（渗出增加）、炎症以及恶性疾病和未愈合的骨折不在关节松动治疗范围之内。

3. 拉伸技术

拉伸是指肌肉和软组织被拉长的过程。拉伸的方式有多种，根据肌肉被拉长的方式，拉伸练习包括有弹性拉伸、动力性拉伸、静力性拉伸和 PNF 拉伸等技术类型。其中 PNF 拉伸是 proprioceptive neuromuscular facilitation stretch 的简称，又称本体促进技术。是通过刺激人体本体感受器，来激活和募集最大数量的运动肌纤维参与活动，促进瘫痪肌肉收缩，同时通过调整感觉神经的兴奋性以改变肌肉的张力，缓解肌痉挛。从练习形式上看和静力性伸展方法相似，但机制上有本质的不同。PNF 的生理学理论依据是利用反牵张反射（当肌肉收缩达到一定强度时，张力作用于腱器官使之兴奋，通过 Ib 类传入纤维反射性的抑制同一肌肉，使肌肉收缩停止，出现舒张）而达到使肌肉放松的目的，肌肉做等长收缩，会对肌肉产生强烈的刺激，肌肉中的腱梭会将信号传入中枢神经，反射性地使肌肉放松，反牵张反射产生。也就是说，被牵拉肌肉的主动收缩能抵消所产生的牵张反射，其收缩后放松加大，再者就是拮抗肌的收缩也可以加大主动肌的放松。

4. 整复手法

整复手法是在关节完全极限运动基础上，调整移位（或半脱位）结构，使其达到结构和功能的恢复或部分恢复的手法。包括整脊疗法（chiropraciic）和整骨疗法（osteopathy）。整脊疗法是以脊柱手法为其基本内涵，整骨疗法分成脊柱手法和周围手法两大类，其中脊柱手法是整个疗法体系中最为重要的组成部分。所以两者都是倾向于脊柱关节紊乱所导致各种不同症状的调整和治疗。整个手法主要是关节调整，包含关节极限内运动（mobilization）和关节极限后调整（manipulation）两个部分。其施术原则一般是：先松解软组织，再最大幅度地活动开受累关节，然后再冲破关节受限，恢复原有的结构和 / 或运动功能。施术前，发现受累脊柱节段成为治疗的关键，所以发现功能受限的脊柱节段作为检查的重点。

（徐　辉）

第三节　水疗在疼痛康复中的应用

水疗法（hydrotherapy）即利用水来做治疗，或以水为介质的医疗保健技术，也可称为水中治疗（aquatic therapy，AT）。根据主动运动成分的多少，可将水疗技术分为浴疗法（balneotherapy）和水中运动疗法（aquatic exercise，AE）两大类。水疗在疼痛康复中的应用历史悠久，根据历史文献或考古证据，在多个人类文明中，很早就利用水疗来强身健体、缓解疼痛、治病疗伤。例如，公元前 5 世纪到公元前 4 世纪前后，古希腊的希波克拉底就已经利用水来治疗疾病，并将水视为一种补药和止痛药。古罗马士兵很早就发现水疗可以缓解肌肉酸痛。在中国、日本、印度等亚洲文明中，通过温泉浸浴等方式来缓解疼痛也很常见。早期的水疗以被动治疗为主，现代水疗以主动水中运动治疗为主。

不同于其他物理治疗形式,水疗综合了多种治疗成分,如温度、机械刺激、运动、化学溶剂等。因此,水疗应用于疼痛康复的可能机制包括多个方面。首先,根据疼痛控制的闸门学说,温热、静水压、湍流等感觉刺激有助于在脊髓层面调控疼痛,同时多重信号也增加了传向大脑的信息数量,降低了大脑对疼痛的感知,从而在一定程度起到缓解疼痛的作用。其次,浸于温热水中时,自主神经系统的平衡受到影响,副交感神经兴奋性增强,中枢网状系统活化,从而起到镇静、放松、催眠的作用,进而对患者的生理及心理产生积极的治疗效应,有助于改善慢性压力状态,缓解焦虑及抑郁,减轻慢性疼痛、提高睡眠质量,提升生活质量,改善亚健康状态。再者,进行水中运动时,浮力的减重效应使关节承重减小,有助于缓解因运动造成的疼痛。同时,通过特定的动作,叠加运动疗法的治疗效应,也可以控制疼痛,例如,有人将筋膜理论及麦肯基技术应用于水中运动治疗,以加强缓解疼痛的治疗效果。此外,在浮力的作用下,对于一些动作,如下蹲、上台阶、向前倒下、步行等,在水中进行时相对于陆上更为安全且痛感降低。最后,水疗环境也是进行核心稳定性训练的良好介质。目前,陆上核心稳定性与核心力量训练多采用非稳定训练的形式,其关键在于利用动态不稳定的支撑面创造一个动态的训练环境,借此加大核心肌群工作负荷,增强神经-肌肉刺激,进而提高康复效果。基于浮力、比重、黏滞阻力、静水压等物理性质,水环境形成了一种良好的动态训练环境,在其中进行核心稳定性与核心力量训练具有诸多优势,例如,水的浮力既可减轻脊柱及关节负荷,又可辅助力弱肢体主动运动,有助于早期康复。

综上所述,水疗在缓解疼痛方面具有一定的理论基础,临床可操作性较强,应用范围较广。目前,已有一些循证医学及临床研究论文发表。下面,分别针对水疗在不同类型疼痛康复中的应用进行简要总结。

(一)水疗在腰痛康复中的应用

循证医学方面,一项系统综述表明,水中运动疗法是治疗腰痛的一种有效方法,有助于减轻疼痛症状并改善患者的功能能力,提高其生活质量。其他系统综述也支持水中运动疗法有助于缓解腰痛症状的观点,一些学者还特别关注到水中运动治疗对妊娠期腰痛的影响,认为水中运动疗法对腰痛孕妇有较好的疗效。

临床研究方面,多项研究表明,水中运动治疗有助于缓解腰痛患者的疼痛症状,促进功能恢复。例如,有学者调查了水中运动治疗对妊娠期腰痛的影响,水中运动组腰痛的疼痛强度低于对照组,且其休假时间缩短,这表明,孕妇进行水中运动训练并没有产生额外的风险,水中运动治疗有助于缓解妊娠期下背痛并且减少妊娠相关的离岗时间。另一项临床实验表明,相比于陆上治疗,水中运动疗法在缓解妊娠期下背痛症状及减少妊娠相关的离岗时间方面效果更好。

综合上述证据及专家意见,将水中运动治疗应用于腰痛的推荐强度定为:强支持。需要注意的是,尚无充分证据支持水中运动疗法治疗腰痛的效果优于其他保守治疗,鉴于下背痛的复杂性及治疗方法的多样性,推荐在常规保守治疗无效时尝试水疗或水中运动疗法,或者在常规治疗的基础上合用水疗。

(二)水疗在纤维肌痛康复中的应用

循证医学方面,Bidonde 等撰写了水疗在纤维肌痛治疗方面的系统综述,结果显示,与对照组相比,利用百分制量表进行疼痛评价,水疗组疼痛评分的均值低 7 分,水疗组的其他主要结局指标表现也较好,具体如下:整体功能评分提高 6 分,自感身体功能状态评分提高 4 分,僵硬程度评分改善 18 分,肌力改善的标准差高 0.63,六分钟步行试验步行距离多 37m。

临床研究方面，一项随机对照试验显示，对于久坐不动的纤维肌痛妇女，经过15周的水中和陆上跑步训练，两组患者的有氧运动能力、心肺体适能都有所提高，疼痛也都有所缓解，相对而言，水中运动组的心理效益更大，心理状态改善更多，抑郁症状缓解更多。另有研究显示，水中运动可以有效改善纤维肌痛患者的症状，疗效持续约6~24个月。

综合上述证据及专家意见，将水疗在纤维肌痛康复中的推荐强度定为：弱支持。推荐在常规保守治疗无效时尝试水疗，或者在常规治疗的基础上合用水疗。

（三）水疗在关节炎康复中的应用

循证医学方面，Bartels等的系统综述总结了水疗在髋关节及膝关节骨性关节炎患者的临床证据，结果如下：12项随机对照试验显示，与对照组相比，水疗组的短期止痛效果较好，同时，水疗组患者的残疾程度较低，其中有10项研究显示，水疗组的生活质量较高。此项研究还显示，与对照组相比，疼痛评分和残疾评分的平均值低5分，生活质量评分的平均值高7分（值范围0~100分）。Barker等有关水中运动治疗在肌肉骨骼系统疾病（骨性关节炎、类风湿性关节炎等）中的疗效的Meta分析显示，与不运动组相比，水中运动治疗组的疼痛评分有中等程度的改善，身体功能评分也有所提高，同时，生活质量有所改善。另有系统综述显示，有证据支持水疗可以缓解类风湿性关节炎患者的疼痛评分并改善整体健康状态，但是长期效应尚不明确。Verhagen等的系统综述研究了浸浴治疗对类风湿性关节炎的临床疗效，结果显示，浴疗组在疼痛强度方面有一定疗效，疼痛评分平均值降低0.5分，但结果无统计学差异。一项类似的系统综述指出，水中运动和一般水疗均可缓解类风湿性关节炎患者的疼痛并改善健康状态，同时还可促进放松，缓解僵硬，增强肌力。Lu等的Meta分析显示，对于膝关节骨性关节炎，水疗组与常规组在以下结局指标方面并无统计学差异：疼痛评分，身体功能评分，僵硬评分，生活质量。

临床研究方面，几项临床实验表明，对于骨性关节炎患者，水中运动与陆上运动均能增强肌力、扩大关节活动度、增加肌肉周径、改善步行能力，相对而言，水中运动组疼痛程度明显下降，关节僵硬明显缓解，生活质量提高更多。有研究指出，水中运动对骨性关节炎患者的治疗效益可维持6周左右。

综合上述证据及专家意见，将水疗在关节炎康复中的推荐强度定为：强支持。推荐在常规保守治疗无效时尝试水疗，或者在常规治疗的基础上合用水疗。

（四）水疗在多发性硬化疼痛康复中的应用

循证医学方面，尚无水疗在多发性硬化疼痛康复中应用的系统评价或Meta分析文献的发表。

临床研究方面，有学者进行了一项有关水疗对多发性硬化患者的疗效的随机对照研究，结果显示，经过水中太极治疗，水疗组患者的疼痛程度显著降低，疗效可维持10周左右。此外，水疗组患者在痉挛、疲劳、残疾程度等方面也有显著改善。

综合上述证据及专家意见，将水疗在多发性硬化疼痛康复中的推荐强度定为：弱支持。推荐在常规保守治疗无效时尝试水疗，或者在常规治疗的基础上合用水疗。

除了腰痛、纤维肌痛、骨关节炎、多发性硬化等疾病之外，也有水疗应用于复杂性局部疼痛综合征、肩-手综合征、帕金森病、神经性疼痛等方面的文献发表，但这些方面的高质量循证医学及临床研究相对较少，有待于进一步研究，此处不再详述。目前，尚无研究支持水疗在疼痛康复方面优于其他项目，因此，在制定水疗处方时，要充分考虑患者的个人意愿及社会经济条件，比如，对于存在恐水心理或者不愿在公共场合穿泳衣的患者，不建议进行水疗,对于肥胖、无法负重或者老年患者,水疗的收益较大,可以推荐进行水疗。

随着康复医学的发展,水疗在疼痛领域的应用正在从以被动为主的浴疗法转向以水中运动为主的综合治疗方法。例如,针对脊柱问题已经开发出了一系列水中特有的脊柱松动术,可综合利用手法、湍流拖拽、漂浮器械等进行脊柱松动。这些技术可与其他水中运动治疗技术联合使用,如巴德拉格茨泳圈治疗、水中脊柱操、牵张、放松及水中筋膜手法治疗等。

对于大多数疾病,所能检索到的水疗研究多为综合性水中治疗,治疗方案既包括以被动为主的浸浴治疗,又包括以主动运动为主的水中运动,且研究设计质量有待提高。在未来的研究中,需要加强具体水疗技术在特定疾病中的应用研究,并细化运动类型、频率、强度等治疗参数的收集,从而为临床应用提供更好的证据支持。

（丛芳　崔尧）

第四节　作业治疗

一、作业治疗简介

作业治疗(occupational therapy,OT),又称为作业疗法,是康复医学重要的一个分支,在2001年WHO颁布《国际功能、残疾和健康分类》(ICF)后,将其定义为:作业治疗是指协助残疾者和患者选择、参与、应用有目的的和有意义的活动,以达到最大限度地恢复躯体、心理和社会方面的功能,增进健康,预防能力的丧失及残疾的发生,以发展为目的,鼓励他们参与及贡献社会。它的发展起源于古希腊时期,医学家希波克拉底就用乘骑、劳动等方法来治病。现代作业治疗作为一门专业学科则起源于美国。自20世纪初开始,现代作业治疗经历了曲折而复杂的发展过程。William Rush Dunton被誉为"OT之父",他早于1895年已应用作业活动治疗精神患者。Susan Tracy是史上首位作业治疗师,她发现作业活动对骨科患者康复的重要性,于1911年成立作业治疗课程。1914年,世界第一所正式的作业治疗学校美国法维尔职业学院成立,两次世界大战使作业治疗的原理、技术和使用范围得到进一步的发展,作业治疗的重点由残疾人逐步发展到对骨关节疾病、心脑血管疾病等慢性病引起的躯体功能障碍。1952年,正式成立作业治疗最权威组织世界作业治疗师联合会(World Federation of Occupational Therapists,WFOT)。目前有66个成员国,成员国以本国的作业治疗师协会或作业治疗学会为参与单位,培训作业治疗师的学校必须达到WFOT的要求,得到WFOT的认可。中国作业治疗虽起步较晚,但近年来发展迅速,于2018年5月18日,正式成为WFOT成员。

二、作业治疗程序

1. 收集主观资料:主要是由患者或其就医时的陪伴者提供的主诉、症状、患者对疼痛不适的主观感觉、担心忧虑、病史和用药史、家族史和社会生活史等。

2. 客观资料:包括体检发现、生理学方面的资料、实验室检查结果、心理行为测量结果,以及医生观察到的患者的态度、行为等。

3. 疼痛评估:①完整的评估应包括诊断、鉴别诊断、轻重程度及预后等。②疼痛评估的内容应包括疼痛的起因(如膀胱充盈、切口、感染、炎症、骨折、体位、尿路感染和便秘),

是否存在焦虑、恐惧、抑郁心理,疼痛对日常生活能力(如沐浴、穿衣、吃饭、起床、坐起、走路)及躯体功能活动(如变换体位、咳嗽、深呼吸等)的影响。③上述不包括癌性疼痛、老年性疼痛、儿童疼痛的评估,作业治疗师将主要关注疼痛对患者作业表现的影响。评估患者性能降低后对其日常工作、角色的影响,实现身体和心理健康,应考虑个人的能力、优势、应对策略、生病前的功能、作业模式和目标。④作业治疗师制定以患者为中心的治疗目标时,需了解患者的作业身份、价值观、信仰、角色和利益。⑤作业治疗师也需进行核心活动技能分析,以确定其参与受限的程度。通过活动了解患者对身体、情感、认知和社会需求,评估个人的具体缺陷和环境中的障碍。⑥与患者建立合作关系,对不同环境进行评估,包括患者居家环境、工作场所或教育场所。患者的主动配合是有效治疗的关键。⑦针对上述提到的评估疼痛的内容,在作业治疗的干预中,相关评估量表有:加拿大作业表现评估量表,健康调查量表,功能独立性量表,运动功能评估量表,疼痛及功能表现评估,作业表现历史访谈,疼痛与作业表现评估,生活习惯对参与性与自主性影响的问卷评估。⑧评估领域包括有:工作评估,现场分析,工效学工作评估,作业表现、作业、角色、活动或参与日常生活的分析,功能能力(能力和局限性)分析,职业简介与职业历史,工作能力评估,家庭转移技能的评估。

4. 疼痛问题的处理计划:处理计划是针对问题而提出的,体现以患者为中心、预防为导向,以及生物 - 心理 - 社会医学模式的全方位考虑。计划内容一般应包括诊断计划、治疗策略(包括用药和治疗方式)、对患者的教育等。回归职业是作业治疗的最终目标。确定目标后,执行相应的治疗计划。

在作业治疗程序中,可以采用人类作业模式(model of human occupation, MOHO)理论或者人、环境与作业模式(person-environment-occupation model, PEO)理论进行分析。

三、疼痛的作业治疗干预

作业治疗的疼痛干预是复杂的,涉及几个治疗因素:治疗师、患者、干预背景、环境。复杂的干预措施包括一系列已知效果和未知机制。在慢性疼痛的作业治疗干预时,作业治疗关注的主题是作业表现的局限性以及在有疼痛和疲劳的情况下,个人对自己活动表现的满意度。主要包括以下几个方面的干预方法:

1. 活动管理　长期疼痛缓解的目标可以通过以活动为手段或目标的作业治疗来实现。费舍尔等研究发现,随着有意义和愉快的作业活动的增加,疼痛会随之减少。核心干预方法是活动管理,包括活动分析、技能的发展、活动的适应能力、解决问题的能力,确定优先次序,规划和调整活动以解决失衡问题。

疼痛引起的作业表现主要包括五个方面:①疼痛行为(如退缩、不安、愁眉苦脸、防卫、呻吟);②缺乏专业知识;③作业失衡;④情绪压力;⑤身体或环境的压力。慢性疼痛的作业失衡会以不同的方式扰乱日常生活。在许多情况下,与各种生活角色有关。

作业失衡包括三个方面:①"活动模式的不均衡",侧重于患者日常活动的时间分配和不同的作业环境。作业治疗可以受益于在休息、工作和休闲之间失衡时缺乏活动或过度活动的患者。②"缺乏应对策略",重点是处理日常生活所需的技能。当患者存在慢性疼痛时,常常将生活管理作为日常的技巧和解决方案的应对策略。当目前的应对策略失效或需求增加时,对慢性疼痛患者的作业治疗服务可以包括学习新的应对策略。③"缺乏愉悦的活动",强调了患者生活中缺乏活动是如何造成疼痛的。患者如果没有或很少从事这些能给他们正能量或者使他们愉悦的活动,他们可能会造成作业失衡。作业治疗师可以帮助患者重新找回令他们愉快的活动或者找到新的活动来弥补其缺陷。

2. 自我管理　有研究发现,男性相对女性来说,更易受到疼痛的影响,而且随着时间的推移对疼痛的适应能力也比女性差。对于这种差异可能的解释为慢性疼痛可以通过各种不同的因素调节对个体生活满意度的影响。持续的痛苦经历,以及找到合适的治疗方法有一定的困难度,很可能会恶化心理健康。来自健康科学的文献表明,女性经历的疼痛发生率较高,但通常出现与疼痛相关的焦虑较少以及有较强的适应能力。此外,由于社会规范、自尊以及在社会中所起的作用,慢性疼痛可能会对女性产生不同于男性的影响,虽然长期的疼痛可能会抑制社会交往、人际关系和压力水平,但自我管理可以帮助减轻这些后果。男性和女性在参与自我管理策略方面在一定程度上有不同的选择。研究发现,女性在管理慢性病和将自我保健融入日常生活方面更加主动。作业治疗师需考虑到男女性主动参与的积极性,以及健康教育,让患者改变生活习惯去应对疾病。作业治疗师可以帮助患者可以将一天的活动预先安排好,包括休息在内,让患者书写疼痛日记,记录一天的活动类型、疼痛持续时间、疼痛程度、什么情况下疼痛加重等。

3. 人体工效学的应用　人体工效学亦称"人类因素工程学""人类因素学",是人体科学与技术科学之间的交叉学科。研究人与机器、环境之间的相互关系。它以人 - 机 - 环境系统为研究对象,将心理学、生理学、解剖学、人体测量学、生物力学等有关学科的知识应用于系统设计,使之与人的生理和心理特点相适应,以提高整个系统的效能,维持和增进人的安全、健康和工作生活的舒适感。不符合人体工效学的姿势和动作容易造成人体的伤害,如经常不恰当地弯腰及搬运动作容易腰部扭伤、背痛及腰椎间盘突出症等。作业治疗师应当给予患者相应的姿势教育和应用人体工效学,提供舒适的工作生活环境。

4. 放松训练　常用于情绪压力管理。常用的有:①正念冥想法,其已成为一种越来越流行的治疗慢性疼痛的方法和其他长期疾病的方法,它是通过鼓励患者参与一种特定的集中注意力的方法,可以培养更大的意愿去接受令人厌恶的经历。②承诺支持法,鼓励参与者重新评估他们自身经历的关系,将重点放在制定基于价值的目标上。

5. 关节保护和能量节省技术　关节保护技术是一套用于管理疼痛和疲劳的指南及预防策略,类风湿关节炎患者伴有其他症状,其目的是在日常活动表现中,利用人体工效学和生物力学保护正常的关节结构,和防止异常的结构加重畸形等。减少关节压力和能量消耗,促使其参与有意义的作业活动。

6. 物理或环境改造　物理和环境压力有时会对患者构成障碍或慢性疼痛。①"物理伤害"需要作业治疗的指标不是损伤,而是由于工作表现不佳受到的影响。②"不真实的物理环境"是指当工作场所或家庭等物理环境导致残疾或以任何方式限制作业表现时,对专业治疗的需要,家庭改造可能需要考虑性能的优化和资源节约。③针对"高负荷工作"患者,作业治疗可以为患者提供任何与职业相关的帮助,作业治疗师可以通过实地考察,在现实生活中去评估,明确患者真正在身体,情感以及环境上的需求。

7. 矫形器与辅助　在不同类型的疼痛中,采用不同的矫形器或者辅助具,可以帮助患者调整结构与肌肉的失衡,保护关节,限制关节活动,提供外部支持来达到减轻疼痛或者在无痛中参与日常生活等作用。

8. 镜像治疗　患者通过集中注意力观察健侧的镜像,从而激活镜像神经元及同侧大脑皮区,利用大脑的可塑性,完成认知学习的过程,让积极的程序在大脑里产生,大脑重组的目的是使之正常化，从而缓解或消除疼痛。主要适应证包括：截肢、幻肢痛；当患侧不能触碰时的复杂性区域性疼痛综合征；外周或者中枢神经损伤；感觉过敏、感觉迟钝；普遍疼痛。

9. 疼痛引起的睡眠问题的干预　从作业治疗角度来看，睡眠其实也属于一种修复性的作业治疗方法。它主要的功能是帮助我们从一天劳累工作后恢复精力，以更好的状态进行明天的工作。作业治疗师可以通过制定一个睡眠管理项目来解决失眠患者的忧虑。基于PEOP准则，以作业为基础的睡眠干预项目旨在：减少身体机能对睡眠的不良影响；改善有助于睡眠的环境；调整白天的活动，注重作业平衡。

10. 疼痛引起的情绪问题的干预　慢性疼痛会造成一定的限制性并消耗能量。额外的负担或斗争会对患者的生活造成负面影响，也会降低应对慢性疼痛的能力。①在"情绪压力"中的"痛苦困扰"，患者无法摆脱这种痛苦。作业治疗师可以帮助支持他们来改变处境。如交流治疗方法，自我询问和反思等。②"抑郁情绪"，慢性疼痛患者往往有继发性心理问题，如感到沮丧。可以通过作业活动帮助患者处理慢性疼痛带来的情绪后果。活动既是一种手段，也是一种目标。

（李旭红）

参 考 文 献

[1] 乔志恒, 华桂茹. 理疗学. 2版. 北京：华夏出版社, 2013.

[2] 林成杰. 物理治疗技术. 2版. 北京：人民卫生出版社, 2018：359-506.

[3] 张绍岚. 物理治疗学. 上海：复旦大学出版社, 2009：417.

[4] 郭雪莹, 矫玮. 筋膜相关康复疗法. 当代体育科技, 2018, 8(33)：23-24.

[5] Pintucci M, Simis M, Imamura M, et al.Successful treatment of rotator cuff tear using Fascial Manipulation®in a stroke patient.Journal of Bodywork and Movement Therapies, 2017, 21(3)：653-657.

[6] 黄晓琳, 燕铁斌. 康复医学. 5版. 北京：人民卫生出版社, 2016：120-122.

[7] Bidonde J, Busch AJ, Webber SC, et al.Aquatic exercise training for fibromyalgia.Cochrane Database Syst Rev, 2014, (10)：CD011336.

[8] Bartels EM, Juhl CB Christensen R, et al.Aquatic exercise for the treatment of knee and hip osteoarthritis. Cochrane Database Syst Rev, 2016, 3：CD005523.

[9] Barker AL, Talevski J, Morello RT, et al.Effectiveness of aquatic exercise for musculoskeletal conditions：a meta-analysis.Arch Phys Med Rehabil, 2014, 95(9)：1776-1786.

[10] Verhagen AP, Bierma-Zeinstra SM, Boers M, et al.Balneotherapy(or spa therapy)for rheumatoid arthritis. Cochrane Database Syst Rev, 2015, 2015(4)：CD000518.

[11] Lu M, Su Y, Zhang Y, et al.Effectiveness of aquatic exercise for treatment of knee osteoarthritis：Systematic review and meta-analysis.Z Rheumatol, 2015, 74(6)：543-552.

[12] 窦祖林. 作业治疗学. 北京：人民卫生出版社, 2008：23-24.

[13] 黎晓艳, 童莺歌, 陈佳佳, 等. 国外疼痛评估循证护理实践指南解读. 护理学杂志, 2017, 32(16)：14-17.

[14] Dennis C, Turk.Assessment of Psychosocial and Functional Impact of Chronic Pain.The Journal of Pain, 2016, 17(9)：21-49.

［15］LagueuxÉ, Dépelteau A, Masse J.Occupational Therapy's Unique Contribution to Chronic Pain Management: A Scoping Review.Pain Res Manag, 2018, 2018: 5378451.

［16］Ho C, Argáez C.Occupational therapy for chronic pain management using the biopsychosocial approach: a review of the clinical and cost-effectiveness and guidelinest.Ottawa: CADTH, 2017.

［17］Hesselstrand M, Samuelsson K, Liedberg G.Occupational Therapy Interventions in Chronic Pain-A Systematic Review.Occupational Therapy International, 2015, 22(4): 183-194.

［18］Hill W.The role of occupational therapy in pain management.Anaesthesia and Intensive Care Medicine, 2016, 17(9): 451-453.

［19］De Almeida PHTQ, Pontes TB, Matheus JPC, et al.Occupational therapy in rheumatoid arthritis: what rheumatologists need to know? .Revista Brasileira De Reumatologia, 2015, 55(3): 272-280.

［20］McNamee P, Mendolia S.The effect of chronic pain on life satisfaction: Evidence from Australian data.Social Science & Medicine, 2014, 121: 65-73.

［21］何成奇.作业治疗技能操作手册.北京：人民卫生出版社, 2017: 126-128.

［22］Hylands-White N, Duarte RV, Raphael JH.An overview of treatment approaches for chronic pain management. Rheumatology International, 2016, 37(1): 1-14.

第五章 侵入性技术

第一节　超声介入技术

超声引导下介入技术是疼痛康复中最重要的侵入性技术之一（文末彩图 5-1-1）。超声作为可视化治疗的工具，具有精准、动态、绿色以及方便使用等优点，是康复医生的新武器。超声介入治疗根据介入目标的深度选择线阵探头（高频）和凸阵探头（低频），进针的技术主要有平面内技术和平面外技术。

已有大量研究证明，超声引导下注射，其准确性大大高于没有工具引导的"盲打"。超声引导的介入治疗在疼痛康复领域主要有两方面，其一为肌骨疾病本身的病变，针对其炎症进行注射治疗，其二为神经卡压性病变的治疗或疼痛区域的局部阻滞治疗。由于篇幅所限，本节仅举几个例子介绍此技术。

一、肌骨关节囊性病变的可视化治疗

肌骨关节囊性病变常由损伤引起，如腘窝囊肿、关节腔积液、滑膜炎伴积液、腱鞘囊肿等。既往多数采用常规理疗或手术的方法进行治疗，超声引导下穿刺抽液并注药是近年来发展起来的可视化治疗技术，其准确、微创、用药量少，且效果确切，目前已得到临床的广泛认可（文末彩图 5-1-1）。

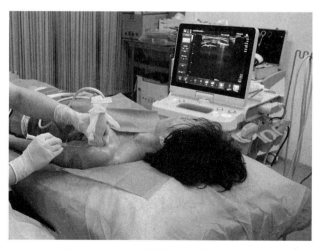

图 5-1-1　超声引导下肩关节滑囊注射

（一）适应证

1. 骨关节的滑膜炎伴积液。

2. 滑囊炎伴积液。

3. 腱鞘囊肿。

4. 肌骨关节脓肿。

5. 肌骨关节血肿。

6. 肌骨关节术后局部积液。

（二）禁忌证

1. 凝血功能异常：凝血酶原时间＞30s，凝血酶原活动度＜40%，血小板计数＜50×10^9/L）。

2. 近期使用抗凝、抗聚类药物，需停用后再行此治疗。

3. 局部皮肤破溃，无安全进针路径。

4. 患者不能配合。

（三）术前准备

1. 仪器及物品

（1）超声设备：彩色多普勒超声仪，徒手或使用穿刺引导支架。

（2）穿刺针：最常用22～23G的PTC穿刺注射针，对于囊液黏稠（如腱鞘囊肿）可采用16或18GPTC穿刺注射针。

（3）消毒用物品：超声介入穿刺包（内含弯盘1个、止血钳1把、组织钳1把、消毒杯1个、无菌洞巾1块、消毒棉球3个、纱布4块），送检试管，注射器，消毒液。

（4）药品：

1）局麻药：2%盐酸利多卡因注射液；

2）生理盐水、类固醇类药物或自体富血小板血浆（PRP）。

（5）急救仪器及药物：如生理监护仪，电除颤仪，以及常规急救药物。

2. 患者准备

（1）治疗前可行其他影像学检查，并注意结合其他影像学结果进行分析。

（2）治疗前检查血常规、凝血功能和血清四项等指标。

（3）术前与患者和/或其家属谈话，重点说明治疗目的、简要过程、风险和可能的并发症、费用等，并签署知情同意书。

（四）操作方法

1. 体位：采取舒适的治疗体位，如平卧位、侧卧位、俯卧位或坐位等。

2. 确定穿刺路径：首先采用二维超声确定囊性病灶的部位，再用彩色多普勒超声显示病变及其周围的血流，必要时采用能量多普勒观察血供情况，对适合超声引导介入治疗者，选择安全穿刺路径，即避开周围较大血管、器官等重要结构，在体表做标记。

3. 穿刺点消毒及局麻：对穿刺部位进行常规皮肤消毒，铺巾。采用无菌消毒膜包裹超声探头。若使用穿刺引导装置者，需正确安装穿刺引导架；浅表部位多采用徒手穿刺。再次用彩色多普勒确定进针路径的安全性，或在彩色引导下穿刺进针，先在进针点处采用2%盐酸利多卡因行局部麻醉。

4. 超声引导可视化治疗术：在超声引导下，用PTC针进行穿刺，进入囊性病变处，拔除针芯，抽出积液，观察液体颜色及性状，并送检，如常规生化、细胞学检查、肿瘤细胞查找或细菌培养等。对单纯腱鞘囊肿、滑膜积液等，常规注射类固醇类药物。注射完毕，放入针芯、拔针。

5. 术后观察及随访：治疗后常规局部按压30min，观察无特殊不适后患者可离开。对于非感染性积液治疗后,建议第 1 周、1 个月和 3 个月分别进行常规超声检查随访,同时行疼痛和肌骨关节功能评分。

(五)注意事项

1. 对于较黏稠的积液,如腱鞘囊肿,积液难以抽出时,一是使用粗些的穿刺针,如 18G 甚至 16G 的 PTC 穿刺针;二是采用生理盐水置换的方法。

2. 积液或囊液抽出后用生理盐水冲洗,全部抽出后再注射治疗药物,效果更佳。对于感染性积液,可以根据药敏结果,用敏感性抗生素冲洗。

3. 对于囊肿、积液或脓肿引起导致神经卡压者,应先抽出液体,使用生理盐水反复冲洗,全部抽出,再注入相应的治疗药物。

4. 对于感染性积液,单纯冲洗效果不佳,可以在穿刺后置入引流管,引流更彻底,避免反复穿刺。

5. 超声引导可视化治疗后,可配合使用不同康复理疗技术以加快恢复,巩固疗效。

6. 对于肌骨关节术后局部积液,超声引导穿刺抽液后可注射自体 PRP,以促进恢复。

(六)不良反应和并发症预防

1. 疼痛　穿刺部位疼痛,如膝关节髌上囊、手指或脚趾等部位穿刺时疼痛较明显,因采用皮肤局麻,多数可以忍受。

2. 气胸　对肩部、胸部治疗时可发生,由于采用超声引导可视化操作,多数可以避免,即使出现,也是极少量气体,可自行吸收。

3. 血肿或药物入血　系穿刺过程中误伤血管所致,采用彩色引导和注射前回抽可以有效避免。

(七)术后记录内容和要求

1. 基本信息　患者的姓名、性别、年龄、住院号和床号、超声检查号、申请科室、治疗部位、申请目的、仪器和探头型号、术前诊断。

2. 图像部分　采集的图像最好四张以上,包括治疗前囊肿或积液的二维图像、彩色多普勒图像或能量多普勒图像,穿刺针到达靶目标的图像,积液、囊肿或脓肿抽吸前后的图像,注药时的图像,治疗结束时的图像等。

3. 文字描述

(1)术前诊断与手术名称:如右手腕腱鞘囊肿的超声引导穿刺抽液并注药治疗术。

(2)一般情况:患者所取的治疗体位,治疗前的准备程序,如常规消毒、铺巾,麻醉方式、麻醉用药名称及用量。

(3)治疗过程:引导方法、穿刺针的规格、进针次数,注射药物的名称、浓度及剂量;囊肿、积液治疗时抽出积液量,用生理盐水冲洗的量,是否全部抽出,再注射药物的名称、浓度及剂量。有无使用辅助方式引导穿刺治疗,如超声造影、虚拟导航等。

(4)术后复查:治疗后局部按压 30min,超声检查局部有无出血、伤及周围结构等。

(5)结果评估:对手术过程和效果的总体评价,记录患者治疗过程中的表现及反应,术中处理、用药及效果等。

(6)术后注意事项:术后需告知并预防可能的并发症,如出血、气胸等,治疗后避免剧烈活动,并保持穿刺部位干燥 24h,如有异常,应及时随诊。

4. 署名:包括医师签名、操作日期和时间、记录者姓名等。

二、肌骨关节肌腱韧带损伤的可视化治疗

肌骨关节肌腱、韧带损伤与多种因素相关,如运动不当,年龄因素,全身性疾病等,导致局部疼痛和功能障碍。为缓解症状,常服用局部止疼药物、进行局部常规康复理疗或全身治疗的方法。超声引导下局部穿刺注药治疗可有效缓解症状,改善肢体功能活动,由于其准确、微创、用药量少,且效果确切,已在临床得到广泛推广应用。

(一)适应证

1. 肌腱损伤,如部分撕裂、肌腱炎。

2. 韧带损伤,部分撕裂。

3. 滑膜炎或滑囊炎。

4. 腱鞘炎。

5. 肌骨关节损伤术后恢复期。

6. 肌骨关节其他辅助装置损伤,如滑车炎。

(二)禁忌证

1. 凝血功能异常:凝血酶原时间 > 30s,凝血酶原活动度 < 40%,血小板计数 $< 50 \times 10^9/L$)。

2. 近期使用抗凝、抗聚类药物,需停用后再行此治疗。

3. 局部皮肤破溃,无安全进针路径。

4. 患者不能配合。

(三)术前准备

1. 仪器及物品

(1)超声设备:彩色多普勒超声仪,徒手或使用穿刺引导支架。

(2)穿刺针:最常用 22~23G 的 PTC 穿刺注射针。

(3)消毒用物品:超声介入穿刺包(内含弯盘 1 个、止血钳 1 把、组织钳 1 把、消毒杯 1 个、无菌洞巾 1 块、消毒棉球 3 个、纱布 4 块),送检试管或玻片,注射器,消毒液。

(4)药品:

1)局麻药:2% 盐酸利多卡因注射液;

2)生理盐水、类固醇类药物或自体富血小板血浆。

(5)急救仪器及药物:如生理监护仪,电除颤仪以及常规急救药物。

2. 患者准备

(1)治疗前可结合其他影像学检查结果进行分析。

(2)治疗前检查血常规、凝血功能和血清四项等指标。

(3)术前与患者和/或其家属谈话,重点说明治疗目的、简要过程、风险和可能的并发症、费用等,并签署知情同意书。

(四)操作方法

1. 体位:采取舒适的治疗体位,如平卧位、侧卧位、俯卧位或坐位等。

2. 确定穿刺路径:首先采用二维超声确定肌骨关节病变部位,再用彩色多普勒显示病变血供及其周围的血管情况,必要时采用能量多普勒进行评估,对适合超声引导介入治疗者,选择安全穿刺路径,即避开周围较大血管、器官等重要结构,在体表做标记。

3. 穿刺点消毒及局麻：对穿刺部位进行常规皮肤消毒，铺巾。采用无菌消毒膜包裹超声探头。若使用穿刺引导装置者，需正确安装穿刺引导架；浅表部位多采用徒手穿刺。再次用彩色多普勒确定进针路径的安全性，或在彩色引导下穿刺进针，先在进针点处采用2%盐酸利多卡因行局部麻醉。

4. 超声引导可视化治疗术：在超声引导下，用PTC针进行穿刺，在病变旁注射利多卡因局麻。之后根据不同病情不同药物进行治疗：

（1）病变旁多点注射类固醇类药物；

（2）病变内多点注射自体PRP。注射完毕，放入针芯、拔针。

5. 术后观察及随访：治疗后常规局部按压30min，观察无特殊不适后患者可离开。对于非感染性积液治疗后，建议第1周、1个月和3个月分别进行常规超声检查随访，同时行疼痛和肌骨关节功能评分。

（五）注意事项

1. 肌腱、韧带撕裂较重者，应果断采用手术治疗，以免耽误病情。

2. 类固醇和局麻药物不能注射到肌腱、韧带内，以免导致其脆性增加；而自体PRP注射治疗时，应将PRP多点注射到病灶处，以便于损伤恢复。

3. 局部注射颗粒相对大的药物时，应注意摇匀后再注射，注射前注意回抽，以免入血。

4. 对于慢性肌腱病伴钙化者，可采用超声引导下钙化捣碎治疗，用生理盐水冲洗。

5. 对于全身性疾病所致局部骨关节病变，如痛风、银屑病等，应在治疗全身疾病的同时，辅助局部治疗。

6. 对肌骨关节损伤术后恢复期者，应先抽出局部液体，再注入相应的治疗药物。

7. 超声引导可视化治疗后，可配合使用不同康复理疗技术以加快恢复，巩固疗效。

（六）不良反应和并发症预防

1. 疼痛：穿刺部位疼痛，如钙化性肌腱炎捣碎治疗，或在手指或脚趾等部位穿刺时疼痛较明显，注意使用局麻药物。

2. 气胸：对肩部、胸部治疗时可发生，由于采用超声引导可视化操作，多数可以避免，即使出现，也是极少量气体，可自行吸收。

3. 血肿或药物入血：系穿刺过程中误伤血管所致，采用彩色引导和注射前回抽可以有效避免。

（七）术后记录内容和要求

1. 基本信息：患者的姓名、性别、年龄、住院号和床号、超声检查号、申请科室、治疗部位、申请目的、仪器和探头型号、术前诊断。

2. 图像部分：采集的图像最好四张以上，包括治疗前病变的二维图像、彩色多普勒图像或能量多普勒图像，穿刺针到达靶目标的图像，病变治疗前后的图像，注药时的图像，治疗结束时的图像等。

3. 文字描述

（1）术前诊断与手术名称：如左肩冈上肌腱部分撕裂的超声引导穿刺注药治疗术。

（2）一般情况：患者所取的治疗体位，治疗前的准备程序，如常规消毒、铺巾，麻醉方式、麻醉用药名称及用量。

（3）治疗过程：引导方法、穿刺针的规格、进针次数，注射药物的名称、浓度及剂量是否先抽出积液再注药治疗，所注射药物的名称、浓度及剂量，以及注射部位（病灶旁或病灶内）。有无使用辅助方式引导穿刺治疗,如超声造影、虚拟导航等。

（4）术后复查:治疗后局部按压30min,超声检查局部有无出血、伤及周围结构等。

（5）结果评估:对手术过程和效果的总体评价,记录患者治疗过程中的表现及反应,术中处理、用药及效果等。

（6）术后注意事项:术后需告知并预防可能的并发症,如出血、气胸等,治疗后避免剧烈活动,并保持穿刺部位干燥24h,如有异常,应及时随诊。

4. 署名:包括医师签名、操作日期和时间、记录者姓名等。

三、超声引导的神经阻滞

随着超声技术的发展,许多外周神经可以被超声清晰显示,从而为在超声引导下方便地进行神经阻滞提供了保障。通过颈部、腰部和腹部神经节阻滞或毁损可以治疗顽固性疼痛。由于超声引导的神经阻滞或毁损,其微创、准确性高,药物用量少,已受到临床的广泛认可

（一）适应证

1. 外周神经卡压后疼痛、麻木等。

2. 外周神经支配区的阻滞麻醉。

3. 颈交感性头痛、头晕。

4. 肿瘤侵犯腹腔神经节导致顽固性疼痛。

5. 所有能被超声直接显示的外周神经,或通过血管神经束超声间接定位的外周神经,根据临床需要均可以进行超声可视下局部阻滞。

（二）禁忌证

1. 凝血功能异常:凝血酶原时间 > 30s,凝血酶原活动度 < 40%,血小板计数 < 50×10^9/L）。

2. 近期使用抗凝、抗聚药物,需停用后再行此治疗。

3. 局部皮肤破溃,无安全进针路径。

4. 患者不能配合。

（三）术前准备

1. 仪器及物品

（1）超声设备:彩色多普勒超声仪,外周神经阻滞多徒手,深部神经节阻滞或毁损多使用穿刺引导装置。

（2）穿刺针:最常用21~23G的PTC穿刺注射针,或21G多孔酒精注射治疗针。

（3）消毒用物品:超声介入穿刺包（内含弯盘1个、止血钳1把、组织钳1把、消毒杯1个、无菌洞巾1块、消毒棉球3个、纱布4块）,送检试管2个,注射器,消毒液。

（4）药品

1）局麻药:2%盐酸利多卡因注射液,或其他阻滞麻醉药物;

2）无水乙醇用于肿瘤侵犯所致神经节毁损治疗;

3）糖皮质激素,用于抗炎和免疫抑制时。

（5）急救仪器及药物:如生理监护仪,电除颤仪,以及常规急救药物。

2. 患者准备

（1）治疗前可结合其他影像学结果进行评价。

（2）术前检查血常规、凝血功能和血清四项等指标。

（3）术前与患者和/或其家属谈话，重点说明治疗目的、简要过程、风险和可能的并发症、费用等，并签署知情同意书。

（四）操作方法

1. 体位：可灵活采取治疗体位，如平卧位、侧卧位、俯卧位或坐位，必要时采用靠垫协助固定。

2. 选择穿刺路径：二维超声观察目标神经或神经节。彩色多普勒显示外周神经病变及其周围结构的血流情况，必要时采用能量多普勒观察血供，进行综合判定。选择安全的穿刺路径，避开穿刺路径上较大血管、器官等重要结构，避免对外周神经束干直接穿刺，选择穿刺点，并在体表做标记。

3. 穿刺点消毒及局麻：对穿刺部位进行常规皮肤消毒、铺巾。采用无菌消毒膜包裹超声探头。若使用穿刺引导装置者，需正确安装穿刺引导架。再次用彩色多普勒确定进针路径的安全性，或直接在彩色多普勒引导下进行穿刺。在进针点处采用2%盐酸利多卡因行局部浸润麻醉。

4. 神经阻滞或神经节毁损术

（1）外周神经阻滞术：在超声引导下，采用PTC针进行穿刺，进入靶神经干侧旁，拔除针芯，注射0.2ml左右2%盐酸利多卡因注射液，观察液体对神经干的包绕及推挤情况，必要时调整针尖位置，以便于将药物准确注射到靶神经侧旁并形成包绕，避免药物注射到神经干内。对于囊肿、积液或脓肿所致神经卡压者，应先抽出液体，使用生理盐水反复冲洗，全部抽出，再注入相应的治疗药物。注射完毕，放入针芯、拔针。

（2）腹腔神经节毁损术：多用于腹腔神经节被肿瘤侵犯的情况。在彩色多普勒引导下，将PTC穿刺针进入腹主动脉主要分支腹腔干、肠系膜上、下动脉起始部等腹腔神经节处和其旁肿瘤内，拔除针芯，先注射0.2~0.5ml的2%盐酸利多卡因注射液，观察液体浸润情况并确定位置，之后，多点注射无水乙醇，进行靶神经节毁损。注射后即刻患者会述原疼痛减轻。注射完毕退针前，使用利多卡因冲针体和针道再拔针，避免无水乙醇损伤周围正常结构或引起疼痛。

5. 术后观察及随访：治疗后局部按压30min，观察无特殊不适后患者可离开。建议于治疗后第1周、1个月和3个月分别进行常规超声检查随访，同时行疼痛评分。

（五）注意事项

1. 正确识别外周神经与其他结构，如肌腱、韧带等，避免药物误注、误伤。

2. 对于超声不能直接显示的外周神经，如肩胛上神经、肋间神经等可借助其走行在血管神经束这一结构，在彩色多普勒引导下，准确将药物注射到血管旁。

3. 颈交感神经节和脊神经节后支阻滞需要借助周围的解剖结构，避免药物注入或流入椎管导致严重并发症。

4. 在颈部臂丛神经阻滞时，彩色引导避开椎动脉，并边观察边缓慢注药，避免药物流入椎管。在锁骨上臂丛神经阻滞时，避开锁骨下动脉和右肺尖。

5. 神经性疼痛在超声引导可视化阻滞后，可配合使用康复理疗技术以巩固疗效。

6. 超声引导的腹腔神经节毁损，经腹穿刺时，穿刺路径上周围大血管和重要器官多，注意彩色多普勒引导，且注药时要缓慢，边推药，变观察，不能刺伤或注入无水乙醇到周围大血管和器官中。

（六）不良反应和并发症预防

1. 非麻醉需要的臂丛神经根、颈神经节或腰部脊神经根阻滞时，会引起注射平面的脊髓麻痹，高位者呼吸肌受累，导致窒息。与药物沿神经鞘膜进入椎管有关，预防措施：一是超声引导准确识别靶目标；二是缓慢推药，边观察患者的反应，边注药；边观察药物局部弥散，边注药。

2. 气胸：对肩部、胸部穿刺时极少数情况下可发生，超声引导可视化操作，绝大多数可以避免。

3. 血肿或药物入血：系穿刺过程中误伤血管所致，采用彩色引导和注射前回抽可以有效避免。

（七）术后记录内容和要求

1. 基本信息　患者的姓名、性别、年龄、住院号和床号、超声检查号、申请科室、治疗部位、申请目的、仪器和探头型号、术前诊断。

2. 图像部分　采集的图像最好四张以上，包括术前靶神经的二维图像、彩色多普勒血流图或能量多普勒图像、术中穿刺引导线设置、穿刺针到达靶目标的图像，或积液、囊肿或脓肿抽吸前后的图像，注药时的图像，治疗结束时声像图等。

3. 文字描述

（1）术前诊断与手术名称：如左颈部肌间沟处臂丛神经 C_6 的超声引导穿刺阻滞治疗术。

（2）一般情况：患者所取的治疗体位，治疗前的准备程序，如常规消毒、铺巾，麻醉方式、麻醉用药名称及用量。

（3）治疗过程：引导方法、穿刺针的规格、进针次数，注射药物的名称、浓度及剂量；囊肿、积液卡压治疗时抽出积液量，用生理盐水冲洗的量，是否全部抽出，再注射药物的名称、浓度及剂量；有无使用辅助方式引导穿刺治疗，如超声造影、虚拟导航等。

（4）术后复查：30min 后超声检查局部有无出血、伤及周围结构等。

（5）结果评估：对手术过程和效果的总体评价，记录患者治疗过程中的表现及反应，术中处理、用药及效果等。

（6）术后注意事项：术后需告知并预防可能的并发症，如出血、气胸等，治疗后避免剧烈活动3天，并保持穿刺部位干燥24h，如有异常，应及时随诊。

4. 署名　包括医师签名、操作日期和时间、记录者姓名等。

（吕发勤　樊龙昌　毕　胜）

第二节　C 形臂透视介入技术

一、C 形臂 X 线机

C 形臂 X 线机（图 5-2-1），除自动化程度高外，一般还具有全身各部位的透视摄片功能。此外，还可进行各种特殊造影及介入治疗。其主要构成分为几个部分：控制台、高压发生装置、影像增强器电视系统和多功能遥控床。在疼痛康复中，C 形臂透视介入技术主要用于脊柱源性疼痛的治疗。

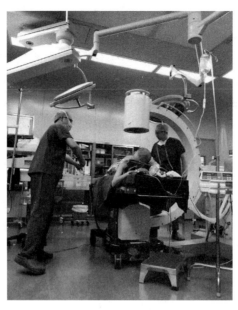

图 5-2-1　C 形臂 X 线机

二、C 形臂介入手术技巧

（一）标准前后位像

在正常的脊柱序列中,每个节段都不是完全规整排列的,这就造成了脊柱曲度(如生理前凸,手术床上欠佳的体位)、病理性曲度(如侧弯及旋转侧弯),或者二者都有。进行治疗时,为提高效率及安全度,推荐将 C 形臂适当的前后倾及侧倾以获得拟检查及治疗节段的标准前后位像。如果要获得标准的前后位像,需要将 C 形臂侧倾调整,同理在几何学上相似的调整过程也被用于获得"标准侧位像"。

将 C 形臂前后倾以获得最佳的标准前后位像。椎体终板,也就是环状骨突,覆盖了椎体上下水平表面。透视过程中,将椎体终板上下成一线对于获得一个清晰的影像以及在治疗中引导穿刺针到达靶点是一个至关重要的技术。例如,进行椎间盘造影时,其路径图要求观察终板应处于平行状态。将 C 形臂影像增强器向头侧或者尾侧倾斜以获得满意的透视图。调整主要是优化下一椎体的上终板,使之在透视仪上看上去成一水平线,而非一椭圆形。

将 C 形臂侧倾以获得最佳的标准前后位像。根据病人的情况将 C 形臂侧倾以获得最佳的标准前后位像,将病人的棘突调整至椎体的正中线,使棘突与双侧椎弓根距离相等。标准正位像并不是要求 0° 侧倾(垂直)。如果病人有多个节段需要接受治疗,就需要针对每一个节段调整以获得标准正位像

（二）标准侧位像

在正常的脊柱序列中,每个节段都不是完全整齐排列的,这就造成了脊柱曲度(如生理前凸,手术床上欠佳的体位)、病理性曲度(如侧弯及旋转侧弯),或者二者都有。进行治疗时,为提高效率及安全度推荐将 C 形臂适当的侧倾及摆动以获得拟检查及治疗节段的标准侧位像。

将 C 形臂前后倾以获得最佳的标准前后位像。此时 C 形臂需要从标准正位时的角

度旋转 90° 侧倾来获得侧位像。当 C 形臂倾斜角度不够时，可以让手术床侧倾来协助获得侧位像。当病人接受多个节段治疗时，应根据各自节段分别调整以获得满意的标准侧位像。

颈椎的标准侧位像需要通过使侧位的影像团块重叠来获得。如果病人处于俯卧位或者仰卧位，可以通过 C 形臂的摆动来获得，同时可能需要 C 形臂和手术床的一些额外侧倾调整来协助获得。如果病人处于侧卧位，其标准侧位像可以通过 C 形臂前后倾斜，偶尔需要额外的侧倾来获得。有时需要分别针对各个层面进行调整。胸椎的标准侧位像可以通过对齐肋骨来获得。如果有脊柱侧弯，侧位像可以通过将 C 形臂从标准正位像上位置侧倾 90° 来获得。

将 C 形臂摆动以获得最佳的标准侧位像。可以通过摆动 C 形臂使得椎体终板重叠以获得标准侧位像。这与病人侧卧位行侧位像透视时通过调整 C 形臂向头侧倾斜或者尾侧倾斜相仿。另外，在 L_5 水平，可通过摆动 C 形臂重叠髂耻线。如果病人有多个节段需要治疗，应该针对每个节段分别拍摄标准侧位像。

（三）确认脊柱节段

1. 颈椎　对于有正常脊柱节段的病人，在正位像或者侧位像中从颈胸部向头侧计数，或者从 C_2（枢椎齿状突）向下计数。进行治疗时常常需要斜入路进针（如经颈椎椎间孔），通过定位颈椎最上部的椎间孔来明确节段，最上的椎间孔就是 C_2—C_3 椎间孔，其内走行的是 C_3 脊神经，明确后再向下计数。注意最上方的椎间孔（C_2—C_3）走行的是 C_3 脊神经根，穿刺针在 C_5—C_6 椎间孔。

2. 胸椎　对于有正常脊柱节段的病人，在正位像上从颈胸段向尾侧计数或者从 T_{12} 向头侧计数明确节段可以用肋骨作为标记物进行计数，但必须注意，一些病人并没有 12 根肋骨。

3. 腰骶椎　如果病人有正常的脊柱节段，在正位像上从骶骨向头侧数序列来确定层面，这有点像 MRI 读片大约 15% 的人群会发生变异的序列。最典型的脊柱序列变化发生在第 1 骶椎腰化或者第 5 腰椎骶化。虽然有人认为病人有第 1 骶椎腰化，但很少有病人有 6 节腰椎。一些病人在颈胸段或者胸腰段有变异的节段，或者兼而有之。怀疑有变异节段时，应行脊柱 MRI 检查，从 C_2 向腰骶部计数来明确序列。

4. 将患者临床症状与已有的影像学上见到的病理解剖学关联，随后应将在介入治疗时获得的影像学检查与先前看见的病理解剖学影像相关联。例如，如果病人有右侧 L_5 或者 S_1 神经根的症状，MRI 提示 L_5 骶化，L_5—S_1 受压，L_5 椎间孔狭窄，此时最重要的是将侧位透视影像与腰椎 MRI 相关联，这样才能明确在合适的位置进行注射。经常有操作者过于关注腰椎计数（如从 T_{12} 向尾侧计数，而不是从骶椎向头侧计数），而不是简单将相关影像关联（如矢状位 MRI 和腰椎侧位透视影像）。

（四）椎间孔斜位像

1. 椎间孔斜位像有助于优化影像和穿刺路径。

解剖决定了穿刺路径。介入医师针对病人设计一个完美的穿刺路径图时，解剖学上的变异，如前凸、侧弯（非旋转侧弯），以及侧方滑脱常常是巨大的挑战。虽然在前后位（后前位）时，透视图像非常完美，但斜位像上常常显示位置欠佳。解剖几何学上的评估能帮助介入医师有效地获得最佳路径图，同时也能减少所有在场人员的 X 线辐照，缩短介入治疗时间。

获得斜位像时,将影像增强器头尾侧倾斜会分别增加路径图上穿刺针头侧或者尾侧的矢量。当脊柱侧弯的病人接受斜入路介入治疗时(如内侧支阻滞,经椎间孔硬膜外类固醇激素注射,关节内注射),前后位上的最佳图像未必是到达靶点的最优路径图,C 形臂常需要针对侧弯进行补偿性头侧倾或者尾侧倾。不仅是不同的层面,而且针对不同侧,分别将 C 形臂侧倾或者前后倾斜以优化穿刺路径图。

因为双侧的组织结构重叠,治疗者无法进行有效区分,向一个方向轻度倾斜透视仪,靠近影像增强器的组织结构将会向相反方向旋转,以区分同侧及对侧的颈椎结构。

2. 颈椎椎间孔斜位像

除了标准像(正位和侧位),在许多颈椎的相关介入治疗中,椎间孔斜位像能提供可供引导或者确认穿刺针位置的额外指引。无论病人是仰卧、俯卧还是侧卧都能提供斜位像。通过将透视仪射线束平行于神经根孔的斜位出口方向(大约 45°)即可获得椎间孔斜位像。这个不经常用到的技术还可以帮助观察颈椎关节及关节面,这些在其他体位都很难看到。椎间孔斜位像的关键是无论病人的体位如何,将神经根孔置于与治疗者同侧。待治疗的关节突关节在神经根孔的背侧。

3. 对侧斜位观察棘突椎板线

另一种可供考虑的选择是用对侧斜位像来更好地观察棘突椎板线。这种图像常常用于引导颈椎,因为肩关节可能会妨碍侧位像的观察,对侧斜位像有助于更好地观察颈椎的结构。同时也有助于对胸椎的观察,因为即便以胸椎正位像也不能很好地观察到上下椎板间隙。对于腰段区域,特别是一些体型巨大的病人,侧位像不能很好观察时,应用对侧斜位像能进行更有效的观察。

（五）其他穿刺技巧

双侧的介入治疗中区分两根重叠的穿刺针,建议:

1. 摆动 C 形臂有助于将两根针互相区分开。

2. 在使用弯针的情况下,右侧的穿刺针可以将槽口冲向头侧,左侧的穿刺针可以槽口向下。当穿刺针在侧位影像上互相重叠时将有助于进行区分。

3. 在一次调整中只改变两根穿刺针中一根的位置。

4. 使用不同规格和尺寸的穿刺针。

5. 从一根穿刺针中拔出针芯,比起还有穿刺针芯的影像,它显得更透亮。

6. 因临近穿刺针的阻挡,常常妨碍了对相关穿刺针尖的定位。将邻近穿刺针的套头简单变位就会利于拟治疗穿刺针尖的观察。

三、X 线辐射防护

X 线具有电离辐射的各种特性,而 C 形臂 X 线机是集光、机、图像处理技术为一体的移动式 X 射线机,可连续或间断发射 X 线,一方面可用于不同手术的影像检查,清晰地分辨病因,对疾病进行诊断,准确进行图像导航定位,发挥影像诊断导向手术的主导作用。另一方面,参与手术的医务人员及患者不断直接或间接接受电离辐射,致使医务人员受到职业照射、患者受到医疗照射的损害。根据美国科学院发布的电离辐射生物学效应报告,低剂量电离辐射也具有使人健康危险性增加的潜在危害。有关具体防护措施请参阅有关资料。

（陈　超）

第三节　射频消融术

一、概述

（一）发展历史

射频消融术（radiofrequency ablation，RFA）是利用可控温度作用于神经节、神经干、神经根及椎间盘组织等部位，使其蛋白质凝固变性，以阻断神经冲动的传导或解除压迫的微创介入治疗方法。射频消融术包括传统用于神经热凝的连续射频技术（continous radiofrequency，CRF）及其后出现的调整神经传导的脉冲射频（pulsed radiofrequency，PRF）、局部线性热凝的双极射频，髓核固缩减压作用的弯形电极及双针冷水循环电极的椎间盘射频热凝等新型射频技术。

第一种已知的射频消融术是在 1931 年，Krischner 用经皮穿刺三叉神经半月节电凝法治疗三叉神经痛神经节。在 20 世纪 50 年代后期 Cosman 和 Aronow 利用射频在 1MHz 范围的连续波制成了第一台商用射频仪。1997 年，Sluijter 在国际疼痛学会欧洲联合会第二次年会上首次提出脉冲射频这种治疗慢性疼痛的新型技术。

（二）射频镇痛治疗设备

目前根据临床各科治疗的需要有不同的射频治疗仪，用于疼痛治疗的射频仪器专门设置有神经刺激功能，可发现和准确定位感觉神经和运动神经，用射频电流阻断或改变神经刺激功能，可达到解除疼痛的治疗目的，这种物理性神经热凝技术能极好的控制热凝灶的温度及范围，治疗后能减轻或消除疼痛而保持本体感觉、触觉和运动功能。

射频仪由射频发生器，射频温差电极、射频穿刺套针、弥散电极板组成。

射频发生器是射频电压源的输出终端，当它与置于人体身上的电极相连时，就形成了射频损毁的电回路（图 5-3-1）。人体回路指射频穿刺套针穿刺到位后，温差电极放入套管内，射频仪产生的射频电流从温差电极尖端流向置于患者臀部或腿部表面的弥散电极，温差电极与弥散电极之间构成射频发射器的电压，人体组织和两个电极构成回路。温差电极和弥散电极之间的电压差，在人体与射频机之间的闭合电路中产生电流，形成电场。电场使温差电极周围组织中的离子做往返运动，离子在组织中运动的摩擦力产生大量的热。因而，是组织本身产生了热量，而不是穿刺针，组织的热量使损伤电极的温度升高，而电极针尖数毫米以外的组织温度则下降，热凝的面积取决于穿刺针的粗细和针尖裸露部分的长短。

射频仪（图 5-3-2）具有监测和治疗两大基本功能。

1. 监测功能　射频仪面板上有监测和显示针尖上的阻抗，神经刺激的脉冲频率、电压或电流、所选择的工作模式，针尖的实际温度，实际治疗时间，治疗输出的电流或电压，加热的曲线图等。

2. 治疗功能　分为热凝模式、脉冲模式、椎间盘热凝模式，预设置的温度、计划治疗的时间、输出的脉冲和电压等。

（三）射频镇痛的原理

射频分连续射频（图 5-3-3）和脉冲射频（图 5-3-4），前者也称射频热凝（毁损）或标准射频。连续射频和脉冲射频的镇痛原理不同。

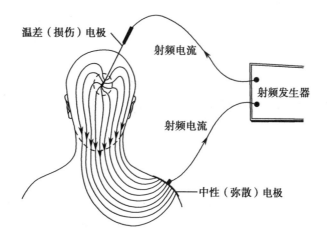

图 5-3-1　射频产生的电场与电流模式图

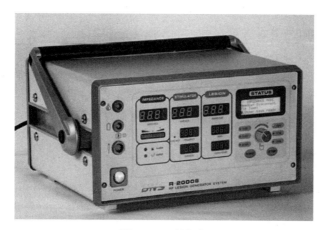

图 5-3-2　射频仪

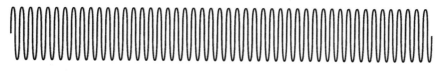

图 5-3-3　连续射频

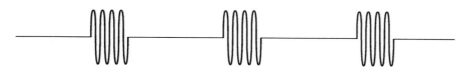

图 5-3-4　断续的脉冲射频

1. 连续射频

CRF 的工作原理是由射频发生器发射出连续的交流电,通过射频电极到达局部组织后形成回路,使组织中的电解质离子在电场的作用下快速移动,离子流在组织内的摩擦使组织产热,通过可控温度作用于神经节、神经干和神经根、椎间盘等部位,使其蛋白质凝固变性,阻止痛觉信号通过神经传导,对诱发的突触活动产生持续抑制,是一种物理性神经阻滞疗法。

周围感觉神经存在两种类型不同直径的感觉纤维。第一类是 Aδ 纤维和 C 纤维,主要司痛觉、温度觉的传导,对热耐受性差,当温度高于 60℃时易受破坏。第二类是 Aδ 和 Aβ 纤维,司触觉传导,对热耐受性强,即使温度保持在 75℃~80℃时仍能保持其传导功能。当射频温度在 70℃~75℃时,传导痛温觉的 Aδ 和 C 纤维被破坏,传导触觉的 A 和 Aβ 纤维功能保存,从而去除疼痛保留运动和触觉。

2. 脉冲射频

PRF 工作原理与 CRF 不同,该技术应用间断性的(脉冲频率为 2Hz)、短时的(电流持续作用时间为 20ms)、频率为 500kHz 的高频交流电作用于靶组织。虽然一个周期内高频电流在持续作用的 20ms 内使靶组织受到高电压(最早提出的输出电压为 45V)并可产生热量,但在随后的 480ms 的间歇期内热量被消散,从而保证电极尖端的温度不超过 42℃,因此不会造成靶组织的热损伤。

PRF 的镇痛机制仍在进一步研究中,目前形成的共识是通过射频电流产生的电场效应导致靶神经组织的分子结构发生变化从而达到缓解疼痛的目的,所以有人称脉冲射频为射频神经调节治疗。推测其镇痛机制可能是:①激发了处理疼痛信号传入中心疼痛通路的可塑性改变,如激活脊髓背角小胶质细胞;②激活了减少疼痛感受的脊髓抑制机制;③类似于电流击穿了电容器,改变了神经髓鞘细胞的功能而对神经纤维传导电生理产生抑制作用;④调整了中枢神经中的疼痛介质如 P 物质和内啡肽的含量。

（四）射频镇痛治疗的手术模式

1. 射频的电刺激定位(stimulation)

一般在应用标准模式和脉冲模式治疗之前,要做电刺激确定射频位置。射频的电刺激定位可以帮助临床医师从功能上准确分辨感觉及运动神经,避免运动神经的损伤,使手术更精确及安全。

2. 射频热凝模式

(1)标准射频损毁模式(standard lesioni,SL)

也称为连续射频模式,是传统的单极射频治疗技术。操作者将电极针穿刺后,用电刺激定位确定神经的类型及距离,启动仪器将射频能量输送到目标组织内,使组织内的离子高速运动产生热量,在组织内形成一定范围的蛋白凝固灶,从而产生组织热凝。常用于射频热凝术的温度为 75℃,这样在调温射频治疗后患者则既能缓解疼痛又能保留触觉。射频温度高于 85℃则无选择性地破坏所有神经纤维。

目前 SL 常用于脊柱关节脊神经根损毁术、背丛神经节损毁术、交感神经切除术、三叉神经节损毁术、蝶腭神经节损毁术、经皮脊髓(前侧柱)损毁术、椎间盘脊神经根损毁术、肋间神经的射频损毁术等方面。

(2)双极射频热凝模式

由 Matthew Kline 首先发现并应用于临床。双极射频损毁机制与单极射频热凝相似,不同的是电流同时在两点的单极射频针之间加热,产生一个比单级射频损毁范围大得多的线性损毁灶。双极射频其中一极作为射频电极针,另外一极作为电极板,以形成射频的电流回路,患者身上不需要放另外的体表电极板。适用于骶髂关节疼痛和椎间盘疾患的治疗,治疗前不需要电刺激定位,直接进入双极治疗模式。

3. 脉冲射频模式

脉冲射频是断续的、高强度的能量输出,静止期有利于散热,电极尖的温度不超过42℃,避免了温度明显升高和神经损伤的可能性。脉冲射频能量的作用点与连续射频不同,其针尖部分的离子流较针的其他部分更强大,因此脉冲射频电极针应与目标神经垂直。目前脉冲射频参数的设定尚无金标准,一般要求峰值电压不超过45V或者峰值电压下温度不超过42℃。脉冲射频损毁模式适用于射频热凝损毁模式的禁忌证,尤其是外周混合型神经痛患者,根据一项 Meta 分析显示,脉冲射频对于神经性疼痛疗效确切,副作用小,如三叉神经痛、疱疹后神经痛等。

4. 椎间盘热凝模式

椎间盘射频热凝有多种方法,最早是设计有弯针围绕椎间盘外面毁损窦椎神经,后来有直针进入髓核射频热凝、弯针在髓核内或弯针在纤维环内射频热凝、髓核内低温射频打槽和双针双极冷水循环髓核射频热凝减压等。射频针上的双极回路产生射频热能,加热后椎间盘髓核的胶原蛋白因受热变性而缩小体积,使之回缩减压以及封闭纤维环裂缝以治疗疼痛。

射频热毁损过程可程序化,毁损温度及时间均可调整。椎间盘热凝模式主要适用于椎间盘源性疼痛。

二、传统射频热凝损毁技术

(一)适应证

1. 慢性疼痛经保守治疗或药物治疗无效或不能耐受药物不良反应者。

2. 患者能够接受神经热凝损毁后所产生的皮肤麻木、烧灼或虫爬样异常感觉,甚至肌肉无力等并发症。

3. 经诊断性神经阻滞后疼痛缓解,且缓解程度大于50%。

(二)主治病症

1. 三叉神经痛、舌咽神经痛。

2. 无明显诱因的蝶腭神经痛、丛集性头痛、偏头痛和搏动性头痛,可行蝶腭神经节射频热凝治疗。

3. 脊神经后支痛或小关节疼痛综合征,可进行颈、胸、腰星状神经节或交感神经节射频热凝治疗。

4. 头、枕、颈、胸、下肢顽固性躯体疼痛,根据疼痛所属神经分布,选择枕大神经、枕小神经、耳后神经或肋间神经射频治疗或颈、胸、腰、骶椎脊神经后根节热凝治疗。

5. 外周各神经支痛痛,如颞神经、枕神经、肋间神经、尺神经、股神经、闭孔神经、坐骨神经、指神经等,可行周围神经射频热凝治疗。

6. 盘源性疼痛如颈性头痛、颈性头晕、腰痛、腰腿痛,行椎间盘射频热凝减压治疗。

7. 周围神经卡压综合征,可在卡压部位行神经周围的卡压软组织松解治疗。

(三)手术方法

选择合适体位 - 影像定位 - 麻醉(根据需要选择局部或全身麻醉)- 穿刺 -50Hz 感觉电刺激测试 -2Hz 运动电刺激测试 - 给予连续射频治疗(60～80℃,60～90s,两个射频周期)(图 5-3-5)。

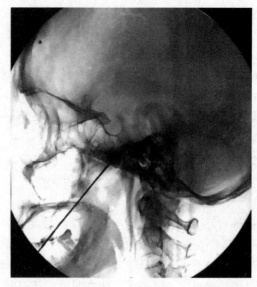

图 5-3-5　三叉神经半月节射频热凝损毁术

（四）注意事项

1. 治疗前操作者需充分掌握治疗区域的解剖结构，避免损伤周围组织，必要时可注射造影剂加以鉴别。

2. 排除穿刺治疗的禁忌如感染、凝血障碍，不合作者（精神障碍）。

3. 老年患者或合并心脑血管疾病的患者，应充分做好术前准备工作，术中心电监护。

三、脉冲射频技术

脉冲射频技术（pulse radiofrequency，PRF）通过脉冲式传播热量，有效避免了局部组织因高热而导致的热损伤和潜在损害。近年来，PRF 迅速发展并广泛应用于临床各种慢性疼痛，尤其是神经性疼痛的治疗中，有效性与安全性被广泛接受和证实。

（一）主治病症

1. 疱疹后神经痛的治疗：背根神经节的 PRF 对于治疗带状疱疹和疱疹后神经痛的病例是一种有用的治疗方法。特别是在患有顽固性疼痛的带状疱疹患者中，应考虑将 PRF 应用于脊髓背根神经节以控制疼痛和预防疱疹后神经痛。

2. 颈源性头痛：颈源性头痛患者进行寰枢关节 PRF 治疗，观察患者疼痛的缓解情况。

3. 脊柱疾病引起的根性疼痛：如颈神经根性疼痛及腰骶神经根性疼痛。

4. 膝关节骨性关节炎：有报道显示，膝关节骨性关节炎患者针对隐神经或股神经、胫神经或者行关节腔内 PRF 治疗后，患者 VAS 评分或 NRS 评分可显著改善，且未发现不良反应。

（二）操作方法

选择合适体位 - 影像定位 - 麻醉（根据需要选择局部或全身麻醉）- 穿刺 -50Hz 感觉电刺激测试 -2Hz 运动电刺激测试 - 给予脉冲射频治疗（42℃，120～240s，两个治疗周期）。根据治疗的靶点详细设定参数，在此不再详细介绍。

四、双极射频技术

双极射频是通过两个平行放置的相同规格的射频电极同时输出射频能量,两个电极之间形成射频回路,从而产生比单极射频更广的损毁区域。

1. 主治病症

(1)慢性骶髂关节疼痛:由于骶髂关节腔较大、支配骶髂关节神经走行的不固定性,以及行单极射频时需要感觉刺激确保治疗位置的正确性,故单极射频对操作技术要求较高,操作较麻烦。双电极射频不需要感觉刺激引导,不需要直接对神经进行射频毁损,操作更加简单。

(2)椎间盘源性下背痛:盘源性下背痛占腰腿痛发生率的39%,其病理机制为盘内部退化,研究显示双极射频治疗椎间盘源性腰痛的效果明显优于单极射频。目前国内使用的几个主要射频仪(包括进口和国产者)均有双极射频之装备,其中以具有双极双路双控温功能者更能提供使用之便利。

2. 操作方法

(1)慢性骶髂关节疼痛

2001 年 Ferrante 等首次发表了关于骶髂关节双极射频毁损的文章。具体操作方法为:在放射线引导下,于骶髂关节下缘穿入第1支射频电极针,依次在此针头侧1cm及2cm处穿入第2支、第3支电极针,先给予第1根针及第2根针双极射频毁损,温度90℃时间为90秒,再给予第2根针及第3根针双极毁损,如此类推,依次交替进行一直到骶髂关节的上缘为止。

2012 年 Awisul 报道了一例成功应用常规双极射频技术治疗慢性骶髂关节疼痛的病例。具体操作方法为:将 RF 针放置在 L_5 内侧分支处,另外的 RF 针放置在骶骨孔的每个侧面上,用于 S_1、S_2 和 S_3 神经根的侧支。L_5 内侧分支神经,在80℃下进行常规 RF90 秒。对于 S_1、S_2 和 S_3 侧支神经,使用双极模式,每次同时激发2个 RF 针。仍然是80℃,90s(图5-3-6)。

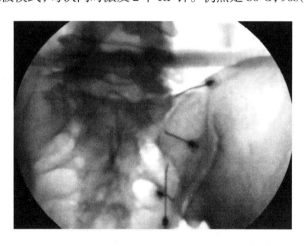

图5-3-6 双极射频治疗慢性骶髂关节疼痛

(2)盘源性腰痛

2004 年 Tsou 等首次将双极射频应用于椎间盘源性腰痛的治疗上,在内镜下切除靛胭脂造影检查发现的蓝染的髓核组织,然后将双极射频电极针通过导管放置于蓝染的纤维环(前后)裂隙中进行治疗。当在内镜视野下观察到肉芽组织被完全消融及裂隙缩小时停止射频治疗。经过两年的随访，Tsou 等认为这种手术可切除纤维环裂隙处退变的髓核，修补裂隙，同时可消除长入裂隙中的致痛神经末梢感受器，病人疗效满意。

操作方法：俯卧位，腹部垫圆柱形软枕，使其腰背平直。在棘突旁开 6～8cm 的位置行穿刺点定位，定位完成后行局麻，根据 CT 定位及引导采用后外侧入路将射频穿刺套针分别从健侧及患侧穿入突出椎间盘的中后 1/3 处，即突出物的前方。拔出针芯，插入射频电极针，使两电极针尖端间距离预期在 0.8cm 之内，先用 50Hz 感觉测试，2Hz 运动觉测试，确认无神经根刺激症状后，给予 70℃、180s1 次，75℃、180s 1 次，80℃、180s 3 次连续射频治疗（图 5-3-7）。

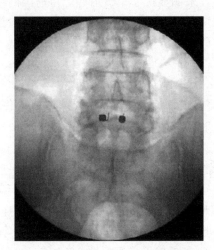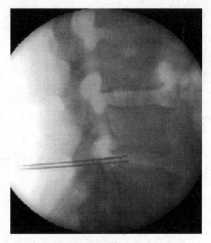

图 5-3-7　双极常规射频治疗椎间盘源性腰痛（正侧位）

五、射频纤维环成形术

椎间盘内电热疗法（intradiscal electrothermal therapy，IDET），全称椎间盘电热法纤维环成形术（intradiscal electrothermal annuloplasty），作为一种微创治疗椎间盘源性疼痛（discogenic pain）的新技术。由美国康复医师 Jeffrey Saal 和 Joe Saal 提出，并于 20 世纪 90 年代末首先在美国应用于临床，Saal 于 1998 年在第 13 届北美脊柱年会上报道了这种方法，并提出了体内治疗有效的温度调控范围。此方法通过封闭纤维环内小裂隙，加固椎间盘结构、加热灭活椎间盘内炎症因子及降解酶及使分布在纤维环外层的痛觉神经末梢灭活，起到治疗作用。IDET 的特点是温度可控性和近距离加热，对周围正常组织伤害较小等。

1. 工作原理

在数字减影血管造影（DSA）监视下，通过穿刺套管针把一根柔韧导管送入到病变椎间盘，导管内的电热导丝热凝盘壁（最好靠近破损纤维环），通过长约 5cm 的工作头（IDET 治疗电极总长约 30cm）加热至于 90℃，使得临近工作头的组织温度升至 60～65℃，从而椎间盘内胶原蛋白结构改变，并销毁纤维环内痛觉神经末梢，达到治疗的目的。此方法具有创伤性最低、相对安全、局麻下操作病人恢复快和治疗效果较好等特点。

2. 适应证

IDET 适用于保守治疗无效的轻中度椎间盘源性腰痛，由于它是通过消除椎间盘内的病理因素而达到治疗目的，因此必须排除椎间盘外因素所致的腰痛，严格的病例选择是 IDET 成败的关键。

（1）连续性腰痛超过 6 个月，主要症状是腰痛，轻微压迫患处即可诱发病人明显疼痛；

（2）保守治疗无效（包括常规治疗、行为修正治疗、神经阻滞治疗、物理治疗及口服消炎镇痛药等）。

（3）直腿抬高试验阴性；神经根性症状轻微（无神经根侵犯）。

（4）经系统体检无异常发现；

（5）MRI 检查无脊髓受压表现，并提示椎间盘内有高信号区；

（6）病变节段椎间盘造影能诱发典型的腰痛，同时相邻的 1 或 2 个节段诱痛实验阴性；

（7）进行椎间盘造影：在低注射 ≤ 1.25ml 的情况下重现性质相同的疼痛。

（8）主要为低背部疼痛，久坐后疼痛加重。

（9）无心理社会问题。

3. 禁忌证

（1）椎间盘高度小于正常的 40%；

（2）患者既往有脊柱手术史；

（3）存在椎管狭窄；

（4）MRI 提示脊髓受压改变，严重椎间盘突出；

（5）有椎间盘突出症神经根压迫症状（如下肢疼痛、肌肉萎缩、反射异常等）；

（6）非椎间盘病变引起的腰痛；

（7）椎间盘、穿刺部位或全身感染者；

（8）继发于占位的神经压迫；

（9）高龄患者，有严重的出血倾向者；

（10）怀孕者。

4. 操作方法

（1）穿刺部位局麻，可同时使用少量的静脉镇静药。

（2）定位穿刺：患者取俯卧位、腹下垫枕，根据 CT、MRI 和 X 线等影像学资料和病人的症状体征，在相应病变椎间盘棘突间隙健侧旁开 6 ~ 8cm（根据病人体形胖瘦、椎体大小调整），穿刺针斜向内与皮肤大致呈 45° 角，在 DSA 或 C 形臂监视下动态进针。穿刺针刺到神经根产生放射痛时，应略退针，稍微调整进针方向再缓慢刺入。

穿刺针直达椎间盘髓核中央或纤维环内层与髓核交界处，针尖在椎间盘正确位置的影像显示：在前后透视观察，导针位于椎间盘穿刺侧的中外 1/3 交界处；侧位则刚突破纤维环内层进入髓核，在侧位透视观察到其抵达椎间盘的中间 1/3 处；上下位则导针位于椎间隙的中点（图 5-3-8，图 5-3-9）。

（3）通过 IDET 模式自动设置（Baylis 射频治疗系统）温度及时间。目前 IDET 的加热温度及时间没有统一的标准。目标温度 80 ~ 90℃，整个加热时间一般 15 ~ 17 分钟。温度进程由 65℃ 开始逐渐上升，13min 时温度高达 90℃，在此水平持续 4min，即整个加热过程为 17min，90℃ 的导管温度可在纤维环上产生 60℃ ~ 65℃ 的温度，可根据具体情况自行设定目标温度及时间。术毕导丝连同套管针一起拔出，热凝使构成盘壁的胶原纤维收缩变韧，从而促进撕裂或破裂处闭合。病变处的神经末梢被烧灼,敏感性降低,疼痛传入信号阻断,疼痛缓解。

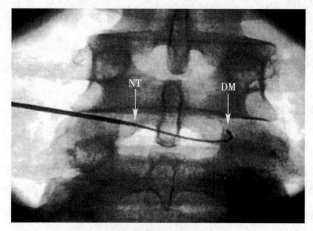

图 5-3-8 导丝在椎间盘对侧转向后方(正位)
NT:针尖;DM:远侧标记点。

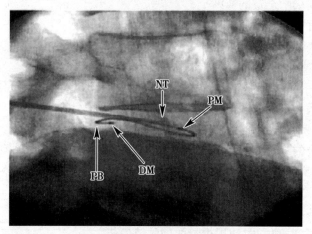

图 5-3-9 导丝在椎间盘前方转向后方并返回中线(侧位)
PM:近段标记点;PB:脊柱。

5. 并发症

IDET 是一种安全微创的治疗方法,其并发症少见,综合文献报道其并发症有以下几种:

(1)引导针断裂,导针断裂是发生率较高的并发症,其发生率为 0.05%。

(2)神经根损伤在 Saal 等进行的一项大规模回顾性调查中,行 IDET 术的 1675 名患者中共发现 6 个病例,经治疗,仅 1 名患者未痊愈。

(3)术后椎间盘突出其机制目前尚不明确。

(4)穿刺部位表皮灼伤根据 FDA 的报告,35 000 人中共发生 8 例。

(5)马尾综合征,国外报道,在 1 例 L_5 椎间盘 IDET 术中,由于导管未置入椎间内,加热后损伤马尾神经,导致患者大小便失禁及左下肢功能受限。

(6)术后并发椎间隙甚至椎管内感染。

6. 术后康复

术后 24h 选择平卧位或侧卧位休息；第 1 个月病人正常行走，并可进行下肢的伸展练习；第 2 个月开始进行腰背肌训练；第 3 个月功能锻炼强度逐渐增加，尽量避免提物、弯腰及长久坐位；滑雪、跑步、网球等较剧烈的运动项目要在治疗 5 个月后进行。

六、椎间盘双极水冷射频治疗

双极水冷式射频（water-cooled bipolar radiofrequency），也称双极水冷椎间盘成形术，不仅具有传统双极射频损毁范围大的特点，同时将利用冷水系统不断冷却电极，一方面使电极周围温度低于 45℃，避免损伤对针尖作用靶点以外的正常组织，又可使纤维环后部温度超过 45℃ 发挥毁损痛觉神经组织的作用（文末彩图 5-3-10）。

双极水冷式射频的具体作用机制主要分为两点：（1）水冷射频温度设定较普通射频低 25～30℃，但其在单位时间内高强的场效应使细胞之间发生高速震荡，震荡的结果使组织的大分子变成小分子，在此过程中释放能量，细胞膜内外发生变化，水分溢出。（2）热效应使局部血液循环增加，特别是软骨板微孔渗透作用加速，盘内外代谢产物交换加快，P 物质、肽类、炎性血管及微细神经组织被同时灭活，是生物电阻抗降低的基础。

双极水冷射频的优势：（1）减少了总的治疗时间及对操作者的依赖性；（2）保证了对后外侧纤维环伤害感受器的治疗；（3）最小限度介入椎间盘；（4）纤维环损伤小；（5）同时完成椎间盘塑形及纤维环修复工作。椎间盘髓核组织的变化是减容不减量。相对保证了椎间高度，解除了椎间盘组织对脊髓和神经根的压迫，体现了真正意义上的微创治疗理念。

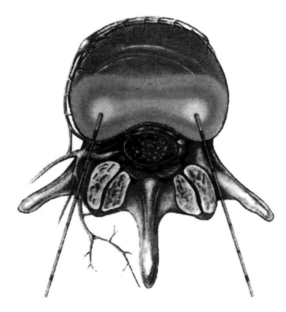

图 5-3-10 双极水冷射频示意图

1. 适应证

（1）腰痛时间超过 6 个月，主要为腰痛，久坐后疼痛加重；

（2）保守治疗无效；

（3）检查无神经根受累体征，神经功能正常；

（4）MRI T$_2$加权像上无后方纤维环高信号区，显示无硬膜囊受压；

（5）椎间盘高度至少保持40%～50%；

（6）病变节段椎间盘造影能复制的腰痛。

2. 禁忌证

（1）患者既往有脊柱手术史；

（2）椎间盘、穿刺部位或全身感染者；

（3）严重椎管狭窄；

（4）MRI提示脊髓受压改变，严重椎间盘突出；

（5）有椎间盘突出症神经根压迫症状（如下肢疼痛、肌肉萎缩、反射异常等）；

（6）重度椎间盘突出或者椎间盘脱垂；

（7）非椎间盘病变引起的腰痛；

（8）继发于占位的神经压迫；

（9）高龄患者，有严重的出血倾向者。

3. 术前准备

术前患者行视觉模拟评分、Oswestry功能障碍指数；腰椎正侧位片、CT、MRI检查，记录椎间隙高度、观察椎间盘信号改变及突出情况；其他术前常规检查；医患双方签署手术协议书。

4. 操作方法

（1）病人俯卧位，腹部垫枕10～15cm。

（2）定位穿刺：CT或C臂定位，克氏针放置病变椎间隙透视定位向线，常规消毒、铺巾。1%利多卡因局部麻醉。在病变间盘两侧同时穿入穿刺针，入路为安全三角入路。进针后根据影像调整针至最佳位置：侧斜位显示同侧射频针呈点状且位于上关节突外缘；侧位显示两个射频针重叠在一起，位于椎间隙中央且与椎间盘平行；前后位显示双极射频针位于椎弓根内侧缘，不透光标记及射频针其余部分必须位于椎间隙。

（3）电阻抗检测及电刺激：固定射频穿刺针，放入射频电极，检测阻抗以判断针尖处的组织性质。然后行电刺激测试，先予以50Hz感觉功能测定，2Hz运动功能测定。

（4）射频热凝：两根穿刺针分别插入射频电极，连接到射频仪，两根电极分别连接水冷系统。启动双极射频热凝模式及冷水泵，选择45℃1个热凝周期，每个周期15min射频参数治疗。

七、椎间盘靶点射频治疗

我国疼痛科医生发挥了射频穿刺套针直径小，射频技术能精确定位神经距离和控制热凝温度的优势，将射频针穿刺到突出物内加温，使突出物回缩，缓解对神经的压迫与刺激，达到不影响椎间盘内髓核的作用，称为椎间盘靶点射频。

（一）颈椎间盘靶点射频治疗

1. 适应证

（1）影像学检查示椎间盘膨出或"包容性"突出，纤维环和后纵韧带无破裂，且与临床表现相符。

（2）保守治疗2个月无效。

（3）椎间盘高度不小75%。

2. 禁忌证

（1）椎间盘脱出。

（2）髓核游离。

（3）骨性椎管狭窄。

（4）侧隐窝狭窄。

（5）椎间隙狭窄，椎间盘高度小于75%。

（6）症状迅速发展。

（7）出现高位肌麻痹或马尾神经症状。

3. 手术步骤

（1）体位

采用颈椎前路入路治疗，患者取仰卧位，颈下垫一圆枕头，头稍后仰伸直，双肩尽量下拉。

（2）定位

术前选定要治疗的病变椎间盘，在颈部皮肤上放置金属物，在X线侧位像上确定穿刺的准确位置，在皮肤上标记穿刺点（图5-3-11）。

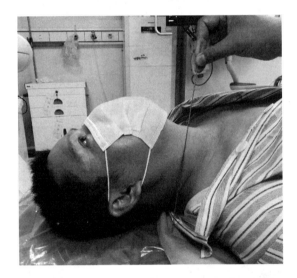

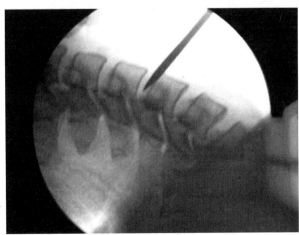

图5-3-11　术前定位

（3）穿刺进针

常规消毒、铺无菌洞巾，操作者位于患者右侧，左手中、示指在患者胸锁乳突肌内缘至气管旁之间触摸到颈动脉搏动后，将其推向外侧。手指经过血管鞘与气管之间，向内探索触摸到骨质。如果触到坚硬平坦骨质可能是椎体，稍有弹性的并隆起的为椎间盘纤维环。右手持射频穿刺针，于示指与中指之间的缝隙进针，直接穿刺进入椎间盘，C 臂 X 光机透视引导下将穿刺针针尖至突出靶点位置，摄颈椎正位片，显示针尖位于靶点位置，可进行射频热凝治疗（图 5-3-12，图 5-3-13）。

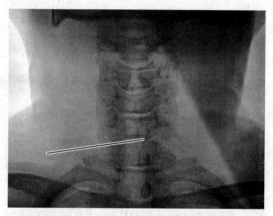

图 5-3-12 射频针到达颈椎间隙（正位）

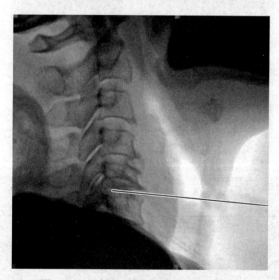

图 5-3-13 射频针到达颈椎间隙（侧位）

（4）运动感觉测试

1）运动测试：启动 2Hz、1.2V ~ 3.0V 的运动刺激，观察患者颈肌及肩部、前臂肌肉有无搐动，如无搐动表示射频热凝范围内无运动神经，可进行下一步安全操作。

2）感觉测试：启动 100Hz、0.8 ~ 3.0V 的感觉刺激，应无颈肌及肩部、前臂肌肉的异常感觉，或疼痛。如有异感或疼痛，应将针后拔 1 ~ 2mm，直至异感或疼痛消失。

（5）射频热凝

针尖位置确定后，小心观察下启动射频加温热凝功能，先从 60℃、持续 30s 开始，一旦有肌肉搐动或异感则应停止加温或拔出电极。并测试70℃、80℃、90℃各30s,仍无明显异常,可进行射频热凝治疗。选用60℃、70℃、80℃、90℃、95℃各治疗60s。治疗时患者患病肢体可能有皮肤温热感。

治疗时,操作者必须在患者旁边,密切观察并询问患者感觉,准备随时停止电极加热。当患病的区域有温热感时为正常反应,一旦有麻木,剧烈的疼痛等异常感觉时,应立即停止加温,待异感消失后,可降低一个温度重新开启热凝功能。

4. 并发症

常见穿刺侧的咽喉部疼痛。颈动脉、甲状腺动脉或椎动脉损伤出血,引发颈前血肿。

喉返神经损伤或交感神经损伤症状。椎间隙感染。脊髓、脊神经根或臂丛损伤。

5. 注意事项

(1)患者应清醒、合作,能和医生清晰准确地交流其感受,才能进行颈椎间盘靶点射频。

(2)颈椎为多重要血管和器官的部位,穿刺时操作者认真从血管鞘和器官之间进针。

(3)穿刺进入皮肤或椎间盘后,医生要密切关注患者的感受和表现情况。因为颈椎间盘体积小,患者咳嗽或吞咽动作均可使已进入椎间盘内的针尖脱出盘外划伤甲状腺或颈前面的大血管。

(4)针尖进入椎间盘后,要反复进行正侧位透视来判断针尖位置,缓慢分次推进,或调整针尖在椎间隙内的位置。粗暴或大幅度进针容易向后损伤脊髓或向对侧伤及椎动脉或脊神经。

(二)腰椎间盘靶点射频治疗

1. 适应证

(1)椎间盘轻度突出与症状侧吻合的根性腿痛,造影显示裂缝与症状侧吻合的盘源性腰痛。

(2)临床症状典型,影像学检查与临床症状体征相符合。

(3)迫切要求非开刀手术治疗者,理解射频治疗可能发生的风险。

2. 禁忌证

(1)症状与影像不符合

(2)纤维环钙化

(3)椎管骨性狭窄

(4)凝血功能不正常

(5)急性感染性疾病

(6)脏器功能衰竭

3. 手术步骤

(1)体位

采用腰椎前后正中入路治疗,患者取俯卧位,骨盆前方垫一平枕,以增大腰椎棘间有利于穿刺。

(2)定位

术前选定要治疗的病变椎间盘靶点,在腰部皮肤上放置金属物,在X线正位像上确定穿刺的准确位置,并以记号笔标记穿刺点。

(3)穿刺定位

常规消毒、铺无菌洞巾,操作者在X线侧位像引导下将穿刺针在靶间隙的椎间盘后缘,

69

上下居于CT扫描见椎间盘突出中间层。正位像显示针尖位于椎间盘突出一侧的靶点位置。

　　穿刺入路的选择：

　　1）椎间孔前入路：采用横突上安全三角入路，C形臂X射线机透视下定位拟穿刺椎间隙。

　　2）椎板内侧缘入路：仅适用下腰椎间盘治疗。X正位：上终板重叠，棘突中位，标志椎板内侧点，在标志点注射局麻至椎板。

　　3）椎板外侧缘入路：适合上腰椎椎间盘极外侧型突出。

　　4）联合入路：针对较大突出物，可分别行后外侧入路和椎板内侧缘进针，对突出物的不同方向或不同平面做射频热凝治疗（图5-3-14，图5-3-15）。

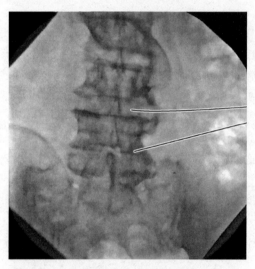

图5-3-14　穿刺针到达突出物靶点处（正位）

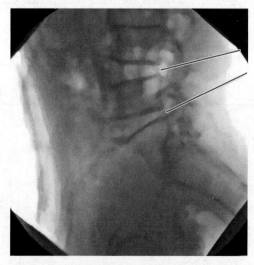

图5-3-15　穿刺针到达突出物靶点处（侧位）

　　（4）运动、感觉测试

　　1）运动测试：启动2Hz、1～3V的运动刺激，观察患者臀部肌肉及下肢肌肉有无搐动，如无搐动表示射频热凝范围内无运动神经,可进行下一步安全操作。

2)感觉测试:启动 100Hz、0.8V ~ 3V 的感觉刺激,无臀部肌肉及下肢肌肉的异常感觉或疼痛。表明热凝范围无感觉神经,如有异感或疼痛,应将针后拔 1 ~ 2mm,直至异感或疼痛消失。

(5)射频热凝

五档加热各 60s:① 60℃,② 70℃,③ 80℃,④ 85℃,⑤ 90℃,直至患侧该脊神经支配的原患病区域有温热感后,即到达靶温度,再持续 240s。原患病区域有温热感,表明椎间盘组织热传导至神经根,针尖位置正确。90℃、60s 无异感,将针外拔 1mm,再加温,至出现温热感。腰部出现痛或温热感,为纤维环热凝所致,患者若能够接受则不停机,间隙加温可减轻反应。

4. 并发症

(1)术后头痛:去枕平卧 3 天,补液,必要时硬膜外注射氯化钠注射液 20ml,每日一次。

(2)脊神经异感:硬膜外注射复方倍他米松注射液 + 静注甘露醇 + 地塞米松 10mg。

(3)后支异感:局部注射类固醇。

(4)感染:静注抗生素。

(张照庆　武　欢)

第四节　椎体成形术

一、发展历史

经皮椎体成形术起源于法国,于 1984 年由亚眠大学医院介入神经放射学家 Gakibert 和 Deramond 进行,他们将聚甲基丙烯酸甲酯(PMMA)骨水泥注入被血管瘤破坏的 C_2 椎骨,患者的慢性疼痛得到缓解。关于该手术的正式文献报道于 1987 年发表,被称为经皮椎体成形术(percutaneous vertebroplasty, PVP)。后来 PMMA 采用类似的经皮技术,辅以透视引导,被应用于原发或继发椎体肿瘤、侵袭性椎体血管瘤、骨质疏松引起的压缩性骨折,均获得了良好的疗效。美国的介入神经放射学家于 1993 年率先引进此技术,开始压缩性骨折的 PVP 治疗,并于 1997 年在 American Society of Neuroradiology 上发表文章介绍这一技术。随后放射学家和骨科学家开始广泛应用 PVP 技术,并且随着时间的推移在材料和方法方面进行了改进,以最小化外渗的风险,从而提高安全性。截至 2000 年,美国共有超过 1 000 名椎体疾病尤其是椎体压缩性骨折患者接受 PVP 治疗,许多研究已证实 PVP 临床治疗效果满意。该技术的最大优点是能够有效缓解疼痛,稳定骨折椎体,早期活动,改善了椎体骨折患者的生活质量。美国的放射权威机构制定了 PVP 的操作规范,进一步推动了 PVP 的发展。

然而,椎体成形术存在无法恢复椎体高度并且及高压骨水泥通过静脉通道栓塞到肺部及通过脊髓外渗导致严重的神经系统并发症的问题。作为所有这些问题的解决方案,20 世纪 90 年代美国的 Wong 等设计了椎体后凸成形术(percutaneous kyphoplasty, PKP),目的是稳定椎骨骨折并恢复椎骨高度使其尽可能接近骨折前水平。PKP 疼痛缓解程度与 PVP 相似,这两种方法的不同主要在于所使用的手术技术,PVP 涉及将液体 PMMA 注射到骨折椎骨的封闭空间中，但 PKP 首先在椎体内部形成腔，然后用部分固化的 PMMA 控制填充腔。1998 年，PKP 得到美国 FDA 的批准应用于临床，Lieberman 和 Dudeney 在 Belkoff 和 Mathis 实验研究的基础上，在人体首次进行了 PKP。2002 年，PKP 技术引入我国。2009 年，美国放射学会（ACR），美国神经放射学会（ASNR），美国神经介入手术学会（SNIS），美国脊柱放射学会（ASSR）和美国介入放射学会（SIR）合作发布了椎体成形术的官方实践指南。

目前，PVP 及 PKP 技术已经成为世界公认的能够有效治疗椎体压缩性骨折的微创手术方法。

二、PVP 与 PKP 的治疗原理

关于 PVP、PKP 的原理方面仍有争议，PMMA 的化学毒性，放热聚合过程中的热坏死和固化骨水泥提供的机械稳定性是椎体成形术中缓解疼痛的可能机制。

研究调查了聚合温度的影响。然而，所有这些研究椎体成形术排除了感觉神经缓解疼痛的原因的热坏死。排除"化学效应"和"热效应"作为椎体成形术中疼痛缓解的可能原因后，"机械稳定"可被视为缓解疼痛的最可能机制。椎骨骨松质也可以是疼痛的来源。在椎体骨折的荧光检查期间，如果由于骨坏死而存在裂隙，则常常见到端板运动。通常，患有活动性骨折的患者在咳嗽、呼吸、打喷嚏或弯曲时会感到疼痛。疼痛主要涉及到端板的运动和小梁骨折的微动，这两个条件是骨质疏松性骨折的组织学研究中最常见的的研究结果。因此，PVP 或 PKP 后立即缓解疼痛很可能与骨水泥固化后的裂隙运动停止有关。根据骨折的程度，需要注射不同体积的骨水泥，以恢复椎骨的原始机械稳定性，骨水泥固化后疼痛立即缓解，因此多数人认为恢复脊柱稳定性才是 PVP、PKP 临床疗效的作用原理。

三、适应证与禁忌证

（一）手术适应证

目前 PVP 与 PKP 绝大多数用于多种病因引起的椎体压缩性骨折（vertebral compression fractures，VF）的治疗中，常见的原发性疾病种类有：

1. 经传统的手术治疗无效、疼痛进行性加重的骨质疏松性压缩性骨折患者；
2. 侵袭性血管瘤、骨髓瘤和各种椎体转移性肿瘤引起的椎体压缩骨折；
3. 因椎体骨折可能长期卧床形成压疮等并发症者；
4. 伴有持续和严重疼痛的椎体骨折，疼痛时间超过 3~4 周者；
5. 骨折后椎体塌陷伴有后凸畸形者；
6. 恶性肿瘤的椎体转移、椎体血管瘤和多发性骨髓瘤肿瘤未波及椎体后壁者。

（二）手术禁忌证

1. 急性椎体骨折及椎体高度的完全丧失；
2. 椎板减压术、椎体骨质破坏和椎体塌陷大于 2/3；
3. 椎体骨折造成严重的压迫脊髓症状；
4. 椎体后壁的破坏或肿瘤向椎管延伸；
5. PMMA 或其他骨水泥产品过敏导致 PVP 无效；
6. 成骨细胞转移肿瘤；

7. 不可纠正的凝血功能障碍和局部或全身感染；

8. 孕妇。

四、椎体成形术

（一）术前评估与检查

术前应全面评估与检查。与椎体压缩性骨折相关的疼痛通常局限于骨折水平，并且疼痛可能以"带状"方式向前腹部双侧放射，坐姿、站立、负重或运动通常会导致疼痛加剧。患者可能无法进行日常生活，在严重的情况下，可能需要用静脉麻醉药进行疼痛控制。在伴有脊髓压迫的椎体压缩性骨折中可见肠或膀胱失禁。

在体格检查中，在患椎部位或相邻水平的棘突上触诊出现疼痛，严重或多重压迫畸形患者可能出现后凸姿势。患者很少出现麻木、刺痛，若存在这种情况则表明可能存在神经损伤。

术前应完善血液检查，包括血小板和凝血功能。血小板计数＜ 50 000/dL 或 INR（国际标准化比值）＞ 1.8 应作为禁忌证。术前神经系统检查并记录。应该检查任何现有的诊断成像测试，并且应该排除其他潜在的背痛原因，如退行性椎间盘疾病、小关节疾病、椎管狭窄或感染。临床评估还应包括评估患者的潜在骨质疏松症、骨密度评估和适当的药物治疗。

影像学检查对于压缩性骨折的评估至关重要。胸椎或腰椎的常规 X 线照检查最常用于诊断 VF（图 5-4-1）。此外，磁共振成像（MRI）在 VF 的诊断中至关重要。MRI（文末彩图 5-4-2）可以准确地确认急性或亚急性 VF 的存在，评估 VF 的形态，并能排除椎间盘突出症、椎管狭窄等并发症。此外，MRI 可发现 X 线无法发现的隐匿 VF，能准确判断骨折是否新鲜，由于存在骨髓水肿，急性、亚急性或不愈合的 VF 在 T_1 加权序列上呈低信号，在 T_2 加权和短反转时间反转恢复（STIR）序列上呈高信号。

对于无法进行 MRI 检查的患者，可以使用核医学骨扫描来确定 VF 的敏锐度。CT 也可以证明 VF 的存在（图 5-4-3）。此外，CT 能够评估椎体后壁的完整性并排除任何骨折碎片的后倾。

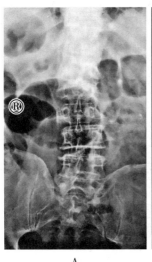
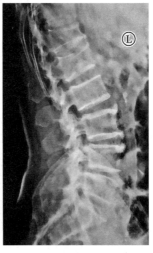

A　　　　　　　　　　B

图 5-4-1　术前正侧位 X 线片示 L_1 椎体压缩性骨折

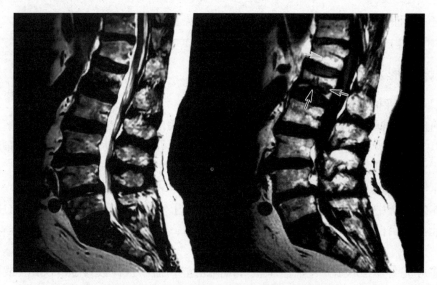

图 5-4-2　术前 MRI 可鉴别新鲜及陈旧性骨折

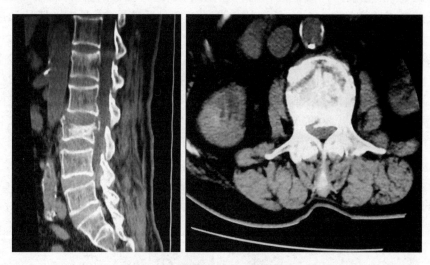

图 5-4-3　术前 CT 示 L_3 压缩性骨折

（二）手术方法

1. 手术体位

颈椎区穿刺应用前外侧入路及 C_2 椎体病变采用经口腔穿刺入路时，患者取仰卧位。胸腰椎区穿刺采用椎弓根入路，患者取俯卧位。经椎弓根入路方法降低了损伤节段神经的发生率、降低了椎旁骨水泥渗漏的危险，但是肿瘤病变侵犯椎弓根时，使得椎弓根在影像学显影不清楚时应谨慎使用。

2. 确定穿刺点、消毒麻醉

根据术前影像学检查确定责任椎及累及范围，确定选用单侧穿刺还是双侧穿刺，定位穿刺点，确定进针角度及深度（图 5-4-4，文末彩图 5-4-5）。

常规穿刺区域消毒，局麻。C_2 椎体采用口腔穿刺者，需全身麻醉。

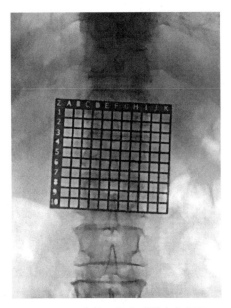

图 5-4-4　术前正位克氏针定位标记

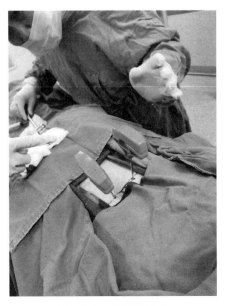

图 5-4-5　术中穿刺图

3. 穿刺路径选择

（1）前外侧入路

用于颈椎穿刺。患者仰卧位，肩下垫枕，头部后仰。穿刺点标记后常规消毒铺巾，局麻。中指、示指在气管与颈动脉之间按压到椎体前缘，并将颈动脉推向外侧，气管推向对侧，在侧位透视下穿刺针取与椎体矢状面成 15°~25° 角，与颈动脉内侧将穿刺针送入椎体前缘，并刺入椎体，用双向透视确定进针位置（文末彩图 5-4-6，图 5-4-7，图 5-4-8，图 5-4-9）。

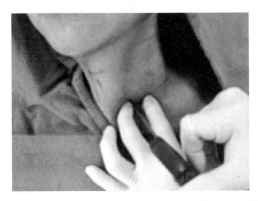

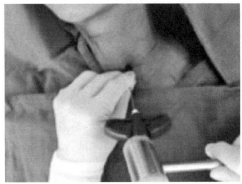

图 5-4-6　颈椎前路穿刺

（2）椎弓根入路

在正位透视下选择穿刺点，穿刺点一般位于棘突旁开 2~3cm 处，穿刺针与人体矢状面成 15~20° 角。术中双向透视证实穿刺方向，当从左侧椎弓根入路时，进针点应位于 10 点位置；从右侧椎弓根入路时，进针点应位于 2 点位置（文末彩图 5-4-10，文末彩图 5-4-11）。

经椎弓根进针法是最常用的穿刺途径，具有以下优点：①明确的解剖标志共定位及穿刺；②避免引起其他结构（如神经根、肺）的损伤；③通过椎弓根能高效地完成手术，经椎弓根途径能防止骨水泥反流时漏到椎间孔。

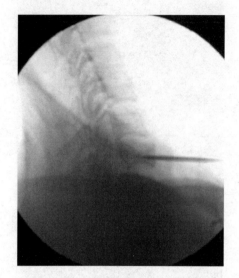

图 5-4-7　颈椎前路穿刺正位定位

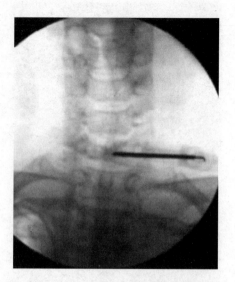

图 5-4-8　颈椎前路穿刺侧位定位

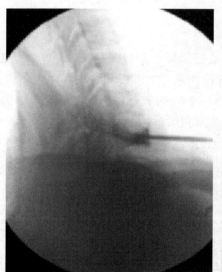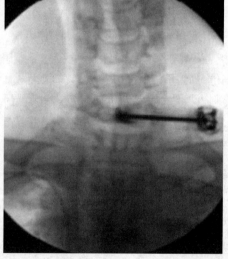

图 5-4-9　颈椎前侧路 PVP

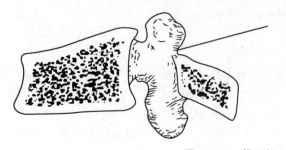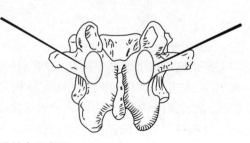

图 5-4-10　椎弓根入路进针点示意图

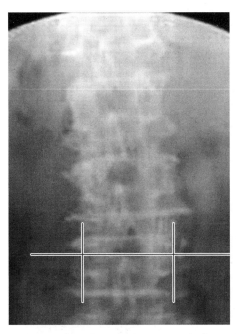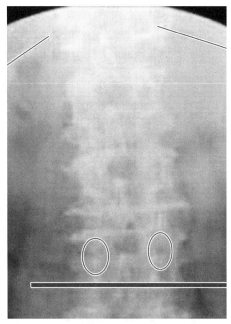

图 5-4-11 进针点位于椎弓根影的 2 或 10 点处

（3）椎弓根后外侧入路

椎弓根后外侧入路可用于难以进行椎弓根入路的情况，如椎弓根小、椎弓根裂或椎弓根螺钉等器械。穿刺入路基本与椎弓根入路相同。皮肤切口应位于棘突外侧三横指宽。在胸椎中进行这种方法时，应避免胸膜损伤和血胸。套管针应位于椎体的前 1/5～1/4 处，应评估骨水泥渗漏，如果严重，应更换套管针尖的位置，并应重新检查渗漏，如前所述。

（4）单侧、双侧椎弓根穿刺的选择

依据手术前常规的 X 线正位片，第一步从明显压缩的一侧椎弓根穿刺并注入骨水泥，假如手术中，经单侧椎弓根注入填充不足时，这时有必要考虑另一侧辅助注入。一般来说，单侧椎弓根穿刺的创伤比较小，所需手术时间短，穿刺次数少，从而减少了器械费用和放射暴露。双侧椎弓根穿刺能够更好获得骨水泥的填充，并且减少各侧椎体注射时的压力，从而降低了骨水泥渗漏的危险。

（三）椎体穿刺

在 C 臂透视下或 CT 引导下进行穿刺，在穿刺过程中，应采用分步进针法，反复多次观察并调整进针角度及深度，避免伤及动脉。

在 X 线透视下确定椎弓根的位置，常规消毒铺巾后，在拟定的穿刺通路采用 1% 利多卡因行全层局麻至骨膜，穿刺针逐层刺入进入到椎板皮质，正位 X 线透视证实针尖位于椎弓根外上象限，由外上向内下经椎弓根内穿入，直至针尖抵达椎体的前中 1/3 交界，应避免穿破椎体前方皮质，导致前方结构受损（图 5-4-12、图 5-4-13、图 5-4-14、图 5-4-15）。

（四）骨水泥注射

1. 操作过程

穿刺完成后，按说明书推荐比例配制骨水泥，在稀粥期用加压注射器抽取，待骨水泥进入牙膏期时，即可向椎体内注射。注射骨水泥前可先注射造影剂以检查是否有血管渗漏。如果血管渗漏严重,则应改变套管针尖端的位置,并应使用造影剂注射再次检查是否存在血管渗漏。当骨水泥到达椎体后壁或椎体旁静脉丛显影时,应立即停止注射,避免 PMMA 进入椎管、椎间孔及血管内。注射完毕后,应在骨水泥硬化前拔针(图 5-4-16,图 5-4-17)。

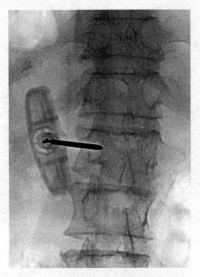

图 5-4-12 穿刺针进入椎弓根(正位)

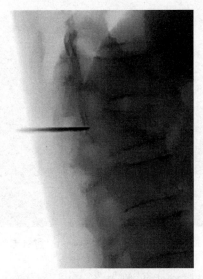

图 5-4-13 穿刺针进入椎弓根(侧位)

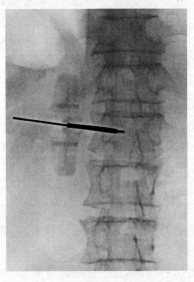

图 5-4-14 穿刺针到达要求部位(正位)

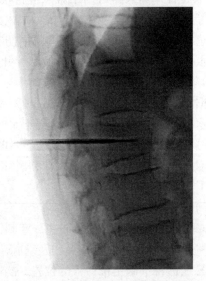

图 5-4-15 穿刺针到达要求部位(侧位)

2. 骨水泥用量

关于 PKP 术中到底注射多大量的骨水泥更合适,目前尚无统一意见。一般来说,胸椎需要 3 ~ 4ml,腰椎需要 4 ~ 5ml。Baroud 等认为骨水泥渗漏与其注射量呈正相关,胸椎骨折的注入量 5 ~ 6ml、腰椎骨折的注入量 7 ~ 9ml 比较合适。Bellkoff 等通过实验发现,若要恢复胸椎、胸腰椎、腰椎强度,只需分别注入骨水泥 4ml、8ml、4ml,而各部位只需要注射 2ml 骨水泥即可恢复其刚度。Nieuwenhuijse 等通过研究认为,对椎体压缩性骨折引起的疼痛,行

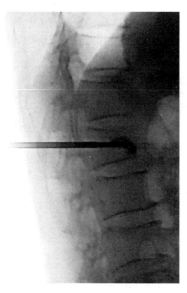

图 5-4-16　骨水泥注射中

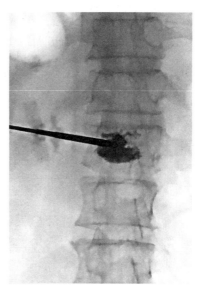

图 5-4-17　骨水泥注射完成

PVP 时缓解患者疼痛的骨水泥最佳注射量为椎体体积的 24%。Molloy 等则认为椎体骨折后其强度和刚度的恢复与注入的骨水泥剂量无明显相关性。所以,在保证疗效的前提下建议使用小剂量骨水泥治疗椎体压缩性骨折。

3. 骨水泥材质。

目前临床上最常用的填充材料是 PMMA,它的生物惰性,易于处理,良好的生物力学强度和成本效益,使 PMMA 成为骨水泥的理想选择。然而,PMMA 推注椎体后经过一定时间会产生发热聚合反应,凝固后硬度很大,发生骨水泥渗漏后去除难度较大,故新型骨水泥的研制越来越受到重视。磷酸钙(calcium phosphate,CAP)水泥是一种新型、可生物降解、生物相容性较好的可注射填充材料,而且不放热,无细胞毒性。但是其刚度恢复相比 PMMA 较差,降解速度难以控制,遇到血液和体液后难以固化,这些缺陷引起的远期效应有待进一步研究。硫酸钙具有良好的生物相容性、可生物降解、聚合反应时无高热释放、影像学显影效果好、单体无毒性、良好的骨传导性和骨诱导性等优势,但其缺陷与磷酸钙水泥类似。

五、椎体后凸成形术

术前准备、体位、麻醉、穿刺技术与 PVP 基本相同。

患者俯卧位。操作前先将显像仪器在脊柱正位及侧位处放置。正位 X 线投照方向必须与椎弓根在同一直线上,终板呈一线影,两侧椎弓根的形状必须对称并与棘突的间距相等。侧位像确定椎弓根的倾斜度(由头侧向足侧倾斜)。在正位 X 线透视下定位进针点,即椎弓根卵圆形投影边缘的 2 点(右侧)或 10 点(左侧)处。在一侧椎弓根处离正中约三横指处钻入带芯穿刺针,由外上向内下缓慢穿入椎体。保持进针方向平行于椎弓根的上下缘,正位透视针尖影像应不超过椎弓根的内侧壁,侧位显示针尖到达椎体后壁,则进针方向正确。放入可扩张球囊,由后上向内下倾斜。连接已吸入造影剂的注射装置,在连续 X 线透视下观察球囊扩张和骨折复位情况(图 5-4-18)。当骨折已复位或可膨胀式骨填充器(IBT)与椎体皮质相接触或 IBT 达到最大压力值或 IBT 达到最大容积时,停止扩张。球囊扩张满意后,吸出造影剂,取出球囊,将处于牙膏期的骨水泥注入椎体。通过 X 线机观察骨水泥的充盈情况,骨水泥将到椎体后缘后停止灌注,在骨水泥完全凝固前立即拔出通道(图 5-4-19)。

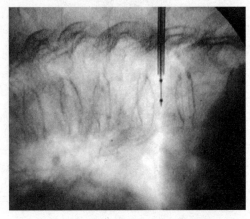

图 5-4-18 术中置入球囊后的影像

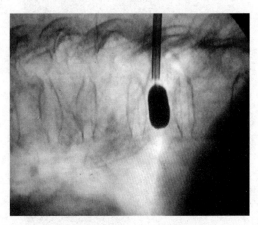

图 5-4-19 术中扩张椎体的影像

六、PVP、PKP 的临床疗效及并发症

(一) PVP、PKP 的临床疗效

目前,PVP 和 PKP(文末彩图 5-4-20)已成为公认的能够有效治疗椎体压缩性骨折的微创手术疗法,越来越多的患者愿意接受这种治疗方案,国内外均有大量文献报道 PVP 及 PKP 的有效性,多中心临床随机对照试验及循证医学研究证明,术后具有满意的镇痛和稳定椎体的作用。

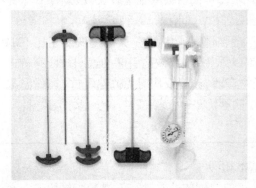
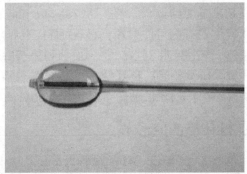

图 5-4-20 PKP 手术器械

PVP 治疗骨质疏松性椎体压缩性骨折(OVCF)的长期疗效仍有争议,同时也存在并发症,如骨水泥渗漏、新发椎体再骨折等。对于伴有持续疼痛的压缩性骨折患者,传统治疗是卧床休息、镇痛、腰带固定、物理疗法等,但这些保守治疗只有部分有效,大约有 1/3 的患者遭受持续性疼痛、进展功能受限和活动缺失。

(二) PVP 及 PKP 手术并发症

PVP 的并发症主要是骨水泥渗漏,一项研究发现术后近 50% 的患者会出现局部并发症。然而,超过 95% 的并发症主要是泄漏到周围组织和椎旁静脉栓塞,成为无症状型并发症,对治疗结果没有影响。文献报道 PKP 临床并发症较低,一般低于 10%,且多数研究认为其并不导致严重的临床后果。根据临床PVP、PKP并发症的严重程度做简介。

1. 轻度并发症

术后疼痛短暂加剧；短暂性动脉低血压；水泥渗漏到椎间盘间隙或进入椎旁软组织；或造成新的椎骨骨折。

PKP、PVP术后疼痛暂时增加的情况很少发生。它是由PMMA产热引起的炎症反应的结果。这种疼痛很少持续超过几个小时，可以使用镇痛药（甾体或非甾体）治疗。

瞬发性动脉低血压是一种较罕见的并发症，可由注射PMMA引起，虽然目前发生机制尚不明确，但它往往可自行缓解。

PKP、PVP期间水泥渗入椎间盘虽然没有明确的临床后果，但可造成相邻椎体骨折的风险增加。因此，建议在针从椎骨的中心横向和远的地方在位于中央的断裂，调整水泥稠度使得水泥更黏稠，使其不易发生渗漏。此外，调整到较小体积的水泥也可以降低泄漏的风险（并且可能仍然提供足够的稳定性和疼痛缓解），当发生椎间盘泄漏时立即停止注射。

骨水泥漏入椎旁软组织（图5-4-21）发生率在6%至52%之间，通常不会引起严重的后果。大量骨质疏松症患者在手术后出现新的骨折，这些新骨折中有三分之二发生在与先前治疗相邻的椎骨中。

2. 中度并发症

重度并发症包括感染，水泥渗漏到硬膜外或椎间孔。

任何经皮手术都有感染的风险。这是一个可以消除的并发症。可造成椎间盘炎，骨髓炎，甚至是硬膜外感染，需要手术以去除。

骨水泥外渗到硬膜外或椎间孔是一种罕见的并发症。如果不采用CT检查，临床上大多数病例不会被发现。Chiras等报道由于骨水泥渗漏压迫脊髓造成的截瘫发生率只有0.4%。这种情况发生在穿刺针穿过椎板而不是椎弓根，特别是在椎弓根较小的胸椎中，往往导致非常严重的并发症。

3. 严重的并发症

严重的并发症通常与水泥渗漏到椎旁静脉（图5-4-22）有关，导致肺栓塞、心脏穿孔、脑栓塞甚至死亡。椎旁静脉渗漏可能是由于高血管病变和水泥液体稠度的结合。这种渗漏也可能产生神经根痛。肺水泥栓塞是椎体成形术的罕见并发症，它可以是无症状的，据报道发生率高达4.6%，并且与椎旁静脉渗漏的频率直接相关，但与治疗的椎体数量无关。如果有症状，患者则会感觉胸部不适、低血压、呼吸困难，可以立即或延迟发作，最终可能导致死亡。治疗手段：吸氧；短期抗凝；Ⅳ类固醇；或者在严重的情况下，使用导管辅助介入技术进行Ⅳ类固醇治疗。

心脏穿孔是椎体成形术中极为罕见的并发症，文献中只有一例病例报告，可能致命，是心包积血和心脏压塞的原因。

（三）并发症的预防措施

1. 术前选好合适病例，CT检查椎体后壁完整性，剔除椎体后壁破裂者；

2. 选择腰椎的经椎弓根路径并选择胸椎中的肋椎交界处。

3. 精准熟练的穿刺技术穿刺过程中尽可能避免皮质损伤。

4. 按照制造商的建议优化水泥调配比例，不改变建议粉末聚合物和液体聚合物的比例。

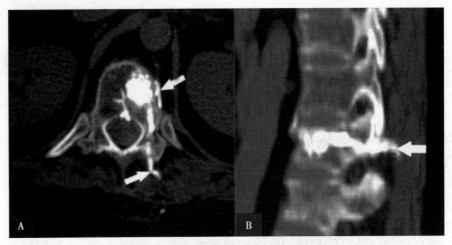

图 5-4-21　骨水泥渗入椎旁软组织和肌肉

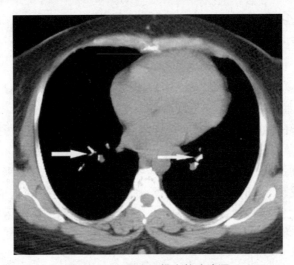

图 5-4-22　骨水泥椎旁静脉渗漏

5. 在注射前确定最佳水泥黏度,防止过早浆状推注,注射过程应全程在 X 线透视下完成,以减少渗漏。

6. 骨水泥推注压力不应过大,适可而止,骨水泥推注的量和治疗效果并不成正比关系。如果发生水泥渗漏,建议停止手术。

(张照庆　武　欢)

参 考 文 献

［1］毕胜.超声——康复医生的新武器.中国康复医学杂志,2012,27(5):391-392.

［2］毕胜.再论超声——康复医生的新武器.中国康复医学杂志,2019,34(1):4-7.

［3］Colio SW,Smith J,Pourcho AM.Ultrasound-guided interventional procedures of the wrist and hand:anatomy, indications,and techniques.Phys Med Rehabil Clin N Am,2016,27(3):589-605.

［4］Lalam RK,Winn N,Cassar-Pullicino VN.Interventional articular and para-articular knee procedures.Br J Radiol,2016,89(1059):20150413.

［5］ Hussein MM.Ultrasound-guided quadratus lumborum block in pediatrics：trans-muscular versus intra-muscular approach.J Anesth，2018，32（6）：850-855.

［6］ Papalia R，Diaz Balzani L，Torre G，et al.Intrao perativeap plication platelet rich fibrin，postoperative injections OF PRP or microfracture only for osteochondral lesions of the knee：a five-year retrospective evaluation.J Biol Regul Homeost Agents，2016，30（4 Suppl 1）：41-49.

［7］ Najm A，Orr C，Heymann MF，et al.Success Rate and Utility of Ultrasound-guided Synovial Biopsies in Clinical Practice.J Rheumatol，2016，43（12）：2113-2119.

［8］ McKean D，Yoong P，Brooks R，et al.Shoulder manipulation under targeted ultrasound-guided rotator interval block for adhesive capsulitis.Skeletal Radiol，2019；48（8）：1269-1274.

［9］ Fawcett R，Grainger A，Robinson P，et al.Ultrasound-guided subacromial-subdeltoid bursa corticosteroid injections：a study of short and long-term outcomes.Clin Radiol，2018，73（8）：760.e7-760.e12.

［10］ Pagnini F，D'Amuri FV，Bevilacqua A，et al.Ultrasound-guided percutaneous irrigation of calcific tendinopathy：technical developments.Acta Biomed，2019，90（5-S）：95-100.

［11］ Martin JI，Atilano L，Merino J，et al.Platelet-rich plasma versus lidocaine as tenotomy adjuvants in people with elbow epicondylopathy：a randomized controlled trial.J Orthop Surg Res，2019，14（1）：109.

［12］ Danielsen MA.Ultrasonography for diagnosis，monitoring and treatment of tenosynovitis in patients with rheumatoid arthritis.Dan Med J，2018，65（3）：B5474.

［13］ 中国医师协会超声医师分会.超声引导的外周神经阻滞.北京：人民卫生出版社，2017.

［14］ Hurdle MF.Ultrasound-Guided Spinal Procedures for Pain：A Review.Phys Med Rehabil Clin N Am，2016，27（3）：673-686.

［15］ Nwawka OK，Miller TT.Ultrasound-Guided Peripheral Nerve Injection Techniques.AJR Am JRoentgenol，2016，207（3）：507-516.

［16］ Germanovich A，Ferrante FM.Multi-Modal Treatment Approach to Painful Rib Syndrome：Case Series and Review of the Literature.Pain Physician，2016，19（3）：E465-E471.

［17］ Re M，Blanco J，Gómez de Segura IA.Ultrasound-Guided Nerve Block Anesthesia.Vet Clin North Am Food Anim Pract.2016，32（1）：133-147.

［18］ Dickman E，Pushkar I，Likourezos A，et al.Ultrasound-guided nerve blocks for intracapsular and extracapsular hip fractures.Am J Emerg Med，2016，34（3）：586-589.

［19］ Thallaj AK，Al Harbi MK，Alzahrani TA，et al.Ultrasound imaging accurately identifies the intercostobrachial nerve.Saudi MedJ，2015，36（10）：1241-1244.

［20］ 毕胜，赵海红，许亚飞，等.超声引导下注射治疗脊柱及四肢关节疼痛的临床报告.中国康复医学杂志，2019，34（01）：34-36.

［21］ Mohammadi M，Danaee L，Alizadeh E.Reduction of Radiation Risk to Interventional Cardiologists and Patients during Angiography and Coronary Angioplasty.J Tehran Heart Cent，2017，12（3）：101-106.

［22］ Cheon BK，Kim CL，Kim KR，et al.Radiation safety：a focus on lead aprons and thyroid shields in interventional pain management.Korean J Pain，2018，31（4）：244-252.

［23］ Rose A，Rae WID.Personal Protective Equipment Availability and Utilization Among Interventionalists.Saf Health Work，2019，10（2）：166-171.

［24］ Stahl CM，Meisinger QC，Andre MP，et al.Radiation Risk to the Fluoroscopy Operator and Staff.AJR Am J Roentgenol，2016，207（4）：737-744.

［25］Meisinger QC，Stahl CM，Andre MP，et al.Radiation Protection for the Fluoroscopy Operator and Staff.AJR Am J Roentgenol，2016，207（4）：745-754

［26］Deng J，Fan S，Wang T.Trends and distribution analysis of occupational exposure from medical practices in China（2010-2016）.Health Phys，2019，117（6）：656-660.

［27］Wilke A，Brans R，Nordheider，et al.Skin protection seminars to prevent occupational skin diseases：results of a prospective longitudinal study in apprentices of high-risk professions.Saf Health Work，2018，9（4）：398-407.

［28］Shi Y，Wu W.treatment of neuropathic pain using pulsed radiofrequency：a meta-analysis.Pain Physician，2016，19（7）：429-444.

［29］Kim K，Jo D，Kim E.Pulsed radiofrequency to the dorsal root ganglion in acute herpes zoster and postherpetic neuralgia.Pain Physician，2017，20（3）：E411-E418.

［30］Liu A，Zhang W，Sun M，et al.Evidence-based status of pulsed radiofrequency treatment for patients with shoulder pain：a systematic review of randomized controlled trials.Pain Pract.2016；16（4）：518-525.

［31］Grandhi RK，Kaye AD，Abd-Elsayed A.Systematic review of radiofrequency ablation and pulsed radiofrequency for management of cervicogenic headaches.Curr Pain Headache Rep，2018，22（3）：18.

［32］Chang MC.Efficacy of pulsed radiofrequency stimulation in patients with peripheral neuropathic pain：anarrativereview.PainPhysician.2018，21（3）：E225-E234.

［33］Vanneste T，Van Lantschoot A，Van Boxem K，et al.Pulsedradiofrequency in chronic pain.2017，30（5）：577-582.

［34］Luo F，Meng L，Wang T，et al.Pulsed radiofrequency treatment for idiopathic trigeminal neuralgia：a retrospective analysis of the causes for ineffective pain relief.Eur J Pain，2013，17（8）：1189-1192.

［35］Akbas M，Gunduz E，Sanli S，et al.Sphenopalatine ganglion pulsed radiofrequency treatment in patientssuffering from chronic face and head pain.Braz J Anesthesiol，2016，66（1）：50-54.

［36］Ghazali A，Das G，Horani K，et al.Pain of chronic sacro-iliac joint atrhopathy：managed successfully with conventional bipolar radiofrequency procedure：a case report.Anesth Pain Med，2012，1（3）：191-193.

［37］Lee JH，Lee JH Jin Y.Surgical techniques and clinical evidence of vertebroplasty and kyphoplasty for osteoporotic vertebral fractures.Osteoporos Sarcopenia，2017，3（2）：82-89.

［38］Yimin Y，Zhiwei R，Wei M，et al.Current status of percutaneous vertebroplasty and percutaneous kyphoplasty-a review.Med Sci Monit，2013，19：826-836.

［39］Tan G，Li F，Zhou D.Unilateral versus bilateral percutaneous balloon kyphoplasty for osteoporotic vertebral compression fractures A systematic review of overlapping meta-analyses.Medicine（Baltimore），2018，97（33）：e11968.

［40］Sun H，Lu PP，Liu YJ，et al.Can Unilateral Kyphoplasty Replace Bilateral Kyphoplasty in Treatment of Osteoporotic Vertebral Compression Fractures？ A Systematic Review and Meta-analysis.Pain Physician，2016，19（8）：551-563。

［41］Yang S，Chen C，Wang H，et al.A systematic review of unilateral versus bilateral percutaneous vertebroplasty/ percutaneous kyphoplasty for osteoporotic vertebral compression fractures.Acta Orthop Traumatol Turc，2017，51（4）：290－297.

［42］Mattie R，Laimi K，Yu S，et al.Comparing Percutaneous Vertebroplasty and Conservative Therapy for Treating Osteoporotic Compression Fractures in the Thoracic and Lumbar Spine：A Systematic Review and Meta-Analysis.The Journal of Bone and Joint Surgery，2016，98（12）：1041-1051.

［43］Xie L, Zhao ZG, Zhang SJ, et al.Percutaneous vertebroplasty versus conservative treatment for osteoporotic vertebral compression fractures：An updated meta-analysis of prospective randomized controlled trials. International journal of surgery, 2017, 47：25-32.

［44］Buchbinder R, Golmohammadi K, Johnston RV, et al.Percutaneous vertebroplasty for osteoporotic vertebral compression fracture.Cochrane Database Systematic Reviews, 2015, 30（4）：CD006349.

［45］Saracen A, Kotwica Z.Complications of percutaneous vertebroplasty An analysis of 1100 procedures performed in 616 patients.Medicine（Baltimore）, 2016, 95（24）：e3850.

第六章　神经调控技术

第一节　外周神经刺激及相关疾病

外周神经刺激(peripheral nerve stimulation, PNS)是将一根很细的电极植入外周神经附近,利用脉冲电流刺激此神经,以减轻或缓解该神经支配区疼痛的方法。它能减弱或增强从该外周神经向中枢神经系统的神经传导,产生镇痛效果。相比于脊髓电刺激(spinal cord stimulation, SCS)和脑深部刺激(deep brain stimulation, DBS), PNS 植入流程简单,植入方式和植入位置灵活多变,适应证广泛。因此,其成为神经调控领域中最为多样化的治疗方法之一,将来有可能成为某些种类的慢性疼痛首选的治疗方法。不仅在慢性疼痛领域,随着技术的发展,它在改善机体功能,比如尿失禁、减肥等领域都发挥了作用。

将电流刺激作为医学用途已经有 100 多年的历史,而 PNS 是最早的一种形式。第一个可移动式的植入电脉冲发射装置发明于 1918 年,而电刺激治疗疼痛的"闸门"理论直到 1965 年才由 Melzack 和 Wall 提出,由此加速了现代医学应用电刺激治疗各种疾病的步伐。1976 年, Campbell 和 Long 首次将 PNS 用于治疗慢性疼痛并获得良好的临床试验效果。1999 年,第一个经皮植入的外周刺激电极被用来治疗难治性的枕神经痛并获得了良好的临床效果。此后, PNS 被用来治疗临床上的各种部位的疼痛性疾病,包括残肢痛、各个部位的神经性疼痛、背部疼痛以及头面部疼痛。

PNS 镇痛机制可由"闸门控制理论"来解释,这与 SCS 的镇痛机制一致。需要注意的事, PNS 不仅能够降低外周神经对疼痛刺激的反应,尚且能够降低脊髓背角 C 纤维对疼痛的反应,提示我们 PNS 镇痛机制可能通过外周神经的传导涉及到脊髓中枢层面。PNS 尚能够影响某些神经递质的局部浓度,如神经递质和内啡肽,导致局部血流增加,抑制炎症,抑制慢性疼痛的发展,这在经皮神经电刺激疗法(transcutaneous electrical nerve stimulation, TENS)中表现最为明显。除此之外, PNS 的临床效果因频率的不同而略有差异,推测不同的脉冲频率可能涉及到不同的镇痛机制。低频(< 10Hz)PNS 的镇痛效果可通过阻断 μ 阿片受体、γ 氨基丁酸受体、血清素受体和毒蕈碱 M1 和 M3 受体来拮抗。高频(10~50Hz)TENS 的镇痛效果同样依赖于阿片受体,但不同于低频 TENS,阻断 δ 阿片受体才能够拮抗其镇痛作用;同样的,阻断血清素受体不能够拮抗高频 TENS 的镇痛效果。此外,高频 TENS 还能提高血清中 β 内啡肽和脑脊液中脑啡肽的浓度达到镇痛效果。目前, PNS 的镇痛机制尚不完全清楚,可能涉及到包括局部、脊髓以及脊髓以上多个层面。

PNS 适应证广泛,包括各种难治性头面痛、单条神经以及神经丛支配区疼痛、癫痫、肥胖、抑郁症以及一些难治性、特定部位的疼痛等。同 SCS 一样, PNS 植入过程也分为体验治疗、发生器植入和后期神经调控三个阶段,不过相比于 SCS, PNS 电极植入过程更加简单,大部分通过超声即可完成。在施行 PNS 时,体验治疗阶段较为重要,应对准备刺激的神经进行试验刺激,观察电刺激时该神经分布区域的感觉变化,有明确的镇痛效果时,才适合行 PNS。PNS 的部位并不仅限于疼痛区域的近侧,有时电刺激疼痛区域远侧的神经也能获得较好的镇痛效果。

早期应用于 PNS 的电极是袖口状的,需外科开放手术来置入到神经周围,这极易造成神经周围纤维化以及组织粘连等一系列后果。后来片状电极以及线状电极的发明使 PNS 不再限制于外科手术,通过经皮穿刺即可将电极轻松置入到神经附近。但此类电极也并非没有缺点,固定不牢以及电极移位是其最大缺点。PNS 的使用灵活多变,多用于治疗一些难治性疾病,本指南主要介绍以下几种病种应用 PNS 治疗的最新循证医学证据,为广大医务工作者提供参考。

一、头面痛

枕神经电刺激(occipital nerve stimulation,ONS)、蝶腭神经节电刺激(sphenopalatine ganglion stimulation,SPGS)、三叉神经终末分支电刺激(stimulation of trigeminal ganglion and its terminal branches)、迷走神经电刺激(vagus nerve stimulation,VNS)是 PNS 治疗慢性头面痛的主要表现形式。三叉神经颈复合体(trigeminocervical complex)是 PNS 治疗慢性头面痛的解剖基础,三叉神经脊束尾核、硬脑膜、颈脊神经(C_1、C_2、C_3)在脑干处产生会聚,在颈 2 水平刺激三叉神经脊束尾核,能够引发三叉神经和颈脊神经支配区域的疼痛,因此刺激 C_2 脊神经的分支—枕大神经,能够对上述区域的疼痛产生治疗作用。

(一)枕神经痛(occipital neuralgia,ON)

ON 是枕大神经或者枕小神经由于器质性或者功能性问题导致其支配区域疼痛的疾病,临床上以枕大神经痛发病率最高,其次为枕小神经痛,也可涉及到第三枕神经。其以阵发性、锐痛或电击样痛为主要特点,偶尔出现搏动性疼痛。通常疼痛区域有感觉障碍,往往单发,也有双侧同时发病的。ON 的发病率目前国内外无相关统计数据。ON 与偏头痛症状相似,国际头痛协会(International Headache Society,HIS)发布的 ON 的诊断标准如下:

1. 单侧或双侧疼痛并符合标准 2—5。
2. 疼痛位于枕大神经、枕小神经和/或第三枕神经支配区域。
3. 疼痛有以下三个特征中的两个:
(1)反复发作的阵发性疼痛,持续几秒钟至分钟;
(2)重度疼痛;
(3)电击样、刀割样或尖锐样疼痛;
4. 疼痛与以下两种情况有关:
(1)头皮和/或头发的无害刺激能诱发明显的感觉异常和/或痛觉过敏;
(2)存在以下两种情况或有其中之一:
1)受累神经分支有局部压痛;
2)枕大神经发出点或颈 2 神经支配区存在疼痛触发点。
5. 试验阻滞有效。
6. 本诊断标准(*The International Classification of Headache Disorders*.3rd ed.ICHD-3)中没有更符合的诊断。

ON 的初期保守治疗包括休息、周期性温热或冷敷、按摩和理疗,缓解肌张力以改善姿势。NSAID 药物和肌肉松弛药可用来缓解急性疼痛,被推荐为首选治疗方法(Ⅰ类证据,A级推荐)。抗癫痫药物,如卡马西平、加巴喷丁、普瑞巴林、巴氯芬和三环类抗抑郁药均被报道可以应用于 ON 的治疗,能够减少疼痛发作的频率和程度,但都缺乏足够的随机、对照临床试验。枕大、枕小神经阻滞（occipital nerve block，ONB）是诊断和治疗 ON 的有效方法（Ⅰ类证据，A 级推荐），其短期有效率为 100%，长期随访其有效时间从 1 周到 4 个月不等，平均有效时间约为 31 天。

药物和 ONB 治疗无效的难治性 ON 可应用脉冲射频技术（pulsed radiofrequency，PRF）。PRF 用高电压、脉冲电流来对枕神经进行调理，通过低强度的电刺激来抑制感觉神经元的长时程增强，产生镇痛作用，PRF 治疗难治性 ON 的长期有效率超过 50%，疼痛缓解时间约为 3~6 个月。目前，PRF 治疗难治性 ON 的临床研究较多，但缺乏高质量的机对照数据。

枕骨神经刺激（ONS）也可以用于治疗难治性 ON。最早在 1999 年 ONS 被 Weiner 和 Reed 应用于治疗 ON，共有 13 个受试者，其中 80% 的病人疼痛缓解时间超过 1.5 年。Slavin 等将 ONS 应用于 14 个受试者，平均随访 22 个月后发现有 7 位受试者疼痛控制仍然良好。其他研究者也得到了相同的结果，但大多是病例报道，缺乏随机对照研究。

综上所述，ON 是一种原发性头痛性疾病，其容易与偏头痛相混淆，通过病史、查体和枕神经试验阻滞可诊断本病。物理疗法、药物结合 ONB 通常能治愈大部分 ON 患者，而难治性 ON 可能需要应用 PRF 或 ONS 来治疗，但尚缺乏随机对照研究来证实其有效性。

（二）偏头痛（migraine）

偏头痛表现为反复的头痛发作，伴随着恶心、呕吐等自主神经系统功能障碍症状，同时可对光、声、嗅觉以及皮肤接触等刺激过敏，或可被上述刺激诱发的一种常见的慢性神经血管性疾病。疼痛可表现为一侧，也可表现为双侧搏动性的剧烈头痛且多发生于偏侧头部，约 1/3 的偏头痛患者在发病前可出现神经系统先兆症状。国内关于偏头痛的流行病学调查结果显示其发病率约为 74/10 万人，男性少于女性。国外的数据显示，偏头痛大约影响了 12% 的人群，给社会带来沉重负担。

偏头痛可分为发作性偏头痛（episodic migraine，EM）和慢性偏头痛（chronic migraine，CM），ICHD-3 对偏头痛的诊断和分类做出了明确界定，同时给出了中文翻译版，在此不再赘述。

偏头痛是目前无法根治但可以有效控制的疾患，应该积极地开展各种形式的患者教育，预防为主帮助患者学会寻找并注意避免各种头痛诱发因素。急性期治疗除避免接触头痛诱发因素以及按摩、理疗等物理治疗以外，药物治疗为主要方式，其目的是快速、持续镇痛，减少头痛再发生，恢复患者的正常生活状态。关于偏头痛的防治，可参考中华医学会疼痛学分会和中国医师协会神经内科医师分会共同制定的《中国偏头痛防治指南》2016 年版。该指南着重叙述了偏头痛的药物治疗以及预防，未涉及 PNS 在偏头痛中的应用。而本指南主要介绍 PNS 治疗 CM 的可行性。

PNS 主要用于治疗 CM，而非 EM，CM 被定义为每月至少 15 天的头痛，其中包括至少八天的典型偏头痛发作症状。典型的慢性偏头痛在头痛频率缓慢增加的数月至数年内形成，这一过程被称为"偏头痛转化"。目前国内尚无 CM 的流行病学数据，据国外文献统计，CM 患病率从 0 到 5.1% 不等，平均患病率为 1.4%~2.2%。

CM 诊断标准如下：

1. 紧张性头痛或偏头痛时间至少 15 天/月，病程大于 3 个月，并符合标准 2 和 3。

2. 存在有或无先兆性偏头痛发病病史，且发作次数大于 5 次。

3. 每个月有至少 8 天，病程大于 3 个月，满足以下条件之一：

（1）有先兆的符合诊断标准的偏头痛；

（2）无先兆的符合诊断标准的偏头痛；

（3）患者认为自己为偏头痛，且应用曲坦类或麦角胺类药物能够缓解疼痛。

4. ICHD-3 中没有更符合的诊断。

CM 的治疗与 EM 类似，但效果普遍不如 EM，治疗原则仍然是预防为主，防治结合。最终目的降低疼痛发作频率，减少偏头痛相关的社会功能的丧失，同时避免药物滥用。一般治疗措施包括降低风险因素，建议减肥，参加常规的日常锻炼，避免摄入咖啡因，避免饮酒，避免情绪紧张，避免药物滥用，保证充足的睡眠。药物预防方面主要推荐以下药物：

1. 最高水平的临床证据（≥ 2 个随机对照临床试验）　托吡酯（topiramate）、A 型肉毒毒素 A（type A botulinum toxin）。

2. 低水平临床证据（1 项随机研究）　丙戊酸钠、加巴喷丁、替扎尼定、阿米替林。

3. 最低水平临床证据（回顾性、病例报道、非随机对照研究）　阿替洛尔、盐酸美金刚（memantine）、普瑞巴林、唑尼沙胺（zonisamide）。

大部分 CM 患者通过一般治疗，配合物理疗法以及药物干预能够收到良好的效果，但仍有相当一部分患者（整个头痛门诊的 5%，都为 CM 患者）对任何治疗反应均较差，此时，可诊断为难治性慢性偏头痛（refractory chronic migraine）。难治性慢性偏头痛的诊断有据可考，但治疗难度大。

目前，关于 CM 最前沿的治疗方法是 PNS 和经颅电刺激（transcranial brain stimulation）。PNS 中以 ONS 最为常见，Schwedt 等的回顾性研究显示，8 例 CM 患者经过 ONS 治疗后 50% 的患者有大于 50% 的头痛缓解。Saper 等的一项随机对照研究显示，相对于对照组 6% 的有效率，ONS 的有效率为 39%。来自 Silberstein 等的另一个随机对照研究结果显示，ONS 能够降低疼痛评分 30%，且相比于对照组，ONS 能够减少每月 3.1 天的头痛发作时间，并能够提高患者的社会功能。Dodick 等的开放性随机对照研究结果显示，ONS 能够使超过 2/3 的 CM 患者得到比较满意的疼痛缓解，但是 ONS 相关的并发症也较高，发生了 183 起设备和程序相关的不良反应，其中 8.6% 的患者需要重新住院，40.7% 的患者需要外科手术的干预。

目前，ONS 治疗 CM 取得阳性结果的临床证据中仅有一项随机对照临床试验，不足以成为 CM 的常规治疗手段，尚需更多的临床数据支持。

（三）丛集性头痛（cluster headache，CH）

CH 在原发性头痛中疼痛程度最重，在 ICHD-3 中归属于三叉 - 自主神经性头面痛（trigeminal autonomic cephalalgias，TAC），该头痛多见于男性，男女比例约 2.5∶1 到 4.3∶1 之间，常表现为一侧眼眶周围发作性剧烈头痛，伴有同侧眼结膜充血、流泪、眼睑下垂以及头面部出汗等自主神经症状，发作频率不等，可从每隔 1 天发作 1 次至每天发作 8 次。CH 有两种临床表现形式，分别为发作性丛集性头痛（episodic cluster headache，ECH）和慢性丛集性头痛（chronic cluster headache，CCH），其比例约为 6∶1。CH 在我国总体发病率为 6.8/10 万人，国外文献报道总体发病率为 0.1%。ICHD-3 中关于 CH 的诊断标准如下：

1. 至少有五次发作并符合标准 2 ~ 4。

2. 严重或非常严重的单侧眼眶、眶上和 / 或颞部疼痛，持续 15 ~ 180min（未治疗）。

3. 以下两者都有或有其一：

（1）下列症状或体征中至少存在一种，并且与头痛同侧：

1）结膜充血和 / 或流泪；

2）鼻塞和 / 或流涕；

3）眼睑水肿；

4）额头和面部出汗；

5）瞳孔缩小和 / 或上睑下垂。

（2）焦躁不安或烦躁感。

4. 发生频率介于两天一次和每天八次之间。

5. ICHD-3 中没有更符合的诊断。

ECH 与 CCH 的诊断标准如下：

ECH：

发作时持续时间从 7 天到 1 年，中间有不少于 3 个月的无痛间歇期，且符合以下标准：

1. 满足 CH 诊断标准中 3.1 的标准，并在发作期间发生；

2. 至少有两次发作，每次发作持续 7 天至 1 年（未治疗时），中间有不少于 3 个月的无痛间歇期。

CCH：

发作持续 1 年或更长时间，中间无间歇期，或间歇期少于 3 个月并符合以下标准：

1. 满足 CH 诊断标准中 1 的标准，并在发作期间发生；

2. 无间歇期或间歇期持续时间小于 3 个月，持续至少 1 年。

与偏头痛一致，CH 的治疗也分为急性发作期的治疗以及后续的预防治疗。根据循证医学证据，丛集性头痛的治疗及预防主要包括以下措施：

1. 高流量吸氧　能够有效缓解急性期 CH 疼痛，对 ECH 以及 CCH 均有效。

2. 急性期处理措施推荐及评价如下

（1）最高水平的临床证据（≥ 2 个随机对照临床试验）：

舒马普坦（皮下注射）、佐米曲普坦（鼻腔喷雾）。

（2）低水平临床证据（1 项随机研究）：

蝶腭神经节电刺激、舒马普坦（鼻腔喷雾）、佐米曲普坦（口服）。

（3）最低水平临床证据（回顾性、病例报道、非随机对照研究）：

可卡因 / 利多卡因（鼻腔喷雾）、奥曲肽（皮下注射）、双氢麦角毒碱（鼻腔喷雾剂）、生长抑素、泼尼松。

3. 预防性措施推荐及评价如下

（1）最高水平的临床证据（≥ 2 个随机对照临床试验）：

枕神经阻滞。

（2）低水平临床证据（1 项随机研究）：

Civamide（鼻腔喷雾）、锂剂、维拉帕米、华法林、褪黑素。

（3）最低水平临床证据（回顾性、病例报道、非随机对照研究）：

呋喃曲普坦、硝酸酯类、泼尼松。

（4）以下药物或治疗方法可能无效

丙戊酸钠、舒马普坦、马来酸氯苯那敏、米索前列醇、坎地沙坦。

微创治疗方法在 CH 中主要包括蝶腭神经节脉冲射频（PRF）、ONS、蝶腭神经节电刺激（SPGS）。蝶腭神经节脉冲射频治疗 CH 的研究较少，李延荣等报道 PRF 用于治疗 CH 能取得良好效果。而 Narouze 以及 Loomba 等应用脉冲射频热凝的方法治疗 CH，也取得了较为良好的效果。

SPGS 用于治疗 CH 的研究相对较多,且大多数取得了较好的临床效果。首次应用 SPGS 治疗 CH 的报告由 Ibarra 于 2007 年发表,一例 CH 病人应用此项疗法之后疼痛明显减轻。随后 Ansarinia 等将 SPGS 应用于 6 名 CH 病人,取得良好的临床效果,随后 Schoenen 等进行的多中心、随机、对照临床研究中,应用 SPGS 能使 67.9% 的受试者疼痛得到缓解。而 Barloese 等曾对 33 例 ECH 病人应用 SPGS 治疗,在 24 个月的长期随访中,他们发现该项治疗可有效减少急性发作频率,延长缓解期,提高生活质量。虽然 SPGS 治疗 CH 的确切机制不明,但普遍有效率都超过 60%,美国科学院在 2014 年神经科年会上建议 SPGS 作为难治性 CH 的替代治疗,并认为其是一种很有前景的治疗方法。

ONS 用于治疗 CH 也得到了许多学者的关注,Magis 等对 8 例单侧 ONS 治疗 CCH 的前瞻性非随机对照的研究结果显示:5 例的发作频率和疼痛强度的减少均超过 50%,1/3 患者发作频率减少 90%,2 例基本达到了疼痛完全缓解,随访时间分别为 16 个月和 22 个月。另有 1 例患者直到术后的第 9 个月才对刺激有反应。其进一步的研究结果表明,ONS 能够逆转 CH 发作期间下丘脑、脑桥和中脑中的高代谢状态,这可能是 ONS 治疗 CH 的重要机制之一,而且其主张对一侧 CH 患者进行双侧 ONS 治疗。来自 Burns 等的前瞻性非随机对照研究资料显示,8 例接受双侧 ONS 的 CCH 患者中,6 例的症状获得明显的临床改善。其随访时间为 8~27 个月,开始刺激后与出现明显的临床效果要经过 2 个月或者更长时间,表明 ONS 治疗 CCH 可能需要通过缓慢的神经调控过程来实现。关于 ONS 治疗 CH 尚有一些研究,虽然都肯定了其临床效果,但都不是随机对照研究,缺乏强有力的证据,但相比于 DBS,ONS 更值得推荐用于治疗 CH。

目前将神经调控技术用于治疗 CH 尚缺乏强有力的证据,但是目前大多数的研究倾向于支持此项技术,而将此项技术用于治疗急性期疼痛还是预防疼痛发作尚需进一步研究。

(四)面部疼痛

面部疼痛发病原因复杂,目前无法具体归于哪一类疾病,只能将其统称为面部疼痛。常见的面部疼痛有三叉神经痛(trigeminal neuralgia,TN)、三叉神经区域的神经性疼痛(trigeminal neuropathic pain,TNP)、卒中后面痛(post-stroke facial pain)、疱疹后神经痛(postherpetic neuralgia,PHN)以及不明原因的持续特发性面痛(persistent idiopathic facial pain,PIFP)。

目前,除 TN 有较为有效的治疗方法(半月神经节射频热凝术、球囊压迫术、微血管减压术等)外,其他面部疼痛,除药物治疗外无特殊有效的治疗方法,而 PNS 可能给这类疼痛患者提供了一个选择,PNS 的治疗主要通过刺激三叉神经半月神经节或三叉神经的分支或 SPGS 来实现。

关于 PNS 治疗面部疼痛的研究最早由于 Young 于 1995 年报道,其将三叉神经根电刺激用于治疗慢性难治性面部疼痛并取得良好效果。Ellis 等回顾性总结了 2006 年到 2013 年行三叉神经终末支电刺激治疗慢性难治性头痛的患者,35 例患者平均随访 15 个月,超过 73% 的病人疼痛得到缓解,且无严重并发症发生。Klein 等报道了 8 例植入外周电刺激(三叉神经终末支)的面部疼痛患者,其中 6 例疼痛完全消失,2 例疼痛明显缓解。更早的来自于 Taub 等的研究,报道了 34 例接受半月神经节电刺激治疗面痛的患者,结果显示,相比于其他类型的面痛,卒中后面痛对电刺激反应最好。再有,国内外有将眶上神经电刺激用于治疗三叉神经 I 支带状疱疹性神经痛的研究,结果显示眶上神经电刺激能够明显减轻患者的疼痛。Goroszeniuk 等总结的数据显示,PNS 治疗面部疼痛时,卒中后面痛最为有效,而三叉神经区的 PHN 效果最差。目前关于 PNS 用于治疗面部疼痛的数据多为回顾性、总结性研究，证据等级不高。

二、单条神经以及神经丛支配区疼痛

此类疼痛主要为特定单条神经支配区的疼痛，比如股神经痛、尺神经痛，以及神经丛支配区域的疼痛，比如臂丛损伤导致的上肢痛等。此外，这类外周电刺激也可应用于残肢痛或幻肢痛的患者。有几项研究描述了 PNS 在单条神经刺激中的应用，包括正中神经、坐骨神经、股神经、胫神经、髂腹股沟神经和生殖股神经，均显示了较为良好的临床效果。而外周神经丛的刺激主要包括臂丛和腰丛刺激治疗相应肢体的疼痛，虽然 SCS 是首选，但某些特定条件下，外周电刺激也有发挥作用的余地。Goroszeniuk 等曾报道应用经皮穿刺臂丛电刺激用来治疗上肢神经性疼痛的病例，虽然容易出现电极固定困难的情况，但总体来说效果良好。目前关于单条神经以及神经丛支配区疼痛用 PNS 来治疗的报道大多为病例报告，或样本量较少，尚不能作为循证医学依据。

三、迷走神经电刺激

迷走神经电刺激(vagus nerve stimulation, VNS)为 PNS 的一种，从目前已发表的文献来看，其主要有三种适应证：难治性癫痫、抑郁症、肥胖。

最初人类在动物试验中发现，刺激迷走神经能够抑制动物中枢神经兴奋性并且抑制癫痫的发生，于是在 1988 年，人类首次将 VNS 用于治疗难治性癫痫，随后的大量研究证实了 VNS 的有效性。VNS 最早是外科开放手术，但随着技术的进步，经皮 VNS 也大量出现，研究显示，VNS 能够降低一半的癫痫发作频率，并且有 6% ~ 27% 的病人完全不会再发癫痫。Englot 等的分析数据显示 VNS 是治疗难治性癫痫一种有效且相对安全的辅助治疗方法，但使用 VNS 很少能完全控制癫痫的发作，并且四分之一的患者没有从治疗中获得任何好处。还应该注意，VNS 对癫痫的治疗作用不是立即起效的，随着时间的推移效果逐渐显现。目前，已有充足的证据证明 VNS 对难治性癫痫有治疗作用。

VNS 用于治疗抑郁症，是受 1988 年 Penry 和 Dean 将 VNS 用于治疗癫痫时的偶然发现所启发，主要用于对一般临床治疗方法无明显效果的抑郁症(treatment-resistant depression, TRD)。他们将 VNS 用于治疗癫痫时，发现患者情绪能够得到改善。2000 年，Elger 等首次确认 VNS 确实能够改善患者情绪，是独立于患者癫痫状态改善之外，这开启了 VNS 治疗 TRD 的大门。VNS 治疗抑郁症的确切机制不明，可能和 VNS 改变了脑神经递质如肾上腺素和 5- 羟色胺的分泌有关，也可能与 VNS 能够增加抑郁症患者海马灰质体积有关。早期的开放性、随访时间较短的研究显示，抑郁症病人对 VNS 有阳性反应的比例能够达到 30% ~ 40%，而随后的 RCT 临床研究与上述结论不符，与传统药物治疗相比，VNS 仅能够提高 5.2% 的有效率(有效率分别为 15.2% 和 10.0%)。但是随后继续进行的研究显示，VNS 治疗抑郁症可能需要较长的时间，Nahas 等对 59 例病人进行了长达 2 年的随访后发现，随着时间的延长，VNS 的有效率越来越高，在 3 个月时为 31%，12 ~ 24 个月时，有效率升至 42% ~ 44%。除治疗周期长以外，多个研究显示，VNS 治疗抑郁症的临床效果与刺激频率也相关，来自 Muller 等的数据显示，低强度 - 高频率的刺激模式比高强度 - 低频率的刺激模式有更好的临床效果，这与早先功能性磁共振成像(functional magnetic resonance imaging, fMRI)的结果相一致。美国 FDA 在 2005 年批准了 VNS 用于治疗 TRD，但是关于 VNS 治疗

TRD 的确切有效率仍然不明，多个系统综述的结果也显示，与传统药物治疗相比，目前 VNS 尚未表现出明显优势。

四、其他

PNS 有时也应用于残肢痛／幻肢痛、卒中后肩痛、关节痛、内脏痛、慢性背痛等，但大多是个案报道，缺乏强有力的证据支持，在此，本指南不再赘述。

总结及展望：

PNS 因置入简便有效，成为了许多难治性疾病的备选治疗方案，但由上文也可看出，PNS 虽然适应证广泛，但大多数适应证都未有大规模临床试验来验证，缺乏循证医学依据。这与 PNS 主要用于治疗发病率较低的难治性疾病有关，也可能与 PNS 治疗效果不稳定有关。但难治性疾病治疗的困难性恰恰拓展了 PNS 的治疗范围，相信随着技术的进步以及越来越多疾病种类的发现，PNS 会在临床发挥越来越重要的作用。

（崔文瑶）

第二节　外周与植物神经神经毁损及相关疾病

一、三叉神经痛

（一）流行病学

三叉神经痛的年发病率约为 3～5/10 万人，随年龄的增长而增加。患病率国内外报道不一，约在 48～182/10 万人。从青年至老年人均可发病，但以 40 岁以上中老年人居多，女性发病率略高于男性，多为单侧发病，右侧多于左侧。以三叉神经第 2、第 3 支分布区域为多见，累及第 1 支较少。发作性剧烈疼痛是三叉神经痛最突出的特点。

（二）临床表现

1. 剧烈疼痛

三叉神经痛具有发作性、局限性和间歇性的特点，表现为突然发作、突然停止的剧痛，犹如刀割、针刺、火烧或电击样撕裂性痛，两次发作间期如同正常人。疼痛多在谈话、洗脸、进餐或触摸面部时诱发，每次发作数秒、数十秒至数分钟不等，疼痛可向三叉神经的一支或几支区域的范围扩散，一般不超过三叉神经支配区或对侧。疼痛剧烈，以至于患者不敢讲话、不敢饮食，常以手掩面，严重者咬牙、揉搓面部以缓解疼痛。有的患者颜面潮红、咀嚼肌和面肌抽搐，称为单面肌痛性肌痉挛现象或痛性抽搐。发病初期，疼痛发作次数较少，常在受凉或感后出现，间歇期长达数月或几年，有的病例发作可自行停止。若发作频繁，疼痛加重，病程长达数年至数十年，严重者日夜发作，每日达数十次，严重影响进食和饮水，患者体质消瘦，表情痛苦，乃至失去生活信心而轻生。某些患者早期呈季节性发作，疼痛在春季或冬季多见，每次发作持续时间 1～3 个月不等。

2. 疼痛部位

疼痛发作限于三叉神经分布区，多为单侧，右侧较多，大约 1%～3% 的患者可为双侧，多从一侧开始，而后累及对侧，两侧疼痛发作不对称。一次发作中同时出现双侧疼痛少见。通常数年间疼痛在双侧交替出现。发病初期，疼痛集中某一支分布区，多在单侧的第 2 支、第3支或第2支、第3支两支区域,后逐渐扩散到其他支,但不越过中线对侧,如第1支疼痛上睑和前额;第2支的疼痛上唇、齿龈及颊部,亦有硬腭疼痛者;第3支的疼痛在下唇、齿龈及下颌部,涉及舌部疼较少,偶有双侧性的各自发作。

3. 触发点(扳机点)

约50%的患者,在颜面有局限性皮肤敏感区,轻微的触痛如面部肌肉的牵拉便可以引起发作,称之为"触发点"或"扳机点"。一个患者可有一个或多个触发点,部位常见于患者下唇、口角、鼻翼、颊部或齿龈等。面部刺激如谈话、进食、洗脸、剃须、刷牙及风吹等,凡是牵动此点便引起疼痛发作,并放射到其他部位。

4. 其他症状

由于疼痛并面部肌肉痉挛抽搐,口角可向患侧歪斜。发病初期,面部、严结合膜充血、流泪、流涕等。发病后期的结合膜发炎,口腔炎等。有的患者在疼痛发作时,用手掌挤压面频并用力地搓揉,以缓解疼痛。久而久之使患侧面部皮肤变粗糙、增厚、眉毛稀少甚至脱落。

5. 神经系统体征

原发性三叉神经痛,除有部分患者角膜反射减或面部感觉减退之外,多无阳性体征发现。少数患者,经酒精封闭及射频治疗后,患侧疼痛区域感觉减退,此时应注意与继发性三叉神经痛鉴别。

6. 继发性三叉神经痛

临床表现因病因不同,表现不完全一致,分述如下:

(1)脑桥旁区及桥小脑角肿瘤的主要表现因肿瘤发生部位与三叉神经的关系不同,其临床表现不同,表皮样囊肿和三叉神经鞘瘤的面部疼痛多为首发症状,而听神经瘤和脑膜瘤首发症状多为耳鸣、头痛,而肿瘤后期多表现为脑桥小脑角综合征。CT、MRI等辅助检查有助于明确诊断。

(2)蛛网膜炎的主要表现

本病多见于颅底部蛛网膜炎症,面部疼痛特点多为持续性钝痛,无间歇期,查体可有面部疼痛区域感觉减退或消失。同时炎症可累及相邻的面神经,出现相应颅神经受损的症状和体征。

(3)多发性硬化的主要表现

大约19%的多发性硬化患者出现三叉神经痛。患者多为年轻、双侧性的,疼痛特点多不典型。CT、MRI可证实多发性脱髓鞘或变性病灶。

(4)颅底恶性肿瘤的主要表现

常见于鼻咽癌、转移瘤、肉瘤等。表现为同侧发作性或持续性面部疼痛。伴有原发肿瘤和广泛颅神经损害的体征。

(5)带状疱疹的主要表现

颜面疱疹后神经痛多为老年人,呈持续性的灼痛,无触发点,多发生于三叉神经第1支。疼痛区域有疱疹,或者疱疹消退后色素沉着持续数月至数年。此类患者开颅血管减压手术无效,应予注意。

(三)诊断与鉴别诊断

1. 诊断:

原发性三叉神经痛诊断要点为:①局限于三叉神经分布区;②发作性剧痛;③无神经系

统阳性体征；④可有触发点。

具体诊断要领和特点如下：

（1）采集病史询问颜面部疼痛性质、部位及伴随的症状等

（2）患者惧怕疼痛发作，不敢洗脸、刷牙、进食等而致面部及口腔卫生很差，全身营养状况差、消瘦，精神抑郁、有悲观消极情绪。

（3）长期慢性疼痛患者，因疼痛发作用手揉搓面部皮肤，使患侧面部皮肤粗糙变褐色，眉毛稀少或缺如。

（4）多数患者患三叉神经第 2、第 3 支疼痛，触发点在牙龈，疑为牙痛，不少患者曾有拔牙史，患侧牙齿缺如。

（5）神经系统检查无阳性体征多为原发性三叉神经痛；而继发性三叉神经痛可有明显阳性体征，主要表现为脑桥小脑角综合征。

（6）特殊检查临床上要注意继发性三叉神经痛的可能，当遇到面部感觉减退者，要详细检查有无其他神经系统体征，进行必要的特殊检查，如 X 线内听道摄片、CT、MRI、电测听、前庭功能试验、颅神经诱发电位、脑脊液化验等，以明确诊断。

2. 鉴别诊断：

除排除继发性三叉神经痛外，还应注意与以下几种疾病相鉴别。

（1）牙痛

一般牙痛特点为持续性钝痛或跳痛，局限在齿龈部，进冷热食物后可加重，不放射到其他部位，无颜面部皮肤过敏区，不因外来的因素加剧等。在发病的初期，三叉神经痛患者常常到口腔就诊，常被误诊为牙痛，许多患者将牙齿拔掉，甚至患侧的牙齿全部拔除，但疼痛仍不能缓解。

（2）三叉神经炎

可因急性上颌窦炎、流感、额窦炎、下颌骨骨髓炎、糖尿病、梅毒、伤寒、酒精中毒、铅中毒及食物中毒等疾病引起。多有炎性感染的历史，病史短，疼痛为持续性，压迫感染的分支的局部时可使疼痛加剧，检查时有患侧三叉神经分布区感觉减退或过敏。可伴有运动障碍。

（3）中间神经痛

中间神经痛患者表现特点：

1）痛性质：为发作性烧灼痛，持续时间长者可达数小时，短者数分钟。

2）疼痛部位：主要位于一侧外耳道、耳郭及乳突等部位，严重者可向同侧面部、舌外侧、咽部以及枕部放射。

3）伴随症状：局部常伴有带状疱疹，还可有周围性面瘫、味觉和听觉改变。

（4）蝶腭神经痛

本症病因不明，多数人认为系副鼻窦炎侵及蝶神经节引起。

1）疼痛部位蝶神经节分支分布区域的鼻腔、蝶窦、筛窦、硬、齿龈及眼眶等颜面深部位。疼痛范围较广泛。

2）疼痛性质疼痛为烧灼或钻样痛，比较剧烈，呈持续性或阵发性加重，或周期性反复性发作，发作时一般持续数分钟到几小时。伴有患侧鼻黏膜肿胀，出现鼻塞、鼻腔分泌物增加，多呈浆液性或黏液性。可伴有耳鸣、耳聋、流眼泪、畏光及下颌皮肤灼热感和刺痛。疼痛可由牙部、鼻根、眼眶、眼球发生，尔后扩展至齿龈、额、耳及乳突部，均为一侧性。严重者向同侧颈部、肩部及手部等处放射，眼眶部可有压痛。

3）发病年龄常在 40～60 岁之间，女性较多。

4）本病可作利多卡因蝶腭神经封闭或用地卡因经鼻腔对蝶腭神经节作表面麻醉，如疼痛缓解，即可确诊。

（5）偏头痛

偏头痛是一种以头部血管舒缩功能障碍为主要特征的临床综合征，与家族、内分泌、变态反应及精神因素等有关。临床表现特点：

1）青春期女性多见，多有家族史。

2）诱发原因多在疲劳、月经、情绪激动不安时诱发，每次发作前有先兆，如视物模糊、闪光、暗点、眼胀、幻视及偏盲等。先兆症状可持续数分钟至半小时之久。

3）疼痛性质为剧烈性头痛，呈搏动性痛、刺痛及撕裂痛或胀痛。反复发作，每日或数周、数月甚至数年发作一次。伴随有恶心、呕吐、流泪、面色苍白或潮红。发作过后疲乏嗜睡。

4）查体时颞浅动脉搏动明显增强，压迫时可使疼痛减轻。在先兆发作时应用抗组胺药可缓解症状。

5）偏头痛还有普通型、特殊型（眼肌麻痹、腹型、基底动脉型）偏头痛，均需要进行鉴别。

（6）其他面部神经痛

如非典型面部疼痛，许多眼部疾病如青光眼、屈光不正及眼肌平衡失调等；颌关节疾病、颞下颌关节紊乱综合征（科斯滕综合征）及颌关节炎和茎突过长等，亦可有面部神经痛。

（四）治疗

目前治疗三叉神经痛的方法有多种，大致可归纳为药物治疗、开颅微血管减压术、感觉根切断术、半月神经节射频热凝治疗、周围支封闭与撕脱治疗、γ刀与X刀治疗等。

1. 药物治疗：

为三叉神经痛首选的治疗方法。目前应用最广泛、最有效的药物有卡马西平、苯妥英钠等。

（1）卡马西平（carbamazepine）亦称痛痉宁、痛可宁等，属抗惊厥药。卡马西平可使 70% 以上的患者完全止痛，20% 患者疼痛缓解。为对症治疗药，不能根治三叉神经痛，复发者再服仍有效。约 1/3 患者可因出现恶心、头晕等症状而停药。用法：开始剂量 0.1g，每日 2～3 次，以后逐日增加 0.1g，每日最大剂量不超过 1.6g，取得疗效后，可逐日逐次减量，维持在最小有效量。本药副作用有眩晕、嗜睡、药物疹、恶心、纳差、复视、共济失调、骨髓抑制及肝功能障碍等。服药初期应检查白细胞、肝功能等，服用期间对以上副作用要注意观察。

（2）苯妥英钠（dilantin）疗效不如卡马西平，止痛效果不完全，长期使用止痛效果消失或减弱，为次选药物。开始剂量 0.1g，每日 2～3 次，以后逐日增加 0.1g，取得疗效后再减量，亦以最小剂量维持。最大剂量不超过每日 0.8g。副作用有共济失调、视力障碍、牙龈增生及白细胞减少等其他副作用，应注意观察。

（3）其他药物①氯硝西泮：1～2mg，每日 2～3 次；②维生素 B_{12}：500μg，一日 1 次，肌内注射；③山莨菪碱（654-2）：5～10mg，每日 3 次，口服；注射剂，10mg，每日 1 次，肌内注射。④七叶莲、野木瓜、毛冬青、汉桃叶等可酌情选用。

2. 外科治疗：

（1）三叉神经疼痛微血管减压术；

（2）感觉根切断术；

（3）经皮选择性射频热凝治疗术；

（4）三叉神经周围支撕脱术；

（5）三叉神经酒精封闭疗法；

（6）经皮选择性射频热凝治疗术。

1）射频热凝治疗三叉神经痛的理论依据

三叉神经感觉神经纤维分为有髓鞘的 A 纤维与无髓鞘的 C 纤维两种。A 纤维按粗细又分为：α、β、γ、δ 四种。在外周神经纤维中，只有传入与传出的有髓鞘的 A 纤维和传入的无髓鞘的 C 纤维。一般认为传导痛觉传入冲动的是 Aδ 和 C 纤维，传导触、温感觉冲动的是直径较大的 Aα 和 Aβ 纤维。现在证实较细的 Aδ 和 C 纤维对射频电流和热的刺激比直径粗的 Aα 和 Aβ 纤维敏感。在射频电流的影响下，传导痛觉的纤维一般在 70～75℃发生变性，停止传导痛觉冲动，而粗的有髓纤维在这一温度下不会被破坏。因此，利用射频和逐渐加热的方法，可以选择性破坏感觉神经的痛觉传导纤维而相对保留触觉传导纤维，达到既可以解除疼痛，又可部分或全部保留触觉的目的。

2）发展简史

尽管 Kirschner 早在 1931 年就介绍了半月神经节电凝术治疗三叉神经痛，但射频热凝治疗三叉神经痛真正为世界各地医师所广泛采用是在 1974 年 Swet 和 Wepsic 对射热凝术在设备和技术进行了一系列改进之后。经改进后的射频热凝术疗效较前明显提高，并发症显著降低，成为目前治疗三叉神经痛的主要手段之一，Swet 和 Wepsic 对射频热凝的改良主要包括以下几项：

①射频发生器的应用，提供了精确的可控制的热源；②微型热敏电阻的应用，可监测毁损区温度的变化，以便调整电流强度；③神经安定镇痛剂的应用，能减轻患者的紧张、焦虑情绪；④短时麻醉剂的应用，在电凝时使患者暂时意识丧失，避免电凝引起的剧痛，热凝后患者又能立即清醒，可以及时行感觉检查；⑤植入电极后用电刺激确定电极的位置，以便有选择地破坏痛觉传导束而保留其他束支。

3）所用设备

射热凝治疗仪包括振荡器、温控仪、刺激器和射频针四部分。其工作原理是热凝治疗仪产生的射电流由电极针经神经组织构成回路产生热量通过毁损病处和靶点达到治疗目的。电极针内装有热传感器，可测出被毁损区组织的温度，同时将温度传递给自动控制系统，当温度和时间达到预定参数时，电流即自动断开。射频仪还可以产生刺激方波，用来定位，确定电极的位置。

4）三叉神经颅脑出口的解剖

在颅底，硬脑膜与颅骨紧密相连，难以分离。但是，在颅神经穿出颅底的时候，可以将硬脑膜带出，并与神经外膜相延续。三叉神经第 1 支（眼神经）从眶上裂穿出，第 2 支（上颌神经）和第 3 支（下颌神经）分别从圆孔和卵圆孔穿出。在破裂孔的外侧，颞骨岩部近尖端处，小脑幕下层，岩上窦下方，颅骨内膜和硬脑膜内层之间，形成一隐窝，包裹三叉神经根和半月神经节。

卵圆孔是三叉神经第 3 支疼痛时进行治疗的常用穿刺部位，通过该孔可以到达半月神经节，三叉神经第 3 支（下颌神经）及导血管经卵圆孔到达下窝。卵圆孔前内侧为圆孔，后外侧为棘孔，前方为眶下裂，后内侧为破裂孔，后方有颈内动脉通过。在横断面上，经过双侧卵圆孔画一条直线，可见卵圆孔位于中外 1/3 交界处。

5）手术适应证、禁忌证

适应证 经皮穿刺半月神经节射频热凝术治疗三叉神经痛是一种安全、简单并为患者乐于接受的治疗手段，对大部分患者来说，射频热凝治疗可作为外科开颅手术治疗的补充。①经严格、正规药物治疗无效或不能耐受药物副作用的三叉神经痛；②乙醇封闭、甘油注射或其他小手术治疗无效的三叉神经痛；③各种手术后复发的三叉神经痛；④开颅术后或射频热凝治疗后复发的三叉神经痛，可以重复治疗；⑤年龄大不能耐受或不愿接受开颅手术治疗的三叉神经痛。对年轻患者，或三支均受累者健康状况良好，应首先考虑开颅微血管减压术。

禁忌证 ①面部感染者；瘤压迫性三叉神经痛；重高血压，冠心病，肝、肾功能损害，糖尿病患者；②凝血机制障碍、有出血倾向者。

6）手术步骤

术前准备 ①术前向患者及家属说明手术效果、可能的并发症及不良反应，取得患者和家属的理解与合作。②对于高龄者，进行封闭前可以行心电图、胸透、血常规和出血凝血时间等有关生化检查，以排除严重心肺疾病。术中有诱发心肺疾病的可能。③术前停用卡马西平等止痛药物。④严重高血压者要求术前控制血压，使之接近正常范围。

基本操作方法 对三叉神经第2、第3支同时疼痛，可施行 Hartel 前入路半月神经节射频热凝治疗。若患者仅患有单纯性三叉神经第1支、第2支或第3支疼痛，也可以施行疼痛发作区域的眶上神经、眶下神经、三叉神经上颌支（圆孔）、三叉神经下颌支（卵圆孔）入路的射频热凝治疗。

二、疱疹后神经痛

（一）概述

疱疹后神经痛（postherpetic neuralgia，PHN），带状疱疹最常见的并发症，是老年人中最常引起疼痛的一种疾病。PHN 的定义为，在带状疱疹的特征性急性出疹期后疼痛仍存在于受累的神经区域，主要表现为自发痛和痛觉超敏（触诱发痛）。目前常将自疱疹出现持续1个月后疼痛仍持续存在称为 PHN。因为在1个月后疼痛有逐渐消失的趋势，故一些学者在研究时选择疼痛超过带状疱疹出现后2～3个月甚至6个月。

（二）流行病学

PHN 的发病率（疼痛自带状疱疹出现持续1个月以上）在9%到14%不等。有人对100例带状疱疹患者进行了3个月、5个月和1年的跟踪研究，发现仅3个患者出现了持续的严重的疼痛。尽管 PHN 的发病率很低，且随着时间可逐渐改善，其发病率和严重性（与年龄有直接的关系。在60岁以上大约50%的患者、在70岁以上近乎75%的患者在疱疹出现1个月以上发生 PHN。

（三）发病机制

PHN 的病理为神经元和相应神经纤维炎性浸润、沃勒变性、出血性坏死及神经脱髓鞘改变。尸体解剖发现，背根神经节呈卫星状态、淋巴细胞浸润和节细胞退行性变、局部软脑膜炎、节段性脊髓炎等。在中枢神经系统也可发生类似变化。Watson 首次描述了 PHN 患者可表现出特异的脊髓后角萎缩。

1. 触诱发痛

目前关于触诱发痛的机制存在两种观点。第一种观点是感觉传入神经纤维传导阻滞引起神经系统重塑,PHN 患者可伴有一级传入感觉神经元的坏死,可引起其中枢端突触末梢的变性,导致脊髓神经元失去这些突触,形成感觉传入纤维传导阻滞,并使非伤害感受的大神经传入纤维有机会和中枢疼痛传导神经元间形成新的突触,从而导致异常性疼痛。第二种观点是感觉传入小纤维(包括伤害感受器)的活性增高、异常放电引起中枢的过度兴奋。Rowbotham 等于 1996 年采用感觉定量测量,除发现 PHN 患者有感觉缺失外,还发现触觉异常性疼痛的程度与感觉缺失量成反比,即与传入感觉纤维(包括伤害感受器在内)的残存量成正比,因此他们认为:这些感觉传入纤维受到轻度损伤后仍然存活,并与中枢保持着相对完整性,而且活性增强,过度放电。当大量的这种神经电冲动传入中枢神经系统,就会造成中枢神经系统敏感化,继而小的、无痛性的机械刺激就可以引起异常疼痛。

2. 自发性疼痛

Lohiba N 等发现采用背根切除术去除人和动物的一级传入突触后,可引起去传入阻滞,使脊髓神经元细胞产生自发性的痫样放电,从而引起自发疼痛。推测背根的损伤导致脊髓神经元(尤其是抑制性中间神经元)的坏死、胶质细胞增生、瘢痕形成或其他结构和生化改变,造成剩余神经元的敏化现象,出现自发性癫痫样放电,从而产生自发性疼痛。Sehon J 等发现水痘带状疱疹病毒感染的感觉神经元细胞能自发放电,并经免疫荧光证实有病毒复制,而对照的非感染的感觉神经元细胞却无自发放电活动。原因可能是病毒的复制诱发了感觉神经元间兴奋性突触的形成,而且已证明这种突触是一种电偶联,而非化学性突触。因此自发性疼痛也可能是病毒在背根神经节神经元内复制所引发的异常的神经电冲动造成的。

(四)疱疹后神经痛诊断、治疗及预防

1. 临床表现

(1)急性带状疱疹临床治愈后患区仍存在持续或发作性剧烈疼痛,受累的皮肤常出现发红、发紫或褐色。在此消退后,常有苍白色的瘢痕。有时病程较长的病例也无瘢痕而有非常严重的疼痛。

(2)患区常有感觉减退或感觉缺失,而皮肤常有痛觉超敏(触诱发痛),即轻轻触摸皮肤即可产生剧烈难以忍受的疼痛;并有痛觉过敏,即对伤害性刺激的疼痛感觉增强。

(3)疼痛性质可出现两种类型的疼痛:一种是持续的烧灼样疼痛,另一种是阵发性刀割样疼痛。两种都可是自发出现及在轻触皮肤时出现。用力按压皮肤常可减轻疼痛,而轻触皮肤常不可忍受。

(4)感觉异常一些患者常描述有不可忍受的发痒、蚁行感或感觉迟钝。这些感觉也可由机械性的活动、温度改变和情绪低落所诱发。

(5)由于对剧烈疼痛的恐惧,患者的心理负担沉重,情绪低落,甚至对生活失去信心和有自杀倾向。

(6)查体时常发现在瘢痕区域甚至瘢痕区域周围的皮肤对针刺、温度或触摸的感觉丧失。但与之相矛盾的是,以拇指和示指轻擦或牵拉皮肤可出现皮肤感觉过敏。

2. 诊断要点

(1)急性带状疱疹临床治愈后疼痛持续超过 1 个月或既往有急性带状疱疹病史。

(2)有明显的按神经支配区域分布的感觉、痛觉、触觉异常,局部可有色素改变。

(3)终痛的性质为自发性刀割样或闪电样发作性疼痛或持续性烧灼样疼痛、紧束样疼痛。

(4)患区内有明显的神经损伤后遗症状,如痒、紧束感、蚁行感、抽动或其他不适感。

（5）患者心理负担沉重，情绪抑郁，甚至对生活失去信心，有自杀倾向。

（五）治疗

疱疹后神经痛的治疗及效果非常复杂和多变，到目前仍然没有任何一种方法能够缓解一些非常顽固的疱疹后神经痛，只有采用合理的综合治疗方法，才能有效缓解患者的剧烈疼痛，改善患者的生存质量。

1. 药物治疗

药物治疗是基本、常用的方法。选择用药应根据具体患者的病情特点，合理搭配，联合用药，以减少不良反应，并依据治疗反应及时调整给药方案。

（1）局部药物治疗

利多卡因贴剂：5% 利多卡因贴剂能相对快速地缓解疼痛，且其全身吸收少，不需增加剂量，无严格的禁忌证和相互作用。Rowbotham 等对 PHN 患者局部用利多卡因，发现其可使 PHN 患者有中度以上的疼痛缓解。Davies 等综述了 5% 利多卡因贴剂用于治疗疱疹疼痛的疗效认为：5% 利多卡因贴剂能够有效地缓解疱疹后神经痛尤其是痛觉超敏，且具有较少的全身副作用和其他药物的相互作用。因其良好的安全性和有效性已经成为治疗疱疹后神经痛的一线药物。

（2）辣椒碱制剂：辣椒碱的化学名称为香草壬酰胺，是由茄科植物辣椒的成熟果实中提取的天然生物碱，与初级神经末梢细胞膜上的香草醛受体结合，拮抗神经肽 P 物质，影响神经 P 物质的合成、释放和储藏，影响疼痛刺激的传递。此外，辣椒碱尚有促进局部血液循环作用，改善外周神经的组织代谢和营养供给，从而减轻局部的病理反应。辣椒碱在治疗 PHN 中尤为重要，因为 C 纤维通过释放 P 物质，从而引起了神经源性炎症和化学性疼痛。因此，辣椒碱通过抑制 P 物质的产生而抑制神经源性炎症和减轻化学性疼痛。此外，在大剂量时辣椒碱还可使这些神经元脱敏。临床研究也证实了辣椒碱较安慰剂可暂时地减轻 PHN 的疼痛。

（3）抗抑郁药

目前被用于治疗 PHN 的抗抑郁药主要包括三环类抗抑郁药和新型的抗抑郁药。三环类抗抑郁药可分为仲胺类和叔胺类。仲胺类是相对选择地抑制去甲肾上腺素再摄取，药物主要是去甲替林和地昔帕明。叔胺类是通过对去甲肾上腺素和 5- 羟色胺平衡的抑制，常用的为阿米替林和丙米嗪，它们有抗胆碱的副作用。新型的抗抑郁药也是通过对去甲肾上腺素和 5- 羟色胺平衡的抑制，但无典型的三环类药物的抗胆碱的副作用，主要包括文拉法辛和度洛西汀。研究显示对去甲肾上腺素和 5- 羟色胺都有作用的抗抑郁药似乎对 PHN 的效果更好。阿米替林仍是治疗 PHN 最有效的药物。研究表明三环类抗抑郁药的镇痛作用并不依赖于它们的抗抑郁作用，它们的有效剂量也小于治疗抑郁时的剂量。Hempenstall 等对抗抑郁药治疗 PHN 的系统性回顾性研究发现，对于三环类抗抑郁药，其副作用较轻微，主要是头晕、镇静和抗胆碱作用（口干、便秘），且其更容易出现在上调剂量时。地昔帕明还有出现左束支传导阻滞的报道。

（4）抗癫痫药（或抗惊厥药）

抗癫痫药能够增加抑制性神经递质，减少兴奋性神经递质，调节阳离子通道的传导，目前最常用于治疗 PHN 的抗癫痫药主要是加巴喷丁和普瑞巴林。加巴喷丁是最早用于神经源性疼痛的抗癫痫药，它在结构上类似 GABA，是一种参与疼痛调节和传导的神经递质，其确切作用机制尚未明确。目前认为主要是结合到电压门控 Ca^{2+} 通道的 $\alpha_2\delta$ 亚单位，从而抑制脊髓背角神经元谷氨酸的释放而发挥作用。加巴喷丁不在肝代谢,未发现与其他药物之间有相互作用,因此被认为是一种相当安全的药物。其镇痛效果呈剂量依赖性。Rowbotham 在一项历时 8 周的多中心、随机、双盲研究中,对 229 例疱疹后神经痛患者进行治疗,结果显示加巴喷丁治疗疱疹后神经痛有效。患者加巴喷丁最大量达 3 600mg/d,疼痛评分明显下降,睡眠质量得到改善,第二次疼痛评分也明显降低。大多数患者对加巴喷丁耐受,常见不良反应有嗜睡、眩晕、共济失调、水肿。普瑞巴林性质与加巴喷丁相似,治疗疱疹后神经痛效果优于加巴喷丁,血药浓度较快达到目标水平,而副作用较少。其确切机制尚不明确,应该与加巴喷丁类似。

（5）镇痛药

中枢性镇痛药如曲马多,可用于治疗轻中度的 PHN。一项随机对照研究证实口服曲马多控释片（平均滴定剂量 275.5mg/d）对 PHN 有明显的疗效。对于重度疼痛的患者,可使用麻醉性镇痛药,有人推荐在需要时可每 6h 予以 30～60mg 可待因。在控制 PHN 时,一些研究显示阿片类药物如羟考酮和吗啡,与安慰剂比较可明显地减轻疼痛副作用主要包括恶心、便秘、镇静和食欲下降。

（6）NMDA 受体拮抗剂

N- 甲基 -D- 天冬氨酸（NMDA）受体是一种涉及中枢和外周疼痛通路有关的复杂性受体,可维持神经元的兴奋性,对神经损伤后疼痛的发生和维持有促进作用。氯胺酮可部分阻滞 NMDA 受体,对 PHN 起到止痛效果,但它可能产生比较严重的副反应,如疲劳、眩晕等;右美沙芬有止痛作用,但小剂量产生的止痛作用不能持久;美沙酮既可阻滞 NMDA 受体,也有阿片样止痛作用,是一种具用潜在治疗价值的药物。

（7）其他药物

糖皮质激素:早期小剂量应用糖皮质激素可减少 PHN 的发生,但对病程较长者疗效欠佳,且糖皮质激素的禁忌证和副作用较多。

利多卡因:被提倡用于治疗许多类型的慢性神经源性疼痛,包括疱疹后神经痛,报道结果令人兴奋。然而,还缺乏口服抗心律失常药治疗疱疹后神经痛疗效的权威性研究

牛痘疫苗接种家兔炎症皮肤提取物:可通过激活疼痛的下行抑制系统、抑制缓激肽的游离等达到止痛效果,还可通过扩张外周血管,加速神经损伤修复。有研究发现牛痘疫苗接种家兔炎症皮肤提取物 10.8U/d 使疱疹后神经痛明显改善,并具有快速起效、长时间止痛作用。

2. 神经阻滞治疗

（1）脊神经阻滞　神经根受累是疱疹后神经痛的一个典型特点,在早期使用感觉神经阻滞减轻疼痛。神经阻滞主要用于疱疹后神经痛的诊断和预后的判断,尤其是在神经毁损前作为一判断预后的方法。

（2）交感神经阻滞　可减轻疼痛,尽管效果是暂时的,可能在短于 2 个月的神经痛患者中获得较好疗效。星状神经节和三叉神经干的阻滞常用于治疗三叉神经带状疱疹。

（3）硬膜外阻滞　硬膜外注入皮质醇对各种腰骶 PHN 有效。硬膜外阻滞可用于治疗颈 5 节段以下的带状疱疹。

3. 神经毁损治疗

对于 PHN 患者,神经毁损主要是针对周围神经、脊神经、脊神经后根和半月神经节及交感神经节,常在预测性阻滞显示有效时才进行神经毁损。常用的毁损方法可分为物理性

和化学性毁损。

（1）化学性毁损：包括50%的乙醇、95%的乙醇和6%的苯酚。应用乙醇发生神经炎的可能性高于苯酚，这与穿刺针位置不正确或药物泄漏在感觉神经周围有关。作用的时间可从几天到几年，通常为2～6个月。

（2）物理性毁损：目前国外使用最为广泛的一种物理毁损方法是射频毁损，通过电流致神经纤维治疗性热损伤，破坏神经纤维而阻断神经冲动的传导。很多作者认为射频毁损比化学性神经毁损要优越，因为后者的扩散不易预测，阻滞范围不易控制，射频损伤面积较小，易于控制。脉冲射频的射频针尖的温度控制在38℃～42℃，不仅避免了高温对神经的热损伤，而且不影响神经信号的传导，具有微创、镇痛迅速、疗效确切、副作用少等其他传统治疗方法无法比拟的优点，为疼痛治疗开辟了广阔的应用前景。射频毁损不仅可用于外周神经，还可用于脊髓中的传导束，如脊髓丘脑束及大脑中的一些核团来治疗某些顽固性疼痛。

4. 物理治疗

（1）微波治疗　微波具有增加局部血液循环加速新陈代谢，降低感觉神经兴奋性的作用，从而减轻患者疼痛。

（2）激光治疗　常用氦-氖亚激光治疗，早期应用低能量激光照射可预防PHN的发生。氦-氖亚激光可增强机体细胞和体液免疫功能，激活单核巨噬细胞系统，增强白细胞吞噬功能，具有抗炎消肿等作用；使5-HT等致炎致痛物质活性降低，激活内源性咖啡样抗痛物质，整合中枢神经的痛觉信号起到镇痛作用。物理治疗无痛苦，方法简便，患者顺应性强。

5. 神经调控治疗

（1）经皮神经电刺激疗法（TENS）用小波宽、低强度电刺激，兴奋大的有髓的初级传入神经纤维（A纤维），在脊髓背角激活抑制环路，减少C纤维的伤害感受性冲动的传导。对PHN有一定的疗效。

（2）脊髓电刺激（SCS）对PHN也有一定的疗效。若疼痛位于肢体，疗效较好；若疼痛位于躯干，疗效较差。

（3）运动皮层刺激可用于治疗颜面部PHN，有效率约为60%～70%。

（4）中枢靶控输注系统植入术对PHN也有一定的疗效，尤其是随着可乐定、罗哌卡因等对神经源性疼痛有效的药物的使用，该治疗在PHN中的应用将有更广阔的前景。

6. 心理治疗

PHN患者均可伴有不同程度的心理障碍，如焦虑、紧张、抑郁、异常人格特性甚至自闭倾向，而这些心理障碍又会在不同程度上加重患者的疼痛，只有进行有效的心理治疗，才能减轻患者疼痛。心理治疗方法包括认知行为治疗、松弛治疗、操作行为治疗、生物反馈治疗。对于疼痛所导致的复杂性心理问题，近年来许多临床研究表明：认知行为治疗对慢性疼痛有较好的治疗效果。认知行为疗法的目的不仅局限于减轻患者的疼痛，同时通过改变患者对己、对人或对事的看法来改变疼痛造成的心理问题，提高患者的生命质量。目前临床常用的认知行为疗法的技能训练主要有解决问题、放松练习、注意力训练等。

（1）解决问题：让患者把生活中的各种问题按急缓程度排序，如家庭、职业、人际关系、娱乐、经济状况、身体健康。这样患者就会意识到疼痛只是生命中需要解决的一个问题而不是生命的决定因素，从而降低患者对疼痛的恐惧和焦虑，增强了康复信心。

（2）放松练习：这是一种通过自我调整训练，由身体放松而引起整个身心放松，从而消除紧张的行为训练技术。要求患者交替收缩或放松自己的骨骼肌，同时体验自身肌肉的紧张和松弛程度以及有意识地去感受四肢和躯体的松紧、轻重、冷暖的程度，从而取得放松的效果。目前，放松疗法种类繁多，学习放松术的途径也不是唯一的，要根据不同患者的不同需要选择一种更行之有效的放松疗法。

（3）注意力训练：对刺激的注意程度同样是影响疼痛的重要因素。当注意力高度集中于某事时，意识对疼痛的警觉减少，疼痛也随之降低。因此注意力转移可以减轻疼痛。

首先，告诉患者：人可以在某一段时间把注意力集中在某一特定事件上。当患者能够很好地控制注意力时，接下来就要指导患者进行注意力转移训练：想象自己处于一个美丽安静的环境中或鼓励其描述过去的成功经历，并与患者一同分享成功的快乐，分散其对于疼痛的关注从而减轻疼痛。

（六）预防

疱疹后神经痛的治疗效果到目前为止不甚满意，患者异常痛苦，目前许多学者将目光投向对疱疹后神经痛的预防。目前值得肯定的是早期应用抗病毒药物可抑制病毒，控制炎症的发展，缩短疗程，降低 PHN 的发病。常用药物包括阿昔洛韦、伐昔洛韦和泛昔洛韦。阿昔洛韦能降低新皮损的形成，加速旧皮损的愈合，并且多数研究表明其益于降低 PHN 的发生率。新近更多的荟萃分析证明，阿昔洛韦能够显著缓解带状疱疹急性期疼痛。伐昔洛韦和泛昔洛韦亦有相似的研究，均证实能够加速皮损的愈合，明显减轻带状疱疹急性痛，能够减少 PHN 的发生率，缩短 PHN 的病程。抗病毒药物原则应在皮疹出现的 72h 内给药，在前驱期或皮疹出现 48h 内给药效果更佳。亦有研究认为早期应用抗病毒药物能降低疱疹急性期疼痛、缩短疱疹急性期，但并不能预防疱疹。此外，还有研究显示水痘 - 带状疱疹病毒（VZV）疫苗对 PHN 有一定的预防作用。2005 年 Oxman 等研究认为相关疫苗不但能够减少疱疹急性期症状，而且还能显著降低 PHN 的发生，提示疫苗可能预防 PHN 的发生。另外，急性带状疱疹康复期患者的血清抗体可有效抑制 VZV 的增殖，缓解病情，并可能降低 PHN 的发生。

三、射频热凝治疗原发性多汗症（植物神经毁损）

原发性多汗症（primary hyperhidrosis，PH）是指不符合人体正常体温调节导致出汗过多的慢性疾病，其常见出汗部位有头面、手掌、腋窝、胸背、足底。此类患者因局部多汗，多汗部位易发生擦烂性红斑、毛囊炎、疖；而在冬季，多汗症患者往往又因汗脚失去热量的速度较快，容易遭受冻伤，导致足部供血不足，从而造成足部皲裂。更为严重的是，因持续、大量多汗症状，可严重影响到患者的学习、社交、工作，对患者身心造成莫大困扰。据研究统计，全球原发性多汗症的发生率为 0.6% ~ 1%，而在中国部分南方地区甚至高达 2.6% ~ 4.6%。该病治疗方法多种多样。

（一）原发性多汗症的发病机制及相关解剖

原发性多汗症发病机制目前认为由交感神经系统过度兴奋，引起汗腺非正常分泌。交感神经系统由中枢部、交感干、神经节、神经和神经丛组成，中枢部为交感神经的低级中枢，位于脊髓胸段全长及腰髓 1 ~ 3 节段的灰质侧角。交感神经节由形态和功能相同或相似的神经元胞体聚集成团块状，交感神经节前纤维随脊神经出椎间孔后，离开脊神经组成白交通支至椎旁节。交感神经节位于脊柱两侧，呈链锁状，交感神经节和节间支连接而成交感干，各部发出分支至对应的器官，而椎旁的交感神经节被作为射频针的热凝定位点。

在对多汗症的治疗研究中，Yarzebski JL 等针对 T_2 和 T_3 交感神经节行局部解剖，他们得出结论，T_2 和 T_3 交感神经节水平位置与对应肋骨头部持平。两处交感神经节分布范围呈"喙尾"状。T_2 和 T_3 交感神经节离对应椎体后缘距离的中位数为分别为 17mm 和 20mm。与此同时，根据神经节的局部解剖，他们对多汗症患者行经皮穿刺射频热凝，在 C 臂机辅助下，给出有效射频针的穿刺轨迹。此项报道通过结合交感神经节局部解剖和临床研究，被后来学者认为是射频热凝治疗多汗症技术手段的标志点。

现学者对相应交感神经节支配对应汗腺的部位，尤其是头面手部的汗腺，基本达成一致共识：T_2 和 T_3 交感神经节多支配头面、腋窝及手掌汗腺，T_4 交感神经节对应腋窝及手掌汗腺。另外，以上神经节及 L_1—L_3 交感神经节又可影响到双足的多汗症状。

（二）原发性多汗症的诊断标准及治疗方式

目前原发性多汗症的诊断标准：不明原因的局部可见性出汗持续 6 个月以上，且至少同时具备下列 2 项：

1. 出汗区域对称；
2. 对患者生活造成显著影响；
3. 出汗频率超过每周一次；
4. 多汗初发于 25 岁以前；
5. 有家族史；
6. 无盗汗现象。

该病鉴别诊断主要排除继发性多汗症，如甲状腺功能亢进症、嗜铬细胞瘤、类癌、脑肿瘤、外周血管疾病（雷诺病，红斑性肢体疼痛，手足发绀等）、眩晕、脊髓疾病、心脏病、自主神经系统的结构性病变、肥胖症、更年期综合征、急性和慢性炎症相关慢性感染、药物或酒精戒断症状。原发性多汗症治疗方法多种多样，按照创伤分类，主要分为保守治疗、微创治疗、手术治疗。保守治疗方式有镇静药物、口服抗胆碱能药物、辐射离子导入、局部外用药物（收敛剂，止汗剂，抗胆碱能外用药）、局部注射药物（肉毒毒素）、心理治疗。手术治疗方式主要为开放性胸交感神经切除术和经胸腔镜下交感神经切除术，后者现被认为治疗多汗症的金标准。胸腔镜下交感神经切除术虽存在较高的成功率，但其因较为复杂的操作要求，相对昂贵的手术费用，术中、术后较高的并发症，使得医者寻求其他的方式来治疗多汗症。目前，越来越多的学者尝试以微创治疗方式治疗多汗症，其中射频热凝作为微创的技术越发受到使用。

Wilkinson HA 于 1984 年首次报道经皮射频热凝交感神经节治疗多汗症，他们对 20 例患者行射频热凝术，根据多汗部位选择 T_2 和 / 或 T_3 椎旁神经节行射频热凝治疗。具体过程如下：以针头裸露 10mm 的 22 号射频针，在 C 臂机辅助下，采用胸背侧经皮穿刺入路，定位相应椎间的交感神经节。先测试，明确未触及运动或感觉神经，后射频，射频温度为 90℃，持续时间 180s，术中观察相应皮肤温度及心率，监测术中是否有效。这一操作基本被后来的学者沿用。他们报道的 20 例患者，术后 1 例多汗症单侧无效，2 周后再次手术，术后所有患者均表示满意。

Chuang KS 等对 1742 例头面和手部多汗症患者，以射频热凝方式行治疗。他们在回顾分析时将上述病患分成三组，术后当日治疗成功率分别在 93.4%、98%、99.8%，合计统计成功率达到 99.5%。其中 268 侧复发，复发患者全部再次行射频热凝后予以治愈，在随访期内报道治愈率为 99.9%，术后并发症发生率为 5%，主要包括霍纳综合征、气胸、代偿性多汗及胸背部疼痛。同时他们提出以克氏针为参照物在 C 臂机下行三维定位穿刺方法，可提高交感神经节定位的准确性。

Wilkinson HA 等以射频热凝交感神经节方式对 68 名多汗症患者的治疗中，同样也是在 C 臂辅助定位下，通过后路穿刺方式行对应交感神经节射频热凝术，在 15 年的随访时间里，大部分患者对射频治疗表示满意。他们以该方式治疗的患者，多汗复发通常在 1 年以后，最长有效时间长达 6 年。

Purtuloglu T 等更是将射频热凝术与胸腔镜切除术行前瞻性对比研究，在对 94 名重度多汗症患者治疗中，将 48（51%）名患者行射频治疗，46 名（49%）行胸腔镜手术交感神经切除术，平均随访时间 15 个月。射频组的成功率为 75%，手术组的成功率 95%。虽然射频组成功率低于腔镜组，但是后者除了术中全麻，手术时间较长，费用高因素外，术后产生较高并发症，如胸腔粘连、代偿性多汗症，使得两组之间在患者满意度方面没有明显差异。通过此项对比研究，他们指出虽然腔镜下交感神经切除术仍是治疗重度原发性多汗症的金标准。但是，对于原发性多汗症，射频热凝交感神经节是行之有效的治疗方式。Deniz S 等对 10 例胸腔镜禁忌的多汗症患者行射频热凝术，具体原因为 6 例因胸腔镜术后胸腔粘连不能再次行腔镜治疗，4 例患者在胸腔镜术后拒绝再次手术。所有患者定位 T_2 节段行射频热凝术，平均术后随访检查时间为 24 个月，术后治愈率达到 90%。Deniz S 等针对胸腔镜术后的代偿性多汗症治疗中，对 10 名躯干代偿性多汗症患者行 T_6 双侧射频热凝术，在 14 个月随访时间内，治疗成功率达到 60%，且无相关并发症。他们也提出，对于胸腔镜术后出现代偿性多汗症，射频热凝术可作为首选治疗方式。

工具的进步往往改变着我们的手术操作方式，Garcia F 等在 CT 引导下，对射频热凝与胸腔镜下交感神经切除术治疗多汗症行前瞻性对比研究，31 例采用射频治疗，27 例采用腔镜下胸交感神经切除。他们以生活质量（quality of life，QoL）表对患者术前、后行评分标准。腔镜组治疗前 QoL 评分平均为 29.8，术后降低为 7.6。射频组则从术前 30.3 降到 19.8。同样，腔镜切除术的治愈率高于射频组，射频组出现穿刺点处疼痛、神经损伤（支配处麻木）、肋间神经痛，上述并发症在术后 1 月内基本恢复。他们指出，在 CT 引导下可有效提高神经节的定位，显著减少术中并发症，虽然腔镜组的治愈率高于射频组，但射频组在术后发生代偿性多汗症远低于腔镜组，他们总结出射频热凝可作为治疗原发性多汗症的安全有效、经济可靠的治疗方式。同时，他们也指出，射频失败的原因：还是对交感神经节的定位误差及射频针范围的不足有关。

（三）小结

虽然射频热凝术在治疗多汗症上的治愈率低于胸腔镜术。但此项技术作为安全、有效，并发症相对较少的微创治疗，与切除交感神经的外科手术相比更节省成本，可作为治疗原发性多汗症的一线选择。

（何建国）

参 考 文 献

［1］Chakravarthy K, Nava A, Christo PJ, et al.Review of Recent Advances in Peripheral Nerve Stimulation（PNS）. Curr Pain Headache Rep, 2016, 20（11）: 60.

[2] Dodick DW, Silberstein SD, Reed KL, et al.Safety and efficacy of peripheral nerve stimulation of the occipital nerves for the management of chronic migraine: long-term results from a randomized, multicenter, double-blinded, controlled study.Cephalalgia, 2015, 35(4): 344-358.

[3] Carreno FR, Frazer A.Vagal Nerve Stimulation for Treatment-Resistant Depression.Neurotherapeutics, 2017, 14(3): 716-727.

[4] Sweet JA, Mitchell LS, Narouze S, et al.Occipital Nerve Stimulation for the Treatment of Patients With Medically Refractory Occipital Neuralgia: Congress of Neurological Surgeons Systematic Review and Evidence-Based Guideline.Neurosurgery, 2015, 77(3): 332-341.

[5] Buse DC, Greisman JD, Baigi K, et al.Migraine Progression: A Systematic Review.Headache, 2019, 59(3): 306-338.

[6] 中华医学会疼痛学分会头面痛学组, 中国医师协会神经内科医师分会疼痛和感觉障碍专委会 . 中国偏头痛防治指南 . 中国疼痛医学杂志, 2016, 22(10): 721-727.

[7] Mathew PG.A critical evaluation of migraine trigger site deactivation surgery.Headache, 2014, 54(1): 142-152.

[8] Petersen AS, Barloese MC, Lund NL, et al.Oxygen therapy for cluster headache.A mask comparison trial.A single-blinded, placebo-controlled, crossover study.Cephalalgia, 2017, 37(3): 214-224.

[9] Robbins MS, Starling AJ, Pringsheim TM, et al.Treatment of Cluster Headache: The American Headache Society Evidence-Based Guidelines.Headache.2016, 56(7): 1093-1106.

[10] 李延荣, 娄丹 .CT引导下蝶腭神经节脉冲射频治疗丛集性头疼 . 基因组学与应用生物学, 2017, 36(7): 2712-2716.

[11] Loomba V, Upadhyay A, Kaveeshvar H.Radiofrequency Ablation of the Sphenopalatine Ganglion Using Cone Beam Computed Tomography for Intractable Cluster Headache.Pain Physician, 2016, 19(7): E1093-E1096.

[12] Barloese MC, Jurgens TP, May A, et al.Cluster headache attack remission with sphenopalatine ganglion stimulation: experiences in chronic cluster headache patients through 24 months.J Headache Pain, 2016, 17(1): 67.

[13] Gaul C, Roguski J, Dresler T, et al.Efficacy and safety of a single occipital nerve blockade in episodic and chronic cluster headache: A prospective observational study.Cephalalgia, 2017, 37(9): 873-880.

[14] Fontaine D, Blond S, Lucas C, et al.Occipital nerve stimulation improves the quality of life in medically-intractable chronic cluster headache: Results of an observational prospective study.Cephalalgia, 2017, 37(12): 1173-1179.

[15] Ellis JA, Mejia Munne JC, Winfree CJ.Trigeminal branch stimulation for the treatment of intractable craniofacial pain.J Neurosurg, 2015, 123(1): 283-288.

[16] Klein J, Sandi-Gahun S, Schackert G, et al.Peripheral nerve field stimulation for trigeminal neuralgia, trigeminal neuropathic pain, and persistent idiopathic facial pain.Cephalalgia, 2016, 36(5): 445-453.

[17] 刘妍, 赵梦楠, 韩杰, 等 . 短时程眶上神经电刺激治疗三叉神经 I 支带状疱疹性神经痛的疗效观察 . 中国疼痛医学杂志, 2017, 23(8): 580-583.

[18] Ilfeld BM, Gabriel RA, Said ET, et al.Ultrasound-Guided Percutaneous Peripheral Nerve Stimulation: Neuromodulation of the Sciatic Nerve for Postoperative Analgesia Following Ambulatory Foot Surgery, a Proof-of-Concept Study.Reg Anesth Pain Med, 2018, 43(6): 580-589.

[19] Oliveira T, Francisco AN, Demartini ZJ, et al.The role of vagus nerve stimulation in refractory epilepsy.Arq

Neuropsiquiatr, 2017, 75(9): 657-666.

［20］Perini GI, Toffanin T, Pigato G, et al.Hippocampal Gray Volumes Increase in Treatment-Resistant Depression Responding to Vagus Nerve Stimulation.J ECT, 2017, 33(3): 160-166.

［21］Cimpianu CL, Strube W, Falkai P, et al.Vagus nerve stimulation in psychiatry: a systematic review of the available evidence.J Neural Transm(Vienna), 2017, 124: 145-158.

［22］Gilron I, Wajsbrot D, Therrien F, et al.Pregabalinfor peripheral neuropathic pain: a multicenter, enricheenrollment randomized withdrawal placebo-controlled trial.Clin J Pain, 2011, 27(3): 185-193.

［23］Fatemi NF, Abtahi-Naeini B, Pourazizi M, et al.Fractionated microneedle radiofrequency for treatment of primary axillary hyperhidrosis: A sham control study.Australas J Dermatol, 2015, 56(4): 279-284.

［24］Schick CH, Grallath T, Schick KS, et al.Radiofrequency thermotherapy for treating axillary hyperhidrosis. Dermatol Surg, 2016, 42(5): 624-630.

［25］Lin ML, Huang TR, Kao MC, et al.Pulsed radiofrequency stimulation suppresses palmar hyperhidrosis in an animal study.Brain Behav, 2017, 7(11): e00833.

［26］Brock M, Frangakis C, Georgiades CS, et al.CT-guided, percutaneous ethanol sympatholysis for primary hyperhidrosis.Cardiovasc Intervent Radiol, 2018, 41(3): 477-482.

［27］Deniz S, Kavakli K, Caylak H, et al.Reatment of compensatory hyperhidrosis of the trunk with radiofrequency ablation.Agri, 2015, 27(1): 42-46.

［28］Felisberto JG, Rubira CJ, Berumudes JP, et al.Comparison between high and low levels thoracic sympathectomy for the treatment of palmar and axillary primary hyperhidrosis: systematic review and meta-analysis.Rev Col Bras Cir, 2016, 43(6): 486-492.

［29］JFB C, Srinivasa RN.Regarding "Retroperitoneoscopic lumbar sympathectomy for plantar hyperhidrosis".J Vasc Surg, 2018, 68(1): 315-316.

［30］Divisi D, Di LG, De Vico A, et al.Electrocautery versus Ultracision versus LigaSure in Surgical Management of Hyperhidrosis.Thorac Cardiovasc Surg, 2015, 63(8): 729-34.

［31］黄冰, 过建国, 任小妹, 等 .CT 引导下胸、腰交感神经联合阻滞技术治疗手、足多汗症 . 中华神经医学杂志, 2015, 14(10): 1055-1058.

第七章

中国传统技术

第一节　针　　灸

一、针灸镇痛作用机制

现代医学认为,对机体组织有损伤性或有损伤威胁性的疼痛,均与神经和神经递质密切相关。因此现对针刺镇痛原理的研究,主要集中在神经和神经递质作用方面。现代医学认为,针刺可以激活存在于中枢神经系统中的内源性痛觉调制系统,从而起到镇痛作用。

(一)针刺镇痛的外周机制

从针灸角度看,穴位是深部感受器最为密集的部位。针刺镇痛开始于穴位深部感受器的兴奋。针刺穴位往往会引起局部组织的酸、胀、重、麻等复合感觉,称为"针感"。针刺信号沿着一定的外周和中枢路径传导到脑的高级部位,产生针刺镇痛效应。

在具有明确针刺效应的家兔上,用交叉灌流,血管架桥,神经切断等多种方法表明,足三里的针刺信号主要经腓神经传导;而合谷、内关等穴的镇痛效应分别以桡神经和正中神经的完整性为先决条件。研究表明,针刺信号主要沿着深部躯体神经中的神经纤维进行传导。外周神经点刺激可以作为一种镇痛手段,外周神经点刺激被认为是激活了粗纤维的结果,因为粗纤维的活动可以抑制负责痛信号传导的细纤维的活动。在作用机制上,针刺镇痛与外周神经电刺激有相似之处。

(二)针刺镇痛的中枢机制

针刺信号经外周神经系统传入中枢后,可激活各级递质,在中枢神经系统的各级水平被逐步传递,抑制伤害性信息的传递与感受,起到镇痛效果。大量的电生理研究结果已表明中枢神经的各级水平,如延髓、脑干、丘脑和皮层等均参与了针刺镇痛的过程。

1. 延髓水平　延髓背角对于来自皮肤和肌肉的各种感觉传入具有强大的整合作用。实验研究证实,针刺刺激可以使延髓背角内发生突触性后抑制。同时,针刺信号由延髓外侧索向上到大脑,激活内侧网状结构,再经延髓外侧索下行,引起脊髓较细传入纤维末梢去极化而发生突触前抑制,部分阻断细纤维的传入冲动,也可阻止或减弱冲动的传递而发生镇痛作用。

2. 脑干水平　聚取不同来源,不同性质的各种感觉运动信息,是脑干网状结构的重要特点,针刺冲动和痛冲动都可由网状结构上传。实验研究表明,在延髓的网状巨细胞核和三叉神经脊束核,以及中脑的网状结构均有对痛刺激发生放电反应的神经元,针刺则能改变放电反应状态,从而影响痛信号的传递。

3. 丘脑水平　丘脑是主要的痛冲动接受中枢。实验研究表明,丘脑束旁核,中央外侧核等区域的神经元可对伤害性痛刺激发生剧烈、长期潜伏和长而持续的放电反应,说明它们与痛觉形成与传递有关。而针刺或电针可抑制上述部位神经元对伤害性痛刺激的放电反应。丘脑腹侧基底核群神经元对痛刺激的反应,也可被针刺穴位所抑制。

4. 大脑皮层水平 大脑皮层是痛觉进入意识领域的关键部位。实验研究表明,针刺镇痛作用与大脑皮层功能有关。用浸有阿托品溶液的棉球置于皮层合谷穴代表区,可刺激合谷引起诱发电位,其诱发电位明显增高,电针的镇痛效应也明显增强。此实验研究结果说明:大脑皮层参与了针刺镇痛过程,详细机制可能与针刺引起皮层内抑制,及皮层对边缘系统和皮下各级中枢的控制有关。

5. 中枢神经递质作用 研究表明,中枢神经递质在针刺镇痛中有着很重要的作用。与针刺镇痛有关的中枢神经递质很多。例如,用药物阻断儿茶酚胺递质的受体,能增强针刺镇痛作用,而受体激动剂则使针刺镇痛作用减弱。

二、常见痛症的针灸治疗

(一)头痛

头痛是以患者自觉头部疼痛为主症的病证,可见于临床各科急慢性疾病。头痛的发生常与外感风邪,以及情志、饮食、体虚久病等因素有关。本病病位在头,与手三阳经、足三阳经和足厥阴肝经、督脉相关。基本病机是气血失和、经络不通或脑窍失养。西医学认为,头痛分为原发性和继发性两大类,原发性头痛包括偏头痛、紧张性头痛和丛集性头痛等,又称功能性头痛;继发性头痛是由于其他疾病所引起,如感染、高血压病或颅内肿瘤导致的颅内压升高,头部外伤等所致的头痛,又称症状性头痛。

1. 辨证 主症头部疼痛。

(1)辨经络:临床常根据头痛的部位进行辨证归经如下。

1)阳明头痛疼痛部位以前额、眉棱、鼻根部为主。

2)少阳头痛疼痛部位在侧头部,多见于单侧。

3)太阳头痛疼痛部位在后枕部,或下连于项部。

4)厥阴头痛疼痛部位在巅顶部,或连于目系。

(2)辨外感内伤

1)外感头痛:发病较急,头痛连及项背,痛无休止,外感表证明显,为外感头痛。兼见恶风畏寒,口不渴,苔薄白,脉浮紧,为风寒头痛;头痛而胀,发热,口渴欲饮,小便黄,苔黄,脉浮数,为风热头痛;头痛如裹,肢体困重,苔白腻,脉濡,为风湿头痛。

2)内伤头痛:头痛发病较缓,多伴头晕,痛势绵绵,时止时休,遇劳或情志刺激而发作、加重,为内伤头痛。兼见头胀痛,目眩,心烦易怒,面赤口苦,舌红,苔黄,脉弦数,为肝阳上亢;头痛兼头晕耳鸣,腰膝酸软,神疲乏力,遗精,舌红,苔少,脉细无力,为肾精不足;头部空痛兼头晕,神疲无力,面色不华,劳则加重,舌淡,脉细弱,为气血亏虚;头痛昏蒙,脘腹痞满,呕吐频涎,苔白腻,脉滑,为痰浊上扰;头痛迁延日久,或头部有外伤史,痛处固定不移,痛如锥刺,舌暗,脉细涩,为瘀阻脑络证。

2. 治疗

(1)基本治疗

治法:疏经通络止痛。按部位局部选穴和远端循经选穴。

主穴:

全头痛:风池、百会、头维、率谷、太阳、合谷。

阳明头痛:印堂、头维、合谷、内庭、阳白、阿是穴。

少阳头痛:太阳、率谷、风池、外关、足临泣、阿是穴。

太阳头痛：天柱、后顶、后溪、申脉、阿是穴。

厥阴头痛：百会、四神聪、内关、太冲、阿是穴。

配穴：

外感头痛：风热头痛配大椎、曲池；风湿头痛配偏历、阴陵泉；风寒头痛配列缺、风门。

内伤头痛：痰浊上扰配丰隆、中脘；瘀阻脑络配膈俞、血海；肝阳上亢配三阴交、太冲、侠溪；肾精不足配肾俞、太溪、三阴交；气血亏虚配足三里、气海。

方义：头部穴位为局部选穴，可调和气血，通络止痛；远端选穴均为同名经穴配合，一上一下，同经相应，同气相求，疏导太阳、阳明、厥阴、少阳经气血。

操作：风门拔罐或艾灸；大椎点刺放血。瘀血头痛可在膈俞及局部行点刺出血并加拔火罐。头痛急性发作时可每日治疗 2 次，每次留针时间宜长。

（2）其他治疗

1）穴位注射法：阿是穴、风池。维生素 B_{12} 注射液，每穴 0.5～1.0ml，隔日 1 次。适用于顽固性头痛。

2）皮肤针法：太阳、印堂、阿是穴。皮肤针叩刺出血，适用于外感头痛和瘀阻脑络所致头痛。

3）耳针疗法：枕、颞、额、脑。毫针刺，或用埋针法、压丸法。对于顽固性头痛可在耳背静脉点刺出血。

（二）面痛

面痛是以眼、面颊部出现放射性、烧灼样抽掣疼痛为主症的病证，又称"面风痛""面颊痛"。多发于 40 岁以上，女性多见。其发生与外感邪气、情志不调，外伤等因素有关。本病病位在面部，与面部手、足三阳经密切相关。基本病机是气血阻滞，不通则痛。本病相当于西医学的三叉神经痛，是临床上典型的神经痛。

1. 辨证

主症：面部疼痛突然发作，呈闪电样、刀割样、针刺样、电灼样剧烈疼痛，痛时面部肌肉抽搐，伴面部潮红、流泪、流涎、流涕等，常因说话、吞咽、刷牙、洗脸，冷刺激、情绪变化等诱发。持续数秒到数分钟。发作次数不定，间歇期无症状。

手、足阳明和手太阳经证：面痛主要发生在上颌、下颌部。

足太阳经证：面痛主要发生在眼部。

2. 治疗

（1）基本治疗

治法：疏通经络，活血止痛。以面颊局部和手、足阳明经穴为主。

主穴：下关、地仓、四白、合谷、太冲、内庭。

配穴：上颌部疼痛配巨髎、颧髎；下颌部疼痛配夹承浆、颊车；眼部疼痛配攒竹、阳白。

方义：下关、地仓、四白，疏通面部经络；合谷、太冲分属手阳明、足厥阴经，两经均循行于面部，两穴相配为"开四关"，可祛风通络止痛；内庭为足阳明经荥穴，与面部腧穴相配，疏通阳明经气血。

操作：毫针泻法。面部诸穴可透刺，但刺激强度不宜过大。针刺时宜先取远端穴，可用重刺激，局部穴位在急性发作期宜轻刺。

（2）其他治疗

1）刺络拔罐法：颊车、地仓、颧髎。三棱针点刺后拔罐，隔日 1 次。

2）耳针疗法：面颊、颌、额、神门。毫针刺，或用埋针法、压丸法。

3）皮内针法：在面部寻找触发点，埋针。

（三）落枕

落枕是以颈项突然发生疼痛、活动受限为主症的病证，又称"失枕""失颈"。其发生常与睡眠姿势不正、枕头高低不适、颈部负重过度、寒邪侵袭等因素有关。本病病位在颈项部经筋，与督脉、手足太阳和足少阳经密切相关。基本病机是经筋受损，筋络拘急，气血阻滞不通。西医学认为本病是各种原因导致的颈部肌肉痉挛。

1. 辨证

主症：一般多在睡眠起床后，突感一侧项强痛，不能俯仰转侧，头向患侧倾斜，项背牵拉痛，甚则向同侧肩部和上臂放射，颈项部僵硬且压痛明显。

少阳经证：颈肩部强痛，头歪向患侧，向健侧转动时加重，颈肩部压痛明显。

督脉、太阳经证：颈项背部强痛，低头时加重，项背部压痛明显。

2. 治疗

（1）基本治疗

治法：调气活血，舒筋通络。以局部阿是穴为主，配合远端取穴。

主穴：外劳宫、天柱、阿是穴。

配穴：督脉、太阳经证配后溪、昆仑；少阳经证配肩井、外关；肩痛配肩髃；背痛配天宗。

方义：天柱、阿是穴可疏导颈项部气血；外劳宫又称落枕穴，是治疗本病的经验穴；局部与远端穴位相配，舒筋通络止痛。

操作：先刺远端穴外劳宫，持续捻转行针，同时嘱患者慢慢活动颈项，一般疼痛即可缓解。再针局部腧穴。若有感受风寒史，颈部穴位可加艾灸；若由颈项部过度扭转所致，可点刺出血，加拔罐。

（2）其他治疗

1）耳针疗法：颈、颈椎、神门、枕、肩。每次选2~3穴，毫针刺，中等刺激，持续行针时嘱患者徐徐活动颈项部；或用压丸法。

2）拔罐疗法：疼痛轻者直接在患侧项背部行闪罐法，顺着肌肉走行进行拔罐。疼痛较重者可先在局部用皮肤针叩刺出血，然后再拔火罐；也可行走罐法。

（四）漏肩风

漏肩风是以肩部持续疼痛及活动受限为主症的病证。由于风寒是本病的重要诱因，故称为"漏肩风"。多发于50岁左右的成人，故俗称"五十肩"，又称"肩凝症""冻结肩"等。其发生与体虚、劳损、风寒侵袭肩部等因素有关。本病病位在肩部筋肉，与手三阳经、手太阴经关系密切。基本病机是肩部经络阻滞或筋肉失于濡养。漏肩风相当于西医学的肩关节周围炎，是软组织退行性、炎症性病变。

1. 辨证

主症：肩部疼痛、酸重，呈静止痛，有时可向颈部和整个上肢放射，常因感受风寒、天气变化及劳累而诱发或加重，日轻夜重，肩前、后及外侧均有压痛；主动和被动外展、后伸、上举等功能明显受限。病变早期以肩部疼痛为主，后期以肩关节活动受限为主。

手太阳经证：以肩后侧疼痛为主，肩内收时疼痛加剧。

手阳明经证：以肩前区疼痛为主，后伸疼痛加剧。

手少阳经证：以肩外侧疼痛为主，外展疼痛加剧。

手太阴经证：以肩前近腋部疼痛为主且压痛明显。

2. 治疗

（1）基本治疗

治法：通经活络，舒筋止痛。以局部穴位为主，配合循经远端取穴。

主穴：肩前、肩髃、肩髎、曲池、阳陵泉、肩贞、阿是穴。

配穴：手太阳经证配后溪；手太阴经证配列缺；手阳明经证配合谷；手少阳经证配外关。

方义：肩髃、肩髎、肩贞，分别为手阳明经、手少阳经、手太阳经穴，加奇穴肩前和阿是穴，均为局部选穴，配远端曲池、阳陵泉，远近配穴，可疏通肩部经络气血，行气活血而止痛。

操作：先刺远端穴，行针后鼓励患者运动肩关节；肩部穴位要求有强烈的针感，可加灸法、电针治疗。

（2）其他治疗

1）穴位注射疗法：阿是穴。用利多卡因，或维生素 B_{12} 注射液，或当归注射液，每穴注射 1ml，隔日 1 次。

2）刺络拔罐法：阿是穴。皮肤针叩刺，使少量出血，加拔罐。

（五）臂丛神经痛

臂丛神经痛是以锁骨上窝、肩、腋、前臂尺侧等部位出现强烈的针刺样或放射性烧灼样疼痛为主要临床表现的疾病，可伴有感觉障碍、肌肉萎缩和肢体运动。临床可分原发性（特发性）和继发性两类。原发性病因不明，可能是一种变态反应性疾病，可见于轻度外伤，注射、疫苗接种或轻度系统性感染后，继发性多是臂丛邻近组织病变压迫引起。臂丛神经痛属中医学"痹证""肩臂痛""腋痛"等范畴，其发生常与风寒湿热侵袭，跌打损伤有关，与手太阳、手阳明、手少阴经关系密切。基本病机是气血经络阻滞不通。

1. 辨证

主症：锁骨上窝、肩、腋、前臂尺侧等部位出现强烈的放射性甚至呈刀割样、撕裂样、烧灼样或针刺样疼痛。

（1）辨经络

1）手阳明经证：以肩前部痛为主，疼痛和麻木可由患侧肩胛区向臂外桡侧放射。

2）手太阳经证：以肩后部痛为主，疼痛和麻木可由患侧肩胛区向臂外尺侧放射。

3）手少阴经证：以肩部腋下痛为主，疼痛和麻木可向臂内侧手掌尺侧放射。

（2）辨证候

发病前有恶寒、发热等外感症状或有局部受凉史，为外邪侵袭；有肩臂腋部损伤或劳损史，局部压痛明显，舌暗或可见瘀斑，脉涩，为瘀血阻滞。

2. 治疗

（1）基本治疗

治法：疏通经络，活血止痛。以手阳明、太阳、少阴经穴为主。

主穴：C_5—T_1 夹脊、肩贞、肩髃、颈臂、阿是穴。

配穴：手少阴经证配极泉、少海、通里；手太阳经证配支正、后溪；手阳明经证配曲池、合谷。瘀血阻滞配内关、膈俞；外邪侵袭配风池、合谷。

方义：臂丛由 C_5 至 T_1 的神经根组成，故取 C_5—T_1 夹脊，配合局部选取肩髃、肩贞、阿是穴，以疏通局部经络气血，行气活血而止痛；颈臂为奇穴，是治疗上肢痹痛的经验效穴。

操作：颈臂直刺 0.5～0.8 寸，提插手法，使针感向上肢、手指放射；肩部穴位可加灸法，亦可用电针治疗。

（2）其他治疗

1）穴位注射疗法：当归注射液，每穴注射 0.5～1ml，隔日 1 次。C_5—T_1 夹脊、阿是穴，用利多卡因，或维生素 B_{12} 注射液。

2）刺络拔罐法：肩贞、肩髃、阿是穴。三棱针点刺出血，拔火罐；或皮肤针叩刺出血，拔火罐。

（六）肘劳

肘劳是以肘部局限性慢性疼痛为主症的病证。多因前臂旋转和屈伸肘腕关节用力不当所致，可见于水电工、木工、钳工、矿工及网球运动员等。其发生常与慢性劳损有关，前臂长期反复做拧、拉、旋转等动作时，可使肘部的经筋慢性损伤。本病病位在肘部手三阳经筋。基本病机是筋脉不通，气血痹阻。肘劳可见于西医学的肱骨外上髁炎（网球肘），肱骨内上髁炎（高尔夫球肘）和尺骨鹰嘴炎（学生肘或矿工肘）等。

1. 辨证

主症：肘关节活动时疼痛，有时可向前臂、腕部和上臂放射，局部肿胀不明显，有显而固定的压痛点，肘关节活动不受限。

手少阳经筋病证：肘关节外部（尺骨鹰嘴处）有明显的压痛点。

手太阳经筋病证：肘关节内下方（肱骨内上髁周围）有明显的压痛点。

手阳明经筋病证：肘关节外上方（肱骨外上髁周围）有明显的压痛点。

2. 治疗

（1）基本治疗

治法：舒筋通络，活血止痛。以局部阿是穴为主。

主穴：阿是穴

配穴：手阳明经筋证配肘髎、合谷；手少阳经筋证配外关、天井；手太阳经筋证配阳谷、小海。

方义：阿是穴疏通局部筋脉气血，活血止痛。

操作：在局部压痛点采用多向透刺，或做多针齐刺，得气后留针。局部可取阿是穴和配穴用电针治疗。亦可加温和灸，隔姜灸或天灸。

（2）其他治疗

1）火针疗法：阿是穴。常规消毒后将火针置酒精灯上烧红，迅速点刺，3～5 日治疗 1 次。

2）刺络拔罐法：阿是穴。皮肤针叩刺或三棱针点刺出血后拔罐，3～5 日治疗 1 次。

3）针刀疗法：用针刀松解肱骨外上髁、肱骨内上髁部位肌腱附着点的粘连。

4）穴位注射疗法：阿是穴。当归注射液，注入 1ml，隔日 1 次。

（七）腰痛

腰痛是以自觉腰部疼痛为主症的病证，又称"腰脊痛"。其发生常与感受外邪、跌仆损伤、年老体衰、劳欲过度等因素有关。腰为肾之府，肾经贯脊属肾，膀胱经夹脊肾，督脉并于脊里，故本病与肾及足太阳膀胱经、督脉等关系密切。基本病机是经络气血阻滞，或精血亏虚，经络失于温煦、濡养。腰痛可见于西医学的腰肌劳损、棘间韧带损伤、肌肉风湿、腰椎及椎间盘病变等，肾脏病变以及妇女的盆腔疾患等常可放散到腰部引起腰痛。

1. 辨证

主症：腰部疼痛。

（1）辨经络

1）足太阳经证：疼痛位于腰脊两侧，并有明显压痛。

2）督脉证：疼痛位于腰脊中线部，并有明显压痛。

（2）辨证候

腰部有扭挫或陈伤史，劳累、晨起、久坐加重，腰部两侧肌肉触之有僵硬感，痛处固定不移，舌暗，脉细涩，为瘀血腰痛；腰部有受寒史，阴雨风冷时加重，腰部冷痛重着、酸麻，或拘挛不可俯仰，或痛连臀腿，舌苔白腻，脉沉，为寒湿腰痛；起病缓慢，隐隐作痛，或酸多痛少，乏力易倦，脉细，为肾虚腰痛。

2. 治疗

（1）基本治疗

治法：舒筋活络，通经止痛。以局部阿是穴及足太阳经穴为主。

主穴：委中、肾俞、大肠俞、阿是穴。

配穴：寒湿腰痛配腰阳关；瘀血腰痛配膈俞；肾虚腰痛配志室、太溪。腰骶疼痛配次髎、腰俞；腰眼部疼痛明显配腰眼。督脉证配命门、后溪；足太阳经证配昆仑。

方义："腰背委中求"，取委中可疏利膀胱经气，祛除经络之瘀滞；"腰为肾之府"，肾俞可益肾壮腰；大肠俞、阿是穴属近部选穴，可疏调局部筋脉气血，通经止痛。

操作：瘀血证局部加拔火罐，委中刺络放血；寒湿证加灸法。

（2）其他治疗

1）穴位注射疗法：腰部痛点。地塞米松 5ml 和利多卡因 2ml 混合液，消毒后刺入痛点，无回血后推药液，每点注射 0.5～1ml。

2）针刀疗法：腰部痛点。行针刀治疗，每周 1 次。适用于第三腰椎横突综合征。

3）皮肤针法：腰部疼痛部位。皮肤针叩刺出血，加拔火罐。适用于寒湿腰痛和瘀血腰痛。

（八）急性腰扭伤

急性腰扭伤是指腰部软组织由于过度牵拉，肌肉、筋膜、韧带急性损伤，主要表现为腰部疼痛，活动受限的疾病。本病属于中医学腰部伤筋范畴，又称"闪腰""岔气"。其发生常与剧烈运动、用力不当、损伤等因素有关。本病病位在腰部经筋，与督脉、膀胱经等经脉关系密切，基本病机是腰部经络气血塞滞，不通则痛。

1. 辨证

主症：腰部发生扭伤后，立即出现持续性剧痛难忍，呈刀割样痛、撕裂样痛、锐痛，腰部活动明显受限，损伤部位的肌肉等软组织有明显压痛，出现肌肉痉挛或僵硬，局部可出现肿胀、瘀斑。

足太阳经证：疼痛部位或压痛点在脊柱两侧足太阳膀胱经循行线上。

督脉证：疼痛部位或压痛点以腰椎正中线（棘间或棘突上）为著。

手阳明经筋证：痛在脊旁（督脉与膀胱经之间，棘突旁）。

2. 治疗

（1）基本治疗

治法：行气止痛，舒筋活血。以局部穴及上肢奇穴为主。

主穴：委中、后溪、腰痛点、阿是穴。

配穴：足太阳经证配昆仑；督脉证配水沟；手阳明经筋证配手三里。

方义：局部阿是穴可祛瘀通络，舒筋活血；远端选手背腰痛点，为经验用穴；委中为足太阳膀胱经穴，可疏调腰背部膀胱经之气血；后溪为手太阳小肠经腧穴，手、足太阳同名经脉气相通，后溪穴又为八脉交会穴之一，通督脉，故针刺该穴可行气血而通经络。

操作：首先选奇穴腰痛点和后溪穴，行较强的捻转提插泻法 1~3min，同时嘱患者慢慢活动腰部；再让患者俯卧位，在腰骶部寻找压痛点，毫针刺用泻法，并拔火罐。

（2）其他治疗

1）刺络拔罐法：阿是穴。皮肤针重叩至微出血，或三棱针点刺出血，加拔火罐。

2）艾灸法：阿是穴、肾俞、次髎。用艾条悬灸或隔姜灸，灸至皮肤潮红为度，每次15~20min，常在扭伤后24h以后施灸。适用于素体虚弱的患者。

3）电针法：腰痛点、委中、大肠俞、腰阳关、阿是穴。每次选穴 2 对，针刺得气后，用低频电刺激 10~20min，强度以患者舒适为度，每日 1 次。

（九）坐骨神经痛

坐骨神经痛是指沿坐骨神经通路（腰、臀、大腿后侧、小腿后外侧及足外侧）以疼痛为主要症状的综合征。按病变部位分为根性和干性，以前者为多见。根性坐骨神经痛常由椎管内疾病及脊柱疾病引起，以腰椎间盘突出引起者最为多见；干性坐骨神经痛病变部位在椎管外沿坐骨神经分布区，常见于梨状肌综合征、髋关节炎、骶髂关节炎、臀部损伤、盆腔炎及肿瘤等疾患。坐骨神经痛属中医学"痹证""腰腿痛"等范畴，其发生与腰部闪挫、劳损、外伤、感受外邪等因素有关。本病病位主要在足太阳、足少阳经。基本病机是经络不通，气血瘀滞。

1. 辨证

主症：腰或臀、大腿后侧、小腿后外侧及足外侧的放射样、电击样、烧灼样疼痛。起病急骤，痛势剧烈，痛处固定，拒按者为实证；起病缓慢，痛势隐隐，喜揉按，伴腰膝酸软，倦怠乏力，脉沉细者为虚证。

（1）辨经络

1）足少阳经证：疼痛沿臀、大腿、小腿外侧至足外侧呈放射痛。

2）足太阳经证：疼痛沿腰或臀、大腿后侧、小腿后侧及足外侧放射痛。

（2）辨证候

腰腿疼痛剧烈，痛如针刺，痛处固定不移，夜间加重，或伴有外伤史，舌质紫暗，脉涩，为血瘀证；腰腿冷痛、重痛，遇冷加重，得温则减，舌质淡，苔白滑，脉沉迟，为寒湿证；痛势隐隐，喜揉喜按，劳则加重，舌淡，脉细，为气血不足证。

2. 治疗

（1）基本治疗

治法：通经止痛。以足太阳、足少阳经穴为主。

主穴：

足少阳经证：腰夹脊、阿是穴、环跳、阳陵泉、悬钟、丘墟。

足太阳经证：腰夹脊、阿是穴、秩边、殷门、委中、承山、昆仑。

配穴：气血不足证配足三里、三阴交；血瘀证配血海、三阴交；寒湿证配命门、腰阳关。

方义：腰夹脊为治疗腰腿疾病的要穴，与阿是穴合用可疏通局部气血；由于本病病位在足太阳、足少阳经,故循经取足太阳和足少阳经穴以疏导两经闭阻不通之气血,达到"通则不痛"的目的。

操作:腰臀部腧穴可适当深刺,使针感沿足太阳经或足少阳经产生向下放射感为度,不宜多次重复。寒湿证可加用灸法。

（2）其他治疗

1）刺络拔罐法:腰骶部阿是穴。用皮肤针叩刺,或用三棱针在压痛点点刺出血并加拔火罐。适用于根性坐骨神经痛。

2）穴位注射疗法:阿是穴。用利多卡因,或维生素 B_1,或维生素 B_2,或当归注射液等,每穴注射 1～2ml,每日或隔日 1 次。

3）电针法:根性坐骨神经痛取 L_3—L_4 夹脊、阳陵泉或委中;干性坐骨神经痛取秩边或环跳、阳陵泉或委中。针刺后通电,用密波或疏密波,刺激量逐渐由中度到强度。

（十）痹证

痹证是以肢体关节及肌肉酸痛、麻木、重着、屈伸不利,甚或关节肿大灼热等为主症的病证。其发生与外感风、寒、湿、热等邪气及人体正气不足有关。外邪侵入机体,痹阻关节肌肉经络,导致气血运行不畅而发病。基本病机是经络不通,气血痹阻。本病可见于西医学的风湿性关节炎、类风湿性关节炎、骨性关节炎等疾病中。

1. 辨证

主症:肢体关节酸痛,重着不移,或有肿胀,肌肤麻木不仁,阴雨天发作或加重,苔白腻,脉濡缓,为着痹(湿痹);肌肉关节疼痛,屈伸不利兼见疼痛游走,痛无定处,恶风发热,舌淡苔薄白,脉浮,为行痹(风痹);关节疼痛,局部红肿灼热,痛不可触,常累及多个关节,伴发热恶风,口渴烦闷,苔黄燥,脉滑数,为热痹;疼痛较剧,痛有定处,遇寒痛增,得热痛减,局部皮色不红,触之不热,苔薄白,脉弦紧,为痛痹(寒痹)。

2. 治疗

（1）基本治疗

治法:通经活络,行气止痛。以病痛局部穴为主,结合循经选穴及辨证选穴。

主穴:阿是穴、局部经穴。

配穴:着痹配阴陵泉、足三里;行痹配膈俞、血海;热痹配大椎、曲池;痛痹配肾俞、腰阳关。

方义:病痛局部循经选穴,可疏通经络气血,调和营卫,缓急止痛;风邪偏盛之遵"治风先治血,血行风自灭"之义,取膈俞、血海以活血祛风;寒邪偏盛之痛足三里健脾除湿;热痹者,加大椎、曲池以泻热疏风、消肿止痛。

操作:寒痹、湿痹可加灸法。大椎、曲池可点刺出血。局部穴位可加拔罐,亦可用电针。

（2）其他治疗

1）穴位注射疗法:当归注射液,或丹皮酚注射液,或威灵仙注射液,选取病痛部位腧穴,每穴注入 0.5～1ml,每周 1～2 次,注意勿注入关节腔内。

2）刺络拔罐法:皮肤针重叩背脊两侧及关节病痛部位,使出血少许,加拔火罐。每周 1～2 次。

（十一）胃痛

胃痛是以上腹胃脘部发生疼痛为主症的病证,又称"胃脘痛"。由于疼痛部位近心窝处,古人又称"心痛""心下痛"等。其发生常与寒邪客胃、饮食伤胃、肝气犯胃和脾胃虚弱等因素有关。本病病位在胃，与肝、脾关系密切。基本病机是胃气失和、胃络不通或胃失温养。胃痛可见于西医学的胃痉挛、胃肠神经官功能症、急慢性胃炎、消化性溃疡、骨黏膜脱垂等疾病中。

1. 辨证

（1）实证

主症：上腹胃脘部暴痛，痛势较剧，痛处拒按，饥时痛减，纳后痛增。

兼见脘腹得温痛减，遇寒痛增，恶寒喜暖，口不渴，喜热饮，或伴恶寒，苔薄白，脉弦紧，为寒邪犯胃；胃脘胀疼，嗳腐吞酸，嘈杂不舒，呕吐或矢气后痛减，大便不爽，苔厚腻，脉滑，为饮食伤胃；胃脘胀满，脘痛连胁，嗳气频频，吞酸，大便不畅，每因情志因素而诱发，心烦易怒，喜太息，苔薄白，脉弦，为肝气犯胃；胃痛拒按，痛有定处，食后痛甚，或有呕血便黑，舌质紫暗或有瘀斑，脉细涩，为气滞血瘀。

（2）虚证

主症：上腹胃脘部疼痛隐隐，痛处喜按，空腹痛甚，纳后痛减。

兼见泛吐清水，喜暖，大便溏薄，神疲乏力，或手足不温，舌淡苔薄，脉虚弱或迟缓，为脾胃虚寒；胃脘灼热隐痛，似饥而不欲食，咽干口燥，大便干结，舌红少津，脉弦细或细数，为胃阴不足。

2. 治疗

（1）基本治疗

治法：和胃止痛。以胃之下合穴、募穴为主。

主穴：中脘、内关、足三里。

配穴：肝气犯胃配期门、太冲；气滞血瘀配膻中、膈俞；脾胃虚寒配神阙、胃俞、脾俞；寒邪犯胃配胃俞、神阙；饮食伤胃配梁门、天枢；胃阴不足配胃俞、三阴交。

方义：中脘为胃之募穴，腑之所会，可健运中州，调理气机；内关宽胸解郁，行气止痛；足三里乃足阳明胃经合穴、胃之下合穴，可疏调胃腑气机，和胃止痛。

操作：疼痛发作时，远端穴持续行针 1～3min，直到痛止或缓解。寒邪犯胃、脾胃虚寒者，中脘可用隔盐灸。

（2）其他治疗

1）耳针法：胃、肝、脾、神门、交感、十二指肠。毫针刺用中等强度，或用理针法、压丸法。

2）穴位注射疗法：中脘、足三里、肝俞、胃俞、脾俞。每次选 2 穴，诸穴可交替使用。用黄芪注射液，或丹参注射液、当归注射液、生脉注射液、维生素 B_1 注射液、维生素 B_{12} 注射液，每穴注入药液 0.5～1ml，每日或隔日 1 次。

3）穴位埋线法：中脘、足三里、肝俞、胃俞、脾俞、至阳（常有压痛点）适用于慢性胃炎。

（十二）腹痛

腹痛是以胃脘以下、耻骨毛际以上部位发生疼痛为主症的病证其发生常与感受外邪、饮食不节、情志不畅、劳倦体虚等因素有关。本病病位在腹，与肝、胆、脾、肾、膀胱、大小肠等多个脏腑有关。基本病机是腹部脏腑经脉气机阻滞不通，或脏腑经脉失养。腹痛可见于西医学的急慢性肠炎、肠痉挛、肠易激综合征等疾病中。

1. 辨证

主症：胃脘以下、耻骨毛际以上部位疼痛。

发病急骤，痛势剧烈，痛时拒按，属急性腹痛，多为实证；病程较长，痛势绵绵，痛时喜按，属慢性腹痛，多为虚证，或虚实夹杂。

兼见脘腹胀闷或痛，攻窜不定，痛引少腹，得嗳气或矢气则腹痛酌减，遇恼怒则加剧，舌紫暗，或有瘀点，脉弦涩，为气滞血瘀；腹痛缠绵，时作时止，饥饿劳累后加剧，痛时喜按，大便溏薄，神疲怯冷，舌淡，苔薄白，脉沉细，为脾阳不振；腹痛暴急，喜温怕冷，腹胀肠鸣，四肢欠温，口不渴，小便清长，舌淡，苔白，脉沉紧，为寒邪内积；腹痛拒按，胀满不舒，大便秘结或溏滞不爽，烦渴引饮，汗出，小便短赤，舌红，苔黄腻，脉濡数，为湿热壅滞。

2. 治疗

（1）基本治疗

治法：通调腑气，缓急止痛。以胃之下合穴及大肠、小肠募穴为主。

主穴：天枢、关元、足三里。

配穴：气滞血瘀配太冲、血海；脾阳不振配脾俞、神阙；寒邪内积配神阙、公孙；湿热壅滞配阴陵泉、内庭。

方义：天枢为大肠募穴，关元为小肠募穴，配合应用可通调腑气；足三里为足阳明胃经合穴、胃之下合穴。

操作：毫针刺，虚补实泻；寒证可用艾灸。腹痛发作时，足三里持续强刺激 1~3min，直到痛止或缓解。

（2）其他治疗

1）穴位注射疗法：天枢、足三里。异丙嗪和阿托品各 50mg 混合，每穴注入 0.5ml 药液，每日 1 次。

2）耳针法：胃、小肠、大肠、肝、脾、交感、神门。每次选 2~4 穴，毫针刺。疼痛时用中强刺激，亦可用埋针法或压丸法。

3）穴位贴敷法：神阙、阿是穴。选用麦麸 50g，葱白、生姜各 30g，食盐 15g，白酒 30ml，食醋 15ml，混匀，放铁锅内炒热后布包，趁热熨贴于穴处。药凉后炒热再贴。适用于虚寒腹痛。

（十三）胁痛

胁痛是以一侧或两侧胁肋部疼痛为主症的病证，又称胁肋痛、季肋痛或胁下痛。其发生多与情志不畅、跌仆损伤、饮食所伤、外感湿热、虚损久病等因素有关。肝脉布胁肋，足少阳经循胁里，过季胁，胁肋部为肝胆经络所过之处，故本病病位在肝胆，与脾、胃、肾有关。基本病机是肝胆脉络不通或脉络失养。胁痛可见于西医学的肋间神经痛、急慢性肝炎、肝硬化、胆囊炎、胆石症、胆道蛔虫病、胸膜炎等疾病中。

1. 辨证

主症：胁肋疼痛。

兼见胁痛如刺，痛处不移，舌质暗，脉沉涩，为气滞血瘀；若胁痛绵绵，遇劳加重，头晕目眩，口干咽燥，舌红少苔，脉细，为肝阴不足；疼痛以胀痛为主，痛无定处，常因情志波动而发作，伴情志不舒，胸闷短气，苔薄白，脉弦，为肝气郁结；恶心，呕吐，口苦，舌红，苔黄腻，脉弦滑数，为肝胆湿热。

2. 治疗

（1）基本治疗

治法：疏肝理气，通络止痛。以足厥阴、手足少阳经穴为主。

主穴：期门、太冲、支沟、阳陵泉。

配穴：气滞血瘀配膈俞、阳辅；肝阴不足配肝俞、肾俞；肝气郁结配内关、行间；肝胆湿热配阴陵泉、行间。肋间神经痛配相应夹脊穴、阿是穴。

方义：期门为肝之募穴，太冲为肝之原穴，二者配合能疏肝解郁；支沟配阳陵泉疏泄少阳经气，调理气血，共奏理气活血之功。

操作：毫针刺，用泄法。

（2）其他治疗

1）皮肤针法：局部阿是穴2～3个，相应节段夹脊穴。用皮肤针叩刺至潮红或微出血，可加拔火罐。

2）耳针法：肝、胆、脾、胃、肾、神门、胸。取患侧为主，毫针刺，实证用强刺激，虚证用弱刺激，每日1次，每次留针30min。可用埋针法或压丸法。

（十四）肠痈

肠痈是以转移性右下腹疼痛、右下腹局限而固定的压痛、反跳痛为特征的疾病。因本病在发病时有右腿不能伸直的体征，故有"肠痈"之称。其发生常与饮食不节、寒温不适、暴食后剧烈运动、忧思郁怒等因素有关。本病病位在大肠。基本病机是肠腑气壅、热瘀互结、血败肉腐。西医学的急性阑尾炎、慢性阑尾炎属于本病范畴。

1. 辨证

主症转移性右下腹疼痛。疼痛呈持续性、阵发性加剧，右腿屈而难伸，右下腹有局限而固定的压痛、反跳痛，甚则出现腹肌紧张，痛势不剧，伴有恶寒发热，恶心呕吐，苔白，脉弦紧，为肠腑气结；痛势剧烈，腹皮拘急、拒按，局部可触及肿块，壮热汗出，便秘，腹胀，小便短赤，脉洪数，为热盛肉腐，属重证。

2. 治疗

（1）基本治疗

治法：清热导滞，通腑调气。取大肠的募穴、下合穴为主。

主穴：天枢、上巨虚、阑尾穴。

配穴：发热配曲池；呕吐配内关；便秘配腹结；腹胀配大肠俞。

方义：本病为大肠腑病，故取大肠募穴天枢、下合穴上巨虚以通调肠腑，清泻肠腑积热；阑尾穴是治疗肠痈的经验效穴。三穴共奏清热导滞散结之效。

操作：各穴用毫针泻法，适当加强刺激强度，留针30～60min，其间应反复间断运针，直至症状改善。每日针2～3次。慢性阑尾炎腹部穴可用艾条灸或隔蒜、隔姜灸。

（2）其他治疗

1）穴位注射法：阑尾穴、腹部压痛点。10%葡萄糖注射液，每穴2～5ml，深度0.5～0.8寸。

2）电针法：天枢、阑尾穴。电针刺激，强度以患者能耐受为度，每次30～60min，每日2次。

（十五）颈椎病

颈椎病是以头枕、颈项、肩背、上肢等部位疼痛以及进行性肢体感觉和运动功能障碍为主要临床表现的疾病。本病主要由于颈或椎间盘退变，髓核膨出，突出或脱出，骨刺形成，或韧带肥厚和继发的椎管狭窄等刺激或者压迫了邻近的神经根、脊髓、椎动脉及颈部交感神经等组织所致。本病多发于40岁以上的中老年人，根据临床表现可分为颈型、神经根型、椎动脉型、脊髓型、交感型及混合型。

颈椎病属中医学"眩晕""项痹"等范畴,其发生与年老体衰、肝肾不足、伏案久坐、感受外邪或跌仆损伤等因素有关。本病病位在颈部筋骨,与督脉、手足太阳、少阳经脉关系密切。基本病机是筋骨受损,经络气血痹阻不通。

1. 辨证

主症:头枕、颈项、肩背、上肢等部位疼痛,及进行性肢体感觉和运动功能障碍。

(1)辨经络

1)手太阳经证:颈项部不舒,压痛明显,疼痛可沿前臂尺侧放散,第4～5指麻木。

2)手阳明经证:颈、肩、上臂的外侧和前臂桡侧发生放射性疼痛、麻木,可伴有拇指、示指和中指麻木。

3)督脉、足太阳经证:颈项、后枕部疼痛,项部僵紧不舒。

(2)辨证候

若在外伤后出现颈项、肩臂疼痛,手指麻木,劳累后加重,项部僵直或肿胀,活动不利,肩胛冈上下窝及肩峰有压痛,舌质紫暗有瘀点,脉涩,为劳伤血瘀;久卧湿地或夜寐露肩而致项强脊痛,肩臂酸楚,颈部活动受限,甚则手臂麻木冷痛,遇寒加重,舌淡苔白,脉弦紧,为风寒痹阻;颈项、肩臂疼痛,四肢麻木乏力,头晕耳鸣,腰膝酸软,遗精或月经不调,舌红少苔,脉细弱,为肝肾亏虚。

2. 治疗

(1)基本治疗

治法:舒筋骨、通经络。取局部穴位及手足太阳经穴为主。

主穴:颈夹脊、天柱、后溪、申脉、阿是穴。

配穴:手太阳经证配小海、少泽;手阳明经证配肩髃、曲池、合谷;督脉、足太阳经证配风府、昆仑。肝肾亏虚配肝俞、肾俞;风寒痹阻配风门、大椎;劳伤血瘀配膈俞、合谷;头晕头痛配百会、风池;耳鸣、耳聋配听宫、外关;恶心、呕吐配中脘、内关。

方义:颈夹脊、阿是穴、天柱为局部选穴,可疏调颈部气血,舒筋骨,通经络;后溪、申脉分属手足太阳经,且均为八脉交会穴,后溪通督脉,申脉通阳跷脉,两穴上下相配,疏导颈项、肩胛部气血经络。

操作:毫针泻法或平补平泻法。颈夹脊针刺时强调针感传至患侧肩背、前臂。

(2)其他治疗

1)刺络拔罐法:大椎、颈夹脊、天柱、肩井、阿是穴。皮肤针叩刺使皮肤发红并有少量出血,然后加拔火罐。

2)穴位注射疗法:阿是穴。用利多卡因,或维生素 B_{12} 注射液、当归注射液,每次每穴注射 1ml。

(十六)踝关节扭伤

踝关节扭伤是指踝关节部位韧带、肌腱、关节囊等软组织损伤引起的以踝关节肿胀、疼痛,甚至活动受限为主要表现的一种疾病。临床根据损伤部位分为内翻型和外翻型两种;根据损伤程度分韧带损伤、部分撕裂伤和完全断裂三型。若急性韧带损伤修复不佳,韧带松弛,易致复发性损伤。其发生与足部运动用力过猛或不当等因素有关。本病病位在踝部筋络。基本病机是经气运行受阻、气血壅滞。

1. 辨证

主症:踝关节于扭伤之后骤然出现疼痛、活动受限,或可见局部明显肿胀,活动踝关节疼痛加重,一般2~3日可现皮下紫瘀血斑。

足太阴经筋及阴跷脉证:足内踝周围肿胀疼痛或压痛明显(踝关节内侧副韧带损伤),足外翻疼痛加剧。

足少阳经筋及阳跷脉证:足外踝周围肿胀疼痛或压痛明显(踝关节外侧副韧带损伤),足内翻疼痛加剧。

2. 治疗

(1)基本治疗

1)急性期(扭伤24h或48h以内)

治法:疏调经筋,缓急止痛。以局部穴及相应同名经腕关节部穴为主。配合局部冷敷止血,以减少局部出血及肿胀程度。

主穴:阿是穴、阳池(或太渊)。

配穴:足少阳经筋及阳跷脉病证配悬钟、丘墟、申脉;足太阴经筋及阴跷脉病证配三阴交、商丘、照海。

方义:阿是穴可疏导局部气血,疏调经筋;足少阳经筋证选同名经手少阳经腕关节部位的阳池,足太阴经筋证选同名经手太阴经腕关节部位的太渊,属同名经配穴及上、下肢关节部位对应配穴,针刺既可缓急止痛,又可加强疏调足少阳、太阴经气血,同名经同气相求,以达"通则不痛"。

操作:先针刺上肢远端穴位,行较强的捻转提插泻法,持续运针1~3min,同时嘱患者慢慢活动踝关节;然后针刺局部穴位,刺激手法宜轻柔,不宜过重。

2)恢复期(扭伤24h或48h后)

治法:舒筋活络,消肿止痛。以局部穴位为主。配合局部热敷法以活血,利于血肿吸收。

主穴:阿是穴

配穴:足少阳经筋及阳跷脉病证配丘墟、足临泣、申脉;足太阴经筋及阴跷脉病证配商丘、照海、水泉。

方义:局部取穴以疏通经络之瘀滞,恢复气血之流畅,发挥舒筋活络、消肿止痛之功,加速受伤经筋络脉的修复,恢复踝关节的功能。

操作:毫针刺用泻法,或在肿胀局部阿是穴行围刺法;可用温针灸、电针。

(2)其他治疗

1)刺络拔罐法:皮肤针重叩压痛点至微出血,或三棱针刺5~6针,加拔火罐。适用于恢复期,局部血肿明显者。

2)穴位注射疗法:局部压痛点,用当归注射液每穴注入0.5ml,适用于恢复期。

3)艾灸法:踝关节局部行悬灸法,适用于恢复期。

(十七)腱鞘炎

腱鞘炎是以手腕部(或足踝部)的腱鞘因外伤、劳损而出现以受累关节屈伸不利、局部肿痛为主要症状的疾病。本病多发生在手腕部,以桡骨茎突部狭窄性腱鞘炎和屈指肌腱狭窄性腱鞘炎最为常见。多见于手工操作者,女性多于男性。

腱鞘炎属中医学"筋痹"范畴,其发生与劳作过度、外邪侵袭等因素有关。本病病位在经筋。基本病机是筋脉痹阻,气血运行不畅。

1. 辨证

主症:患指腱鞘处肿胀疼痛,受累关节活动不利,有时可触及皮下硬结。

手太阴、手阳明经筋证：桡骨茎突处疼痛，可向手及前臂放射，以拇展肌腱受累为主，在列缺、阳溪附近有明显压痛。

手厥阴经筋证：当手指屈曲时疼痛、活动受限，甚至出现"弹响"或一时的"交锁"现象，系指屈肌腱受累。

手少阳、手阳明经筋证：当手指伸展时疼痛、活动受限，以指伸肌腱受累为主，在阳池、合谷附近有明显压痛。

手太阴经筋证：当拇指屈曲时疼痛，以拇屈肌腱受累为主，在鱼际、太渊附近有压痛。

2. 治疗

（1）基本治疗

治法：舒筋通络，活血止痛。以局部穴为主。

主穴：阿是穴。

配穴：手厥阴经筋证配大陵、内关；手少阳、手阳明经筋证配外关、阳池、合谷；手太阴、手阳明经筋证配阳溪、列缺；手太阴经筋证配鱼际、太渊。

方义：本病属经筋病证，"在筋守筋"，故局部阿是穴以舒筋活络，活血止痛。

操作：按照受累肌腱寻找痛点。以阿是穴为中心，向四周透刺2～4针，或进行围刺法，可用电针、温针灸、艾灸等。

（2）其他治疗

穴位注射法：局部阿是穴。用泼尼松龙25mg和2%利多卡因1ml，局部消毒后刺入无回血后缓慢注入药液。每周1次，可注射2～3次。

（十八）目赤肿痛

目赤肿痛为多种眼部疾患中的一个急性症状。古代文献根据发病原因、症状急重和流行性，又称"风热眼""暴风客热""天行赤眼"等。多因外感风热时邪或肝胆火盛，火热之邪循经上扰，以致经脉闭阻，血壅气滞，骤然发生目赤肿痛。本病病位在眼，与肝胆两经关系最为密切。基本病机是热毒蕴结目窍。目赤肿痛可见于西医学的急性结膜炎、假性结膜炎以及流行性角膜炎等疾病中。

1. 辨证

主症：目赤肿痛，畏光，流泪。

兼见起病急，患眼灼热，痒痛皆作，眵多黄黏，伴头痛、发热、恶风、脉浮数等，为外感风热；口苦，烦热，便秘，脉弦滑，为肝胆火盛。

2. 治疗

（1）基本治疗

治法：疏风散热，消肿止痛。以近部取穴及手阳明、足厥阴经穴为主。

主穴：太阳、睛明、风池、合谷、太冲。

配穴：外感风热配少商、外关；肝胆火盛配侠溪、行间。

方义：取局部穴睛明、太阳宣泄患部郁热以消肿；取合谷调阳明经气，善清头面热邪；太冲、风池分属于肝胆两经，上下相应，可导肝胆之火下行。

操作：毫针泻法，太阳点刺放血。

（2）其他治疗

1）耳针疗法：眼、目1、目2、肝。毫针刺，留针20min，间歇运针；亦可仅在耳尖和耳后静脉点刺放血数滴。

2）三棱针疗法：在肩胛间按压过敏点，或大椎两旁 0.5 寸处选点，用三棱针挑刺，本法适用于急性结膜炎。

（十九）睑腺炎

睑腺炎是指胞睑生小疖肿，形似麦粒，易于成脓溃破的眼病，又称"针眼""眼丹""土疳"等。因脾胃蕴热，或心火上炎，又复外感风热，积热与外风相搏，气血瘀阻，火热结聚，以致眼睑红肿，甚则腐熟化为脓液，发为本病。西医学内、外睑腺炎可参照本篇治疗。

1. 辨证

主症：病起始则睑缘局限性红肿硬结、疼痛和触痛，继则红肿逐渐扩大，数日后硬结顶端出现黄色脓点，破溃后脓自流出。

兼见局部微肿痒痛，伴头痛发热，全身不舒，苔薄白，脉浮数，为外感风热；局部红肿灼痛，伴有口渴口臭，便秘，苔黄，脉数，为脾胃蕴热。

2. 治疗

（1）基本治疗

治法：解毒散结，疏风清热。以足太阳、手足阳明经穴、局部穴为主。

主穴：太阳、攒竹、二间、内庭。

配穴：外感风热配大椎、风池、丝竹空、合谷；脾胃蕴热配承泣、头维、三阴交、内庭。

方义：攒竹为足太阳经穴，疏调眼部气血；太阳点刺出血，可清热解毒，活血散结；二间、内庭泻阳明邪热。

操作：毫针泻法。太阳穴点刺出血。

（2）其他治疗

1）三棱针疗法：在两肩胛间，第 1~7 胸椎两侧，探寻淡红色疹点。用三棱针点刺，挤出少量血液，可反复挤 3~5 次。

2）耳针疗法：眼、肝、脾。毫针刺，留针 20min，间歇运针。亦可仅在耳尖和耳后静脉点刺放血数滴。

（二十）咽喉肿痛

咽喉肿痛是以咽喉红肿疼痛、吞咽不适为主症的一种病证，可见于"喉痹""乳蛾"等病中。其发生常与外感风热、饮食不节和体虚劳累等因素有关。本病病位在咽喉。咽通于胃，喉为肺系，肾经上循喉咙，结于廉泉，故本病与肺、胃、肾等关系密切。基本病机是火热或虚火上灼咽喉。西医学中，咽喉肿痛多见于急性咽炎、扁桃体炎、扁桃体周围脓肿、咽后脓肿、咽旁脓肿、急性喉炎等疾病中。

1. 辨证

主症：咽喉肿痛。兼见咽喉稍肿，色暗红，疼痛较轻，或吞咽时觉痛楚，入夜则见症较重，舌红，少苔，脉细数，为肾阴不足；咽干，口渴，便秘，尿黄，舌红，苔黄，脉洪大，为肺胃实热；咽喉红肿疼痛，吞咽困难，咳嗽，伴有寒热头痛，舌质红，脉浮数，为外感风热。

2. 治疗

（1）基本治疗

1）实证

治法：消肿止痛，清热利咽。以局部穴、手太阴、足阳明经穴为主。

主穴：廉泉、天突、尺泽、少商、内庭、关冲。

配穴：肺胃实热配商阳、鱼际；外感风热配风池、外关。

方义：廉泉、天突疏导咽部之气血以治标；尺泽为手太阴经的合穴，泻肺经实热，取"实则泻其子"之意；少商系手太阴经的井穴，点刺出血，可清泻肺热，为治疗喉证的主穴；内庭能泻阳明之郁热，配以三焦经井穴关冲，点刺出血，加强清泻肺胃之热，起到消肿清咽的作用。

操作：商阳、鱼际、少商点刺出血，余穴毫针泻法。

2）虚证

治法：清热降火，滋养肾阴。以手太阴、足少阴经穴为主。

主穴：列缺、鱼际、太溪、照海。

配穴：入夜发热者加复溜、三阴交。

方义：太溪为肾之原穴，有滋阴降火作用；列缺属手太阴肺经，通于任脉，照海属足少阴肾经，通于阴跷脉，二穴相配，为八脉交会组穴，专治咽喉疾患；鱼际为手太阴经的荥穴，可清肺热、利咽喉。诸穴合用，可治肾阴不足之咽喉肿痛。

操作：毫针常规刺，补法或平补平泻法。列缺、照海行针时可配合做吞咽动作。

（2）其他治疗

1）耳针法：咽喉、心、下屏尖、扁桃体、轮1～6。毫针刺，实证者强刺激，每次留针1h。或用压丸法。

2）三棱针法：少商、商阳、耳背静脉。点刺出血。

（二十一）牙痛

牙痛是以牙齿疼痛为主要临床表现的常见口腔疾患。其发生常与外感风火邪毒、过食膏粱厚味、体弱过劳等因素有关。本病病位在齿。肾主骨，齿为骨之余，手、足阳明经分别入下齿、上齿，故本病与胃、肾关系密切。基本病机是风火、胃火或虚火上炎。西医学中，牙痛多见于龋齿、牙髓炎、牙周炎、牙槽或牙周脓肿、冠周炎及牙本质过敏等疾病中。

1. 辨证

主症：牙齿疼痛。

痛甚而牙龈肿，兼形寒身热，脉浮数等，为风火牙痛；牙痛甚烈，兼有口臭、口渴、便秘、脉洪等，为阳明火盛之胃火牙痛；隐隐作痛，时作时止，或齿浮动，口不臭，脉细，为肾虚牙痛。

2. 治疗

（1）基本治疗

治法：祛风泻火，通络止痛。以手足阳明经穴为主。

主穴：颊车、合谷、下关。

配穴：胃火牙痛配内庭、二间；风火牙痛配外关、风池；肾虚牙痛配太溪、行间。

方义：颊车、下关为近部选穴，疏通经气而止痛；合谷为远部取穴，可疏通阳明经气，并兼有祛风作用，可通络止痛，为治疗牙痛之要穴。

操作：主穴用泻法，合谷可左右交叉刺，持续行针1～3min。配穴太溪用补法，余穴均用泻法。痛甚时可延长留针时间至1h。

（2）其他治疗

耳针疗法：神门、上颌、下颌、牙痛点。每次取2～3穴，毫针刺，强刺激。

（二十二）心绞痛

心绞痛是指以胸骨后或心前区突然发生压榨性疼痛，伴心悸、胸闷、气短、汗出为特征的临床综合征。由冠状动脉供血不足，心肌急剧的、短暂的缺血、缺氧所致。常反复发作，一般持续数秒至十余分钟不等，休息或用药后可缓解。可由冠心病、心脏神经症、急性冠状动脉综合征、X综合征、风湿热、冠状动脉炎、肥厚型心肌病等引起。心绞痛属中医学"胸痹""心痛""厥心痛""真心痛"等范畴,其发生常与寒邪内侵、情志失调、饮食不当、年老体虚等因素有关。本病病位在心,与肝、肾、脾、胃关系密切。基本病机是脏腑内伤,心脉不通,或心脉失养,心络不畅。

1. 辨证

主症:突发胸闷及胸骨后或心前区压榨性或室息性疼痛,或心痛如绞,心痛彻背,伴心悸、胸闷、气短、出汗、面色苍白、表情焦虑或恐惧感。

面色苍白或表情淡漠,甚至心痛彻背,大汗淋漓,气促息微,四肢厥冷,唇甲青紫或淡白,舌淡,苔薄白,脉沉细微,为阳气虚衰;七情诱发,胸闷及心前区压榨性疼痛,烦躁不宁,舌质紫暗或有瘀斑,脉弦紧为气滞血瘀;遇寒诱发,唇甲青紫,心痛如刺,心痛彻背,舌质紫暗,脉涩,为寒邪凝滞;胸中痞闷而痛,痛彻肩背,不得卧,喉中痰鸣,舌胖,苔腻,脉滑,为痰浊阻络。

2. 治疗

(1)基本治疗

治法:通阳行气,活血止痛。以手厥阴、手少阴经穴为主。

主穴:内关、阴郄、膻中、郄门。

配穴:痰浊阻络配丰隆;阳气虚衰配心俞、至阳;气滞血瘀配太冲、血海;寒邪凝滞配神阙、至阳。

方义:内关为手厥阴经之络穴,又是八脉交会穴之通阴维脉,"阴维为病苦心痛",故胸闷心痛不论寒热虚实皆可用之;膻中为心包之募穴,又为气会,可疏调气机,化瘀止痛;郄门、阴郄分别为手厥阴经和手少阴经郄穴,善治心系急症。

操作:膻中向下平刺,以有麻胀感为度。寒邪凝滞、阳气虚衰宜用灸法。

(2)其他治疗

耳针疗法:心、小肠、交感、神门、内分泌。每次选3~5穴,毫针刺,中等刺激强度。

(二十三)胆绞痛

胆绞痛是以右上腹胁肋区绞痛,阵发性加剧或痛无休止为主要特征的病证。常见于多种胆道疾患如胆囊炎、胆管炎、胆石症、胆道蛔虫症等。

胆绞痛属中医学"胁痛"范畴。其发生常与情志不遂,饮食不节,结石、蛔虫阻滞等因素有关,多为实证。病位在胆,与肝关系密切。基本病机是胆腑气机壅阻,不通则痛。

1. 辨证

主症:突发性右上腹剧痛,呈持续性绞痛,阵发性加剧,疼痛部位拒按,可向右肩背部放射。

兼见寒战高热,恶心呕吐,口苦咽干,黄疸,便干溲黄,舌红,苔黄腻,脉滑数,为肝胆湿热;常因情志变动而诱发,胁肋胀痛,走窜不定,兼见性情急躁,胸闷不舒,舌淡红,苔薄白,脉弦,为肝胆气滞;右上腹及剑突下阵发性钻顶样剧痛,拒按,恶心呕吐或吐蛔,舌淡,苔白,脉弦紧,为蛔虫妄动。

2. 治疗

(1)基本治疗

治法:疏肝利胆、行气止痛。以胆的俞募穴、下合穴为主。

主穴:胆囊穴、阳陵泉、胆俞、日月。

配穴：肝胆湿热配行间、阴陵泉；肝胆气滞配太冲、丘墟；蛔虫妄动配迎香透四白；发热寒战配大椎、曲池；恶心呕吐配内关、足三里；黄疸配至阳。

方义：经外奇穴胆囊穴为治疗胆腑疾病的经验效穴；阳陵泉为胆之下合穴，可调理胆腑气机；胆俞、日月同用，俞募相配，利胆止痛。

操作：常规针刺，久留针，间歇行针以保持较强的针感，或用电针。

（2）其他疗法

耳针疗法：肝、胰胆、交感、神门、耳迷根。急性发作时采用毫针刺，强刺激，持续捻针。剧痛缓解后行压丸法，两耳交替进行。

（二十四）肾绞痛

肾绞痛是以阵发性剧烈腰部或侧腹部绞痛并沿输尿管向髂窝、会阴、阴囊及下肢内侧放射，伴不同程度的尿痛、尿血为主要表现的病证，是由泌尿系结石引发的剧烈疼痛症。多见于泌尿系结石病，有肾结石、输尿管结石、膀胱结石、尿道结石之分。肾绞痛属于中医学"腰痛""石淋""砂淋""血淋"的范畴。常与湿热之邪相关。本病病位在肾、膀胱，与三焦、脾关系密切。基本病机是结石内阻，通降失利，水道不通。

1. 辨证

主症：小腹及阴茎中急胀刺痛，多呈持续性或间歇性，或腰部刺痛，向膀胱、外生殖器、大腿内侧放射，并出现血尿或脓尿，排尿困难或因有砂石而中断，变换体位常能通畅。肾区有叩击痛。

兼见寒热往来，口苦呕恶，大便不爽或秘结，苔黄腻，脉滑数，为下焦湿热；尿痛涩滞不显著，腰酸膝软，神疲乏力，脉弦细无力，为肾气虚弱。

2. 治疗

（1）基本治疗

治法：清热利湿，通淋止痛。以相应俞募穴及足太阴经穴为主。

主穴：肾俞、京门、膀胱俞、中极、三阴交。

配穴：下焦湿热配阴陵泉、委阳；肾气虚弱配水分、关元；恶心呕吐配内关、足三里；尿中砂石配次髎、水道；尿血配地机、血海。

方义：肾俞与京门、膀胱俞与中极分别是肾与膀胱的俞募穴，为俞募配穴法，可清利下焦湿热，助膀胱气化，通调肾与膀胱气机，行气止痛；三阴交穴通脾、肝、肾三经，可疏肝行气，健脾化湿，益肾利尿，化瘀通滞。

操作：常规针刺。

（2）其他治疗

耳针疗法：肾、输尿管、交感、皮质下、三焦。毫针刺，强刺激。

（二十五）痛经

痛经是指妇女在经期或经期前后发生周期性小腹疼痛或痛引腰甚至剧痛难忍，或伴有恶心呕吐的病证。以青年女性为多见。其发生常与受寒饮冷、情志不调、起居不慎、先天禀赋、久病体虚等因素有关。本病病位在胞宫，与冲、任二脉及肝、肾关系密切。基本病机：实证是瘀阻冲任，气血运行不畅，胞宫经血流通受阻，不通则痛；虚证为冲任虚损，胞宫、经脉失却濡养，不荣则痛。西医学中，痛经可分为原发性和继发性痛经两类。原发性痛经见于月经初潮后不久的未婚或未孕妇女；继发性痛经多见于子宫内膜异位症、急慢性盆腔炎、肿瘤、子宫颈口狭窄及阻塞等。

1. 辨证

（1）实证

主症：经前或行经期小腹剧烈疼痛，痛处拒按。

兼见小腹冷痛，可放射到股内侧及阴道和肛门，得热则舒，经血量少，色紫暗有血块，舌淡胖苔白，脉沉紧，为寒凝血瘀；小腹胀痛，可放射到胸胁、乳房，经行不畅，经色紫暗有血块，块下后痛减，舌紫暗或有瘀斑，脉沉弦或涩，为气滞血瘀。

（2）虚证

主症：行经期或经后小腹或腰骶部绵绵隐痛，痛处喜按。

兼见腰骶部隐痛，经行量少、色红，伴头晕耳鸣，舌淡苔薄，脉沉细，为肾气亏损；小腹绵绵作痛，空坠不适，月经量少、色淡，伴神疲乏力，头晕眼花，心悸气短，舌淡苔薄，脉细弱，为气血不足。

2. 治疗

（1）基本治疗

1）实证

治法：行气活血，调经止痛。以足太阴经、任脉经穴为主。

主穴：中极、三阴交、地机、次髎、十七椎。

配穴：气滞血瘀配太冲、血海；寒凝血瘀配关元、归来。

方义：中极为任脉穴，与足三阴经相交会，可通调冲任，理下焦之气；三阴交为足三阴经交会穴，能调理肝、脾、肾，活血止痛；地机为脾经郄穴，善于止痛治血，取之能行气活血止痛；十七椎、次髎是治疗痛经的经验效穴。

操作：毫针泻法，寒凝者加艾灸。

2）虚证

治法：调补气血，温养冲任。以任脉、足阳明、足太阴经穴为主。

主穴：关元、足三里、三阴交。

配穴：肾气亏损配太溪、肾俞；气血不足配气海、脾俞。

方义：关元为任脉穴，为全身强壮要穴，可补益肝肾，温养冲任；足三里为足阳明胃经穴，功擅补益气血；三阴交可调理肝、脾、肾，健脾益气养血。三穴合用，可使气血充足，胞宫得养，冲任自调。操作毫针补法，可加灸。

（2）其他治疗

1）耳针：神门、交感、内生殖器、内分泌、皮质下、肾、腰骶椎。每次选1~4穴，毫针刺用中等刺激，或用压丸法利多卡因或当归注射液，每穴每次注入药液2ml，隔日1次。

2）穴位注射：足三里、三阴交、地机、关元、气海。每次选2~3穴，用利多卡因或当归注射液，每穴每次注入药液2ml，隔日1次。

（王　婷　陈慧敏）

第二节　中医推拿

中医手法治疗是指中医外治法中的按摩推拿术，指用手、肘、膝、足或器械等通过手法的各种特定动作，作用于人体体表的特定部位，以调节机体的生理、病理状况，达到防治疾病的一种治疗方法。推拿疗法以中医理论为基础，是传统康复治疗技术中的重要组成部分，是中医学中最古老的医疗手段之一。

一、推拿简史

推拿是人类最古老的疗法之一，古代又称为按摩、按跷等，起源于原始先民在身体疼痛时，对局部进行按压抚摩。《史记·扁鹊仓公列传》记载"上古之时，医有俞跗，治病不以汤液醴洒、镵石挢引，案扤毒熨，一拨见病之应，因五藏之输，乃割皮解肌，诀脉结筋"，足以说明推拿起源很早。

魏晋隋唐时期，设有按摩专科，有了按摩专科医生。这个时期，自我按摩作为按摩的一个重要内容十分流行。自我按摩的广泛开展说明按摩疗法重视预防，注重发挥患者与疾病作斗争的主观能动性。宋金元时期，推拿运用的范围更加广泛。如宋代医生庞安"为人治病率十愈八九……有民家孕妇将产，七日而子不下，百术无所效……令其家人以汤温其腰腹，自为其上下按摩，孕者觉肠胃微痛，呻吟间生一男子"，即运用了按摩法催产。明代，封建社会处于没落时期，资本主义生产方式已经萌芽，这一时期形成了小儿推拿的独特体系，其中《小儿按摩经》可算是我国最早的推拿书籍。按摩又有推拿之称，正是从这时开始，小儿推拿的名称正式产生了。清代对推拿手法治疗伤科疾病作了比较系统的总结，如《医宗金鉴》把摸、接、端、提、按、摩、推、拿列为伤科八法。1929年，民国政府召开第一次"中央卫生委员会议"，提出了"废止旧医，以扫除医事卫生之障碍"的方针，1936年又提出"国医在科学上无根据"，一律不许执业。祖国医学遭到严重摧残，但由于推拿的确是一门行之有效的医疗科学，推拿在民间还是有一定的发展。新中国成立后，在党中央的政策指引下，祖国医学中的推拿疗法得到重视，1956年在上海开设推拿训练班，1958年成立推拿专科门诊部，同年又开设了推拿专科学校。1979年上海中医学院成立了针灸推拿系，为培养推拿专业人才创造了条件。1979年7月在上海首次召开了全国性的推拿学术经验交流会，1982年北京中医学院亦成立了针灸推拿系，进一步推动了推拿事业的发展。

推拿作为治病防病的一种方法，其独特疗效是其他方法所不能及的，目前许多国家都已开展对这方面的研究。推拿作为一种既古老又年轻的疗法，在人类卫生事业上有其不可估量的价值。

二、中医学关于手法的作用原理

中医手法的作用原理是以中医理论为基础的，中医认为推拿具有调整阴阳，疏经通络、行气活血，理筋整复、滑利关节，调整脏腑功能，增强抗病能力等功能。

（一）调整人体的阴阳平衡

中医学认为人体是一个对立统一的有机整体，以阴阳学说来概括人体内的物质和功能变化。中医认为"阴阳者，天地之道也"。人体内阴阳处于相对平衡，"阴平阳秘"机体才能健康。若当"阴阳失调"出现阴阳偏盛、偏衰，机体就会产生疾病和功能异常。中医手法治疗是根据辨证疾病及功能异常的阴阳盛衰，以各种不同的手法，按阴阳属性划分，如推、揉、抖为动，属阳；按、点、牵为静，属阴。以此来调整疾病和功能异常过程中的阴阳平衡。或泻其有余，或补其不足，使"阴平阳秘"恢复机体正常功能。

（二）调整经络、气血

中医认为机体全身气血的运行，脏腑肢节的联系，表里上下的沟通是由一个完整的经络系统来完成。脏腑肢节一旦发生疾病和障碍就会经络不通，气血运行不畅。手法治疗是针对疾病障碍的不同，选用不同的经络、穴位施术，达到疏通经络气血、消除疾病障碍的目的。

（三）调整筋骨

跌扑闪挫，突然外力可致筋伤骨错，或为筋歪、筋斜而"出槽"，或为骨断、脱臼而"错缝"，简称"筋出槽，骨错缝"。手法治疗能使"出槽"之筋以理顺，"错缝"之骨节而归正，恢复其正常功能。

三、现代医学关于手法治疗的作用原理

手法治疗是由一系列各异的动作产生不同的力作用于机体，这些力对机体的不同部分产生各种不同的反应，从而起到治疗疾病和消除、减轻各种障碍的作用。

（一）神经调节

通过手法的各种特定动作，对人体皮肤、肌腱、关节等处的各种感受器的刺激，使人体"反射弧"的效果产生各种治疗作用。研究表明，强而快的手法可以兴奋神经，轻而缓慢的手法可以抑制神经。①手法镇痛：手法治疗使中枢神经抑制其他输入的伤害性冲突，提高痛阈。刺激脊髓和脑干释放脑啡肽，达到镇痛。②手法对内脏神经的影响：手法通过对穴位的刺激，调节自主神经功能治疗多种内脏疾病。③手法对大脑皮层的影响：手法能改变脑电波，抑制（连续、轻柔、节律性手法）、兴奋（短促、强烈、快捷手法）大脑皮层。例如：有节律的轻柔地按摩头部可以抑制大脑皮质的兴奋性，产生镇静和催眠作用。④手法对运动神经的影响：手法能调节运动神经的功能，使运动过度痉挛的肌肉放松，又能使无力的肌肉得到增强。

（二）体液调节

手法能使机体局部组织血液循环改善，血流增加，利于炎性物质的吸收。改善组织供氧，减少体内有害化学物质的产生，促使炎症消退，使免疫系统中的中性粒细胞、T细胞、巨噬细胞增加，免疫功能加强。同时，手法能使下丘脑分泌释放多种激素，如肾上腺皮质激素等，提高组织细胞对有害刺激的耐受性。

（三）修复创伤组织

创伤后期按摩可促进坏死组织吸收和细胞的有序排列，加快创伤组织的修复。

（四）改善关节功能

推拿可以改善关节内部的位置关系，按解剖力学的基本原理，整复脱位的关节，回纳突出的椎间盘，理顺滑脱的肌腱等，尽可能恢复到接近正常的解剖位置，达到较好的功能状态。对粘连的软组织实施按摩，可使其粘连松解，解除或减轻痉挛，改善关节的活动度。

（五）消除疲劳

推拿可以促进肌肉的代谢，消除肌肉疲劳。

（六）增强体质

推拿可以促进新陈代谢，在脸部、颈部和背部按摩能增强人体抗病能力。一时性地提高机体免疫能力。实验证明，按摩后，血液中的白细胞总数增多，吞噬能力增强，血清补体的效价增高。

（七）心理调节

机体产生疾病后出现各种不适症状，由此产生心理上的忧虑、焦虑、抑郁、恐惧及悲伤

等心理,这种心理又可加重这些不适,在常见的疼痛疾病尤其如此。按摩可使紧张的情绪放松,减轻或消除因疾病产生的不良心理影响。舒适的手法治疗使患者的注意力从疾病的不适向手法作用的感受转移,加上手法对不同部位快慢、强弱的刺激,使手法从治疗作用上、心理上都得到了加强。这也是手法治疗疾病,从古到今深受广大病患者接受的原因,也是伤病所致各种功能障碍常用和多用的传统康复治疗方法之一。

四、治疗原则

手法是在中医整体观念和辨证施治的基础上,以经络理论为指导原则。按循经取穴、局部取穴施法,并结合现代解剖及生物力学原理,针对伤病所致不同的障碍、不同的人、不同的部位施用不同的手法,制定攻、补剂量,达到最好的康复治疗效果。中医经典理论"阴病治阳,阳病治阴""以左治右,以右治左""虚则补之,实则泻之""急则治标,缓则治本""谨察阴阳所在调之,以平为期"。这些是对伤病及功能障碍的平衡治疗原则。手法在很大程度上是通过身体的外周感受器,将力和信息传入有关中枢,最后传出产生效应。同康复医学的核心技术"神经促通技术"是完全吻合的。

五、常用的治疗手法

手法治疗要求操作者必须熟练掌握及灵活选用各种手法。手法操作要做到持久、有力、均匀、柔和。要达到这种功力,必须经过一定时期的手法练习和临床实践,才能熟而生巧,得心应手。"一旦临证,机触于外,巧生于内,手随心转,法从手出。"手法种类繁多,名称不一。临床多以手法动作形态大致分为7类:摆动类、摩擦类、振动类、挤压类、叩击类、运动类、小儿类。

(一)摆动类手法

以指、掌、腕作协调的连续摆动为摆动类手法。本类手法有一指禅推法、滚法、揉法等。

1. 一指禅推法

(1)操作方法:以拇指指端螺纹面或偏锋,着力于肢体一定部位或穴位上。松腕、沉肩、垂肘、悬腕,肘低于腕,以肘为支点,用前臂摆动带动腕部摆动,拇指远节指关节同时做屈伸运动。手法的压力、频率、摆动幅度要均匀,动作要灵活。一般手法频率为每分钟120~160次。

(2)临床运用:此手法接触面积小,但用力渗透度大,适用于全身各部穴位。本法常配合拿、按、摩、滚等其他手法一起使用,临床常用于头面、胸腹及四肢等处。对头痛、胃痛、腹痛及关节肢体酸痛等症常用本法治疗,本法具有疏肝理气、舒筋活血、祛瘀止痛、调和营卫、健脾和胃的功能。对骨关节、肌肉附着点处的痛性结节(筋节),用此法可使疼痛立刻消除,起到立竿见影的疗效。

2. 滚法

(1)操作方法:滚法是由腕关节的屈伸运动和前臂的旋转运动复合完成。前者是由第2~5指指背及手掌背部,以腕关节的屈伸完成;后者是由前臂旋转带动手背来完成。前者是由2~5指指背及掌指关节背部着力于体表,后者是由手掌背部着力于体表。前法刺激较强,后法刺激较弱。手法操作时一定要紧贴体表,不能拖动、碾动或跳动。手法压力、频率、摆动幅度要均匀,动作要协调有节律。

(2)临床运用:滚法压力大,接触面较大,多用在肩背、腰臀及四肢肌肉较多处。本法有舒筋活血,滑利关节,缓解肌肉、韧带痉挛,增强肌力,促进血行,消除肌肉疲劳的作用。对风湿肢体关节酸痛、肢体瘫痪、运动过度、损伤疼痛造成肌肉痉挛及运动后疲劳的恢复常用本法治疗。

3. 揉法

(1)操作方法:揉法是以手掌、掌根、鱼际肌、指腹、前臂等多处部位,围绕肢体病区或周围,从浅到深反复回旋运动的一种手法。此法操作时应肩部放松,肘部下垂,上臂带动前臂及手腕(接触机体的部位)做灵活自如的回旋运动。动作要求连续,用力由小到大,均匀回旋,宜轻缓而有节律。一般每分钟120~160次。

(2)临床运用:揉法适用于全身各个部位,具有活血化瘀、消肿止痛、宽胸理气、消积导滞的作用。常用于脘腹胀痛、胸闷胁痛、便秘泄泻、外伤红肿疼痛、肌肉痉挛等症。

(二)摩擦类手法

以指、掌或肘在体表作直线或环旋运动为摩擦类手法。本类手法有摩法、擦法、推法、搓法、抹法等。

1. 摩法

(1)操作方法:用手掌或手指附着在施术部位或穴位上,做腕关节连同前臂的带动下的环行或半环行的持续、连贯有节奏的运动。此法不同于揉法的是:揉法力向下,此法力水平回旋。操作时肘关节微屈,腕放松,指掌自然伸直,以受术者局部微热舒适为度。

(2)临床运用:摩法刺激轻柔缓和,是胸腹、胁肋、四肢常用手法。具有温筋散寒,消肿止痛,调和气血,消积导滞,放松肌肉的功效。适用于气滞血瘀、脘腹胀满、胸胁并伤、肢体麻木、消化不良等症。此法多配合揉、推、按手法使用。

2. 擦法(平推法)

(1)操作方法:用手掌的大、小鱼际或掌根附着在机体一定部位,直线来回摩擦运动。操作时腕关节伸直,以肩关节为支点,肘关节屈伸带动手掌做前后或上下往返运动。用力要稳,掌下压力不宜太大,以局部皮肤微红温热为度。必要时涂适量润滑油或药膏,以防擦伤皮肤。

(2)临床运用:擦法刺激柔和温热,具有温筋通络、行气活血、消肿止痛、健脾和胃、祛风散寒之功效。常用于内脏虚损,气血功能失调,风湿痹痛的病症。

3. 推法

(1)操作方法:推法有指推法、掌推法和肘推法三种。是用指、掌和肘着力体表一定部位,进行一个方向直线运动的手法。操作时要紧贴体表,用力要稳,有节奏。

(2)临床运用:推法能疏通经络、气血,舒筋活血,兴奋肌肉,促进血行。常用于肢体关节酸痛、肌肉痿软无力、脾胃虚弱等症。

4. 搓法

(1)操作方法:用双手指或掌指对合紧贴受术部位,方向相反用力,上下往返快速搓揉的运动手法。操作时垂肩坠肘,快搓慢移,以皮肤发热为度。

(2)临床运用:搓法有舒筋活血,祛风散寒,松肌解痉的功能。适用于肢体痹痛,以上肢多用。对运动过度,四肢肌肉酸痛也常用此法。

5. 抹法

(1)操作方法:用单手或双手拇指腹紧贴皮肤,做上下左右往返运动的手法。操作时用力轻而不浮,重而不滞。

(2)临床运用:抹法具有开窍醒脑,镇静明目,舒筋通络之功。对头痛、头晕及颈椎疾病常配合此法治疗。

(三)振动类手法

此类手法是以快速、高频的节律,轻重交替、持续作用于人体的方法。此类手法包括抖法、振法等。

1. 抖法

(1)操作方法:用双手握住患者的上肢或下肢远端,做快速、连续小幅度的上下颤动。操作时颤动幅度要小,频率要快。

(2)临床运用:本法主要用于四肢,有舒筋通络、解除粘连、活动关节的功能。用于肩(肩周炎)、髋关节疼痛,关节运动功能障碍等症。

2. 振法

(1)操作方法:此法是以手指或手掌着力于受术部位,前臂肌肉静止用力,产生震颤,向手掌、手指下及受术部传导的手法。操作时注意力集中于手部,振动频率愈高,力传导愈深疗效愈好。此法必须经过一定时间的刻苦练习方可掌握。

(2)临床运用:本法一般用单手操作,适用于全身各部位。有祛瘀消积,和中理气,调节肠胃功能的作用。常用于肝郁气滞、胃肠功能紊乱等症。

(四)挤压类手法

用指、掌或肢体其他部分按压或对称挤压肢体的手法。本法有按法、点法、拿法、捻法、踩法等。

1. 按法

(1)操作方法:用手指或手掌按压受术部位的手法。操作时双手拇指或双掌可重叠,用力应垂直体表,不要移动。力由轻到重,再由重到轻,切忌暴力。

(2)临床运用:按法常和揉法合用为"按揉"复合手法。有通络、活血、止痛、开闭、松肌的作用。常用于胃痛、头痛、肢体酸痛及肌肉疼痛僵硬等症。

2. 点法

(1)操作方法:此法是以手指端或关节骨突出部,着力于受术部位进行点压的手法。操作时力点应集中于指尖或骨突出部,持续或间断地重力点按。

(2)临床运用:本法较按法作用面小,刺激性大。具有通络镇痛,开通闭塞,调和阴阳的作用。适用于头痛头胀、脘腹胀痛、腰腿疼痛等症。

3. 拿法

(1)操作方法:此法是用拇指与其余四指呈钳状,在施术部位进行节律性的提捏的按摩手法。操作时拇指和其余四指相对用力,手腕放松,有节律性地一松一紧、从轻到重、提拿揉捏,以患者有酸胀舒适感为度。

(2)临床运用:本法具有疏经通络、活血止痛、祛风散寒、缓解痉挛、消除疲劳之功效。适用于头项强痛、肢体关节肌肉酸痛等症。

4. 捻法

(1)操作方法:此法是用拇指、示指指端捏住施术部位,进行相对搓捻的手法。操作时动作要均匀、对称、快速、灵活。

(2)临床运用:此法一般用于四肢小关节处,有通经活络、祛风止痛、滑利关节的作用。

常配合揉、握、运、提等手法一起，治疗手指和足趾关节酸痛、类风湿关节炎静止期、小关节疼痛屈伸不利等症。

5. 踩法

（1）操作方法：此法是术者利用自身的重量，用单足或双足踩踏施术部位的一种方法。操作时要有预制的抓手横木，以控制自身体重。根据患者年龄、体质及病情的不同施用不同力度，选用足尖或全足底接触施术部。本法慎用于小孩、老人及身体瘦弱者。对有脊柱增生严重、强直性脊柱炎的患者禁用此法。

（2）临床运用：本法有活血通络、舒经止痛、消除疲劳、缓解痉挛，纠正小关节错位，位移髓核之功效。适用于肩背风湿酸痛、腰背部肌筋膜炎、腰椎间盘突出症、运动过度、肌肉疲劳僵硬等症。

（五）叩击类手法

此类手法是用手掌、拳背、手指、掌侧及特制的器械叩打受术体表的方法。本法包括拍法、击法、弹法等。

1. 拍法

（1）操作方法：施法者手指自然并拢，掌心凹陷向下，用虚掌平稳有节奏地拍打施术部位。操作时应在施术部由近及远，密排拍打 3 ~ 5 个来回。可用单手或双手操作。

（2）临床运用：此法具有舒经活络、运行气血之效。常用于肩、背、腰、腿酸痛麻木和气血痹阻不通之症。

2. 击法

（1）操作方法：击法是用拳背、掌根、掌侧、指尖或桑枝棒叩击施术部位。操作时应垂肩坠肘，手腕放松。以肘、腕关节的屈伸，尺桡侧方的复合运动，有节奏地先轻后重、快速短暂、垂直反复叩击施术部位。注意使用器械时叩击力应小，以免击伤患处。

（2）临床运用：本法具有疏通经络、调和气血、兴奋神经之功能。腰背部多用拳背击，头顶部多用掌根击，四肢用掌侧击，头面、胸腹部用指尖击，桑枝棒击多用在肌肉丰满之处。对风湿痹痛、肌肉痉挛、头痛等症常用此法。

3. 弹法

（1）操作方法：用一手指指腹紧压另一手指指甲用力弹出，连续弹击治疗部位的方法。操作时手指要突然发力，要有弹性，力度均匀、由轻及重。频率为每分钟 120 ~ 160 次。

（2）临床运用：弹法适用于全身各部，以头颈部为多，具有祛风散寒、行气通窍之功。对头痛、颈项强痛常用此法。

（六）运动类手法

是对肢体各关节在其关节生理运动范围内，进行各种被动的关节活动的方法。此法包括摇法、扳（旋转）法、拔伸法等。

1. 摇法

（1）操作方法：对肢体关节做被动的环转运动为摇法。①颈项部摇法：操作者一手托患者头枕部，一手托下颌部。双手稍向上用力做左右环转运动。②肩关节摇法：医者一手扶患肩，一手托患肘或腕部做环转运动。③髓关节摇法：患者仰卧，屈膝屈髓，医者一手托患者足跟，另一手扶患膝做环转运动。④踝关节摇法：医者一手托足跟，另一手握患足大趾做环转运动。操作时动作应均匀缓和，遇到关节阻力时要稍加牵拉力，使关节间隙加大后再做环转动作。

（2）临床运用：本法有舒经活血、滑利关节、解除关节交锁之效。常用于关节僵硬、疼痛、屈伸不利，如肩周炎、颈椎病及髋、膝、踝关节增生性关节炎等症。

2. 扳(旋转)法

（1）操作方法：此法是用双手向同一方向或相反方向用力，使肢体关节被动伸展或旋转，让受限的关节活动得以改善的手法。操作时双手应协同配合，并嘱咐患者被扳部位尽量放松不可对抗用力以免损伤。对受限关节应先进行牵拉，增加关节间隙再行扳法。防止突然暴力，追求关节弹响声的做法，颈部扳法尤应注意。扳法分为颈部旋转定位扳法、腰部斜扳法、腰部旋转扳法、腰部后伸扳法、胸背部扳法。

（2）临床运用：扳法能舒经通络，纠正异常的关节位置，改善关节活动度。常用于脊柱（颈、腰椎疾病）及四肢关节运动功能障碍等症。

3. 拔伸法

（1）操作方法：此法又称牵引法，是固定肢体或关节的一端，牵拉另一端肢体的手法。操作时除头颈部的拔伸多以自身重量固定外，一般需一助手固定肢体或用一手固定，一手拔伸。施法时用力要均匀而持久，动作要缓和，不宜暴力。拔伸法分为头颈部拔伸法、肩关节拔伸法、腕关节拔伸法、指关节拔伸法。

（2）临床运用：本法有通经活络，解除关节扭挫伤的功能。常用于伤筋和关节错位、脱位等症。

（七）小儿类手法

小儿推拿手法不少和成人名称相同，但操作动作、姿态却完全不同。推法、揉法为小儿类手法。推法用时较长；掐法则重、快、短，用后常配合揉法。小儿手法常配合具体经穴一起施用，如补肺经、清肺经、掐人中、揉中脘等。

1. 推法

（1）操作方法：

直推法：以拇指或示指、中指掌侧面在施术部做直线推动。

旋推法：用拇指面在施术部做顺时针方向的旋转推动。

分推法：用两手拇指桡侧或指面，或示指、中指二指指面在施术部做两旁分向推动，或做"八"形推动。

操作时要用介质，推动要有节律，每分钟 200～300 次。

（2）临床运用：本法适用于小儿多种疾病，应根据病情、部位不同选补法、泻法。

2. 揉法

（1）操作方法：以中指或拇指指端，或掌根、大鱼际在施术部顺时针或逆时针方向旋转揉动。施法时手不要离开施术部，使其皮下组织随手的揉动而滑动，不能摩擦皮肤。频率每分钟 200～300 次。

（2）临床运用：同推法。

六、手法选择

（一）对按摩者的要求

中医按摩治疗是在中医整体观念和辨证施治的基础上，以经络理论为指导原则，结合现代解剖及生物力学原理，了解患者所患疾病或损伤的临床表现及其功能障碍程度。因此，按摩者需要掌握中医学理论及人体解剖学，针对不同的部位施用不同的手法。

（二）按摩强度和操作顺序

操作时要求手法持久、有力、均匀、柔和,从而达到"深透",也就是把手法作用的力传达到病所。根据患者的症状、体征、治疗部位以及耐受力,选择适宜的按摩手法和强度。对年老体弱及儿童手法要柔和;开始时的手法宜轻柔,逐渐增加强度,以患者耐受为度,并维持一段时间后,再逐渐减轻强度;按摩四肢时,宜由远端向近端移动;按摩躯干部位,一般由症状外周向患处操作。

（三）按摩时间

局部或单一关节的治疗,每次 10~15 分钟;较大面积或多部位的治疗,每次 20~30 分钟,每天治疗 1~2 次或每周治疗 2~3 次。急性期患者每次的治疗时间应短,慢性期时间可以稍长。

（四）综合治疗

由于按摩属于被动运动,因此宜与主动的运动治疗相结合,并配合物理治疗,才能使疗效更好,并有利于维持疗效、避免复发。

（五）注意事项

治疗前,须明确诊断,确定无禁忌证后,才能开始治疗。治疗者必须勤修指甲,双手保持清洁、温暖。推拿时,患者应采取合适的体位,使操作部位处于放松状态。操作时要密切注意患者在治疗中的反应,并指导患者积极配合治疗。初次为患者行推拿手法,应尽量采用轻法,然后再根据患者的适应情况逐渐加大手法力量。如有患者在按摩后的次日皮肤出现青紫现象,可改用轻法或变换推拿部位。按摩腰骶部、腹部时,应先让患者排净小便。在有皮肤破损、感染、肿瘤、皮炎等时禁止按摩,孕妇及妇女月经期禁止按摩腹部、腰部、臀部。

康复学科手法治疗对象以伤残及疼痛患者为主,其治疗对象有一些不同于其他疾病的特点,因此除了一般手法治疗需要注意的事项外,还应注意以下几点:

1. 警惕深静脉血栓,已经形成者禁止手法治疗;
2. 久病体虚者,宜采用轻柔手法;
3. 肢体肌力减退或丧失者,手法治疗时要防止造成软组织损伤或骨折;
4. 尿潴留者,禁用腹部挤压手法,以防尿液反流造成泌尿系感染甚至更严重后果;
5. 多次手法治疗后疼痛仍不缓解者,应明确诊断后再酌情治疗。

七、传统手法治疗在临床各科的应用

（一）内科疾病

1. 病种

感冒、头痛、失眠、高血压、胃痛、胃下垂、习惯性便秘、胁痛、痉证(破伤风、高热)、厥证(休克、昏厥)、眩晕、卒中后遗症、癫痫、痹证(风湿病)、痿证(重症肌无力、肌营养不良)、腰痛、遗尿、遗精、阳痿、前列腺炎、尿潴留、尿失禁、肥胖症等。

2. 病种特点及常用手法

内科疾病多以所发病的脏腑功能障碍为主。手法治疗应按照发病相关脏腑经络的有关穴位,特定的部位。注意表里、虚实,施用不同手法治疗。常用手法:揉、按、点、捏、推、拿、一指禅推、振、掐、擦、摩等。

（二）神经精神疾病

1. 病种

面神经炎,面肌痉挛,周围神经炎,枕大神经炎,腋神经炎,尺神经炎,桡神经炎,正中神经炎,肋间神经炎,坐骨神经痛,臀上皮神经炎,股外侧皮神经炎,腓神经麻痹,三叉神经痛,偏头痛,膈肌痉挛,神经衰弱,癔症等。

2. 病种特点及常用手法

神经精神疾病所致功能障碍,常以感觉、运动障碍为主。手法治疗选用部位以神经支配处,并结合中医经络循行"远道取穴"。如:面神经炎病变障碍在面部,除面部穴位施用手法,上肢合谷、列缺、后溪,下肢足三里、照海也是手法常用之处。常用手法:揉、擦、一指禅推、按、推、掐、点、弹拨、搓、拿、压为主。对不能运动的关节,应加用被动的全关节运动手法(屈伸、旋转、摇法等)。

(三)骨外伤疾病

1. 病种

脑外伤后遗症,风湿性关节炎,类风湿关节炎,颈椎病,肩周炎,腰椎间盘突出症,各种骨关节、韧带、软组织损伤,骨关节退行性关节炎,各种软组织劳损,急、慢性无菌性炎症,各种骨折所致的关节运动功能障碍,脊柱、肢体关节、小关节脱位、半脱位等。

2. 病种特点及常用手法

骨外伤疾病多以疼痛、运动功能障碍为主。治疗前先找出所致障碍的原因,如"骨错缝"(脱臼、半脱位)手法应加以纠正其位置。"筋出槽"(伤筋、各种软组织伤)手法应揉顺、舒筋以通络,最后达到消除疼痛,恢复其关节运动功能。骨外伤疾病多为"实证",手法以泻法为主。常用手法:推、拿、揉、滚、擦、按、压、摩、牵、抖、扳、点、摇、弹拨、搓等。对脊柱关节运动障碍患者,多配合使用复合性运动类手法,如斜扳法、旋转复位法加以治疗。

(四)妇产科疾病

1. 病种

月经不调、痛经、带下病、妇女腰痛、产后缺乳、产后耻骨联合分离、更年期综合征等。

2. 病种特点及常用手法

妇产科疾病多与经、带、胎、产等妇女特殊的生理功能有关,手法治疗时应考虑这些特殊生理状况,选用补、泻手法。一般经前、产前手法多用泻法,经后、产后气血亏虚手法多用补法。常用手法:揉、按、捏、压、捻、擦、推、摩、滚、搓、点等。气海、关元、三阴交、背部腧穴及腰骶部八髎穴多为施法之处。

(五)儿科疾病

1. 病种

小儿泄泻、小儿呕吐、小儿哮喘、产伤麻痹(臂丛神经麻痹、面神经麻痹等)、佝偻病、小儿桡骨小头半脱位、髋关节脱位、肘关节半脱位、小儿麻痹后遗症、痫证、小儿消化不良、小儿脱肛、小儿遗尿、小儿肌性斜颈、小儿厌食、百日咳、疳积、小儿脑瘫等。

2. 病种特点及常用手法

小儿具有脏腑娇嫩、形体未充、抵抗力低下、易患病、易康复的特点。小儿的大脑和神经系统发育尚未完善,各种"原始反射"逐渐消失,正常运动逐步学习掌握。手法治疗必须十分了解并掌握小儿运动的发育规律,这对手法治疗儿科疾病至关重要。如产伤麻痹的患儿,用手法刺激加强其肢体尚存的"原始反射",可促使麻痹肢体神经支配,脑瘫儿运动发育落后,尤其是痉挛型脑瘫儿,由于肌张力高,更加重"原始反射",使正常运动不能建立,翻身、爬、坐、站、行走很难完成。手法治疗时如用强力对抗、重手法刺激,就会使肌张力更高。手法操作时刺激痉挛的拮抗肌,用缓慢、持续的牵拉手法拉长痉挛肌肉,揉、压肌腱处以抗痉挛。小儿皮肤细嫩,肢体短小,不会配合,手法应轻快柔和,平稳均匀,刚柔相济。操作时应按先头面再上肢,再腹背后下肢的顺序进行。常用手法为揉、捏、推、摩、按、点、掐、拿、滚、牵拉、旋转、捏脊等。

(六)禁忌证

局部皮肤、软组织或关节有感染、开放性伤口、烧伤、神经嵌顿、深静脉血栓或栓塞、骨折早期;全身性疾病,如急性传染病,肝炎、肺结核进展期;某些感染性疾病,如丹毒、骨髓炎;恶性疾患、血液病或正在接受抗凝治疗的患者。年老体弱、久病体虚,或过饥过饱、酒后均不宜按摩。此外,妇女怀孕及月经期,其腹部、腰骶部不宜实施按摩。

(王育庆)

第三节 银 质 针

一、银质针概述

(一)银质针疗法的由来

银质针起源于银针,银质针疗法为现代针刺疗法之一。上海陆氏伤科以银质针为治疗工具。陆氏伤科第 7 代传人陆云响医师 1959 年在上海市静安区某医院将银质针用于治疗脊柱软组织疼痛疾病,本疗法神奇疗效引起本院骨科主任宣蛰人医师的注意。宣蛰人按解剖部位及松解手术入路,用银质针进行压痛点密集型针刺,针尾用艾绒燃烧加热治疗软组织疼痛,取得稳定的短期及长期疗效。宣蛰人将银质针疗法作为软组织外科学治疗软组织疼痛性疾病三类疗法之一。王福根以银质针导热巡检仪运用于临床治疗慢性疼痛疾病。

(二)银质针的制作规格及特点

1. 银质针制作规格

银质针系 75%～85% 白银制成,针身直径约为 1mm,根据长度分为五种型号,5 号最短,针柄长 30mm,针身长 75mm。其余 4 种型号针柄长度均为 60mm,针身长度分别为 95mm、125mm、145mm、160mm。针柄末端铸成圆球状,便于安装艾球段,不易脱落。

2. 银质针特点

针体较粗,直径为 1mm,不会因为肌肉的过度收缩而引起断针或滞针。普通不锈钢制成的毫针,因其直径细而质地硬,倘若向深层组织进针,一旦由于强烈的肌肉收缩反应,极易发生断针或滞针,造成意外。

(三)银质针导热仪

以银质针针尾连接银质针导热仪加热探头,银质针导热仪处于工作状态,调节导热仪温度,使进针处温度处于 43～44℃。探头加热 15min 后关机,待银质针冷却后逐一取出银质针。

1. 银质针导热疗法的操作及注意事项

(1)银质针操作方法:患者采取舒适体位,医者确定针刺部位及范围,消毒麻醉局部皮肤,采用双手持针法,双手持针把握牢固、稳当,提插探刺方便。视病变部位软组织的厚薄度选用合适长短的银质针,使针体(针身加针柄的长度)外露于皮肤的距离以 9~12cm 为合适。因为过短的外露针体在艾条燃烧温针灸的过程中,由于针体将较多的热量传导到皮肤,可能造成皮肤灼伤;过长的外露针体在温针灸过程中会散发较多的热量,造成辐射到皮肤的热量及传导到针尖的温度降低,从而影响疗效。在双腕关节背屈成角下,以右手示指、中指、环指指腹与拇指指腹对合持针柄。左手(切手)以同等姿势捏住针身的远侧端,也就是距离针尖 2~3cm 的位置,双手同时用力向下刺。连接导热仪探头加热,调节温度,最后起针,消毒皮肤,纱布覆盖,见图 7-3-1。

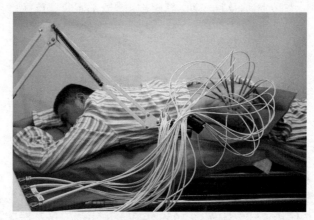

图 7-3-1　银质针导热仪治疗

(2)注意事项　在同一病变区域通常仅做一次银质针导热治疗,多个病变区域治疗,间隔时间以 2 周为宜。

对颈椎和胸椎病变伸肌群,切勿刺伤胸膜和脊神经。颈椎、胸椎其他部位及锁骨上窝软组织病变区域禁忌做软组织治疗。

通常银质针导热治疗,每个疼痛区域的肌肉与筋膜在 1 个月后出现松弛效应,若需再重复治疗增强疗效,应在 2 个月后施行。

(四)银质针疗法的治疗机制探讨

1. 松解肌肉痉挛

宣蛰人认为无菌性炎症的化学性刺激引起疼痛,疼痛导致肌痉挛(早期继发因素)和肌挛缩(晚期继发因素),肌痉挛或肌挛缩又可加重疼痛形成恶性循环。据此确立了"去痛致松,以松治痛"的治疗软组织疼痛原则。银质针在慢性软组织疼痛治疗中能起到松解肌肉痉挛的作用。

2. 改善局部微循环和血流供应

银质针针尾艾炷燃烧加热能使针尖的温度达到 40℃。其热量直达骨膜产生热效应,增加病变局部组织血流量,这可能是银质针治疗软组织疼痛产生良好的远期疗效的原因之一。有研究证实皮肤进针点温度在 40℃~42℃时,传导的热能作用产生复杂的生物学效应,达到"去痛致松,以松治痛"的目的。

3. 消除局部炎症反应

银质针治疗股四头肌慢性损伤 3 天后兔骨骼肌白细胞介素 -8 升高,7 天后 IL-8 浓度降低,14 天时明显降低。

4. 镇痛效应

针刺镇痛被认为可能作用于脊髓、脑干、脑神经节和大脑皮层等中枢神经系统的各个部分,神经激素和神经递质如阿片肽物质和γ氨基丁酸,信号通路和免疫反应参与其中。针刺通过抑制慢性痛胶质细胞活性,抑制胶质细胞膜受体、细胞因子、神经营养因子、细胞内信号通路的活动,抑制神经元胶质细胞的对话产生镇痛效应。

(五)银质针和普通温针灸的异同点

1. 刺激强度

针刺的刺激强度可由多种因素决定,如针具的粗细、行针手法的强弱、是否得气等。毫针针刺疗效取决于是否得气、取穴精确、行针手法以及留针时间等因素决定。银质针疗法是以"以针代刀"为初衷,其针身较长、针体较粗、针尖尖而不锐,对病变软组织具有松解粘连、解除肌肉痉挛等疗效尤其以长期疗效更佳。

2. 选穴特点

毫针温针灸的理论基础是传统中医中的经络腧穴,其选穴主要是根据经络理论。银质针导热疗法的理论基础是软组织外科学,是以软组织外科解剖和软组织压痛点进行选穴。宣蛰人从研究软组织松解手术治疗腰椎间盘突出症失败病例中反思总结,根据人体软组织解剖提出了软组织压痛点的分布规律,即这些压痛点分布于肌肉筋膜的起点或止点的骨骼附着处,我们也称其为"宣氏压痛点"。因此宣氏压痛点不同于传统阿是穴,它严格按照解剖学分布选择病变区域的位置进行治疗。在治疗时采用密集型布针,压痛点之间的距离为 1.0～2.0cm,此法既可以使温度沿针身传导至病变处也可以将温度有效传至周围组织,使病变区域形成由点到面的治疗范围从而达到缓解肌肉痉挛、消除无菌性炎症的效果。

3. 温度刺激

《医学入门》载"药之不及,针之不到,必灸之"。温针灸作为灸法的一种除了有针刺刺激以通经活络还有温度刺激以调和气血、舒筋通络、解瘀止痛的作用。多项临床研究和动物实验均表明温针灸的临床疗效优于单纯针刺。在治疗膝关节骨性关节炎时毫针针刺常规穴位与温针灸常规穴位相比,采用艾灸加热温针在改善症状、体征和恢复关节功能方面优于毫针针刺。

二、银质针疗法的临床应用

(一)银质针治疗强直性脊柱炎

强直性脊柱炎(ankylosing spondylitis, AS)是一种主要侵犯脊柱的慢性进行性炎性疾病,属风湿免疫骨病范畴,为临床疑难病之一。该病多发于青少年时期,起病较隐匿,其病因和发病机制目前仍不明确,致残率高,对患者的生活造成严重影响。

莫景木等根据病变部位,分时间段和病变节段来进行治疗:腰椎段、骶髂关节、髋关节,每次选择一个治疗部位即可。①标记定位,一般选取病变的多发部位,如腰骶椎板(腰部深层肌肉附着处)及髂崤后 1/3 和髂后上棘内缘(骶髂关节周围肌肉附着处)。②消毒,按无菌操作原则,于每个进针点以 0.5% 利多卡因皮内注射,局部形成约 5mm 直径的皮丘,以达到阻滞进针区域皮肤及皮下组织神经末梢的目的。③根据治疗部位选择相应规格银质针,采用垂直进针或斜刺进针,直达深层病变区域肌肉所附着的骨面,直至引出强烈针感,体表进针针距约为 1cm,并于每支银质针针柄末端插上提前制作好的艾炷(长 2.0～2.5cm)。艾炷燃烧完毕,针身余温消退后则可出针。注意事项:避免烫伤及伤口感染。结果表明此疗法效果优于单纯口服药物。

(二)银质针治疗腰椎间盘突出症

腰椎间盘突出症是临床常见病,发病率高,缠绵难愈易复发。近年来,受长期坐位姿势及体育锻炼减少等因素的影响,本病发病率有上升趋势。患者在咳嗽、喷嚏、用力排便时,步行、弯腰、伸膝起坐时,神经紧张、牵拉,使疼痛加剧,严重影响患者的日常生活和工作,给患者带来沉重的身心负担,也给社会造成很大的经济损失。

黄奏琴等采用银质针加艾灸仪隔姜灸治疗腰椎间盘突出症。选取第 13 ~ 18 椎华佗夹脊穴(相当于 L_1—S_1)、大肠俞、秩边。足太阳经痛配承扶、委中、承山;足少阳经痛配环跳、风市、阳陵泉。寒湿型加腰阳关;血瘀型加血海;肝肾亏虚型加命门、三阴交。穴位皮肤常规消毒,采用银质针针刺以上穴位,进针后稍作捻转为主加上轻提插,以患者有酸胀得气感为度。然后隔垫生姜片(取市售生姜拣较大者切成厚 4mm、直径 2cm 的姜片);再将多功能艾灸仪艾灸头置于姜片上施灸,艾灸仪温度设置为 40 ~ 50℃,时间 30min。可较好改善腰椎间盘突出症患者临床症状。

(三)银质针治疗膝骨关节炎

膝骨关节炎在中老年群体中的发病率较高,发病后关节肿胀、疼痛以及活动障碍严重影响患者生活质量,随着生活质量与经济水平的提升,人们对该病也更加重视。李研等采用密集型银质针疗法,应用 YRX-1A-32 型银质针导热巡检仪与直径 1.1mm,长度 15cm 的银质针,银质针加热温度设定为 100 ~ 110℃,近皮肤温度为 45℃左右,加热 20min。常规消毒后,应用利多卡因对进针点进行浸润麻醉。施针部位包含腘窝部、"鹅足"部、髌下脂肪垫部以及内外侧副韧带部等,根据患者疼痛部位的压痛面积确定进针数量,一般施针在 6 ~ 16 针之间,治疗后用无菌纱布对针眼进行按压防止出血,并联合关节内臭氧注射治疗。该疗法可有效改善膝骨关节炎患者的关节疼痛及活动度。

(四)银质针治疗急性颈痛

颈痛是导致残障的第四大病因,其发病率约 4.9%,对患者个人、家庭及社会医疗保健系统造成严重影响,因而寻找有效治疗颈痛的方法,缩短疼痛时间,减轻疼痛程度具有十分重要的意义。临床上定义急性颈痛持续时间为小于 7 天或小于 6 周甚至更长时间,且该病多为自限性疾病,多数患者不经治疗或经简单治疗后可自行缓解,但仍有一部分患者会迁延形成慢性疼痛,对患者的日常生活及工作造成很大影响,加重患者及社会的经济负担。

杨晓娜等取双侧 C_2—T_1 棘突间隙旁开 2cm 处为进针点,以 0.25% 利多卡因局部麻醉,然后选择合适长度的无菌银质针(针粗 1.1mm)向双侧颈椎关节突关节方向进针,进针至各关节突滑膜处,触及骨质感,每针引出强烈针感,即可停止进针,每侧各进 5 根,共 10 根,连接银质针导热巡检仪,仪器加热控制在 90 ~ 100℃、20min,加热完毕后拔除银质针,针眼再次消毒后敷以创可贴(图 7-3-2)。该疗法效果优于单纯口服艾瑞昔布。

(五)银质针治疗脑卒中后肩 - 手综合征

肩 - 手综合征(shoulder-hand syndrome, SHS),又称反射性交感神经营养不良综合征,是脑卒中偏瘫患者最常见的并发症之一。临床表现为偏瘫侧肩痛、手肿及被动运动时疼痛加剧,迫使肢体处于病态姿势,最后变成固定畸形,关节活动永久性丧失,严重影响脑卒中患

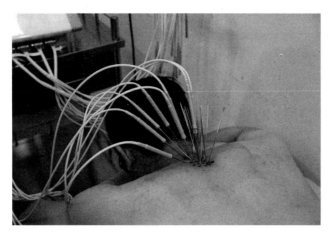

图 7-3-2 银质针治疗颈痛

者的功能康复和生活质量。

农文军等采用银质针结合康复训练。选择患侧肩胛区、肩区及上臂为治疗区的针刺部位。首先,在疼痛明显的针刺部位常规皮肤消毒,每个进针点用 0.5% 利多卡因皮内注射局麻,垂直或斜针进针,每针距约为 1cm,直达肌膜附着的骨面,引出强烈针感为止,根据针刺部位选择不同规格的无菌银质针,根据病情,布针 12~24 针,留针时在每一根银针的末端套上 1 个直径 2.0~2.5cm 的艾球,并点燃加热,以患者能耐受为度,待艾球燃尽,针身余温消退后拔针、消毒、纱布覆盖。3 天内不接触水,以免感染。每周治疗 1 次,共治疗 3 周。结果显示银质针结合系统康复训练能促进脑卒中后 SHS 患者的上肢动脉血流速度及静脉血流回流,改善微循环,有利于运动功能的恢复。

(六)银质针治疗肩周炎

田明将 100 例肩关节周围炎患者随机分为治疗组 50 例和对照组 50 例,治疗组采用银质针治疗,对照组予以电针加电磁波治疗仪照射治疗,银质针治疗部位:肩峰下滑囊、冈上肌、冈下肌、大小圆肌于肱骨大小结节附着处,肱二头肌长短头肌腱于肱骨结节间沟及肩胛喙突附着处,冈上肌、冈下肌、大圆肌、小圆肌位于肩胛骨冈上、冈下窝起点处,肩胛提肌止于肩胛内上角附着处,菱形肌止于肩胛骨脊柱缘附着处等压痛点;结果治疗组总有效率为100%,对照组为 80%,银质针治疗肩周炎疗效更优。

三、小结

银质针在慢性软组织疼痛治疗方面的应用越来越广泛,大量的临床研究显示其临床疗效比较显著。银质针针刺深度一般深达至骨面或骨膜,也有的至侧隐窝、肌肉层或穴位(有强烈酸胀感为宜)。加热采用以银质针导热巡检仪为主的电子仪器加热和艾条或艾柱燃烧加热。目前银质针作用机制方面的文献报道不多,临床研究缺乏高质量的多中心、大样本量的随机对照研究,银质针针刺深度方面尚需进一步提供高质量的循证依据。因此,有必要进一步加强银质针治疗慢性软组织疼痛的作用机制等基础研究和高质量的临床应用随机对照研究,为其临床应用提供理论依据,以利于银质针疗法的推广应用。

(潘化平 毕 胜)

第四节 小 针 刀

一、针刀及针刀疗法的定义

朱汉章教授对针刀的定义是：凡以针的理念刺入人体，在人体内又能发挥刀的治疗作用的一切医疗器械。全国中医药行业高等教育"十三五"规划教材，2017 年 9 月由郭长青教授主编，中国中医药出版社的《针刀医学》教科书则给出了另外一个新的定义：针刀是集合了针灸针和手术刀两者特点，以针刺的理念刺入人体组织，然后完成切开、牵拉及机械刺激等一系列治疗操作的器械（图 7-4-1）。

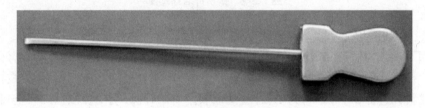

图 7-4-1 某品牌小针刀

针刀疗法是以中医针刺疗法和西医学的局部解剖、病理生理学知识为基础，与现代外科有限手术和软组织外科松解理论相结合而形成的一种新的治疗方法。其适应证从骨伤科疾病逐步扩展到内、外、妇、儿、五官、皮肤科等疾病，1993 年以后，国内学者开始将其称为针刀医学，定义为"针刀医学，是在中医理论的指导下，吸收现代西医及自然科学成果，再加以创造而形成的医学新学科"，而最新的 2017 年 9 月由郭长青教授主编的《针刀医学》教科书的定义为：针刀疗法是在针刀医学理论指导下，以针刀为主要工具，以解剖学为支撑，参考外科技术，形成的一种新的治疗方法。

二、针刀分类

针刀是针灸针和手术刀的融合，由柄、体和刃三部分组成，三者有机融合，形成一种新型的微型手术器械——针刀。传统针刀有三种类型，即Ⅰ、Ⅱ、Ⅲ型，其区别在于针体的粗细和长短，每型按照针刀的长短而可分若干号。

随着时代发展，针刀治疗疾病谱的不断拓宽，针刀器具也呈现不同的种类（尽管很多针具在命名上并没有"针刀"的字眼，但只要符合"针刀的定义"，就属于针刀）（文末彩图 7-4-2）。

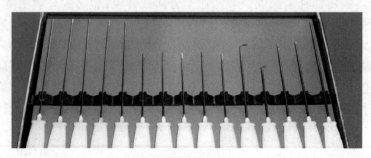

图 7-4-2 针刀种类

1. 根据刃口不同分为："一"字针刀（如传统针刀、刃针等）、弧刃针、线针刀、缨枪状针刀、钩状针刀、马蹄状针刀、镰状针刀、双刃针刀等。

2. 根据针体不同分为：传统直刀杆针刀、"Z"形平刺针刀、弧杆针刀等。

3. 根据能否注射分为：实心针刀（如传统针刀、刃针等）、空心注射针刀（如弧刃针、线针刀、水针刀等）。

4. 根据针柄不同分为：扁平葫芦状针刀、心形针刀、针灸针柄针刀、注射针栓针刀（弧刃针刀、线针刀）等。

5. 根据针体是否有绝缘层分为：等离子针刀、射频弧刃针、射频针刀、普通针刀等。

上述这些不同的针刀，各自有着不同的优点。但有学者指出，微创针具，包括针刀、银质针、拨针等，有四个评价指标：损伤程度、疼痛评分、松解力度、经络刺激强度。一般地，粗的针具"松解力度、经络刺激强度"大，但相应的"损伤程度、疼痛评分"也高，细的针具"损伤程度、疼痛评分"小，但相应的"松解力度、经络刺激强度"也小。

为了减少疼痛，一般采用局部麻醉的方法为主，但局部麻醉有以下几点缺憾：①局麻药反应，甚至高敏。②神经受到阻滞，操作时可能更容易伤及神经血管。③神经受到阻滞，无法即刻判定是麻药的作用，还是真实疗效。④局部麻醉后，局部组织就像"注水肉"一样，针刀操作时手感和针感不再明显，影响术者的操作及疗效。而目前，为了减少疼痛，微创针具（包括针刀）临床应用越来越细，有"细"化的趋势。而"细"到极端就是针灸针，手术松解的"刀"的作用效果无法达到。

而根据人体工学原理，借鉴洛阳铲等特殊设计的一种新型针刀，弧刃针，能够在"相对更小的损伤程度和疼痛评分"的情况下，同时达到"相对更大的松解力度和经络刺激强度"的要求；能够同时符合上述四个指标，是上述四个评价指标的创造性的结合，合理的优化。

弧刃针（arc edge needle，AEN），又名弧刃针刀（arc edge needle-scalpel，AENS）、微型弧刃手术刀（微刀）（micro arc edge scalpel，MAES）、弧刃针灸针（arc edge acupuncture needle），是针灸针、手术刀、注射针创造性的结合，是针灸医学、软组织外科学、针刀医学、注射疗法的创新成果，是中国古老的针灸疗法在当代的重要继承和创新。

弧刃针（文末彩图 7-4-3）有多种形状、多种结构、多种规格，市场现常用的弧刃针形如注射针、针体中空、远端为 V 形弧刃结构，具有针灸针、针刀、注射针、手术刀等多种功能。

以 0.7mm 直径的弧刃针为例，和其他微创针具相比，弧刃针有以下优点：

1. 锋利：直径 0.7mm 的弧刃针，刃口却只有 0.2mm，这使得在进入人体深部时，阻力小，更为锋利。

2. 微痛：弧刃针刃口只有 0.2mm，相对仅有 0.2mm 针灸针的微痛。

3. 能够以相对较小的组织创伤达到更大的松解效果：弧刃针的刃实际为"弧"刃及"V"形刃的复合结构，其刃长相对较大（1.099mm），故可"以 0.2mm 的刃口、0.7mm 的损伤、达到 1.099mm 的松解效果"。

4. 能够以相对较小的疼痛达到更大的经络刺激强度：弧刃针的刃口仅有 0.2mm，但其直径相对较大（0.7mm），故可"以 0.2mm 针灸针样的微痛、达到 0.7mm 的经络刺激强度"。

5. 不易损伤血管神经：和现有技术相比，就像农村家庭所用"尖头铁锹"与"平头铁锹"一样，血管神经可以顺着"弧"刃及"V"形刃的复合结构两侧躲避，最大程度减少了对血管神经的损伤。

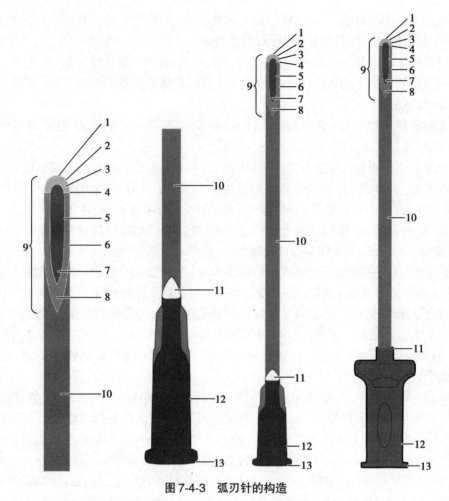

图7-4-3　弧刃针的构造

1.刃口；2.弧刃；3.斜面；4.刀口线；5.内壁；6.外壁；7.空心；8.V形；
9.刀头长度；10.空心针体；11.结合部；12.底座；13.针栓底面。

6. 操作更简单：由于弧形刀刃的特点，传统针刀刀法的"十"字切割和"米"字切割等得以彻底简化为"一"字切割，减少了组织损伤、减少了患者的痛苦、减少了医生的操作治疗时间、缩短了患者康复时间。

7. 空心结构：弧刃针为空心结构，可兼具松解、针灸、注射、引流功能。如内置羊肠线，则其成为"线针刀"，而同时兼具"针刀、埋线、注射、针灸、手术、引流、皮下扫散"多种功能。

8. 预警作用：由于针体中空，从尾部是否有血液渗出，而能够及时判断是否已经损伤血管；如果出血，及时拔针按压即可。

9. "咔"声响更明显：就像小喇叭一样，放大声音，使得医生和患者都能够从声音的大小来判断病情轻重、判断是否治疗到位。

10. 层次感清晰：更容易辨识操作时针尖所到达部位组织。

11. 针感明显，操作全程相对客观：弧刃针松解过程中，对于钝厚、质硬组织（如病变的深筋膜、腱鞘、硬结、瘢痕等），针感（顶触感、咔声响、落空感和层次感等）明显，有助于医生判定弧刃针刀口所在的组织层次，是操作者判定病变组织、松解完全与否和治疗效果的客观依据，犹如内镜可视化，为循证医学提供支持。

12. 操作简单：不提插、不捻转、不摇摆、不留针；不记经络、不记穴位。

13. 标准化操作：规范，易掌握，更容易普及。

14. 关节腔注射更精准：关节腔穿刺时，针感（"顶触感""咔声响""落空感"和"层次感"等）明显，有助于医生判定弧刃针是否进入"关节腔内"，关节腔内注射更精准，有效避免药物注入关节腔外。

15. 可以更大限度降低病变组织内压力。

16. 可以更大限度降低病变组织张力。

17. 减少粘连、瘢痕：由于弧刃针所松解组织不在一条直线上，故可减少粘连、瘢痕。

18. 长度设计科学：合理、安全，不易损伤内脏。

19. 更安全：厚壁、特殊材质、空心结构、不易折断。

20. "飞针"更简单。

需要指出的是，有学者结合自己临床经验，在传统针刀的基础上加以创新，将弧刃针刀和羊肠线结合，融"针灸、针刀、手术、注射、埋线"五种疗法的优势为一体，又弥补其各自不足，形成特殊的埋线针刀——"线针刀"，临床操作时，不需要针芯，就可以在松解的同时，快速完成埋线，还可以注射臭氧、药物等——整个过程可一次性完成，简便快捷，疗效确切。

三、直径粗细

直径粗细方面，从最刚开始的 1.0mm、1.2mm、2.0mm、3.0mm 四种规格的针刀，逐渐发展到现在的 0.2mm、0.3mm、0.4mm、0.5mm、0.6mm、0.7mm、0.8mm、0.9mm、1.0mm、1.1mm 等为主的各种粗细不同种类的针刀。具体来说，厂家不同，规格各异。

四、针体长短

在针体的长短方面，从最开始的 50mm、80mm、130mm 三种，逐渐发展到 20～100mm 各种长短不一的针刀为主。

五、机制

针刀疗法是建立在解剖学和经络学基础上发展起来的，以针刀医学创始人朱汉章教授提出的四大基本理论作为其精髓和基石，四十多年的临床应用，已证实具有显著的疗效，但关于其作用机制，多数学者主张"刀的作用"为主的观点：如疏通粘连、松解瘢痕、延长挛缩等。现将针刀作用机制的共识总结如下：

（一）疏通粘连、松解瘢痕

急、慢性损伤后，机体虽可修复损伤但往往不能使其完全再生、复原，而修复过程中必然有粘连和瘢痕的形成，若其刺激、压迫神经和 / 或影响局部血供，此时又成为机体的另一个病理因素。而针刀闭合型手术对肌束膜间、肌外膜（间隔）、肌与腱、腱与腱围结构、韧带与关节囊、腱、韧带与骨、神经与其他软组织等之间形成的粘连有确切的疏通作用，另外，针刀行纵、横切开、剥离可以使已形成瘢痕结节与鲜活的外界重新联系起来，但注意切割只能在瘢痕组织内，以免损伤正常组织。此外，对强直性脊柱炎、类风湿性关节炎和外伤性关节强直等疾病产生的粘连病变，针刀同样可切开、剥离、疏通其病变组织。粘连组织被疏通，瘢痕结节重新与外界建立联系，关节和神经功能恢复，机体能满足正常活动的需要，则疾病基本治愈。

（二）延长挛缩

软组织损伤后修复不完全再生可出现瘢痕挛缩，包括颈椎、腰椎等处的肌腱、韧带等。另外，废用、身体畸形、缺血性、神经性和营养性等因素皆可导致机体发生挛缩改变。挛缩在病理上属于萎缩的一部分，与瘢痕关系密切，有瘢痕必有挛缩。所以，根据挛缩的具体病因，临床设计出不同的针刀延长术方案，其肌腱的延长方式有：斜形切割法、"Z"形切割法、横行切割法、多处切割法（包括应用斜行、横行等多种方法单独或混合使用）。

（三）解除神经卡压

针刀治疗神经卡压综合征是针刀医学的一大特色，通过切割、剥离等方法解除卡压，达到治疗疾病目的，且效果明确。但是无论是脊神经前支还是脊神经后支，还是臀外侧皮神经等都可能被卡压。神经卡压的因素也是多样的，大致分为以下几个方面：①肌、腱、纤维腱弓的卡压；②骨纤维管等管内容物自身容积的增大（包括神经本身容积的增大），如充血、水肿、无菌性炎症等；③骨纤维管中的骨的形态的改变而致骨纤维管容积的减少；④新生物使骨纤维管的容积变小，对神经产生的压迫等。另外，针刀处理神经卡压综合征须细致检查，精心选择适应证。上述前三个原因所造成的神经卡压，通过针刀闭合型手术将卡压神经的肌、腱、纤维腱弓等软组织松解便可治愈这类疾患；而对第四种情况——骨纤维管内的新生物则无能为力，因为针刀无法将新生物消除。

（四）消除异常高应力

异常高应力状态是指当组织损伤后，修复不完全而形成的粘连、瘢痕、神经卡压等病理状态造成肌腱、韧带、关节囊等结构的挛缩病变，而引起生物力学改变的一种病理状态。其是软组织损伤后产生一系列临床表现的根本因素所在。针刀可在高张力的病变组织（肌、腱、韧带、关节囊等）切割分离、疏通粘连、松解瘢痕、延长挛缩，消除了高应力状态，临床效果往往立竿见影。

（五）消除骨质增生的原因——应力平衡失调

"骨的形态和功能上的每一个变化，或者仅仅是它们功能上的每一个变化，必然接着引起骨的外部形态上确定的次级变化，这些变化是按数学定律进行的"，这就是对骨的增加和减少做经典表述的沃尔夫定律。人们通过对该定律的反馈作用机制的研究表明"骨在需要的地方生长，在不需要的地方吸收"，而骨赘的产生是高应力所致，是骨的生理反应，也是骨的病理反应，消除异常高应力来源，恢复应力平衡，则骨质增生将得到治疗。针刀闭合型手术具有切开、剥离、疏通等作用，可消除软组织的异常高应力的来源，恢复病变部位肌、腱、骨等组织间的应力平衡，发挥消除骨质增生的原发因素作用，达到治疗疾病的目的。

（六）利用创伤修复机制改善局部血液循环

缺血是瘢痕和挛缩等病理改变的主要原因之一，针刀在瘢痕组织上切开数刀后，被切开的组织便开始一系列的修复，凝血反应、免疫应答、细胞增殖分化、内皮细胞形成血管内皮细胞等过程彼此相连，且形成贯通，使缺乏或无血液供应的粘连挛缩和瘢痕的组织重新建立血液循环，粘连、瘢痕、挛缩的组织便被全新的、比较正常或完全正常的组织所代替，所以针刀闭合手术可改善粘连、瘢痕和挛缩组织的血液循环状态。

（七）切割减张内引流和降低骨内压

滑囊炎、滑膜炎、肌腱炎、狭窄性腱鞘炎等体内无菌性炎症，针刀对其切开减张或内引流，疗效立竿见影，甚至一次治愈。而骨与骨之间的空隙内都可形成闭合性的间隙，其有韧带、滑囊等结构存在。当外伤或劳损后，可产生滑囊炎等无菌性炎症、粘连或瘢痕等病理改变,可造成骨窦内压力增高,产生一系列临床症状。有学者指出:"许多疼痛性骨关节疾病与骨内高压有关,尤其是休息痛与其有直接关系,且已证实,减压术可解除骨关节疾患的休息痛"。凡是能减低骨内压、囊内压的治疗都可改善局部循环,因此"降压"是治疗的枢纽与关键。

(八)纠正骨关节病理性移位和畸形

颈、腰、四肢关节软组织损伤和某些特发性畸形,可引起骨关节的病理性移位,尤其是颈、腰椎的曲度改变、旋转、前后、左右、仰俯及成角移位等,而组织的粘连和挛缩制约着他们的恢复,针对这些情况,针刀的松解粘连组织、延长挛缩,再结合手法复位、外固定或牵引等加以矫正,可使骨关节病理性移位和畸形得到理想的改善。

六、针刀的传统操作方法

(一)器械准备

选择合适规格针刀,一次性使用。

(二)详细步骤

1. 体位

原则:患区充分暴露;患者体位舒适;便于医生操作。

2. 针刀四步规程

定点:确定病变部位后,在进针部位用紫药水做一记号,局部常规消毒,铺巾。

定向:一般需要在局部麻醉后,使刀口线和大血管、神经和肌肉纤维走向平行,将刀口压在进针点上。

加压分离:在完成上述两步后,右手拇、示指,或拇、示、中三指捏住针柄,刀口线和重要血管神经及肌肉纤维走向平行,稍加压力至不刺破皮肤,使进针点处形成一个长线状凹陷,使神经血管被分离在刀刃两侧。

刺入:当继续加压,感受一种坚硬感时,说明刀口下皮肤已被推挤到深层或接近骨质,稍加压,即可穿过皮肤。此时进针点处凹陷基本消失,肌肉神经血管即自然膨起在针体周围,此时可根据需要施行手术方法进行。

3. 针刀操作:根据选用的不同目的,采取不同的操作方法。

针刺目的的操作:按针灸的原理和方法进行操作。

手术目的的操作:按手术的原则进行操作,局麻后将针刀刺入到达病变层次。根据朱汉章教授的认识,不同病变和部位采用不同的手术方法,具体如下:(1)纵行疏通剥离法;(2)横行剥离法;(3)切开剥离法;(4)铲削磨平法;(5)瘢痕刮除法;(6)骨痂凿开法;(7)通透剥离法;(8)切割肌纤维法;(9)关节内骨折复位法;(10)血管疏通法;(11)划痕切开法;(12)剪断松解剥离法;(13)平面松解剥离法;(14)注射松解剥离法;(15)切痕松解法;(16)周围松解剥离法;(17)打孔疏通法;(18)减弱电流法;(19)增强电流法等。

针刺和手术的综合目的操作:有些病例同时存在敏感穴位和病变组织,此时需要针刀的针刺目的刺激穴位,并利用其手术目的对病变组织施行手术治疗,使联合作用综合发挥,收到更好的治疗效果。

术闭,拔出针刀,局部压迫止血,创可贴、无菌敷料、膏药等局部覆盖。

4. 弧刃针的操作方法

首先做器械等治疗物品准备,并选择合适规格弧刃针,每点一针,一次性使用。

（1）体位

原则：①患区充分暴露；②患者体位舒适；③便于医生操作。

如头颈背部采用取侧卧位或颈部前屈坐位，腰、臀部则采取俯卧、侧卧体位，股内侧部或膝踝关节部取仰卧屈髋屈膝位等。

（2）定点

在确定病变部位和搞清的该处解剖结构后，在进针部位用紫药水等做"十"或"·"标记。

（3）常规消毒。

（4）指切进针（或棉签代替手指）　左手定点、定向，指切或用无菌棉签按压灶点，依据弧刃针持针规范，右手3~5指支撑，拇指示指持弧刃针刺入，刺入时应迅捷、快速、准确。

（5）无菌操作　依据弧刃针操作规范，刺入一定深度（一般不到达骨面）或抵灶点后，行松解治疗。

（6）治疗结束后出针，应注意针孔局部覆盖、按压1~3min。

（7）留察。

七、针刀的适应证

（一）传统针刀的适应证

软组织损伤疾病：肌筋膜疼痛综合征、腱鞘炎，肌肉、韧带损伤，肩周炎、肱骨外上髁炎、鹅足滑囊炎等。

骨关节疾病：颈椎病、腰椎间盘突出症、膝骨关节炎、髌骨软化症、膝关节创伤性关节炎等。

神经卡压综合征：腕管综合征、枕大神经卡压综合征、肩胛背神经卡压综合征、梨状肌卡压综合征、股前外侧皮神经卡压综合征等。

脊柱相关的内脏疾病：胃肠痉挛、溃疡病、过敏性结肠炎、心律失常等。

类风湿性关节炎、强直性脊柱炎。

关节强直：肘关节强直、桡腕关节强直、指间关节强直、膝关节强直、踝关节强直等。

骨缺血坏死疾患，如股骨头缺血坏死。

骨窦、骨内高压症：跗骨窦综合征、跟骨高压症等。

骨干骨折的畸形愈合，如四肢骨折、畸形愈合等。

（二）弧刃针的适应证

由于弧刃针（arc edge needle，AEN）是针灸针、手术刀、注射针创造性的结合，其针体中空、远端为V形弧刃结构，具有针灸针、针刀、注射针、手术刀等多种功能，因此和传统实心的针刀等相比，其适应证更为广阔：

1. 针灸、针刀或注射针的大多适应证，也是弧刃针的适应证，就可以用弧刃针治疗，常见以下疾病：

（1）各种颈肩腰腿疼痛

1）脊柱及骨关节性疼痛：颈椎病、颈椎间盘突出症、腰椎间盘突出症、盘源性腰痛、腰椎小关节紊乱综合征、腰椎脊神经后支综合征、腰椎椎管狭窄症、膝关节骨性关节炎、踝关节骨性关节炎、股骨头坏死、足跟痛、创伤性关节炎等。

2）各种软组织急、慢性疼痛：急慢性腰扭伤、腰肌劳损、棘上棘间韧带炎、腰背部肌筋膜炎、梨状肌综合征、纤维肌痛综合征、滑膜炎、腱鞘炎、肩周炎、网球肘、各种软组织损伤等。

（2）风湿性疼痛

风湿性关节炎、类风湿关节炎、强直性脊柱炎、系统性红斑狼疮性关节炎、银屑病关节炎、干燥综合征、纤维肌痛综合征、风湿热、莱姆病、赖特综合征、反应性关节炎、痛风、弥漫性结缔组织病、多发性肌炎、皮肌炎、血管炎等疾病引起的各种疼痛。

（3）头痛、头晕、头昏、头沉、头不清醒。

（4）神经性疼痛

三叉神经痛、胸科手术后疼痛综合征、肋间神经痛、坐骨神经痛、急性带状疱疹、疱疹后神经痛、神经损伤后疼痛、中枢性疼痛、幻肢痛、残端痛、复杂区域疼痛综合征、糖尿病性神经痛等。

（5）晚期癌痛综合征：包括各种晚期癌症疼痛等。

（6）缺血性、交感神经疾病引起的疼痛

心绞痛、血栓闭塞性脉管炎、糖尿病性血管病、灼性神经痛以及交感神经营养不良等。

（7）各种原因引起的胸腹疼痛、痛经、慢性盆腔痛等。

（8）非疼痛性疾病及无名痛

顽固性呃逆、急性面神经炎（面瘫）、面肌痉挛、颞下颌关节紊乱综合征、腱鞘囊肿、自主神经功能紊乱、脑血管意外后呛咳、吞咽困难等。

（9）各种脊柱相关病。

（10）部分内外妇儿科、皮肤科、男科、骨科、康复科等疾病。

2. 对于部分针灸、针刀或注射针治疗效果不佳者，也可能是弧刃针的适应证，也可以用弧刃针治疗。

譬如膝关节滑膜炎关节积液、颈椎病或腰椎间盘突出症引起的神经根炎等疾病，弧刃针可以在病变软组织松解的同时，给予抽吸关节积液、关节腔注射或神经根阻滞治疗，效果确切。

八、针刀的禁忌证

（一）有发热症状患者。

（二）有严重内脏病发作期患者。

（三）施术部位有皮肤感染，肌肉坏死者。

（四）施术部位有红肿、灼热，或在深部有脓肿者。

（五）施术部位有重要神经血管，或重要脏器而施术时无法避开者。

（六）有血友病的患者。

（七）极度虚弱或有高血压的患者应慎用

（八）诊断不明确以及不能合作者。

（王学昌）

参 考 文 献

［1］闫丽萍, 马骋. 针刺镇痛临床研究与应用的思考与建议. 中国针灸, 2004, 24（12）: 869-871.

［2］张吉, 张宁. 针刺镇痛机制的探讨. 中国针灸, 2007, 27（1）: 72-75.

［3］朱现民,尹连海.新时期针刺镇痛机理的研究趋势.中国中医急症,2012,21(1):33-35.

［4］王珂,张庆华.针刺镇痛效应个体差异机制研究进展.上海针灸杂志,2009,28(3):125-128.

［5］牛欣,张志雄.生理学.9版.北京:中国中医药出版社,2017.

［6］王华,杜元灏.针灸学.3版.北京:中国中医药出版社,2012.

［7］高鹏翔.中医学.北京:人民卫生出版社,2013.

［8］赵毅,季远.推拿手法学.北京:中国中医药出版社,2016.

［9］费季翔.中国传统推拿手法图谱.安徽:安徽科学技术出版社,2005.

［10］陈之罡,李惠兰.中国传统康复治疗学.北京:华夏出版社,2013.

［11］顾建钧,郁东海.常见疾病中西医结合康复治疗与评定.上海:上海科学技术出版社,2017.

［12］程少丹,陆念祖,张天伟,等.陆氏银质针及其在骨伤科的应用.中国中医骨伤科杂志,2010,18(4):62-64.

［13］王福根.银质针导热治疗软组织痛.郑州:河南科学技术出版社,2008.

［14］程少丹.宣蛰人软组织外科学及其治疗方法.实用疼痛学杂志,2012,8(4):291-294.

［15］王一帆,木彬,李代斌,等.银质针疗法在慢性软组织损伤性疼痛中的应用研究.辽宁中医药大学学报,2016,18(1):126-129.

［16］侯京山,陈华,赵艳鸿,等.银质针温度自动控制系统的研究.中国临床康复,2004,8(20):4054-4055.

［17］冯传有,陈华,王福根.热传导银质针治疗对股四头肌慢性损伤兔骨骼肌白细胞介素水平的影响.中国临床康复,2005,18(9):98-99.

［18］端木程琳,乔丽娜,闫娅霞,等.针刺镇痛与脊髓胶质细胞参与慢性痛作用机制研究进展.中国中医基础医学杂志,2017,23(3):443-446.

［19］Shi GX, Yang XM, Liu CZ, et al.Factors contributing to therapeutic effects evaluated in acupuncture clinical trials.Trials, 2012, 13(1): 42.

［20］王福根.银质针导热疗法治疗软组织痛.郑州:河南科技出版社,2008:9-13.

［21］彭文旭.中医内外合治法治疗强直性脊柱炎的临床疗效分析.广州中医药大学学报,2016,33(4):473-477.

［22］莫景木.银质针治疗寒湿痹阻证强直性脊柱炎的临床研究.微创医学,2017,12(6):811-812.

［23］黄奏琴,张慎,王伟明,等.银质针配合艾灸仪隔姜灸治疗腰椎间盘突出症疗效观察.上海针灸杂志,2017,2(36):193-195.

［24］李研,左立春,孙海才密集型银质针疗法联合关节内臭氧注射治疗膝骨关节炎临床疗效观察.中西医结合心血管病杂志,2017,11(5):165-168.

［25］杨晓娜,刘伟伟,耿祝生.改良银质针导热疗法治疗急性颈痛的疗效观察.中华灾害救援医学,2018,3(6):142-144.

［26］农文军,段朝霞,安平.银质针结合系统康复治疗脑卒中后肩-手综合征的临床分析.中国康复理论与实践,2012,2(18):107-110.

［27］田明.密集型银质针针刺治疗肩关节周围炎50例.实用中医药杂志,2016,32(3):258-260.

［28］中国针灸学会微创针刀专业委员会.针刀医学临床诊疗与操作规范.北京:中国中医药出版社,2011.

［29］胡志俊.实用针刀临床实践.上海:上海科学技术出版社,2018.

［30］郭长青.针刀医学.北京:中国中医药出版社,2017.

［31］王学昌,张中义,程少丹,等.弧刃针治疗踝管综合征的临床疗效观察.中国疼痛医学杂志,2017,23(10):798-800.

［32］王学昌，都帅刚，刘延青，等．"弧刃针"联合神经阻滞治疗"假性"三叉神经痛 1 例．中国疼痛医学杂志，2016，（12）：956-957．

［33］王学昌，都帅刚，程少丹，等．弧刃针刀治疗重症肩周炎所致神经痛 73 例临床研究．中国实用神经疾病杂志，2016，（23）：1-2．

［34］王学昌，刘延青，张董喆，等．弧刃针刀治疗股外侧皮神经卡压综合征 37 例临床观察．中国疼痛医学杂志，2016，（7）：556-557．

［35］都帅刚，郭中华，孔倩倩，等．弧刃针刀治疗膝骨性关节炎的临床研究．中华中医药杂志，2018，33（4）：1657-1660．

［36］都帅刚，王学昌，周松林，等．弧刃针刀综合疗法治疗腰椎间盘突出症的临床研究．中国中西医结合杂志，2019，39（2）：66-71．

第二篇

疼痛康复常见疾病

第一节 颈源性头痛

一、流行病学

依照国际头痛协会的分类标准,颈源性头痛(cervicogenic headache,CGH、CEH)人群中的发病率为 1% ~ 18%。应用不同的诊断标准,颈源性头痛的发病率有所不同,有报道表明颈源性头痛在普通人群患病率为 1% ~ 4.1%,在严重头痛者患病率为 17.5%,在颈部甩鞭伤者中可达 53%。美国发病率 0.4% ~ 4.6%,男女患病率为 1∶4,平均发病年龄为 42.9 岁。国内尚缺乏类似的统计学资料,不同文献报道差异较大,发病率大约在 0.4% ~ 80%,这与研究的方法不同及所依据的诊断标准不同有关。

二、定义

早 1983 年,Sjaastad 等人就提出,由颈部的骨质结构或软组织紊乱引起的头部疼痛,称为颈源性头痛。

《国际头痛疾病分类》第 3 版提出:颈源性头痛是头痛患者有临床症状或体征、实验室检查或影像学检查方面的颈部紊乱证据,且这些颈部紊乱已明确会引起头痛。将颈源性头痛描述为由颈椎及其成分骨质、椎间盘和 / 或软组织成分紊乱引起的头痛,通常但并非总是伴随颈部疼痛。

颈源性头痛学会将颈源性头痛描述为在头枕部、顶部、颞部、额部或眼眶区或者上述区域同时出现的钝痛或酸痛。但是,这个定义缺乏特异性,因为几乎包括了整个头部。为此,颈源性头痛学会又补充了颈源性头痛的特征:头痛的同时伴有上颈部疼痛、颈部压痛、颈部僵硬或活动时上颈部疼痛、活动受限,多有头、颈部损伤史。

三、诊断标准

（一）国际头痛协会（International Headache Society, IHS）诊断标准

1. 任何头痛都符合标准 3;

2. 临床和 / 或影像学证据表明颈椎或颈部软组织内有疾病或损伤,已知可引起头痛;

3. 至少符合以下两项:

（1）头痛的发生与颈部疾病的发生或病变的出现有关;

（2）颈椎病或病变的改善或缓解时,头痛显著改善或缓解;

（3）颈部活动范围缩小,刺激性的动作会使头痛明显加重;

（4）在诊断性阻断颈部结构或支配神经后,头痛消失。

4. 无法由《国际头痛疾病分类》第 3 版的另一个诊断来解释。

（二）颈源性头痛国际研究组（Cervicogenic Headache International Study Group，CHISG）诊断标准

1. 颈部症状和体征

（1）以下情况，头痛症状加重：①颈部活动和 / 或头部维持异常体位时；②按压头痛侧上颈段或枕部时；

（2）颈部活动范围受限；

（3）同侧颈、肩或上肢非根性痛（定位不明确），或偶有上肢根性痛。

（4）颈神经或交感神经试验性阻滞阳性可明确诊断；

2. 头部疼痛特征（以下各点都不是必需的） ①通常从颈部开始的，中度到重度，无跳动，无撕裂痛；②持续时间有变化，或波动，或持续疼痛。

3. 其他一些重要的特征（以下各点都不是必需的） ①只有吲哚美辛的边际效应或缺乏吲哚美辛效应；②只有麦角胺或琥珀酸舒马普坦的边际效应，或缺乏麦角胺或琥珀酸舒马普坦的效应：常见于女性；病史中不常见的头部或间接颈部创伤，通常是中等以上严重程度。

4. 其他次要特征

各种与攻击有关的现象，只是偶尔出现：①恶心；②发声和畏光；③头晕；④同侧"视力模糊"；⑤吞咽困难；⑥同侧水肿，主要发生在眼周。

（三）国际疼痛学会（IASP）诊断标准

1. 单侧头痛，不累及对侧；

2. 颈部受累的症状和体征：

（1）疼痛特点：①疼痛性质相似，由颈部运动和 / 或单一长久的头部姿势引起的疼痛；②疼痛的分布和特征相似，可由来自单侧颈上部，后部或枕部的外在压力引起；

（2）单侧颈部，肩和上肢的非根性疼痛；

（3）颈椎活动范围减少。

四、分型

颈源性头痛可根据神经根的不同受累部分，分为神经源性疼痛和肌源性疼痛。神经根的感觉神经纤维受到刺激引起神经源性疼痛，而其腹侧的运动神经纤维受刺激时则引起肌源性疼痛。

五、康复治疗

为有效治疗颈源性头痛，最好综合采用药物治疗、手法治疗、阻滞治疗和侵入性治疗等多种治疗方法。

保守治疗为治疗颈源性头痛的首选治疗方式，主要包括：物理治疗、手法治疗和口服药物治疗。经皮神经电刺激疗法作为物理治疗的一种无创治疗方法，证实治疗颈源性头痛有效。手法治疗主要包括推拿、按摩、正骨等方法，且研究结果显示其治疗效果良好，但应慎用正骨疗法。口服药物治疗颈源性头痛的效果甚微，还有待更多的研究证实。

（一）健康教育

在颈源性头痛患者的治疗过程中，临床医师要注意对患者进行必要的健康教育。内容如下：

1. 注意保持良好的睡眠、体位和工作体位 在颈源性头痛患者的治疗过程中，休息十分重要，可减轻患者的工作压力和精神紧张，改善情绪。睡眠中将头颈部放在合适的位置对于预防因劳损引起的颈椎间关节疾病具有较重要的意义。一般认为，保持头颈部处于自然后伸位较为理想，枕头不要太高。工作中要经常变换体位，避免同一体位持续时间太久，坚持劳逸结合和做工间操，必要时则需更换工种。

2. 注意自我保护和预防头颈部外伤 在生活、工作中，特别是乘车和乘飞机时，使用安全带可减少头颈部创伤的程度，减慢头颈部疾病的发展。

3. 急性损伤应及时治疗 在急性损伤期，应注意保持卧床休息，采用颈托支具等进行颈部制动保护，必要时还可口服非甾体抗炎药以消炎镇痛。尽量使受伤颈椎间关节的创伤反应减小至最小程度。

4. 注意心理状态的调整 颈源性疼痛是一种主观症状，受患者心理影响较大，因此调整患者的心理状态对于治疗和康复均极为重要。应消除患者的悲观心理，用科学的态度向患者做这方面的宣传和解释，以减轻患者的思想负担。还要注意消除急躁情绪，要让患者认识到疾病的康复是一个相当长期的过程，争取患者积极配合各种治疗。

（二）药物治疗

对于病程较短，疼痛较轻的颈源性头痛患者，可采取休息、头颈部针灸、牵引、理疗等，同时配合口服非甾体抗炎药，一部分患者的病情可好转。在患者的急性发作加重期，治疗应以休息、热疗及镇痛为主。

口服药物如下（以下药物仍没有相关临床对照研究，美国 FDA 并未推荐这些用药）：

1. 三环类抗抑郁药

盐酸阿米替林、盐酸多塞平、盐酸地西帕明等。

2. 抗癫痫药物

加巴喷丁、卡马西平、托吡酯、丙戊酸钠等。

3. 肌肉松弛药

盐酸替扎尼定、巴氯芬等。

4. 非甾体抗炎药

（1）非选择性环氧合酶（COX）抑制剂：吲哚美辛、布洛芬、萘普生等。

（2）COX-2 选择性抑制剂：塞来昔布等。

（三）非药物治疗

1. 手法治疗或运动治疗模式

手法治疗是根据颈椎骨关节的解剖及生物力学的原理为治疗基础，针对其病理改变，对脊椎及脊椎小关节进行推动、牵拉、旋转等手法进行被动活动治疗，以调整脊椎的解剖及生物力学关系，同时对脊椎相关肌肉、软组织进行松解、理顺，达到改善关节功能、缓解痉挛、减轻疼痛的目的。常用的方法有中式手法及西式手法。中式手法指中国传统的按摩推拿手法，一般包括骨关节复位手法及软组织按摩手法。西式手法在我国常用的有麦肯基（Mckenzie）方法、关节松动手法（Maitland 手法），脊柱推拿疗法（chiropractic）等。

应特别强调的是，手法治疗宜根据个体情况适当控制力度，尽量柔和，切忌暴力。难以除外椎管内肿瘤等病变者、椎管发育性狭窄者、有脊髓受压症状者、椎体及附件有骨性破坏者、后纵韧带骨化或颈椎畸形者、咽，喉，颈，枕部有急性炎症者、有明显神经症者，以及诊断不明的情况下，慎用或禁止使用任何推拿和正骨手法。

运动治疗可增强颈肩背肌的肌力,使颈椎稳定,改善椎间各关节功能,增加颈椎活动范围,减少神经刺激,减轻肌肉痉挛,消除疼痛等不适,矫正颈椎排列异常或畸形,纠正不良姿势。长期坚持运动疗法可促进机体的适应代偿过程,从而达到巩固疗效,减少复发的目的。

颈椎运动疗法常用的方式有徒手操、棍操、哑铃操等,有条件也可进行颈椎柔韧性练习、颈肌肌力训练、颈椎矫正训练等。此外,还有全身性的运动如跑步、游泳、球类等也是常用的治疗性运动方式。可以指导颈源性头痛患者采用"颈肩疾病运动处方"。运动疗法适用于各型颈源性头痛症状缓解期及术后恢复期的患者。具体的方式方法因不同类型颈源性头痛及不同个体体质而异,应在专科医师指导下进行。

2. 物理因子治疗

物理因子治疗的主要作用是扩张血管、改善局部血液循环,解除肌肉和血管的痉挛,消除神经根、脊髓及其周围软组织的炎症、水肿,减轻粘连,调节自主神经功能,促进神经和肌肉功能恢复。

常用治疗方法:

(1)低频调制的中频电疗法　其中较常使用的是经皮神经电刺激疗法;

(2)直流电药物离子导入疗法;

(3)超短波疗法;

(4)超声波疗法;

(5)超声电导靶向透皮给药治疗;

(6)高电位疗法;

(7)光疗;

(8)其他疗法:如磁疗、电兴奋疗法、音频电疗、干扰电疗、蜡疗、激光照射等治疗。

3. 针灸治疗

针灸疗法是祖国医学的传统治疗方法,根据经络腧穴理论,选取特定的穴位治疗颈源性头痛。取穴方法为阿是穴及近端取穴为主,可配合电针来松解粘连,缓解痉挛达到止痛目的。周伟玮等将 112 例符合颈源性诊断标准的患者随机分为针灸组和对照组,针灸组运用毫针针刺颈夹脊穴、百会穴、风池穴、风府穴、天柱穴等穴位后,与布洛芬缓释片联合盐酸氟桂利嗪治疗比较,针灸组 VAS 评分显著低于对照组,差异有统计学意义($P < 0.05$)。邱延华将传统针灸与现代解剖针刺法结合,总有效率 100%,近期治愈率达 85%。王峰川运用针灸结合中药治疗 64 例顽固性头痛,中药运用以通络止痛、平肝潜阳以及补血活血为重点,配合针刺进行治疗,针灸与中药联合治疗优于单纯中药治疗($P < 0.05$)。对符合诊断标准的 86 例颈源性头痛患者进行治疗后,王铁森等对 60 例头痛患者进行临床研究,随机分成两组,试验组予针刺治疗后总有效率为 96.67%,优于常规组口服西药治疗的 83.33%,差异有统计学意义($P < 0.05$);殷贞燕等运用针刺的方法对外感头痛和内伤头痛患者进行治疗,注重取督脉与颈部的穴位,经过 2 个月治疗后,针灸组患者疼痛评分为(2.6 ± 0.9)分,与药物组疼痛评分(3.1 ± 0.7)分比较更低,组间统计学差异明显($P < 0.05$)。然而,针灸治疗颈源性头痛目前还存在一些不足,如对于拔罐、刺络放血方面的研究相对欠缺,且样本量过少,深度不足等。

4. 针刀治疗

针刀疗法是近年兴起的一种新的治疗方法,它根据软组织致病理论和解剖学理论,采用针刀作用于患者肌肉韧带的局部,通过减轻局部张力,改善病变局部血管神经受压,缓解头痛症状。经过严格筛选 225 例符合诊断标准的颈源性头痛患者,卢少方等将其随机分成针刀治疗组和针刺对照组,经过治疗后针刀组总有效率为 97.3%,优于对照组的 79.5%,差异有统计学意义;吴阳等运用风池穴进针的方法行小针刀治疗,比较其与封闭治疗的临床疗效,在对 60 例随机分成两组的颈源性头痛患者进行治疗后,治疗组患者疼痛评分、血液中 NO、ET 值的改变差异均具有统计学意义。黄云等运用微棱形针刀疗法治疗 50 例枕神经卡压性头痛患者,经过三个月的随访观察,痊愈 42 例,有效 6 例,无效 2 例,疗效满意,无其他不良反应。针刀治疗针对性强,见效快,能够有效减压和松解粘连,治疗软组织病变所引起的颈源性头痛具有优势。

5. 生物反馈 / 放松疗法

6. 个体心理治疗

(四) 介入性治疗

1. 麻醉阻滞 ①脊髓根、神经、分支阻滞治疗;②肌肉触发点阻滞治疗。

对于顽固的颈源性头痛,如果保守治疗无效、发作频繁、影响工作和生活时,应考虑采用麻醉阻滞注射治疗。

注射疗法适应证:在颈源性头痛患者相应的病灶区内注射消炎镇痛药物,既有明显的诊断作用,同时又可起到镇痛、缓解局部肌肉痉挛等治疗性作用。无论是急性发作期还是慢性期,注射治疗都是缓解疼痛的有效手段。这既是有效的诊断手段,也有明显的治疗作用。

注射疗法原则:由于颈源性头痛的发病机制十分复杂,每个患者的病灶部位不同,注射治疗要坚持个体化原则,制定针对性的注射治疗方案,并在治疗过程中不断给与评估和验证。当初次或开始的两次注射治疗效果不佳时,应及时再次诊断和调整治疗方案。

常用的注射治疗方法:

(1)颈椎旁病灶注射:在第 2 颈椎横突穿刺注射消炎镇痛药物,对大多数颈源性头痛患者具有良好的治疗效果。药液在横突间沟扩散可流到 C_1—C_3 脊神经及周围软组织内,发挥消炎、镇痛和促进神经功能恢复的治疗作用。由于药液被直接注入病灶区域,所以治疗效果较好。由于第 2 颈椎横突的体表标志在较肥胖者不易触及,也可在 X 线引导下进行穿刺注射治疗。

(2)颈椎关节突关节注射:对颈椎间关节源性头痛的患者较好。在穿刺操作中,必须注意防止穿刺针刺入过深而误入硬膜外间隙和蛛网膜下隙或关节囊,防止将穿刺针针尖向关节前方刺入,引起神经根损伤。

(3)寰枢间关节注射:寰枢关节注射主要用于治疗寰枢椎间关节源性头痛。在穿刺操作中,必须注意避免刺破椎动脉和颈内动脉及误入硬膜外间隙和蛛网膜下隙,应尽可能在 X 线透视下施行穿刺操作。虽然寰枢椎间关节阻滞的方法有后方穿刺法和侧方穿刺法两种,由于椎动脉在此处向侧面开口的原因,后方穿刺法比侧方穿刺法更安全。

(4)寰枕关节注射:寰枕关节注射主要用于治疗寰枕关节源性头痛。在 X 线透视下施行,避免刺破动脉或刺入部位过深误入硬膜外间隙和蛛网膜下隙。

(5)颈部硬膜外间隙注射:经颈椎旁及头部压痛点注射治疗效果不佳者,多系病变位于椎管内,以椎间盘突出引起的椎间盘源性神经根炎最为多见,椎旁注射的药液无法到达病变部位。可选用颈部硬膜外间隙注药法。对于单侧疼痛者,可在第 2 和第 3 颈椎棘突间隙进行穿刺,将针口斜面转向患侧置管,也可在第 5 和第 6 颈椎棘突间隙进行穿刺,向头侧置管进行注药治疗。

2. 神经松解　射频热凝术溶解。

3. 肉毒毒素注射（FDA 未推荐）。

4. 枕神经刺激。

（五）手术治疗

主要包括：

1. 神经切除术

2. 背根切断术

3. 微血管减压术

4. 神经探查与"减压或松解"（nerve exploration and "release"）

5. 关节融合术

经各种非手术治疗无效者，多有椎管内骨性异常改变卡压神经根，应考虑进行外科手术治疗。对于有手术禁忌证或手术危险性较大的患者，经患者同意，可采用 X 线透视引导下颈神经后内侧支破坏性阻滞。还可采用射频热凝术毁损颈神经后内侧支治疗，如颈神经后内侧支射频热凝术、颈神经后内侧支乙醇阻滞术、直视下脊神经后内侧支切断术和颈后路小关节减压术等。

（马 超　张 冲）

第二节　颈　椎　病

颈椎病患者常合并疼痛，主要表现的疼痛有颈痛、上肢痛和头痛。目前关于颈椎病与疼痛相关的因果关系、病理机制、流行病学等，国内外均有所研究报道。本文主要就目前国内外颈椎病定义及分型、产生疼痛的机制、临床评估及非手术治疗等方面进行总结，为颈椎病疼痛康复的进一步研究和临床治疗提供思路。

一、命名的认识

颈椎病是由于颈椎间盘退行性变及其继发性颈椎组织病变，引起颈椎管或椎间孔变形、狭窄，刺激、压迫颈部脊髓、神经根、椎动脉或交感神经造成其结构或功能性损害所引起的一系列临床表现。此病多见于 40 岁以上患者。

医学界对颈椎病的命名及认识已有 100 多年的历史，过程曲折。

国外命名：早在 1911 年 Bialey 曾发现 5 例有局部神经根长期受损的病人，后来证明是继发于椎间盘退变，并有骨质增生，因此命名为"颈椎增生性骨关节炎"。1928 年 Stookey 报告 7 例脊髓压迫症（颈椎软骨瘤），1931 年 Elsbeg 报告又认为属软骨增生，故又命为"外生软骨骨瘤"。1938 年 Stookey 带头否定了自己的意见，指出所谓软骨瘤实际是突出的椎间盘，是颈椎病变引起的疾病。1946 年 Bclast 因发现颈椎病变后出现的症状多种多样因此命名为颈部综合征（cervical syndrome），1948 年神经科专家 Barin 将颈椎骨质增生和颈椎间盘退行性改变引起的症状综合起来称为颈椎综合征（cervical spine syndrome 或者 cervical spondylosis）。该两种命名得到多数国外学者的赞同。

国内命名：颈椎病的概念在国内是在 20 世纪 50 年代提出的，至 60 年代中期始为大家所接受。中国知网查阅到国内最早是在 1964 年王以慈摘译的 1 篇颈椎病文献；1972 年泰安地区人民医院王志先摘译了《颈椎病的临床诊断》；1974 年和 1975 年及 1976 年各有 3 篇文章发表，之后有关颈椎病论文的数量开始增加。1975 年，北京大学第三医院出版国内第一部颈椎病专著，1980 年以后杨克勤教授、魏征教授、赵定麟教授、娄思权教授等先后以《颈椎病》为书名出版了专著。

1984 年 5 月，《中华外科杂志》编辑委员会和《中华骨科杂志》编辑委员会在桂林召开了第一届颈椎病专题座谈会。将其定义初步统一为：因颈椎间盘退行性病变所致失稳和压迫邻近组织而引起一系列症状和体征者称为颈椎病。1992 年 10 月，《中华外科杂志》编辑委员会和《解放军医学杂志》编辑委员会在青岛召开了"第二届颈椎病专题座谈会"。将定义修正为："颈椎间盘组织退行性改变及其继发病理改变累及其周围组织结构（神经根、脊髓、椎动脉、交感神经等），并出现相应临床表现者为颈椎病，其英文名称为 cervical spondylosis。2008 年，由《中华外科杂志》、国际矫形与创伤外科学会中国部及上海市东方医院等在上海举办的"第三届全国颈椎病座谈会"，多数代表同意第二届座谈会的内容。但有专家认为，考虑到近十几年来除 X 线平片、动力侧位片外，CT、CTM、MRI、磁共振血管成像等均有明显进展，且为阳性发现，因此有必要在定义中加以补充，进一步明确。将定义修订为：颈椎病是指颈椎间盘组织退行性改变及其继发病理改变，累及其周围组织结构（神经根、脊髓、椎动脉、交感神经及脊髓前中央动脉等）并出现与影像学改变相应的临床表现，其英文名称为 cervical spondylosis，并对颈椎间盘突出症为另一独立诊断已达成共识。

二、分型

国外没有具体分型，相关的病种有颈椎病（cervical spondylosis）、颈神经根病（cervical radiculopathy）和神经根疼痛（nerve root pain）、颈椎关节疼痛（cervical joint pain）、颈椎间盘（cervical intervertebral disc）内破裂、脊髓型颈椎病（cervical spondylotic myelopathy）和脊髓神经根病（myeloradiculopathy）。

国内第一、第二届颈椎病专题座谈会分型为：颈型、神经根型、脊髓型、交感神经型、椎动脉型、其他型（主要指食管压迫型等）。第三届颈椎病专题座谈会分型为：颈型、神经根型、脊髓型、交感神经型、椎动脉型、其他型颈椎病、混合型颈椎病。其他型颈椎病包括：

1. 食管受压型颈椎病：吞咽困难，尤以仰颈时为甚；X 线平片显示椎节前方有明显之骨赘形成；钡餐检查显示食管受压征；多合并其他型颈椎病症状。

2. 颈椎不稳定（失稳）型：确切含义待进一步讨论。

3. 脊髓前中央动脉受压型：确切含义待进一步讨论。

但目前为止国内颈椎病分型尚未得到国际的承认，有待于进一步明确。

三、流行病学

流行病学有时将颈痛和上肢痛混在一起报道，但是颈痛是普遍存在的，目前调查发现普通人群中伴有或不伴有上肢痛的颈痛患者比例从 9% 上升到 18%，每 3 人中有 1 人发生过颈痛，医生在临床工作中会发现颈痛患者比腰痛患者更常见。外伤引起的颈痛转变为慢性疼痛的发病率可达 40%，其中 8% 到 10% 经历过剧烈疼痛。这种疾病多与职业有关，同时随着年龄的增加患病率也处于上升趋势。报道显示小于 30 岁人群中大约有 25% 到 30% 有颈部僵硬的临床症状，在 45 岁以上的人群占到 50%。

一般来说,颈神经根性痛发病率要低一些,平均每十万人中有 82.3 人患病,并且集中在 50 到 54 岁人群中。颈部疼痛和颈神经根性痛在不同的患者描述中很常见。颈神经根性痛的定义是疼痛累及肩胛带或远端区域,表现为上肢的疼痛。1936 年,颈椎病和神经刺激被认为是肩胛带和上臂痛的病因。在 19 世纪 40 年代早期,定义了由椎间盘损伤引起的颈神经根刺激症。颈椎神经根病最常累及的神经根为 C_7 和 C_6,而且大多数研究提示 C_7 的症状更加常见,其次是 C_5 和 C_8 的神经根病。年龄小于 55 岁的患者更易于表现为由急性椎间盘突出引起的神经根病,而那些 55 岁以上的患者更易于表现为由退行性椎间孔狭窄或中央椎管狭窄引起症状。

四、病因

牵涉痛是一个部分感知到的疼痛,其神经支配不同于真实痛源的神经支配。牵涉痛通常较深、弥漫,并且很少局限性痛。任何一个颈椎神经支配的结构都能导致局部疼痛和牵涉症状。颈部肌肉和韧带结构的损伤可以产生局部和区域疼痛,椎间盘和关节突关节为疼痛的主要来源。

五、病理生理机制

从颈椎病的定义可以看出,颈椎病的发生和发展必须具备以下条件:

1. 以颈椎间盘为主的退行性改变;

2. 退变的组织和结构对颈部脊髓、血管、神经或组织构成压迫或刺激,进而引起临床症状。椎间盘是无血运的组织,由于软骨板营养代谢的改变,致使髓核、纤维环发生退变。一方面退变的髓核后突,穿过破裂的纤维环直接压迫脊髓;另一方面髓核脱水使椎间隙高度降低,椎体间松动,刺激椎体后缘骨赘形成;并且椎节的松动还使钩椎关节、后方小关节突以及黄韧带增生,颈椎病是一个连续的病理反应过程。

(一)椎间盘

退行性椎间盘疾病通常见于 C_5—C_6,其次是 C_6—C_7。这些椎间盘较容易受伤是因为这些脊柱节段的运动增加。一个由退行性病变或者急性外伤引起的受损椎间盘,可以产生局部和牵涉症状。纤维环外三分之一神经末梢可在损伤时被刺激。这提示退行性或者外伤改变纤维环内部结构可刺激局部机械性感受器和伤害感受器而产生疼痛。纤维环传导疼痛的能力可以通过手术中机械和电刺激颈部椎间盘而证实。除了椎间盘损伤的机械元素,盘源性疼痛也可以是来源于生物力学。纤维环缺损还能导致髓核物质的迁移,这将进一步刺激纤维环外层,硬脊膜,后纵韧带,背神经节,或脊神经。与无症状对照组比较证实在退行性和椎间盘突出症有较高水平的炎性传导。

使用颈椎间盘造影术,可以描述盘源性疼痛模式的特点。在一个 807 例椎间盘注射的研究中,404 例连续疼痛反应已经被用来描述牵涉痛模式。到肩胛区的牵涉痛是由于 C_3—C_4 到 C_7—T_1 段的椎间盘受到刺激产生的。C_5—C_6 以及更靠尾侧的节段被认为是产生上臂的症状,而 C_6—C_7 的刺激产生特定的痛能到达前胸壁。

(二)关节突关节

关节突关节也可以在退行性病变或外伤后主动地产生疼痛。这些后部单元特别容易在颈椎挥鞭样运动时受伤。尽管经常不能通过影像学检查探知,但是关节突关节骨折,关节内出血和关节囊破裂经常在病理学研究中出现。如果没有一个更远端部分或者神经相关的疼痛,这些由原发的轴性关节突关节或盘源性疼痛产生的退行性或者外伤后牵涉痛模式很难从临床上鉴别,也很难与神经根痛鉴别。

(三)颈神经根

椎间盘突出,退行性病变可影响关节突关节或者钩椎关节,进而压迫颈神经根。椎间盘突出根据突出部位分椎间孔内、后外侧和中央。椎间孔内椎间盘突出最为常见,在神经根穿过相应椎间孔时可导致急性神经根病。神经根受损可能由于组合的机械和生化的病理生理过程造成。一个神经根病患者进行颈椎间盘手术移除与创伤性对照组的比较研究发现基质金属蛋白酶、一氧化氮、前列腺素、白细胞介素的水平在神经根病组显著升高。这些发现,结合大量腰神经根综合征的组合机械化学特性的文献,提示这些生化标记物可能参与颈神经根病的受损过程。

六、诊断标准

根据病史、临床表现的症状和体征及相关辅助检查可诊断。

(一)临床诊断标准(沿袭国内现有标准)

1. 颈型:①主诉枕、颞、耳郭等下头部、颈、肩疼痛等异常感觉,并伴有相应的压痛点;②X线片上颈椎显示曲度改变及椎间关节不稳等表现;③动力侧位X线摄影或MRI显示椎节不稳或梯形变;④应除外颈部其他疾患(落枕、肩周炎、风湿性肌纤维组织炎、神经衰弱、忧郁症及其他非椎间盘退行性变所致的肩背部疼痛)。

2. 神经根型:具有根性分布的症状(麻木、疼痛)和体征;椎间孔挤压试验和/或臂丛神经牵拉试验阳性;影像学所见与临床表现基本相符合;排除颈椎外病变(胸廓出口综合征、网球肘、腕管综合征、肘管综合征、肩周炎、肱二头肌长头腱鞘炎等)所致的疼痛。

3. 脊髓型:出现颈脊髓损害的临床表现;影像学显示颈椎退行性改变、颈椎管狭窄,并证实存在与临床表现相符合的颈脊髓压迫;除外进行性肌萎缩性脊髓侧索硬化症、脊髓肿瘤、脊髓损伤、继发性粘连性蛛网膜炎、多发性末梢神经炎等。

4. 交感型:诊断较难,目前尚缺乏客观的诊断指标。出现交感神经功能紊乱的临床表现、影像学显示颈椎节段性不稳定。对部分症状不典型的患者,如果行星状神经节结封闭或颈椎高位硬膜外封闭后,症状有所减轻,则有助于诊断。除外其他原因所致的眩晕:

(1)耳源性眩晕:由于内耳出现前庭功能障碍,导致眩晕。如梅尼埃病、耳内听动脉栓塞。

(2)眼源性眩晕:屈光不正、青光眼等眼科疾患。

(3)脑源性眩晕:因动脉粥样硬化造成椎基底动脉供血不足、腔隙性脑梗死;脑部肿瘤;脑外伤后遗症等。

(4)血管源性眩晕:椎动脉的V1和V3段狭窄导致椎基底动脉供血不足;高血压病、冠心病、嗜铬细胞瘤等。

(5)其他原因:糖尿病、神经症、过度劳累、长期睡眠不足等。

5. 椎动脉型:曾有猝倒发作、并伴有颈性眩晕;旋颈试验阳性;影像学显示节段性不稳定或钩椎关节增生;除外其他原因导致的眩晕;颈部运动试验阳性。

6. 食管受压型颈椎病:吞咽困难,尤以仰颈时为甚;X线平片显示椎节前方有明显之骨赘形成;钡餐检查显示食管受压征;多合并其他型颈椎病症状。

7. 混合型颈椎病:具有前述诸型两种及两种以上颈椎病者,均属此型。多见于病程久、年龄较高者。

（二）物理检查与影像学

1. 物理检查

体征：颈椎各方向活动受限，尤其是后伸、同侧屈时加重。强制运动则产生自颈、肩部向上肢的放射痛，手指麻木增强。颈椎椎旁叩击痛、压痛并可出现放射痛。在颈部棘上、棘突旁软组织有增厚、粘连、条索样变化。

（1）椎间孔挤压试验：颈肩部疼痛患者，患者端坐，头后仰并偏向患侧，术者用手掌在其头顶加压。出现颈痛并向患手放射者，称之为压头试验阳性。

（2）Jackson 过伸展压迫试验：检查者一手扶持患者头部将其屈向健侧，同时以另一手向下压迫健侧肩部，诱发或加剧患侧肩部及上肢疼痛时为 Jackson 征阳性。

（3）臂丛神经牵拉试验：病人坐位，头偏向健侧。术者一手扶患侧头颞部，一手握患腕，向相反方向牵拉，此时因臂丛神经被牵张，刺激臂丛神经诱发或加剧患侧上肢疼痛者为阳性。

2. 影像学检查

X 线检查是颈椎损伤及某些疾患诊断的重要手段，也是颈部最基本最常用的检查技术。CT 可以显示出椎管的形状及颈椎后纵韧带骨化症（OPLL）的范围和对椎管的侵占程度；脊髓造影配合 CT 检查可显示硬膜囊、脊髓和神经根受压的情况。颈部 MRI 检查则可以清晰地显示出椎管内、脊髓内部的改变及脊髓受压部位及形态改变，对于颈椎损伤、颈椎病及肿瘤的诊断具有重要价值。当颈椎间盘退变后，其信号强度亦随之降低，无论在矢状面或横断面，都能准确诊断椎间盘突出。经颅多普勒超声（TCD）、数字减影血管造影（DSA）、磁共振血管成像（MRA）可探查基底动脉血流、椎动脉颅内血流，推测椎动脉缺血情况，是检查椎动脉供血不足的有效手段，也是临床诊断颈椎病，尤其是椎动脉型颈椎病的常用检查手段。椎动脉造影和椎动脉 B 超对诊断有一定帮助。神经传导检查和肌电图可以用来评估神经根、神经丛和外周神经的神经生理功能。

七、康复评定

（一）疼痛评定

疼痛视觉模拟评分法（VAS），VAS 范围为 0 ~ 10 分，其中 0 代表无痛，10 代表剧痛，通过病人主观感受在相应的点作标示可反映疼痛程度。

（二）颈部活动度测定及肩关节活动度测定。

（三）日本骨科学会对颈脊髓病患者的脊髓功能评定标准

日本骨科学会（JOA）对颈脊髓病患者的脊髓功能评定标准（简称 17 分法），见表 8-2-1。

表 8-2-1　日本骨科学会颈椎病疗效评定标准

项目	功能状态	评分
上肢运动功能	自己不能持筷或勺进餐	0
（4分）	能持勺，但是不能持筷	1
	虽然手不灵活，但是能持筷	2
	能持筷及做一般家务劳动，但手笨	3
	正常	4

续表

项目	功能状态	评分
下肢运动功能 （4分）	不能行走	0
	即使在平地行走也需用支持物	1
	在平地行走可不用支持物，但上楼时需用	2
	平地或上楼行走不用支持物，但下肢不灵活	3
	正常	4
感觉（6分）	明显感觉障碍	0
	有轻度感觉障碍	1
	正常	2
膀胱功能（3分）	尿潴留	0
	高度排尿困难，尿费力，尿失禁或淋漓	1
	轻度排尿困难，尿频，尿潴留	2
	正常	3

颈椎病患者脊髓功能状态评定（40分法）、颈椎病患者脊髓功能状态评定（24分法）为目前最为简便、实用，更加适合我国具体情况，见表8-2-2。

表8-2-2　颈椎病患者脊髓功能状态评定（24分法）

项目	功能状态	评分
上肢运动功能 （左右分别评定，每侧5分， 共10分）	无使用功能	0
	用筷进食困难	1
	用筷进食困难，不能持笔	2
	用筷进食较困难，勉强持笔	3
	可用匙进食，用筷稍困难，可持笔	4
	基本正常	5
躯干与下肢运动功能 （左右不分，共6分）	不能端坐	0
	能坐轮椅（车），但不能站立	1
	能持拐站立，但不能移步	2
	持拐、搀扶下可平地行走	3
	可持拐、扶持上下楼	4
	基本正常，有跛行	5
	行走正常	6
两便功能 （共4分）	尿失禁或尿潴留	0
	排尿严重困难，但可控制	1
	排尿轻度困难、尿频，无溢尿	2
	排尿正常，有便秘	3
	完全正常	4
四肢及躯干感觉 （上下肢分别评定，共4分）	双腕以远、躯干、下肢无感觉	0
	上肢感觉障碍、麻、痛，下肢有位置觉存在	1
	上下肢感觉轻度障碍，躯干束带感明显	2
	上下肢感觉基本正常，有束带感或肢体轻度麻痛	3
	基本正常	4

注：①本标准将病情分为五级，0~5分严重，6~10分重度，11~15分中度，16~20分轻度，21~24分为正常或基本正常。
②本标准不仅适用于颈椎病，亦适用于颈椎外伤、OPLL及颈椎椎管狭窄症等，但不适用于波及椎动脉脊髓中央动脉及单纯脊神经根的患者。

八、康复治疗

颈椎病的治疗有手术和非手术之分。大部分颈椎病患者经非手术治疗效果优良,仅一小部分患者经非手术治疗无效或病情严重而需要手术治疗。

(一)药物治疗

抗炎药物对症用于颈椎间盘突出相关的神经根病导致的炎症,非甾体抗炎药(NSAID)是用于治疗颈神经根病的一线用药。低剂量时,具有镇痛作用;高剂量运用有抗炎效果。使用 NSAID 相关的副作用是刺激胃肠黏膜。抑制血小板和肾功能酶-2 途径的抗炎药有与非选择性的抗炎剂相类似镇痛和抗炎特性,但其胃肠耐受性更强、抗血小板副作用更小。由于这些原因,这些新药用于颈神经根病患者比传统的 NSAID 更好,因为在不中断这些药物治疗的情况下诊断和治疗性的注射疗法可以继续进行。然而,一些研究结果表明要谨慎运用塞来昔布,因为患者长时间高剂量使用该药,会增加心血管风险(美国国家癌症研究所腺瘤预防与塞来昔布试验)。

肌肉松弛药、三环类抗抑郁药、抗癫痫药这一类辅助药物通常与抗炎药物一起使用。肌肉松弛药功用首先是镇静,其次是放松骨骼肌,保护肌肉,避免痉挛性疼痛,有助于患者的睡眠,持续效用为 5~7 天。低剂量三环类抗抑郁药,如阿米替林或去甲替林,10~25mg睡前服用,可有助于缓解根性疼痛和助眠。副作用:以外周性抗胆碱能副作用最常见,如口干、尿潴留、嗜睡、便秘等。抗癫痫药物如加巴喷丁可有效调节神经性疼痛。治疗剂量变化从 300~900mg/d,最高达 3.6g/d。最常见的副作用是嗜睡、疲劳、运动失调、口干。也可以选择较新的药普瑞巴林(pregabalin),其优点是不会影响肝脏代谢功能。其他药可选择噻加宾(tiagabine),唑尼沙胺(zonisamide),和奥卡西平(oxcarbazepine)。抗癫痫药物通常用于持续根性痛、术后或者其他治疗无效,不适宜手术的患者。

阿片类镇痛药必要时可以用于影响到睡眠的、严重的神经根性疼痛,短效阿片类镇痛药联合用药按医嘱使用,通过控制根性痛以促进恢复性睡眠模式(有时与使用软颈托结合)。阿片类药物通常不在急性期后运用,在需要长期使用阿片类药物之前,其他干预措施应最大化使用。

(二)中医疗法

中药,针灸,推拿及正骨手法。研究报道中国传统的按摩方法,与安慰剂或教育相比,能改善疼痛和功能。张佳玮等研究报道中医推拿联合功法可有效缓解颈痛、改善颈椎功能,效果优于颈椎间歇牵引。需要进一步的研究来确定这些治疗方法的益处。

(三)物理治疗

1. 物理因子治疗

物理因子治疗的主要作用是扩张血管、改善局部血液循环,解除肌肉和血管的痉挛,消除神经根、脊髓及其周围软组织的炎症、水肿,减轻粘连,调节自主神经功能,促进神经和肌肉功能恢复。常用治疗方法:直流电离子导入、中频电疗法、超短波、超声波、红外线照射、红光照射、磁疗、干扰电、经皮神经电刺激等。以上治疗方法临床疗效确切,多者合用能有效改善患者临床症状,提高临床治疗效果。

2. 牵引治疗

颈椎牵引是治疗颈椎病常用且有效的方法。颈椎牵引有助于解除颈部肌肉痉挛,使肌肉放松,缓解疼痛;松解软组织粘连,牵伸挛缩的关节囊和韧带;改善或恢复颈椎的正常生理弯曲；使椎间孔增大，解除神经根的刺激和压迫；拉大椎间隙，减轻椎间盘内压力。调整小关节的微细异常改变，使关节嵌顿的滑膜或关节突关节的错位得到复位。

3. 手法治疗

常用的方法有中式手法及西式手法。中式手法指中国传统的按摩推拿手法，一般包括骨关节复位手法及软组织按摩手法。西式手法在我国常用的有麦肯基（Mckenzie）方法、关节松动手法（Maitland 手法）、脊柱推拿疗法等。

4. 矫形支具

最常用的有颈围、颈托，可应用于各型颈椎病急性期或症状严重的患者。

（四）介入治疗

脊柱介入治疗是物理医学与康复学邻域中相对较新和发展中的技术，本专业范围包括使用精确影像导引程序诊断和治疗疼痛类脊柱疾病。临床常用透视引导下颈部硬膜外或选择性神经根注射皮质类固醇药物。研究报道经过物理治疗和非甾体抗炎药治疗未改善的患者，通过硬膜外类固醇注射在疼痛和功能方面有显著改善。尽管对颈椎选择性神经根注射的安全性关注日益提升，只要按正确的操作规范操作就是安全的，并提供了一个有效的处理疼痛、非创伤性颈神经根性症状的微创治疗方法。

（五）手术治疗

手术治疗主要是解除由于椎间盘突出、骨赘形成或韧带钙化所致的对脊髓或血管的严重压迫，以及重建颈椎的稳定性。脊髓型颈椎病一旦确诊，经非手术治疗无效且病情日益加重者应当积极手术治疗；神经根型颈椎病症状重、影响患者生活和工作或者出现了肌肉运动障碍者；保守治疗无效或疗效不巩固、反复发作的其他各型颈椎病，应考虑行手术治疗。

九、预防

随着年龄的增长，颈椎椎间盘发生退行性变，几乎是不可避免的。但是如果在生活和工作中注意避免促进椎间盘退行性变的一些因素，则有助于防止颈椎退行性变的发生与发展。

（一）正确认识颈椎病

颈椎病病程比较长，椎间盘的退变、骨刺的生长、韧带钙化等与年龄增长、机体老化有关。病情常有反复，发作时症状可能比较重，影响日常生活和休息。因此，一方面要消除恐惧悲观心理，另一方面要防止得过且过的心态，放弃积极治疗。

（二）注意休息

颈椎病急性发作期或初次发作的病人，要适当注意休息，病情严重者更要卧床休息2~3周。从颈椎病的预防角度说，应该选择有利于病情稳定，有利于保持脊柱平衡的床铺为佳。枕头的位置、形状与选料要有所选择，也需要一个良好的睡眠体位。

（三）加强自我保健

1. 医疗体育保健操的锻炼，戒烟或减少吸烟对其缓解症状，逐步康复，意义重大。避免过度劳累而致咽喉部的反复感染炎症，避免过度负重和人体震动进而减少对椎间盘的冲击。

2. 避免长期低头姿势，改变不良的工作和生活习惯，如卧在床上阅读、看电视等。

3. 避免颈部外伤：乘车外出应系好安全带并避免在车上睡觉，以免急刹车时因颈部肌肉松弛而损伤颈椎。出现颈肩臂痛时，在明确诊断并除外颈椎管狭窄后，可行轻柔按摩，避免过重的旋转手法，以免损伤椎间盘。

4. 避免风寒、潮湿：夏天注意避免风扇、空调直接吹向颈部，出汗后不要直接吹冷风，或用冷水冲洗头颈部，或在凉枕上睡觉。

（孙爱萍 毕 胜）

第三节 颈椎小关节疼痛

一、流行病学

颈部疼痛很常见，而且大多数人在生活中的某个阶段都会有一定程度的颈部疼痛。在过去的 20 年中，颈部疼痛已成为全球的主要致残原因。颈部疼痛患病率的估计依不同研究和患者群体而改变。在办公室工作人员的肌肉骨骼疾病中，颈部疼痛的患病率最高，达42%，每年有 11% 到 14% 的工作人员因颈部疼痛而活动受限。

慢性颈部疼痛中，颈椎小关节功能紊乱引起的疼痛是最常见的病因之一，颈椎小关节疼痛（由颈椎小关节引起的疼痛）的患病率在 36% 至 67% 之间。临床疼痛门诊中超过 50%的颈部疼痛患者患有颈椎小关节相关疼痛。在慢性轴颈疼痛的病例中，有 25% 到 66% 的疼痛是来源于颈椎小关节；在外伤性慢性颈部疼痛病例中，约有 50% 到 60% 的病例涉及颈椎小关节。

二、定义

颈椎小关节疼痛（cervical facet mediated pain）是颈椎小关节功能紊乱引起的临床常见疾病，多见于中老年，临床表现复杂，缺少特异性，可表现为单侧颈部疼痛（没有通过肩部进入上肢）、颈项强直、颈部活动受限、头昏、面部麻木等。初病者一般年龄较轻，常因颈部扭挫伤、慢性劳损、睡眠体位不当、颈椎退行性变及劳累或受凉等因素诱发，起病较急，伤后即出现颈部剧痛，头颈强迫倾斜，伸曲和旋转受限。

有研究将颈椎小关节来源的疼痛（pain originating from the cervical facet joints）定义为颈椎小关节综合征（cervical facet syndrome），其组合症状表现为：①颈部轴向疼痛，不是或很少辐射过肩部，疼痛放射区域如文末彩图 8-3-1 所示；②关节面水平的脊柱背侧压痛；③疼痛、伸展和旋转的受限；④无神经症状。

三、诊断标准

诊断性阻滞注射（内侧支阻滞）是诊断颈椎小关节疼痛的金标准。

颈椎小关节疼痛的诊断：

（一）病史

在病史的询问中，应注意潜在的危险信号，例如患者的创伤史及肿瘤的治疗病史。当出现体重减轻、发烧、恶心、呕吐、吞咽困难、咳嗽或频繁感染等症状时，必须进行广泛的病史采集和进一步检查。以下因素需考虑有椎体转移的可能性：①恶性肿瘤病史；②50 岁以上始发的疼痛；③与姿势或运动无关的持续性疼痛；④夜间痛。

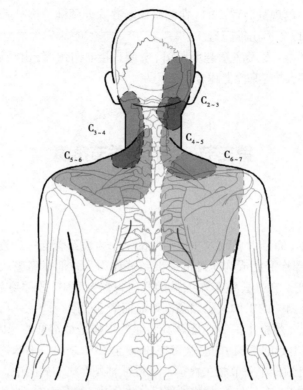

图 8-3-1　颈椎小关节疼痛的放射图

与颈椎小关节疼痛相关的最常见症状是单侧疼痛，无放射到肩部（当颈部疼痛同时放射至肩部时，应排除肩部疾病），与运动无相关性。旋转和后屈通常会导致疼痛或活动受限。Dwyer 等人的研究表明，向小关节内注射刺激性物质会导致特定的放射模式。同样的放射模式可以在机械和电刺激下看到。对于小关节问题，放射模式并不明显，但可以显示节段定位。

（二）体格检查

神经系统测试（反射，敏感性和运动功能）是必要的，以排除神经根病变。检查颈部功能需进行以下试验：①屈伸运动 - 主动和被动；②侧屈运动 - 主动和被动；③旋转运动 - 主动和被动；④最大屈曲时旋转 - 主动和被动；⑤伸展时旋转 - 主动和被动。

在一个中立的位置旋转涉及整个颈椎脊柱的旋转运动。屈肌旋转评估的是上颈椎节段的运动，伸展旋转评估下颈椎节段的运动。关节突关节局部受压疼痛可提示关节突关节出现问题。最新研究表明，局部压痛可定义为至少施加 4kg 压力的疼痛，是射频治疗成功的一个预测因子。在临床实践中，病史采集和体格检查有助于明确诊断。

颈椎的体格检查并不能准确诊断颈椎小关节疼痛。采用临床试验（如运动范围、触诊节段性压痛、伸展旋转试验、手动脊柱检查）诊断颈椎小关节疼痛也仍存在争议，没有单独的试验能可靠地确定疼痛的来源是颈椎小关节。然而，临床医师应进行完整的体格检查和神经系统评估，以评估是否存在神经根病变、脊髓损伤、臂屈肌损伤、血管病理学、肩部损伤或创伤性脑损伤，尤其注意有创伤的情况；应进行几项具有良好特异性和敏感性的测试，准确预测颈部神经根病变。手动脊柱检查、触诊节段性压痛、延伸旋转试验是识别适合于诊断关节面阻滞患者的有用测试。

（三）影像学检查

颈椎平片不能反映出关节内的情况，但可以评估退行性变的程度及排除肿瘤和骨折，一旦在平片上看到退行性变，表明退行性变已经进入晚期。随着年龄的增长，退行性变发病率增高：50 岁的发病率为 25%，70 岁时高达 75%。无症状患者存在颈椎退行性变，说明退行性变并不总是引起疼痛。然而，这不能得出退行性变和疼痛无关的结论。有研究表明退行性变与疼痛之间有关系。

综上所述，退行性变的放射学鉴定与疼痛症状之间的关系尚未得到证实。如果怀疑疼痛症状的神经学病因，则需要进行磁共振成像或计算机断层扫描。根据临床情况，应考虑向神经学家咨询或转诊。颈椎间盘造影术的应用可能有助于确定疼痛的来源，但其对后续治疗的价值尚未确定。

（四）诊断性阻滞

根据病史和临床检查，关节突疼痛的诊断可通过诊断性阻滞来确诊。在日常临床实践中，通常认为如果有超过 50% 的疼痛减轻，则可认定诊断性阻滞成功。

（五）鉴别诊断

造成颈部疼痛的严重原因，如肿瘤、感染、骨折和全身疾病等。椎间盘突出或脊髓型颈椎病均可引起神经症状。每一个有运动功能丧失 / 反射改变 / 感觉丧失的病人都必须进行彻底的评估。颈椎髓核突出伴神经根病变、椎间盘炎、椎体骨折应通过病史和相关检查加以排除。慢性疼痛的诊断，如节段功能障碍、肌肉拉伤等，暂无足够的文献以纳入鉴别诊断。

四、康复治疗

根据病史、体格检查和放射学检查很难确定病因。保守治疗是首选，对于药物治疗、物理治疗、作业治疗、手法治疗、运动治疗和生物心理社会康复等保守治疗对确诊的颈椎小关节疼痛患者的有效性还没有系统的评估。

对于颈部疼痛 / 功能受限持续高达三个月以上，诊断明确，且对保守药物或康复干预没有效果的患者可接受颈椎小关节介入治疗（Ⅱ 和 Ⅳ 级证据）。颈椎小关节疼痛的介入性治疗包括关节内类固醇注射、内侧支传导阻滞和射频治疗。颈椎小关节神经阻滞和颈椎射频神经毁损的治疗证据是 Ⅱ 级证据，颈椎小关节内注射的治疗证据为 Ⅲ 级证据。如果有迹象表明疼痛是由关节面引起的，可以考虑采用微创技术，如射频治疗背侧支（内侧支）。

（一）物理治疗

在选择保守治疗时，物理治疗是最好的选择，因为物理治疗可以根据指导在家里进行。

（二）运动疗法

运动疗法有减轻疼痛的作用。一项对颈部疼痛患者研究的亚组分析中，运动疗法对患者有积极的短期效果，尤其是在 ＞ 50 岁老年患者中效果更好。

（三）介入治疗

1. 关节内注射类固醇。

2. 背支内侧支的局部浸润麻醉。节段神经背支内侧支阻滞可作为主要的辅助诊断手段，不能推荐作为一线治疗。

3. 经皮背支内侧支的射频治疗

经皮射频治疗颈椎病已得到深入研究,射频治疗退行性颈部病变的有效性已在观察研究中得到证实。经皮颈椎小关节去神经支配术是临床诊断慢性退行性颈椎小关节疼痛的一种可接受的治疗方法,因为许多观察性描述显示其疗效是积极的。

（四）手术治疗

颈椎前路融合是治疗非根性颈痛的一种可能的方法。一项研究显示了对疼痛和功能有明显影响,但这种侵入性治疗的长期效果尚不清楚。

（马　超）

第四节　胸廓出口综合征

胸廓出口综合征(thoracic outlet syndrome,TOS)是锁骨下动脉、锁骨下静脉、臂丛神经在胸廓出口受压迫而产生的一系列症状,以上肢和颈肩部疼痛、麻木、无力、感觉异常或肢端缺血为特征的综合征。Peet 于 1956 年首次采用 TOS 术语并沿用至今。

一、解剖和病因

胸廓出口的解剖定义是锁骨上窝至腋窝之间途径锁骨和第一肋骨的间隙,它包含三个易受压迫的重要结构:锁骨下动脉、锁骨下静脉和臂丛(图 8-4-1)。

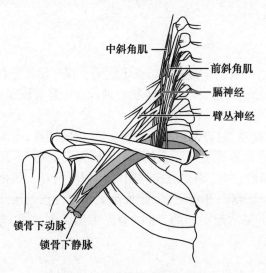

图 8-4-1　正常胸廓出口解剖

胸廓出口综合征的病理基础是胸廓出口骨性组织和软组织的解剖变异。骨性解剖变异包括第 7 颈椎横突过长,颈肋,第一肋骨解剖畸形,锁骨及肋骨骨折后骨痂形成等。软组织变异包括异常纤维束带及前中斜角肌的先天性或后天性改变等。胸廓出口处肿瘤如脂肪瘤、恶性肿瘤等压迫也可引起胸廓出口综合征。

胸廓出口最可能引起压迫症状的解剖结构为:前中斜角肌间隙,肋锁间隙(第一肋和锁骨间隙)及胸肌后间隙(文末彩图 8-4-2)。

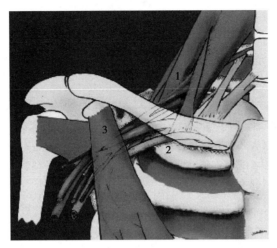

图 8-4-2 胸廓出口综合征时的三个重要解剖压迫位置
1. 前中斜角肌间隙；2. 肋锁间隙；3. 胸肌后间隙。

二、分型和临床表现

TOS 主要分三型，即神经型、静脉型和动脉型。也有极少数表现为交感神经刺激型、椎动脉受压型、假性心绞痛等。

（一）神经型 TOS

这是胸廓出口综合征最主要的类型。其主要症状是臂丛受压引起的系列症状，表现为上肢疼痛、刺痛、麻木、感觉过敏、烧灼感、蚁行感、进行性乏力等。疼痛等症状为隐匿性开始，且常为间歇性，夜间多严重，常累及颈、肩部，上肢抬高可使症状加重。往往同时伴有肌乏力、握力下降、手指动作不协调、精细动作失灵等。肌肉萎缩一般不明显，但可有骨间肌和小鱼际肌萎缩。重者可有轻瘫，感觉完全丧失，但一般无病理反射。

（二）静脉型 TOS

锁骨下静脉受压可致上肢静脉淤血、青紫、间歇性肿胀，活动受限。偶尔产生锁骨下静脉血栓性静脉炎（Paget-Schroetter 综合征）。

（三）动脉型 TOS

锁骨下动脉受压可致肢体苍白、缺血、发冷，甚至产生坏死、缺血性痉挛等。手臂、手和手指在休息时疼痛，上肢麻木，极度劳累时或手臂举过头顶时引起上肢缺血症状。可引起手灵活性下降，手臂笨拙等。

（四）其他类型

如交感神经受累时表现为上肢酸痛，但往往定位不明确，严重时可出现霍纳综合征。椎动脉受压引起椎动脉供血不足时，可出现偏头痛、患侧面部麻木、眩晕等，严重时引起恶心、呕吐，出现大鱼际肌萎缩等症状。假性心绞痛型表现为心前区疼痛，可合并左上肢麻木，心电图、心功能、血液生化检查均正常，一般认为是起源于 C_5 的胸长神经穿过中斜角肌时受压所致。

三、诊断

胸廓出口综合征的诊断较为困难，主要依靠以下几方面：

（一）病史

TOS 的诊断主要依靠病史和临床检查，询问病史旨在采集症状发生部位、类型、严重程度、症状的发生和发展、诱发和缓解原因、残障程度和社会参与能力等问题的信息。

（二）体格检查

1. 超外展试验（Wright test） 被检查者肘关节屈曲 90°，检查者扪及其腕部桡动脉后，缓慢将患者上臂外展和屈曲到 130°以上，桡动脉搏动减弱或消失为阳性。

2. 斜角肌压迫试验（Adson test） 被检查者转头朝向一侧，颈部伸展。肩关节外展 45°，肘关节自然伸展，令被检查者深吸一口气，屏气，维持最大吸气状态。检查者触诊双侧腕部桡动脉搏动，桡动脉搏动减弱、消失为阳性。

3. 上臂缺血试验（Roos test） 被检查者站立、挺胸，双臂外展 90°，外旋位屈肘 90°，掌心向前，双手握拳，然后五指全部伸直为一次动作，反复此动作坚持 3min。正常人会感觉轻微不适，但 TOS 患者会产生疼痛，伴随出现患侧手部苍白，一般不能坚持完成此动作。该检查在诊断 TOS 时较为可靠。

（三）实验室及其他检查

1. X 线颈椎片或胸片 检查有否颈肋、第七颈椎横突过长，有否锁骨、第一肋骨、第二肋骨畸形及其他骨性病变。

2. 肌电图检查 正常尺神经传导速度测定可显示胸廓出口神经压迫程度。

3. 超声检查 超声可探查血管管径、血流速度及血管内血栓情况。

4. 凝血功能检查 血管型 TOS，怀疑有血栓时，可进行凝血功能检查。

四、康复治疗

治疗方案取决于 TOS 的类型。

神经型 TOS 通常首先采用康复锻炼和物理治疗，其目的是增加胸廓出口处的空间，恢复颈肩部肌肉的平衡。首先要对疾病进行说明并作生活指导以避免使症状恶化，如避免持重或上肢上举；其次需通过体态训练纠正患者的不良姿势，如避免长时间伏案，改善不良姿势可使肋锁间隙扩大及缓解臂丛神经的压迫；最后还应进行肩胛带周围肌肉的强化训练，其可分为两大组：第一组由打开胸廓出口和肋锁间隙的肌肉组成，如斜方肌上部和胸锁乳突肌，第二组由关闭胸廓出口的肌肉组成，如斜方肌下部和斜角肌。治疗方案包括增强打开胸廓出口肌肉的力量，牵伸延长闭合胸廓出口肌肉的长度。在运动康复治疗时，强调上半身运动时的维持正常的肩胛骨功能、呼吸技巧以及头部和骨盆的对称是非常关键的。阻力训练可以用阻力带或哑铃进行，目的是获得肌肉耐力，女性和男性可以先从 2kg 和 3kg 练起。单一物理治疗不会改变 TOS 的病理生理学，必须将加强锻炼、伸展锻炼和姿势调整结合在一起，以改善症状。

如果物理治疗无效，可使用肉毒杆菌 A 毒素进行前斜角肌和中斜角肌注射。如果物理治疗和注射治疗均效果不佳，可选择手术治疗。

静脉型 TOS 的治疗取决于发病时间长短。如果突然发生静脉型 TOS，此时往往存在臂部深静脉血栓，则需先进行溶栓治疗，然后进行手术治疗（包括球囊或支架），以减轻引起臂部血栓的静脉压力。

动脉性 TOS 患者通常需要手术减压以去除肋骨和 / 或斜角肌，包括对受损动脉的重建，这些受损动脉可能是动脉瘤样扩张或含有动脉斑块。

不管如何，由于手术对颈肩区肌肉失衡一般无明显改善，所以任何需要手术治疗的TOS亚型，术后均需要进行必要的物理治疗，TOS简要小结见表8-4-1。

表8-4-1 TOS分型及治疗简表

TOS类型	神经型TOS（最常见类型）	静脉型TOS（累及锁骨下静脉）	动脉型TOS（累及锁骨下动脉）
性别	女性常见（3.5∶1）	男性常见	男女相当
发病年龄/岁	20~40	20~30	20~30
风险因素	机械重复运动 创伤史	使用手臂的劳力艰辛工作 田径运动员	使用手臂的劳力艰辛工作
症状	臂部、环指及小指的疼痛 夜间刺痛/麻木 手/臂无力 手/臂肿胀 丧失灵活性 不能耐受冷 头痛	患侧臂部疼痛 夜间刺痛/麻木 肩部和胸部静脉清晰可见 手/臂颜色变蓝 可能出现深静脉血栓	静息痛 手臂活动时疼痛 手部颜色变白 手/臂冷 脉搏搏动减弱 可能存在锁骨下动脉瘤 可能有动脉血栓
影像学检查	胸片	胸片 超声 血管造影	胸片 超声 血管造影
实验室及其他检查	肌电图检查	凝血功能检查 肌电图检查	凝血功能检查 肌电图检查
治疗	物理治疗（PT） 利多卡因阻滞 A型肉毒毒素治疗 药物治疗 手术治疗 术后物理治疗	深静脉血栓时需手术治疗及抗凝治疗 术后物理治疗	血栓形成时手术治疗及抗凝治疗 术后物理治疗
预后	好	好	好

（浦少锋　杜冬萍）

参 考 文 献

［1］Sjaastad O，Bakketeig LS.Migraine without aura：comparison with cervicogenic headache.Vaga study of headache epidemiology.Acta Neurol Scand，2008，117（6）：377-383.

［2］Headache Classification Committee of the International Headache Society（IHS）The International Classification of Headache Disorders，3rd edition.Cephalalgia 2018，38（1）：1-211.

［3］Fernandez-de-las-Penas C，Cuadrado ML.Therapeutic options for cervicogenic headache.Expert Rev Neurother，2014，14（1）：39-49.

［4］Chitsantikul P，Becker WJ.Treatment of Cervicogenic Headache：New Insights on the Treatment of Pain in the Neck.Can J Neurol Sci，2015，42（6）：357-9.

［5］Haas M，Spegman A，Peterson D，et al.Dose response and efficacy of spinal manipulation for chronic cervicogenic headache：a pilot randomized controlled trial.Spine J，2010，10（2）：117-28.

［6］Naja ZM，El-Rajab M，Al-Tannir MA，et al.Occipital nerve blockade for cervicogenic headache：a double-blind randomized controlled clinical trial.Pain Pract，2006，6（2）：89-95.

［7］Inan N，Ceyhan A，Inan L，et al.C2/C3 nerve blocks and greater occipital nerve block in cervicogenic headache treatment.Funct Neurol，2001，16（3）：239-43.

［8］Dunning JR，Butts R，Mourad F，et al.Upper cervical and upper thoracic manipulation versus mobilization and exercise in patients with cervicogenic headache：a multi-center randomized clinical trial.BMC Musculoskelet Disord，2016，17：64.

［9］周伟玮，黄昊飞.针灸治疗颈源性头痛疗效观察.亚太传统医药，2016，12（15）：138-139.

［10］邱延华.传统针灸配合现代解剖针刺法治疗颈源性头痛.现代中西医结合杂志，2012，21（6）：654-655.

［11］王峰川.针灸配合中药治疗顽固性头痛64例报告.深圳中西医结合杂志，2016，26（7）：48-50.

［12］王铁森，翟佳滨.评价针灸用于头痛患者治疗中的效果.临床医药文献电子杂志，2017，4（71）：139-42.

［13］殷贞燕，韩织优，刘菲，等.中医针灸治疗头痛的临床效果评价.中医临床研究，2018，10（25）：41-42.

［14］卢少方，成东亮.颈源性头痛的针刀治疗观察.基层医学论坛，2011，15（19）：640-641.

［15］吴阳，罗筱泉，陈天实，梁伟忠.风池穴进针行小针刀疗法治疗颈源性头痛的临床对比研究.中医临床研究，2014，26：29-32.

［16］黄云，胡红筠.微棱形针刀疗法治疗枕神经卡压性头痛的观察和护理.现代诊断与治疗，2013，6（26）：3833.

［17］赵定麟.现代脊柱外科学.上海：世界图书出版公司，2015.

［18］Peng B，Bogduk N.Cervical Discs as a Source of Neck Pain.An Analysis of the Evidence.Pain Med，2019，20（3）：446-455.

［19］Yang L，Chen J，Yang C，et al.Cervical Intervertebral Disc Degeneration Contributes to Dizziness：A Clinical and Immunohistochemical Study.World Neurosurg，2018，119：e686-e693.

［20］Grubb SA，Kelley CK.Cervical discography：clinical implications from 12 years of experience.Spine，2000，25（11）：1382-1389.

［21］McCabe E，Jadaan M，Jadaan D，et al.An analysis of whiplash injury outcomes in an Irish population：a retrospective fifteen-year study of a spine surgeon's experience.Ir J Med Sci，2020，189（1）：211-217.

［22］Thoomes EJ, Scholten-Peeters W, Koes B, et al.The effectiveness of conservative treatment for patients with cervical radiculopathy: a systematic review.Clin J Pain, 2013, 29(12): 1073-1086.

［23］Patel KC, Gross A, Graham N, et al.Massage for mechanical neck disorders.Cochrane Database Syst Rev, 2012, 12(9): CD004871.

［24］张佳玮, 王刚, 李飞, 等. 中医推拿联合功法训练治疗慢性非特异性颈痛的效果. 中国康复理论与实践, 2016, 22(4): 459-463.

［25］Bono CM, Ghiselli G, Gilbert TJ, et al.North American Spine Society.An evidence-based clinical guideline for the diagnosis and treatment of cervical radiculopathy from degenerative disorders.Spine, 2011, 11(1): 64-72.

［26］陈晓明, 王慧芳, 韩伟. 超短波治疗结合艾灸治疗颈椎病的疗效观察. 中国医药指南, 2018, 16(17): 93.

［27］Diwan S, Manchikanti L, Benyamin RM, et al.Effectiveness of cervical epidural injections in the management of chronic neck and upper extremity pain.Pain Physician, 2012, 15(4): E405-E434.

［28］Vos T, Flaxman AD, Naghavi M, et al.Years lived with disability(YLDs)for 1160 sequelae of 289 diseases and injuries 1990-2010: a systematic analysis for the Global Burden of Disease Study 2010.Lancet, 2012, 380(9859): 2163-2196.

［29］Cote P, van der Velde G, Cassidy JD, et al.The burden and determinants of neck pain in workers: results of the Bone and Joint Decade 2000-2010 Task Force on Neck Pain and Its Associated Disorders.Manipulative Physiol Ther, 2009, 32(2): S70-86.

［30］Manchikanti L, Singh V, Rivera J, et al.Prevalence of cervical facet joint pain in chronic neck pain.Pain Physician, 2002, 5(3): 243-249.

［31］van Eerd M, Patijn J, Lataster A, et al.Cervical facet pain.Pain Pract, 2010, 10(2): 113-23.

［32］Kirpalani D, Mitra R.Cervical facet joint dysfunction: a review.Arch Phys Med Rehabil, 2008, 89(4): 770-774.

［33］Bogduk N.International Spinal Injection Society guidelines for the performance of spinal injection procedures. Zygapophysial joint blocks.Clin J Pain, 1997, 13(4): 285-302.

［34］Cohen SP, Bajwa ZH, Kraemer JJ, et al.Factors predicting success and failure for cervical facet radiofrequency denervation: a multi-center analysis.Reg Anesth Pain Med, 2007, 32(6): 495-503.

［35］Schneider GM, Jull G, Thomas K, et al.Screening of patients suitable for diagnostic cervical facet joint blocks--a role for physiotherapists.Man Ther, 2012, 17(2): 180-183.

［36］Schneider GM, Jull G, Thomas K, et al.Derivation of a clinical decision guide in the diagnosis of cervical facet joint pain.Arch Phys Med Rehabil, 2014, 95(9): 1695-1701

［37］Manchikanti L, Hirsch JA, Kaye AD, et al.Cervical zygapophysial(facet)joint pain: effectiveness of interventional management strategies.Postgrad Med, 2016, 128(1): 54-68.

［38］Manchikanti L, Kaye AD, Boswell MV, et al.A Systematic Review and Best Evidence Synthesis of the Effectiveness of Therapeutic Facet Joint Interventions in Managing Chronic Spinal Pain.Pain Physician, 2015, 18(4): E535-82.

［39］Kuhn J.E, Lebus V.G, Bible J.E.Thoracic outlet syndrome.Am Acad Orthop Surg, 2015, 23: 222-232.

［40］Laulan J.Thoracic outlet syndromes.The so-called "neurogenic types".Hand Surg Rehabil, 2016, 35(3): 155-164.

［41］Illig KA, Donahue D, Duncan A, et al.Reporting standards of the Society for Vascular Surgery for thoracic outlet syndrome.J Vasc Surg, 2016, 64(3): e23-35.

［42］Klaassen Z, Sorenson E, Tubbs R.S, et al.Thoracic outlet syndrome: a neurological and vascular disorder.Clin Anat, 2014, 27(5): 724-732.

［43］Levine N.A, Rigby B.R.Thoracic Outlet Syndrome: Biomechanical and Exercise Considerations.Healthcare (Basel), 2018, 6(2): 68.

［44］Watson L.A, Pizzari T, Balster S.Thoracic outlet syndrome part 2: conservative management of thoracic outlet. Man Ther, 2010, 15(4): 305-314.

［45］Hussain M.A, Aljabri B, Al-Omran M.Vascular Thoracic Outlet Syndrome.Semin Thorac Cardiovasc Surg, 2016, 28(1): 151-157.

第一节 肩 周 炎

肩周炎,又称为冻结肩、粘连性关节囊炎、五十肩、漏肩风,指的是由于各种原发性或继发性原因导致的患者肩关节活动范围受限。法国病理学家 Duplay 曾经在 1875 年描述了这种自限性疾病,并把该疾病命名为"péri-arthrite scapulahum é rale",即肩关节周围炎。1934 年,美国外科医生 Codman 第一次提出了"冻结肩"(frozen shoulder),并描述其临床特征为:"肩关节上举和外旋活动受限;位于三角肌止点附近的慢性疼痛;没有明确的压痛点;睡眠时无法向患侧侧卧;正常 X 线表现"。1987 年,Neviaser 通过组织活检发现冻结肩以"盂肱关节囊增厚、挛缩以及关节囊滑膜下层慢性炎症和纤维化"为主要病理改变,提出了"粘连性关节囊炎"。随后,美国肩肘外科医师学会定义肩周炎是一类引起盂肱关节僵硬的粘连性肩关节囊炎,表现为肩关节周围疼痛,肩关节各个方向主动和被动活动度降低,影像学检查除骨量减少外无明显异常的疾患。

一、流行病学

根据目前国内外研究报道显示,肩周炎主要影响 40~70 岁的人群,在 40~70 岁年龄段以外的人群中发病率明显降低。其中巴西的一项研究发现,在 88 例肩周炎的患者中,平均发病年龄为 50.5 岁。肩周炎在普通人群中的发病率为 2%~5%。但对此发病率尚有争论,有的学者认为肩周炎的真实发病率其实难以评估。因为肩周炎起病隐匿、病程较长,许多患者不一定会及时就医,导致发病率偏低;但也有可能存在高估了实际发病率的情况,因为还有许多其他肩部疾病被误诊为肩周炎。在肩周炎患者中,女性的患病率普遍略高于男性,但男性患者的预后却更差且恢复周期更长。尽管肩周炎的发病率和预后存在性别差异,但性别对疾病发生、发展和治疗的影响机制尚不明确。肩周炎在左侧与右侧肩关节的发病率无明显区别,可在单侧发病亦可在双侧发病,其中以单侧发病为主,单侧发病者占 70%~80%,其中 20% 的单侧发病患者对侧肩关节会出现类似症状;双侧发病者占 20%~30%,约有 80% 双侧发病患者病情易在五年内复发。

肩周炎的病因目前尚不清楚,多数肩周炎患者伴有合并症。多变量分析确认甲状腺疾病(特别是甲状腺功能减退症)、糖尿病、肾结石、癌症与肩周炎差异具有统计学意义,其他可能的相关因素包括帕金森病、掌腱膜挛缩、长时间制动、抽烟、颈部和心脏手术。其中糖尿病是肩周炎最常见的危险因素,特别是 1 型糖尿病;糖尿病患者显得更加难以治愈,并且 40%~50% 的糖尿病患者是双侧受累。最近 Li 等人的统计结果显示,在肩周炎患者中糖尿病的患病率高达 24.2%。还有报道显示,肩周炎更常见于久坐不动的人群中,体力劳动者人群中发病率有明显降低。但随着现代生活步伐的加快,久坐办公人群增加,而体力劳动者逐年减少,此病发病率呈逐年上升的趋势。一般来说,肩周炎有自愈倾向,但是处理不当会仍然会加重病情,甚至导致肩关节粘连挛缩,遗留永久性的功能障碍,严重影响患者的日常生活和工作。

二、病因

肩周炎的病因目前尚未明确。Robinson 等将冻结肩分为原发性、糖尿病相关性、继发性、神经肌肉源性四个类型。而原发性冻结肩又分为两类，一类是没有明显诱发因素的冻结肩，即传统意义上的原发性冻结肩，另一类是非肩部疾病诱发的冻结肩，如上肢骨折以后肩关节长时间制动而继发的肩关节僵硬。糖尿病相关性冻结肩被单独列为一型，流行病学证实冻结肩与糖尿病相关，但到目前为止并没有明确的生理病理学方面的证据证实二者之间的关联性，二者相关的原因与糖尿病患者微循环和大血管病变有关。继发性冻结肩是指继发于肩关节其他原发疾病的冻结肩。神经肌肉源性冻结肩是指脑卒中或其他神经肌肉源性疾病导致肩关节失用后出现类似冻结肩的表现。国际关节镜、膝关节外科、骨科运动医学学会（ISAKOS）描述的冻结肩常见易感因素包括糖尿病、肩关节制动、甲状腺疾病、心脏疾病（如心肌梗死）、肺部疾病（如肺结核、肺气肿）、肿瘤疾病、神经系统疾病（如帕金森病、脑出血）、药物（如用蛋白酶抑制剂治疗艾滋病）、吸烟和掌腱膜挛缩。

三、肩周炎分型

肩周炎通常被分为原发性和继发性两种类型。2013 年美国物理治疗协会骨科分会临床指南认为原发性肩周炎和特发性粘连性关节囊炎是相同的，并且与全身状况或损伤史无关。继发性粘连性关节囊炎或肩周炎根据病理学分为 3 个亚类，分别为：全身性、外源性和内在性。全身性继发性肩周炎包括有糖尿病史和甲状腺疾病的患者。外源性继发性肩周炎包括病理与肩关节无直接关系的患者，但会导致疼痛和肩关节疼痛，例如脑血管意外，胸内病症（如心肌梗死和慢性阻塞性肺疾病），腹部疾病（如慢性肝病），颈椎间盘疾病，远端肢体骨折或自我固定。内在继发性肩周炎描述具有已知的盂肱关节软组织或结构病理的患者，如旋转肌腱病，肱二头肌腱病，钙化性肌腱炎，肩锁关节或盂肱关节关节病，或肱骨近端或肩胛骨骨折，肩关节损伤和与术后疼痛相关的疼痛不应视为肩周炎。

四、临床表现

肩周炎被认为是一种自限性疾病，过程被分成三个阶段：第一阶段或渐冻阶段的主要特点是疼痛和逐渐增加的僵硬，持续 2 至 9 个月。疼痛通常在夜间开始，有时非常严重，以至于影响患者患侧睡眠。在此阶段，当疼痛是主要问题并且僵硬尚不明显时，在临床基础上很难区分肩部疼痛是否由其他原因引起。第二阶段或冻结阶段持续 4 至 12 个月，在此阶段，疼痛不太严重或肩部只有轻微的不适，但是僵硬很明显。在第三阶段或解冻阶段，功能逐渐恢复和疼痛消失。此阶段可能需要 5 到 26 个月。有些患者可能会在 12 到 18 个月内恢复完全，而其他患者可能会持续几个月。有些研究者根据肩周炎的关节镜检查结果，将肩周炎分为四期：冷冻前期，渐冻期，冻结期和解冻期。

五、诊断

肩周炎是一种临床诊断。患者表现为肩部在所有平面中的主动和被动运动受限（包括外旋，内旋，前屈和外展）。其中，与其他肩部疾病区分开来的重要发现是外旋明显受限。患者常诉有肩部弥漫性和持续性疼痛。部分患者症状较轻和病程短暂，具有良好的预后，而另一些患者有更长的病程。在 X 射线上可见骨质减少，而在 MRI 和超声扫描中，表现为关节囊的增厚及异常高信号。

（一）查体

肩周炎查体主要是检查肩关节的活动度，检查时要同对侧对比，同时需要固定肩胛骨，避免胸壁 - 肩胛关节的代偿活动。肩周炎查体的典型表现是在两个或多个平面中运动范围缩小，且被动关节活动度和主动关节活动度相等。其中运动范围的减少是固定的，不受疼痛的影响。ISAKOS 的上肢委员会建议：如果前屈时运动范围小于 100°，外旋小于 10°，内旋小于 15° 水平，将定义为全关节活动范围受限，通常见于肩周炎的冻结阶段。肩周炎患者盂肱关节表现为全关节活动范围受限，特别是手臂处于中立位和外展位时，被动外旋的丧失通常是肩周炎的特征性表征。大多数临床医生认为，对比健侧肩关节，患侧肩关节外旋角度减少 50% 以上则需考虑肩周炎的诊断。通过检查肩关节的活动度，能够判断肩关节周围软组织挛缩的主要部位：肩关节外展位外旋受限，提示挛缩位于前下方，如下盂肱韧带；肩关节外展位内旋受限，提示挛缩部位在后方；肩关节中立位外旋受限，则提示挛缩位于前上方，如肩袖间隙和喙肱韧带。僵硬的肩关节活动时会使肩锁关节的应力增加，因此疼痛或压痛也较常发生在肩锁关节。活动肩关节时，往往引发疼痛，活动度达极限时疼痛尤为剧烈。肩部可出现弥漫性压痛，三角肌附着点常有疼痛和压痛。病程较长患者，三角肌可萎缩。

（二）辅助检查

1. X 线

早在 1934 年 Codman 就证实了正常 X 线片确认肩周炎的重要性，进行盂肱关节的正常 X 射线以排除疼痛和运动受限的骨性原因。肩周炎患者平片检查可能有助于发现相关特征的存在，如骨赘、疏松体或关节周围钙化短期内发生的骨质减少可见于与废用和炎症过程相关的肩周炎。

2. MRI/MRA

MRI 被认为是肩周炎的常规方式，特别是对于临床症状不太严重且可能被误诊为肩袖撕裂，滑囊炎或其他疾病的患者。静脉注射造影剂的 MRA 和 MRI 可能对肩周炎的一些影像学表现出更高的敏感性和 / 或特异性。

MRA 上的肩袖间隙和喙肱韧带增厚提示肩周炎的诊断。具有高度特异性，但敏感性仍然很低。在 Mengiardi 等人的一项研究中，肩袖间隙关节囊厚度 ≥ 7mm 的灵敏度为 64%，特异性为 86%，喙肱韧带厚度 ≥ 4mm 的灵敏度为 59%，特异性为 95%，喙肱韧带下方三角形脂肪垫的消失具有高的特异性（100%），但灵敏度较低（32%）。最近的数据提出，喙肱韧带以 3mm 厚度为阈值为 MRA 诊断肩周炎提供了最高的准确度。有人提出在非关节造影 MRI 冠状斜 T_2 加权图像上腋窝囊厚度 > 4mm，检测肩周炎的敏感性为 70%，特异性为 95%。Jung 等人证实 MRA 冠状斜非脂肪饱和 T2 加权序列的腋窝凹陷处的囊厚度大于 3mm 是肩周炎的特异性征象，诊断准确率为 89%。腋窝囊增强还与疼痛强度相关，可以分为轻度（微妙增强），中度（强度增强，小于囊周长的一半）或严重（强度增强，超过囊周长的一半）。在脂肪饱和的 T_2 加权序列中，肩周炎患者的盂肱下韧带信号强度增加，敏感性为 85.3% ~ 88.2%，特异性为 88.2%，具有良好的观察者一致性。

3. 超声检查

超声越来越多地被用于肩周炎的诊断，具有类似 MRI 和 MRA 的发现和解剖学变化。相对于 MRI，超声波具有显著的优点，即缩短了检查时间，降低了成本，更广泛的可用性。

Homsi 等发现肩周炎患者的喙肱韧带（3mm）厚度与其他原因引起的疼痛（1.4mm）和无症状肩关节（1.3mm）相比有所增加。Michelin 等人发现与对照组（1.3mm）相比，肩周炎患者（4.0mm）的盂肱下囊增厚。Kim 等在单侧肩周炎患者的受影响和未受影响的肩部之间的腋窝凹陷囊厚度（包括肱骨和关节盂侧）的超声测量中显示出显著差异，并且该超声测量与 MRI 测量相关。Lee 等人报告在肩袖间隙内检测到低回声软组织时的 100% 特异性，功率多普勒超声检测多血管 87%~97% 灵敏度。动态超声对冈上肌腱肩峰下滑动的限制已被证明可高度预测关节内注射量减少。

使用对比增强超声（CEUS）和微泡造影剂的超声关节造影术是一种相对较新的技术，其允许对关节囊变化进行定性评估。有研究对肩周炎患者充盈缺损的观察，认为充盈缺损与囊组织及滑膜不规则增厚变形有关，敏感性为 91.1%，特异性为 86.7%。此外，关节碎片或囊膜下层残留的高回声微泡是肩周炎的特征，但敏感性较低（75.6%），特异性较低（77.8%）。欧洲肌肉骨骼放射学会不推荐超声评估疑似肩周炎患者。

六、康复治疗

（一）肩周炎传统中医治疗

1. 中药内治

（1）寒湿痹阻证治法：祛寒化湿，宣痹通络。主方：三痹汤（《校注妇人良方》）加减。常用药：独活、羌活、秦艽、川芎、熟地黄、白芍、茯苓、防风、细辛、杜仲、当归、黄芪、续断等。

（2）血瘀气滞证治法：活血化瘀，行气止痛。主方：身痛逐瘀汤（《医林改错》）加减。常用药：秦艽、川芎、桃仁、红花、羌活、没药、当归、五灵脂、香附、牛膝、地龙等。

（3）气血亏虚证治法：补气养血，舒筋通络。主方：黄芪桂枝五物汤（《金匮要略》）加味。常用药：黄芪、当归、桂枝、白芍、炙甘草、威灵仙、穿山甲、防风、蜈蚣、羌活、生姜、大枣等。

2. 中药外治　舒筋活血类膏药适用于血瘀气滞证或气血亏虚证。

3. 针灸

针灸疗法可显著改善肩周炎患者肩部疼痛及肩关节功能活动受限。《循证针灸临床实践指南：肩周炎》提出针灸治疗肩周炎应遵循分期施治原则。急性期（冻结进行期）以缓解疼痛为主，针灸治疗以循经选取远端腧穴为主，采用强刺激，并配合局部腧穴、阿是穴；慢性期（冻结期）及功能恢复期以纠正肩关节功能活动障碍为主，针灸治疗应结合病因辨证，取穴以局部邻近腧穴、阿是穴为主，并配合循经取穴。

（1）急性期（冻结进行期）的针灸治疗

急性期肩周炎的针灸治疗建议毫针刺、远端取穴、泻法强刺激。毫针刺推荐"条口穴透承山穴"和"局部邻近穴配合条口穴"两种方案。此外，还推荐穴位注射疗法和耳穴透刺疗法。

条口穴透承山穴：急性期肩周炎以疼痛为主，并伴随肩关节功能活动受限，建议选取条口穴，透刺，泻法，强刺激，配合运动针法。

局部邻近穴配合条口穴：急性期肩周炎以疼痛为主，并伴随肩关节功能活动受限，建议选取远端腧穴条口穴针刺治疗的同时，可根据疼痛部位及压痛点所属经络分别选用相应经络局部及邻近腧穴。

（2）慢性期（冻结期）和功能恢复期的针灸治疗

慢性期是肩周炎发展的第二个阶段，临床表现为疼痛症状相对减轻，但关节功能受限发展到关节挛缩性功能障碍；功能恢复期是肩周炎发展的第三个阶段，疼痛及僵硬均不显著。建议采用毫针或配合电针,以局部取穴为主,配合循经及辨证取穴和刮痧疗法。

慢性期及功能恢复期肩周炎针灸治疗建议采用毫针或配合电针,以局部取穴为主,配合循经及辨证取穴。穴取肩髃、肩髎、臂臑、阿是穴。

4. 刮痧疗法

刮痧疗法是应用特制的刮痧工具,在人体体表的腧穴、经络及病变部位进行刮拭,以防治疾病的一种疗法。刮痧具有舒经活络、改善微循环、促进新陈代谢等作用,该疗法可显著改善肩局部组织拘挛程度。

5. 推拿

推拿治疗肩周炎疗效较好,患者乐于接受。推拿疗法具有活血祛瘀、舒筋活络、解痉止痛、松解粘连等作用。常规推拿方法有舒筋活络法、滚揉法、点按穴位法、环转摇肩法、上肢被动后扳法、背后拉臂法、提抖法、搓法等。

6. 拔罐

拔罐疗法是通过负压吸附并刺激人体腧穴或某一特定部位的表面,而达到调整患者阴阳、脏腑、气血,使之趋于平衡的非药物外治法。

7. 小针刀

小针刀不仅具有疏经活络、益气活血、改善气血、加快炎性吸收的效果,还有松懈、剥离粘连、瘢痕组织,恢复动态平衡之功效。采用小针刀治疗肩周炎,正是基于针体刺激效用以疏经活络,益气活血,达到"通则不痛"之效。具体方法如下:

定点:嘱患者松衣,取坐位上肢下垂,在肩周找压疼点或粘连明显处,一般压疼点为6~8个,以喙肱肌和肱二头肌短头的附着点喙突处、冈上肌抵止端、肩峰下的冈下肌和小圆肌为抵止端为甚。

（二）西医手法治疗

常用四种手法包括关节松动术,筋膜松解术,麻醉下手法松解。

1. 关节松动术

肩关节常用 Maitland 松动术,临床上肩周炎常出现外展、外旋和内旋、前屈、内收、后伸等活动,特别是外展和外旋、前屈、后伸。

关节松动术具有以下作用:①恢复关节内结构的正常位置或无痛性位置,从而改善疼痛,恢复全范围的关节活动。②关节固定时间过长,会导致活动度减少,关节软骨萎缩,关节松动术可使滑膜液流动而刺激,提供并改善软骨的营养。③肩关节周围炎导致肩关节活动减少,关节内纤维组织丧失,关节内粘连,韧带及关节囊挛缩,关节松动术可维持关节及其周围组织的延展性和韧性。④肩关节周围炎可致本体感觉反馈减弱,从而影响到机体的神经肌肉反应。关节活动可为中枢神经系统提供有关姿势动作的感觉信息。

（1）盂肱关节的牵张

在做任何角度的改善都需要先做或者结合做盂肱关节的牵张。

（2）盂肱关节尾向滑动（长轴牵引,改善外展）

（3）盂肱关节抬举（改善前屈）

（4）盂肱关节外旋（改善外旋）

（5）肩胛胸壁关节松动术（改善肩胛胸壁关节各方向活动）

2. 筋膜手法松解

筋膜手法松解是以解剖列车筋膜链理论体系为基础,根据人体筋膜位置,对筋膜进行松解的手法。筋膜分浅筋膜和深筋膜，躯干的深筋膜分浅层、中层、深层，肢体，如肩关节则分位两层，浅层和深层。

处理肩周炎患者，先做完浅筋膜的松解，就要开始肩部深筋膜的松解。肩部的深筋膜有两层，即浅层和深层。

（1）手法松解肩关节浅筋膜

我们一般采取"钳状手"，应该把肩关节周围的浅筋膜与深筋膜分离。方向一般从肱三头肌止点至肩胛骨下缘，肱二头肌指点至胸大肌近胸骨处。

（2）手法松解深筋膜浅层

肩部深筋膜浅层嵌入以下肌肉：斜方肌、背阔肌、三角肌、胸锁乳突肌、胸大肌，深筋膜浅层是一层肌外膜，与躯干浅筋膜相连。

（3）手法松解深筋膜深层近躯干侧

肩部深筋膜深层是躯干中层的延伸，以下肌肉嵌入其中：肩胛提肌、肩胛舌骨肌、大菱形肌和小菱形肌、胸大肌和前锯肌。

（4）手法松解深筋膜肩袖处

肩部深筋膜深层延伸到手臂并包裹着肩胛骨的全部肌肉包括冈上肌，冈下肌，小圆肌，肩胛下肌。

（三）运动疗法

1. 急性期的运动

肩周炎急性期的病程约为1个月，个别患者会达到2~3个月甚至6个月。疼痛是该期主要临床表现，而由疼痛会引起关节囊、韧带挛缩和肌肉痉挛，从而出现关节活动度降低，关节活动受限，但患者肩关节仍存在相当范围的活动度。因此，急性期的活动以患者的主动活动为主，避免提重物，减轻持重，并在不增加疼痛的情况上，关节运动范围和幅度由小到大，尽可能达到最大的活动范围。

2. 冻结期的运动

肩周炎冻结期2~3个月不等，甚至可以迁延至3年以上。本期患者的疼痛已明显减轻，而主要表现为严重的肩关节功能障碍，这是由于患者在做某一方向动作时牵扯到粘连组织，而出现明显的疼痛，从而导致肩关节活动严重受限。因此，冻结期的活动除患者的主动活动外，还需要有治疗师指导下的被动活动和上肢肌肉力量练习。尤其对活动障碍明显的方向进行重点练习，配合松动手法、被动运动以增加关节活动度。

3. 解冻期（缓解期）的运动

由于肩周炎的自限性，解冻期（缓解期）是肩周炎的恢复、治愈（或自愈）阶段。在这一阶段内，随着疼痛的消减，肩关节的粘连逐渐消除，挛缩逐渐恢复，患者在治疗及日常生活工作中，肩关节功能逐步恢复正常。该期的运动主要以巩固治疗效果，增加肩关节活动范围，增强肩关节稳定性为主。

（1）悬吊疗法

1）肌肉放松训练：通过把身体需要放松的这部分做到悬吊装置中要求的姿势，然后缓缓移动这部分身体。病人通常会感到很舒服，得到抚慰，这个操作在治疗前后都可以用。

2）关节松动训练：当患者使用悬吊系统时，由于重力的影响已基本消除，患者感到受控制和保护，于是肌肉和关节就能逐渐移动到最大范围，最终能再往前伸一点。

3）稳定肌的训练：悬吊训练疗法在训练稳定肌时，采用分级训练方法，强调使用低负荷的等长收缩（30%～40%的最大收缩阻力），训练时间逐渐延长而不是负荷重量增加，逐渐激活"整体肌"共同作为稳定肌（发挥"支撑"效果）和动力运动肌。当"局部肌"有了满意的稳定功能后，即可进行"整体肌"的渐进式训练。

（2）运动机能贴布

又称肌内效贴，其临床作用广泛，如改善局部循环、促进淋巴回流、消除软组织肿胀及疼痛、增加感觉输入、放松或促进软组织功能活动等。对肩周炎患者使用肌内效贴时，有以下两个步骤：

第一步：淋巴贴扎，采用两条爪形贴布，将锚分别固定于锁骨下窝及肩胛冈，多爪向三角肌粗隆处延展。贴前条爪形贴布时，可取水平外展摆位，贴后条时可取水平内收摆位。

第二步：肌肉贴扎，采用Y形贴布，将锚固定于三角肌粗隆处，尾沿前、后肌腹延展，分别止于锁骨及肩胛冈处。前侧部贴扎时取肩关节向后伸展摆位，后、外侧贴扎时可置于肩关节水平内收摆位。

（四）蜡疗、磁疗、超声波及红外线治疗

蜡疗、磁疗、超声波及红外线治疗四种治疗方法在治疗机制上具有相似性，可以统称之为广义上的温热疗法。

蜡疗的使用历史悠久，《本草纲目》中就有记载，将加热过的蜡贴于患处通过直接传导热能对治疗组织进行加热，磁疗是利用电磁波的无线频率产生的能量对治疗组织进行加热，超声波治疗是利用机械作用产生微细按摩、温热作用对治疗组织进行加热，红外线治疗可深入人体组织产生红外线温热效应。上述四种治疗方法通过对肩部组织进行加热，激发局部末梢感受器的应答，可增加患处组织毛细血管的通透性，促进血液、淋巴循环及新陈代谢，增强细胞吞噬功能，消除肿胀，促进炎症吸收，从而起到缓解局部疼痛，减轻肌肉痉挛，改善关节僵硬的作用，进而达到治疗效果。

（五）体外冲击波疗法

体外冲击波疗法（extracorporeal shock wave therapy，ESWT）是具有声、光、力学特性的机械波，具有镇痛、控制炎症、松解粘连，促进组织再生等功能，应用于肩周炎的患者，具有止痛、改善肩关节活动度的功能。

ESWT常用的定位方法有四种：X线定位、B超定位、体表解剖标志结合痛点定位、MRI定位。肩关节治疗常用体表解剖标志结合痛点定位。根据患者肩关节疼痛位置分可为以下4种（表9-1-1）。

表9-1-1　肩关节疼痛位置表

疼痛区域	解剖位置	激痛点
肩顶痛区域	肩顶、三角肌外缘、肱骨外上髁以及上臂和前臂的外侧	肩胛骨冈上窝
肩前痛区域	肩前、上臂和前臂的外缘和前缘	肩胛冈下方的冈下窝近肩胛骨内缘处及外侧
肩中痛区域	三角肌、肘关节外上髁	冈上肌肌腹中部和冈上肌肌腱在盂肱关节囊上的附着处
肩后痛区域	肩后、肩胛下角及其周围	为肩胛下窝内，靠近肩胛骨外侧缘的部位；肩胛骨内侧缘中间区域

（六）超短波疗法

超短波是一种频率为 30～300MHz、波长为 1～10m 的高频电磁波，通过辐射可作用到肩关节周围脂肪肌肉及更深部位的患处，起到改善肩关节的血液循环，提高淋巴回流速度，加速炎性产物、代谢废物或者致痛物质的消除和排泄，减轻肿胀，加速组织生长修复，降低组织张力，从而达到消炎镇痛等作用，常用于肩周炎治疗。

超短波作用于肩关节后常产生两种效应：温热效应和非热效应。超短波疗法可分为连续超短波和脉冲超短波疗法，治疗一般多采用连续超短波。

（七）冷疗

冷疗在医学上应用历史悠久，李时珍在《本草纲目》中有记载，用冰敷治乳痛、高热昏迷、酒精中毒等。古埃及人用冷敷来减缓损伤处的炎症反应。现冷疗法常用于消炎、镇痛、降温和局部麻醉等。冷疗法（cold therapy）是应用温度在 0℃以上、低于体温的物理因子（如冷水、冰等）刺激皮肤或组织引起机体功能改变，以治疗疾病的一种物理治疗方法。

用冰水混合液体的冰袋，置于肩部，可用毛巾垫称，每次 15～30min，对于肩部疼痛明显的患者，间隔 3h，可重复冰敷。

（八）低频电疗法

医学上把频率 1 000Hz 以下的脉冲电流称作低频电流或低频脉冲电流。应用低频脉冲电流来治疗疾病的方法称为低频电疗法。包括神经肌肉电刺激疗法、功能性电刺激疗法、经皮电刺激神经疗法、感应电疗法等。低频脉冲电刺激对肩周炎有治疗缓解效果。

低频脉冲电刺激对肩周炎的治疗机制是：

1. 兴奋神经肌肉组织　低频脉冲电刺激可产生一定的刺激强度、刺激持续时间和刺激强度的变化率，从而产生动作电位，兴奋神经肉组织。

2. 镇痛　分为即时镇痛及多次治疗后镇痛，其治疗机制是痛觉闸门控制学说（gate control theory of pain）。

（九）中频电刺激

医学上把频率 1～100kHz 的脉冲电流称作中频电流或中频脉冲电流。应用中频脉冲电流来治疗疾病的方法称为中频电疗法。包括等幅中频电疗法、调制中频电疗法、干扰电疗法、音乐电疗法等。中频脉冲电刺激对治疗肩周炎有效。

中频脉冲电刺激对于肩周炎治疗的治疗机制为：

1. 促进局部血液循环；

2. 镇痛　包括即时镇痛及多次使用后的镇痛效果；

3. 消炎；

4. 软化瘢痕、松解粘连　中频脉冲电刺激能扩大细胞与组织间隙，从而使粘连得到分离。

（十）激光

激光是指受激光辐射放大的光，激光与普通光一样，具有波动性和微粒性，它也可以受光的反射、折射、吸收、投射等物理规律的制约。激光对肩周炎有治疗作用。

激光对于肩周炎的治疗机制是：激光具有热、光化学、电磁波和机械等效应并与机体生物分子相互作用，对机体产生刺激和调节作用，引起广泛的光谱效应，改善血液循环，促进细胞再生及增进代谢过程，有效地解除肩周部肌肉痉挛，恢复由于痉挛造成的缺氧状态，从而使炎症吸收和水肿消退。另外，半导体激光对皮肤产生的光化学作用，其不同波长可适合不同组织细胞对不同波长的反应,可使机体内啡肽被激活;半导体激光还有微热作用,能降低神经兴奋性从而达到镇痛作用;半导体激光还可以增加细胞能量,改善肌肉能量代谢,达到提高痛阈,松弛肌肉,缓解肩关节部僵硬,通经活血作用,从而起到快速高效的解痉止痛作用,使肩关节周围肌肉组织损伤得以修复,使症状减轻或消失。

(十一)麻醉下手法松解

麻醉下手法松解是基于药物麻醉之下,对患者粘连的角度进行被动的松解,达到改善患者关节活动度及疼痛目的的手法,它是具有临床意义的。赵亮全麻下手法松解肩关节配合术后康复锻炼治疗肩周炎的临床疗效文章中描述将 40 例肩周炎患者完全随机分为治疗组 20 例,对照组 20 例。治疗组采用全麻下手法松解 1 次后,配合康复锻炼治疗 3 周,对照组采用单纯康复锻炼治疗 3 周。根据视觉模拟评分法(VAS)观察 2组治疗前后患肩的疼痛症状改善情况,并通过主动关节活动度(AROM)对治疗前后的患肩活动功能进行评价。结果治疗 1 周、3 周时,2 组患肩的 VAS 疼痛评分、AROM 评分均优于治疗前。治疗 3 周时,治疗组的 VAS 疼痛评分、AROM 评分均优于治疗 1 周时;对照组的 VAS 疼痛评分较治疗 1 周时无明显差异>,AROM 评分优于治疗 1 周时。治疗 1 周、3 周时,治疗组的 VAS 疼痛评分、AROM 评分均优于对照组,差异有统计学意义。结论全麻下手法松解配合康复锻炼治疗肩周炎的短期临床疗效优于单纯康复锻炼。

(李铁山 李丽萍)

第二节 肩 袖 损 伤

一、概述

肩袖损伤是肩关节疼痛最常见的原因,在中老年和肩关节急性损伤的患者中比较常见,其发病率占肩关节疾患的 17% ~ 41%。40 岁以下人群很少出现全层肩袖损伤,但 60 岁以上肩袖损伤人群中多达 25% 可见全层损伤。

肩袖是由冈上肌、冈下肌、肩胛下肌和小圆肌四块肌肉的肌腱包绕形成的结构,主要作用是使肩关节向各方向活动并将肱骨头和关节盂稳定在一起。外伤可导致肩袖损伤,但多数肩袖损伤和年龄退变、慢性机械性撞击和局部血供下降有关。其中冈上肌损伤最为常见,该肌腱血供较差使其极其容易因外伤和肩峰下撞击造成退变性损伤,特别是在距离肱骨大结节止点约 1cm 处的关键区域容易退变缺血。多数患有肩袖损伤的老年人并没有临床症状,或者仅有轻度不适,但并不妨碍功能。肩袖损伤的危险因素包括任何涉及肩部抵抗阻力的突然应变运动的活动,包括举重、网球、游泳、投掷类的运动(棒球、橄榄球等)。

肩袖损伤分为三期:一期为肩袖出血水肿,病变能逆转;二期已有肌腱炎及纤维化,病变不能逆转;三期明显的肌腱退变并有破裂。

二、临床表现

(一)疼痛

疼痛是肩袖损伤最早期、最常见的症状。疼痛一般会隐匿性发生,也可能会是在导致受伤的事件后即刻出现疼痛。一般情况下，急性的疼痛在搬抬重物、肩部剧烈活动或者创伤中出现，特别是运动员、从事体力劳动者和中老年人，以优势手侧发病率较高，多有急性或慢性重复性外伤史或累积性劳损史。疼痛的部位一般在肩部前方，当肩关节活动时加重，疼痛通常在夜间加重以及患侧休息时加重。肩袖损伤随着时间的推移如出现肩峰下滑囊炎可存在持续性、顽固性疼痛，慢性期一般为钝痛，疼痛在肩部活动后或增加负荷后疼痛加重。

（二）肩关节无力和功能障碍

根据肩袖损伤的部位不同，可表现为外展无力、内外旋无力和前屈无力等，最常见的冈上肌损伤通常表现为外展的明显无力。由于疼痛和无力，使得肩关节主动活动受限明显，但是肩关节被动活动范围通常无明显受限。如由于疼痛和活动受限长期制动，容易发生继发性肩关节僵硬（粘连性关节囊炎）。此时，除无力外还有明显的肩关节主、被动活动范围明显受限。

三、常用特殊体格检查

（一）疼痛弧征

患肩外展未到60°时疼痛较轻，被动外展至60°～120°范围时，疼痛较重，当上举超过120°时，疼痛又减轻，且可自动继续上举。因而60°～120°这个范围称为疼痛弧，疼痛弧试验阳性（图9-2-1），提示冈上肌损伤可能。

（二）肩峰撞击诱发试验（Neer test）

患者肘关节伸展，前臂过度旋前。检查者将患者上臂举起并使之前屈，将其肩关节被动伸展到最大活动范围。如果引发患者肩部疼痛，提示冈上肌受压，间隙变小（图9-2-2）。

（三）前屈内旋试验（Hawkins test）

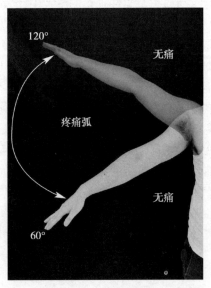

图 9-2-1　疼痛弧征

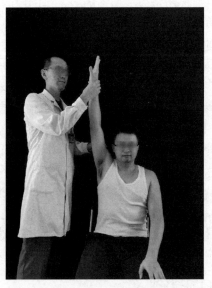

图 9-2-2　Neer Test

患者肘关节和肩关节屈曲90°，肩关节外展并内旋，拳头朝下。检查者握住患者上臂的肘关节上端予以固定，并对其前臂远端前侧施力，使肩关节内旋至最大范围（图9-2-3）。阳性结果引发患者肩峰部位疼痛，提示冈上肌肌腱受压。

（四）空罐检查（empty can test，Jobe's test）

患者肩关节外展90°，前屈30°，肘关节完全伸直，前臂弯曲旋前（拇指朝下，犹如将空罐翻转朝下）。检查者向患者前臂远端施加向下的压力，令患者试着对抗（图9-2-4）。阳性结果引发患者肩部疼痛且乏力，提示冈上肌损伤可能。

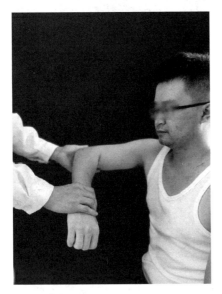

图9-2-3　Hawkins test

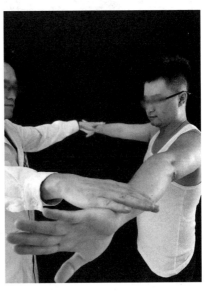

图9-2-4　空罐检查

（五）满罐检查

患者肩关节外展90°，前屈30°，肘关节完全伸直，前臂外旋（拇指朝上，犹如将罐子端住）。检查者向患者前臂远端施加向下的压力，令患者试着对抗（图9-2-5）。阳性结果引发患者肩部疼痛且乏力，提示冈上肌损伤可能。

（六）90°阻抗式外旋检查（resisted external rotation）

患者取坐位，肘部靠在身侧，肘关节屈曲90°，做肩部外旋动作。检查者主动用力阻抗其肩部外旋动作（图9-2-6）。患者患侧出现肌无力和/或疼痛，提示冈下肌、小圆肌或后三角肌损伤可能。

（七）压腹试验（belly press）

患者将手置于腹部，手背向前，屈肘90°，肘关节不贴近身体。检查者嘱患者手抗阻力做按压腹部的动作（图9-2-7），疼痛或无法下压，提示肩胛下肌损伤可能（左侧为患侧，右侧正常）。

（八）bear hug

患者坐位，被检查者将手置于对侧肩部，检查者一手稳住肘部（防止检查过程中活动），一手放在被检查者肩部施加向上作用力（图9-2-8），被检查者抗阻力向下压手疼痛或无法下压，提示肩胛下肌损伤可能。

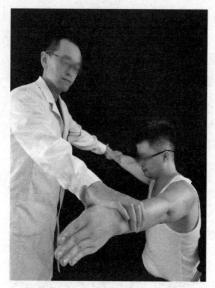

图 9-2-5　满罐检查

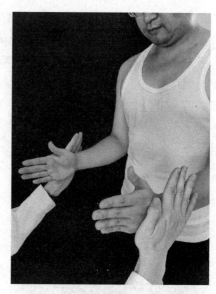

图 9-2-6　90°阻抗式外旋检查

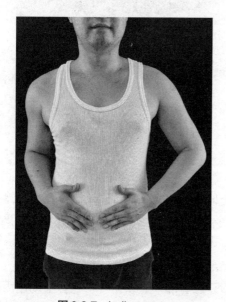

图 9-2-7　belly press

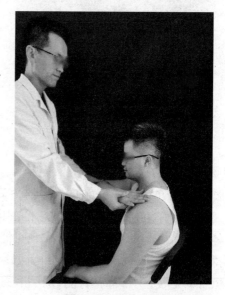

图 9-2-8　bear hug

（九）抬离试验（lift-off test）

患者直立或俯卧，上臂外展后伸内旋，肘关节中度屈曲，手背碰到中段腰椎。检查者指引患者向后推起手，以离开背部（图 9-2-9）。如果患者无法将手往后推对抗检查者，或与对侧相比其动作明显受限，提示肩胛下肌损伤可能。

（十）臂坠落试验（drop arm test）

将患者手臂在冠状面上外展 90°，然后在水平面上内收 45°，令患者缓慢放下手臂（图 9-2-10）。阳性可引起剧烈疼痛，或患者无法将患侧手臂以适当控制的方式垂放下来，提示冈上肌损伤可能。

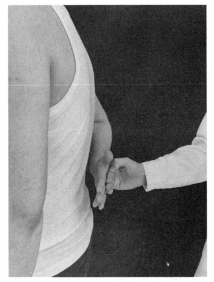
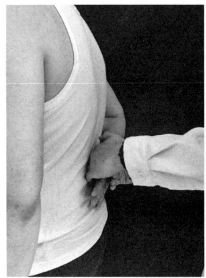

图 9-2-9　lift-off test

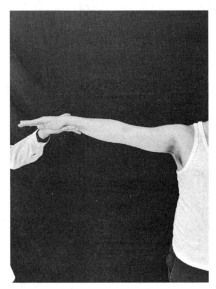
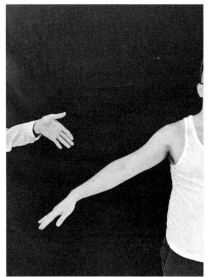

图 9-2-10　臂坠落试验

四、辅助检查

（一）X 线片

X 线片可提示撞击，肱骨大结节囊性改变。慢性肩袖损伤可出现肱骨近端上移，肱骨大结节扁平化，肩峰下关节面硬化，关节盂、喙突、肩锁关节和肩峰上方和内侧发生严重磨损。

冈上肌出口位（尾侧倾斜 15° 的经肩胛骨 "Y" 位）可评估肩峰形态。肩峰的形态与肩袖损伤的发病率有较大的相关性，一般将肩峰形态分为三型（文末彩图 9-2-11）：Ⅰ型扁平型、Ⅱ型弧形、Ⅲ型钩形。

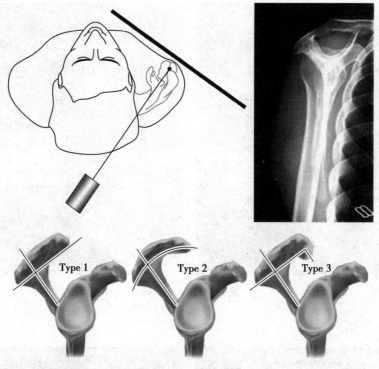

图 9-2-11 肩峰形态

（二）MRI

MRI 是一项非侵入性的检查，可以清晰地显示肩部的软组织结构，界定完全撕裂和部分撕裂，是最常用的诊断肩袖损伤的方法（图 9-2-12）。

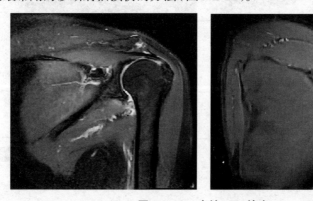

图 9-2-12 肩袖 MRI 检查

（三）超声

超声也是一项非侵入性的检查方法，完全撕裂可以表现为肩袖未显示、肩袖不连续，部分肩袖损伤表现为肌腱增厚、信号不均匀、骨皮质不规则或部分肩袖肌腱缺损。超声可以动态观察肩部的软组织结构以及进行双侧对比，甚至可以发现一些 MRI 无法检测出的部分肩袖损伤，还可以在超声引导下进行治疗（图 9-2-13），但是依赖于操作医生的经验及水平。

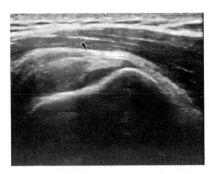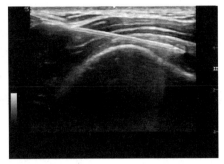

图 9-2-13　肩关节超声引导下注射

五、肩袖损伤分型

根据肩袖损伤的深度通常分为部分撕裂或全层撕裂,其中部分撕裂又分为:关节侧撕裂、滑囊侧撕裂和腱内撕裂。

（一）全层撕裂 DeOrio 和 Cofield 分型

小型:不足 1cm。

中型:1～3cm。

大型:3～5cm。

巨大型:大于 5cm。

（二）Ellman 部分撕裂分型

Ⅰ级:(撕裂＜1/4)＜3mm。

Ⅱ级:(撕裂＜1/2)3～6mm。

Ⅲ级:(撕裂＞1/2)＞6mm。

（三）Burkhart 形态学 MRI 分型

新月形撕裂、纵向撕裂(U 型或 L 型),回缩型巨大撕裂,巨大撕裂伴肩峰和肱骨头顶间距缩小。

六、康复治疗

（一）非手术治疗

1. 急性期:根据损伤情况一个月以内以避免过度牵拉活动。可使用非甾体抗炎药减轻肿胀,予以超声波等物理治疗,无痛至轻度疼痛的肩关节活动度训练和临近关节肌力训练为主。

2. 恢复期:一个月以后改善肩关节本体感觉、主动及被动活动度和全范围无痛至轻度疼痛活动,改善肩袖和肩胛骨稳定结构。

3. 功能期:进一步增强本体感觉,在肩关节力量平衡性、协调性前提下增强肌力及肌耐力训练。完成特定任务的增强式训练,进一步稳定肩袖与肩胛结构的稳定性。

（二）侵入性治疗

1. 对于疼痛严重的患者可考虑使用皮质类固醇注射治疗,每三个月最多一次。

2. 富血小板血浆(platelet rich plasma,PRP)近年来已有文献报道可促进肌腱的愈合,部分小规模临床试验报道对于小至中型肩袖损伤有缓解疼痛、改善功能、促进愈合的效果,但尚无确切临床证据证明其在肩袖损伤中的修复作用。可经超声引导下注射至部分肩袖损伤的部位，可作为可选择方案及进一步深入研究的方向。

3. 增生疗法（prolotherapy）是将 10%～20% 葡萄糖在超声引导下注入损伤区域，通过刺激成纤维细胞以修复肌腱损伤的方法。其治疗亦需要高证据临床试验支持。

4. 干细胞治疗也是目前研究的热点，目前在美国和中国台湾已批准使用脂肪干细胞治疗肌腱、软组织损伤等，确切效果仍需进一步研究证实。

（三）手术治疗

1. 部分撕裂的患者，如果年龄大于 60 岁或者肩部活动需求较小的患者，建议行 3～6 个月保守治疗。如症状无明显改善，或者进行性加重则需手术治疗。

2. 肩袖肌腱完全撕裂，或非手术治疗无效的部分撕裂。

3. 对于年轻患者来说急性的部分肩袖损伤手术是非常必要的，对于老年患者确定的急性部分肩袖损伤同样需要手术治疗。

4. 慢性的肩袖损伤或者是肩袖撕裂厚度小于 50%（Ⅰ～Ⅱ级），但是有明显肩峰撞击的患者需要进行手术治疗。

5. 当肩袖损伤继发肩关节僵硬以后，建议对肩关节僵硬进行康复治疗恢复肩关节的被动活动度以后再进行肩袖损伤的手术治疗。

6. 对于年龄较大的完全撕裂的患者以及部分撕裂（Ⅲ级）的患者具体手术指针，应由运动医学专科医师把握。

（刘岩　唐新　何红晨　毕胜）

第三节　肱骨外上髁炎

一、定义和术语

肱骨外上髁炎（external humeral epicondylitis）又称肱桡关节滑囊炎（bursitis of brachial radioulnar joint）、肱骨外髁骨膜炎、桡侧腕伸肌肌腱损伤，因网球运动员较常见，故又称网球肘（tennis elbow），是指肘部筋腱受到积累性劳损，造成筋腱变性，缠绵难愈的一种慢性退行性疾病。多见于需反复做前臂旋转、用力伸腕的成年人，如泥瓦工、理发员、会计、网球运动员等，多发于右侧。

二、流行病学

"肱骨外上髁炎"在 1873 年第一次被 Runge 所提出。而其被称为"网球肘"，是在 1882 年由 Morris 所提出。但随着深入研究发现，该病并未仅限于这个原因，通常被称为网球肘，与体育活动有关，但大多数患者与他们的工作环境因素息息相关。吸烟和肥胖已被确定为肱骨外上髁炎的重要危险因素。肱骨外上髁炎在经常使用肘关节的人群，包括电脑程序员、纺织工人等中的发病率为 7%，在一般人群中的发病率为 1%～3%。肱骨外上髁炎常发生在 40～60 岁的年龄组中，其发病率在男性和女性中没有明显的差异。

三、病因病理

该病具体病因尚不清楚。有研究认为，吸烟和肥胖已被确定为肱骨外上髁炎的重要危险因素。目前较多认为本病多由于肘、腕反复用力过久、过猛所致。起于肱骨外上髁部的肌肉有桡侧腕长伸肌、桡侧腕短伸肌、肱桡肌、旋后肌、尺侧腕伸肌、指伸肌等，主要功能为伸腕、伸指，其次使前臂旋后。当腕背伸或前臂旋后过度时，如乒乓球、网球中的反拍击球及从事单纯收缩臂力活动工作的人，都会使附着于肱骨外上髁部的腕伸肌腱、筋膜受到牵拉，经常牵拉即可引起损伤发病。

本病的病理变化较为复杂，主要有以下几点：①伸肌腱附着点骨膜撕裂，骨膜下出血，形成小血肿，继而血肿机化、钙化，产生肱骨外上髁骨质增生。②反复用力伸腕活动使腕伸肌紧张、痉挛，从而挤压夹于这些肌肉间的血管、神经束。③桡侧腕短伸肌的慢性劳损继发环状韧带的创伤性炎症。④肱桡关节处的滑囊炎或肱桡关节滑膜被肱骨与桡骨头挤压嵌顿于关节间隙。

四、诊断标准

（一）病史

有明显职业、活动或劳损相关疼痛的病史；疼痛位于肘关节外侧，向下放射至前臂。

（二）症状

患者常主诉肘关节的外侧疼痛，并可放射至前臂，当手腕用力背伸、前臂旋前时疼痛加剧，抓握物体时也会出现疼痛。

（三）体征

肱骨外上髁部有局限性压痛点：位于肱骨外上髁、环状韧带或肱桡关节间隙处，常为锐痛。伸肌腱牵拉试验或腕伸肌紧张试验阳性。伸肌腱牵拉试验即让患者屈肘屈腕，前臂旋前，检查者一手握着患者肘关节上方，另一手握着患者腕部，被动缓慢伸直肘关节，出现肱骨外上髁处疼痛为阳性。腕伸肌紧张试验（Millis 试验）：让患者握拳屈腕，检查者将手压在患者手背，让患者做抗阻的伸腕、伸指，出现肱骨外上髁处疼痛为阳性。

（四）影像学检查

1. X 线检查：多为阴性。部分病程较长、慢性肱骨外上髁炎患者的 X 线片上，可看到骨质密度增高的桡侧腕短伸肌钙化阴影或骨膜肥厚影像。

2. 超声检查：表现为伸肌总腱附着处局限性或弥漫性肿胀，回声减低，肌腱内的纤维结构模糊，肌腱周围可伴有少量积液，肌腱边缘模糊；在慢性病例，桡侧腕短伸肌肌腱附着处会有钙化，肱骨外上髁骨表面不规则。彩色多普勒超声显示病变区域血流信号增加。De Zordo 等指出，超声是诊断或排除肌腱损伤的最有效的工具之一。Toit 等的研究发现，肌腱的结构变化（例如增厚、变薄、变性和肌腱撕裂等）、骨骼的钙化等均可以通过超声检测出来。新生血管的形成也可以通过彩色多普勒探测评估。

3. MRI 检查：肱骨外上髁附着处的伸肌腱内的纤维部分撕裂；T_1WI 上信号增高，T_2WI 上信号无进一步增高，表示肌腱退变（慢性肌腱炎）。与 T_1WI 相比，在 T_2WI 上增加的高信号提示部分肌腱撕裂或更大可能为急性肌腱炎；此时，T_2WI 上增高的信号也存在于周围软组织，包括肘和肱骨外上髁。

（五）临床分型

本病多数起病缓慢，初期只感到肘关节外侧酸困和轻微疼痛，休息后缓解，以后疼痛逐渐加重为持续性，不能用力握物，如握锹、提壶、拧毛巾、打毛衣等运动可使疼痛加重，致前臂无力甚至持物落地。疼痛有时可向上臂或前臂放射，影响肢体活动，但在静息时多无症状。临床根据表现又可分为急性期、慢性期。

五、康复评定

（一）疼痛评定

采用视觉模拟评分法（VAS）评定肘关节疼痛情况。其方法是：在纸上面划一条 10cm 的横线，横线的一端为 0，表示无痛；另一端为 10，表示剧痛；中间部分表示不同程度的疼痛。让患者根据自我感觉在横线上划一记号，表示疼痛的程度。该法比较灵敏，且具有可比性。

（二）肌力评定

徒手肌力测试（medical research council，MRC）。评定患侧伸指、伸腕、握持、前臂旋前等肌力情况。

（三）肌张力评定

采用改良阿什沃思量表（modified Ashworth scale，MAS）。

（四）关节活动度评定

采用关节活动测量仪进行主动和/或被动关节活动度评定。

（五）肱骨外上髁炎疗效评定

1. 肱骨外上髁炎疗效评定常采用 Verhaar 疗效评价标准，见表 9-3-1。

表 9-3-1　Verhaar 疗效评价量表评分分级

评分	分级	临床表现
1	优	外上髁疼痛完全解除，患者对治疗效果满意，没有感到握力下降、腕关节背伸时不诱发疼痛
2	良	外上髁疼痛偶尔发生，用力活动以后出现疼痛，患者对治疗效果满意没有或感到握力轻微下降，腕关节背伸时不诱发疼痛
3	可	用力活动后外上髁感到不舒服，但是与治疗前相比有明显改善，患者对治疗效果满意或中等满意，感到握力轻度或中度下降，腕关节背伸时可诱发轻度或中度疼痛
4	差	外上髁的疼痛没有减轻，患者对治疗效果不满意，感觉明显握力下降

2. 腕伸肌紧张试验：让患者握拳屈腕，检查者将手压在患者手背，让患者做抗阻的伸腕、伸指，出现肱骨外上髁处疼痛为阳性，好转或治愈则为阴性。

六、康复治疗

该病的常规治疗方案多首选保守治疗，严重者考虑手术治疗。

（一）康复目标

康复目标主要是解除局部疼痛，改善肘关节功能。

（二）康复治疗方法

1. 健康教育

对于肱骨外上髁炎患者,应给予正确的健康教育,对预防复发、防止加重、缓解症状都具有一定作用。所有的患者均应掌握这方面的常识。

2. 休息及功能锻炼

活动的调整对急性期肱骨外上髁炎患者十分重要,目的是减轻对肘部筋腱的进一步损伤,避免疼痛的加剧。患者应避免进行会增加肘部应力的旋转性运动,避免反复旋转和手部握力的运动。如某一特定的活动会引起严重的肘部疼痛,或使疼痛明显加重,则应避免进行该活动,而尝试其他活动方式。急性期应注意休息,以避免患侧腕部用力,症状重、发病急者可以三角巾悬吊患肢,肘部制动1~2周。

3. 回归社会及工作环境的改造

回归工作的建议应针对患者的实际情况进行个体化考虑。早期回归工作岗位并进行正常的日常工作对患者是有益的。如果可以避免旋转肘部动作,避免搬动重物,则可以继续工作。如职业运动员、泥瓦工等,如果可以控制其工作时长、节奏以及工作时的体位,则可以推荐其尽早回归工作,如原有工作强度患者暂时无法完成,在条件允许的情况下,应建议其选择强度更轻的工作岗位。对繁重工作任务的工作场合进行符合人体工学设计的改造,这对预防疾病的复发是有效的。一项随机对照研究提示,符合人体工学设计的工作任务可促进患者回归工作并降低慢性病程的发生率。

4. 运动疗法

离心运动和给予肌腱部分负荷有助于肌腱的愈合。运动治疗应在康复医学专业人员的指导下,基于康复评定结果,按照运动处方正确执行。不正确的运动可能会加重症状,甚至会使病情进一步恶化。

常规训练方法如下:

（1）患者在无明显疼痛前提下可进行前臂旋前肌的等长收缩锻炼,不产生关节运动;

（2）被动牵拉训练:在无明显疼痛的前提下,治疗师一手握住上臂,另一手使腕关节屈曲,前臂完全旋前,肘关节屈曲,然后牵伸肘关节使其伸直,重复数次。每个动作重复5~10次,每日练习至少2次。

疗法主要采用增强肌力的训练,加强前臂伸肌群的训练,重点训练伸腕、伸指功能,同时也要注意屈腕与前臂旋前的训练。目的在于重新恢复肌肉的力量平衡,提高肘关节活动的协调能力,解除伸腕肌的痉挛、肌腱的粘连,改善肌肉、骨骼、组织系统的紊乱状态,促进断裂组织的修复,从而达到止痛的作用。

5. 手法治疗

康复治疗学中运动手法治疗有别于传统推拿手法治疗概念。该法多以动态关节松动术为特点,突出运动康复。对患肢进行单次动态关节松动术,分别包括对肘关节、腕关节、前臂旋前、旋后的松动治疗,手法又分为主动对抗、被动牵拉、肌肉放松三部分。报道提示该法可以有效改善患侧的握力情况以及缓解疼痛症状。

6. 物理因子疗法

一些研究已经报道了物理疗法的良好效果,在短期随访中理疗比休息及减少活动更为有效。物理因子治疗即是通过物理光热电等媒介,作用于皮肤表面,通过改善局部血管壁的微循环,从而缓解紧张的肌张力,张力压迫导致的局部水肿也能得到吸收和缓解。该疗法均能通过利用媒介物的特点，来缓解肱骨外上髁炎的疼痛感觉，但是能否起到治愈本病的效果还尚待明确。

（1）热疗

多种热疗法可通过改善局部血液循环、缓解肌肉痉挛改善疼痛。一项发表于 2006 年的 Cochrane 系统评价认为：对于 3 个月以内的疼痛患者，热敷治疗，常用的如蜡疗，可有效缓解疼痛并改善功能，但这种获益较小且不持续。

（2）中频电疗法

中频电疗法可在一定程度上有效缓解肱骨外上髁炎患者的疼痛症状。其中较常使用的是经皮神经电刺激疗法（TENS）及干扰电治疗。两项针对慢性疼痛的研究，其中一篇认为 TENS 的效果要优于安慰剂，而另一篇则认为 TENS 和假 TENS 治疗在结果上无显著差异。

（3）冲击波治疗

体外冲击波疗法已被建议作为治疗肱骨外上髁炎的重要方法。通过特定频率的声波直接施加于桡侧腕短伸肌外的皮肤处，便可完成这项治疗。目前许多研究表明，冲击波可以通过影响微循环促进新生血管，从而改善疼痛。而且体外冲击波可以通过改善局部微循环来减轻各种肌腱疾病的疼痛，这与相关的动物研究观察相一致。

（4）超声治疗

超声治疗常用于多种肌肉骨骼疼痛综合征的治疗，可单用或与其他物理治疗方法联合应用，其作用可能是由于对深层组织加热所引起的。有学者研究提出利用超声发现局部钙化粉碎后进行封闭治疗，其简便易行，但复发的问题尚须进一步考证。

7. 传统中医康复

（1）针灸治疗

近年来，针灸治疗肱骨外上髁炎的研究，也逐渐增多。针灸治疗肱骨外上髁炎操作简单，形式多样，经济廉价，效果明确，在临床应用广泛。目前，针灸对肱骨外上髁炎治疗的研究，多集中于临床经验的总结，疗效标准不统一，对其作用机制的研究还有待于进一步研究。以痛点及周围取穴，配曲池、手三里、合谷等穴，得气后留针 30min，每日或隔日 1 次。

（2）小针刀治疗

针刀疗法是中西医结合的新疗法，已被广泛、成熟地应用于治疗肱骨外上髁炎。随着技术的不断发展，针刀疗法也趋于多样化。针刀核心操作步骤一致，多遵循朱汉章老师的"四步进针法"，即定点（寻找压痛点）、定向（确定进针的走向）、加压分离、刺入。其中定点较为重要，朱汉章老师在论著《针刀医学原理》中明确提出定点的正确与否直接关系到治疗疾病的效果。

基本操作为：将患者肘关节屈曲 90° 放于手术台上，在肱骨外上髁压痛最明显处定 1～2 点，常规消毒，使针刀刀口线和腕伸肌肌纤维走向平行，垂直骨面进针至肱骨外上髁，先纵行疏通剥离后，再用切开剥离法松解。然后，针体成 45° 用横行铲剥法松解。术毕刀口处局部无菌敷贴。

（3）推拿手法治疗

推拿手法治疗肱骨外上髁炎有满意的效果。该疗法具有舒通经脉、缓急止痛、活血化瘀、松解粘连的作用。该治疗具体操作手法在中医治法中流派较多，各有特色，如"理筋正骨"旋转牵拉捻正"等,疗效评价不一。基本操作如术者用拇指在肱骨外上髁及前臂桡侧痛点处做按摩、拿捏手法,3～5min,使局部微热,血行流畅。然后术者一手托住患肘内侧,另一手握住患肢腕部,先伸屈肘关节数次,然后将肘关节做快速屈曲数次,并同时做旋转活动。如直肘旋后位,快速屈曲同时旋前;直肘旋前位,快速屈曲同时旋后,各行3～5次可松解粘连、减轻疼痛。

8. 药物治疗

(1)非甾体抗炎药可用于短期缓解症状,但不能改变长期结果。在Pattanittum等研究中,他们发现即使非甾体抗炎药的效果优于安慰剂,但是口服和外用非甾体抗炎药并没有区别,且它在理论上影响肌腱愈合的风险。Luk等研究指出,非甾体抗炎药一般不用于肱骨外上髁炎的常规治疗。

(2)类固醇皮质激素注射在肱骨外上髁炎治疗中具有里程碑式的意义。由于其相对较低的成本和简单的应用方法,被广泛用于治疗肌腱损伤。局部注射可抑制成纤维细胞和毛细血管的增殖,抑制肉芽组织的形成。但是,激素治疗是以炎症为病理基础的,研究表明肱骨外上髁炎的病理基础是肌腱变性。注射类固醇类激素可暂时缓解疼痛,但可能加重局部肌腱组织坏死甚至导致脂肪和肌肉萎缩。一些有关肌腱炎的随机对照试验表明,皮质类固醇类激素的注射在短期内可有效的减轻疼痛和改善功能,然而在中、远期它们将失效。

(3)自体血液制品注射是通过产生炎症反应来发挥作用,从而产生营养来促进肌腱的愈合。在目前的研究中已经证实,其短期效果较好,但在长期随访中,效果不佳。

(4)近年来,富血小板血浆(PRP)已被广泛用于骨科疾病,如肌腱、韧带、软骨以及其他软组织损伤的治疗。PRP是从全血中提取出来的血小板浓缩液,这些血小板中含有α颗粒,包括转化生长因子β、血小板源性生长因子、胰岛素样生长因子-I、成纤维细胞生长因子、血管内皮生长因子、表皮生长因子及肝细胞生长因子,可用于组织修复。这些生长因子之间相互联系,并且激活了目标蛋白表面受体上的细胞内信号通路,诱导蛋白的再生过程。同时PRP也包含了诸如纤维蛋白、纤维连接蛋白、黏连蛋白和凝血酶致敏蛋白等,它们的作用是连接细胞,对成骨细胞、成纤维细胞、核上皮细胞的迁徙有重要作用。这表明包括生长因子在内的血小板浓聚物激活了不同的细胞组织修复,从而促进骨和肌腱等软组织的再生。有研究对比了PRP和皮质类固醇注射治疗肱骨外上髁炎的疗效,比较了视觉模拟评分(VAS)、上肢功能评分(disability of arm-shoulder-hand, DASH),在结果中发现,治疗后2年,PRP注射组的效果均优于激素组。而且PRP组注射后,未发现并发症。Bobin等也在一篇Meta分析中得出结论,考虑到PRP的长期有效性,建议将PRP作为肱骨外上髁炎的首选治疗方案。

七、预防保健

尽量避免剧烈活动,尤其是腕伸肌的活动,必要时可做适当的固定,待疼痛明显缓解后及时解除固定并逐渐开始肘关节功能活动,但要避免使腕伸肌受到明显牵拉的动作。肱骨外上髁炎的发病与慢性损伤有关,中老年人常由于劳累引起。因此,劳动强度不宜过大,不要长时间拎重物行走,一次洗衣服不宜过多,防止肱骨外上髁肌筋膜劳损。平时应注意锻炼身体,主动活动上肢关节,增强肌力,以防本病的发生。

(朱咏梅)

第四节　肱骨内上髁炎

一、定义和术语

肱骨内上髁炎（internal humeral epicondylitis），又称前臂屈肌总腱损伤或尺侧屈腕肌损伤，是由急性或慢性劳损引起的肱骨内上髁或周围软组织的炎性改变。因常见于高尔夫球运动员、学生、矿工、纺织工及家庭妇女，故俗称高尔夫球肘、学生肘、矿工肘。

二、流行病学

肱骨内上髁炎是老年性常见肘关节损伤，外侧发生率较高，约为内侧的 4~7 倍。抽烟、肥胖、反复或用力的动作都与内上髁炎有明显相关性，是导致肘关节内侧疼痛的主要原因，最常发生在桡侧屈腕肌及旋前圆肌的肌腱止点处。在普通人群中发病率为 0.3%~1.1%，在高尔夫球、棒球运动员中发病率增加到 13.5%~27.3%。

三、生理、病因病理

肘关节是一个复合关节，由肱骨下端和尺、桡骨上端构成。可分为肱尺部、肱桡部和桡尺近侧部三个关节。肱尺、肱桡、桡尺三个关节共同包在一个关节囊内，有一个共同的关节腔。肱骨内、外上髁均位于囊外。关节囊的前后壁薄弱而松弛，但其两侧的纤维层则增厚形成桡侧副韧带和尺侧副韧带。

该病多因长期劳损或相关职业活动引起。肱骨内上髁为桡侧腕屈肌、掌长肌、旋前圆肌、指浅屈肌、尺侧腕屈肌的附着点。肱骨内上髁炎是由于该附着点处反复牵拉累积性损伤所致。急性损伤多因腕关节背伸、前臂半旋前位时受到肘的外翻伤力，使紧张的腕屈肌群突然被动过牵，造成前臂屈肌总腱在肱骨内上髁附着处断裂、出血或渗出等损伤；慢性损伤则多因经常用力做屈腕、屈指或前臂旋前动作时，腕屈肌和旋前圆肌反复紧张收缩，使肱骨内上髁附着处长期受牵拉，引起屈肌总腱肌筋膜的损伤而发生疲劳性损伤。急慢性损伤后，肱骨内上髁附着点出血、水肿而产生慢性炎症，血肿机化则可造成局部粘连，活动时牵拉产生疼痛。

四、诊断标准

（一）临床表现

疼痛为主要表现，位置在前臂屈肌和旋前肌起点处，位于内上髁稍远处并在此处有压痛。最大的压痛处在内上髁以远 1~2cm 处。有时有尺神经激惹表现，以及内侧副韧带损伤和尺骨鹰嘴骨赘形成表现。肱骨内上髁炎在外翻受力或过度使用时常诱发。临床上要和肘关节内侧副韧带损伤、尺骨内侧关节炎或骨折、内侧三头肌肌腱的弹响相鉴别。检查时在抗阻力屈腕和旋前时可诱发症状。嘱患者将肘部稍屈旋后，握拳、屈腕，这时检查者试图伸患者腕，患者利用旋力保持原位，如果诱发旋前圆肌和屈肌起点处疼痛，表明桡侧腕屈肌受累。

（二）症状

患者常主诉肘关节的内侧疼痛，并可放射至前臂，当手腕用力背伸、前臂旋前时疼痛加剧,抓握物体时也会出现疼痛。

（三）体征

起病缓慢,症状逐渐出现,表现为屈伸腕关节时肘关节内侧疼痛或酸痛,疼痛为持续性。劳累可诱发疼痛,尤其是在做前臂旋前并主动屈腕时疼痛加重,可沿尺侧腕屈肌向下放射。严重时握力下降,屈腕无力,提水桶困难。体格检查见肱骨内上髁明显压痛,尺侧腕屈肌及指浅屈肌有广泛压痛,前臂做对抗性旋前运动时,可诱发肱骨内上髁屈肌腱起始部剧烈疼痛。主动用力伸指、伸腕的同时,前臂旋后也可诱发该部位疼痛。肘关节屈伸功能多无影响。

（四）影像学表现

1. X 线检查　一般无异常表现。同肱骨内上髁炎患者,局部可有骨膜增生改变。部分病程较长、慢性肱骨内上髁炎患者的 X 线片上,可看到骨质密度增高的尺侧腕屈肌钙化阴影或骨膜肥厚影像。

2. 超声检查　超声对肌腱病的主要观测内容为肌腱厚度有无变化、回声分布和血流改变情况。该病超声主要表现为屈肌总腱肿胀、局部回声减低和撕裂,局部可探及血流信号。低回声提示胶原纤维的变性、断裂、继发肉芽组织增生,而无回声区则提示纤维结构的撕裂。严重病例可同时伴有尺侧副韧带增厚、断裂或钙化。肌腱内部出现血流信号,提示新生血管,是肌腱损伤修复的超声表现。建议应用能量多普勒探测,对血流信号的显示更加敏感。

3. MRI 检查　在急性损伤的患者中,MRI 图像显示肌腱的部分撕裂,在 T_2WI 上增加的高信号内有点状信号,周围组织水肿,反映了肌腱内细微或部分撕裂并出血水肿的病理特性;在慢性损伤中,肱骨内上髁附着处的伸肌腱内的纤维部分撕裂,T_1WI 上信号增高,T_2WI 上信号无进一步增高。

（五）临床分型

本病慢性起病,临床根据表现又可分为急性期、慢性期。急性期损伤多因腕关节背伸、前臂半旋前位时受到肘的外翻伤力,使紧张的腕屈肌群突然被动过牵,造成前臂屈肌总腱在肱骨内上髁附着处断裂、出血或渗出等表现;慢性期则因肱骨内上髁附着点出血、水肿而产生慢性炎症,血肿机化造成局部粘连,活动时牵拉产生疼痛,静息时多无症状。

五、康复评定

（一）疼痛评定

采用视觉模拟评分法评定肘关节疼痛情况。基本做法:在纸上面划一条 10cm 的横线,横线的一端为 0,表示无痛;另一端为 10,表示剧痛;中间部分表示不同程度的疼痛。让患者根据自我感觉在横线上划一记号,表示疼痛的程度。该法比较灵敏,有可比性。

（二）肌力评定

徒手肌力测试(medical research council, MRC)。评定患侧屈指、屈腕、握持、前臂旋前等肌力情况。

（三）肌张力评定

采用改良阿什沃思量表。

（四）关节活动度评定

采用关节活动测量仪进行主动和/或被动关节活动度评定。

（五）肱骨内上髁炎疗效评定

肱骨内上髁炎疗效评定常采用Verhaar疗效评价标准，见表9-4-1。

表9-4-1　Verhaar疗效评价量表评分分级

评分	分级	临床表现
1	优	内上髁疼痛完全解除，患者对治疗效果满意，没有感到握力下降、腕关节背伸时不诱发疼痛
2	良	内上髁疼痛偶尔发生，用力活动以后出现疼痛，患者对治疗效果满意没有或感到握力轻微下降，腕关节指屈时不诱发疼痛
3	可	用力活动后内上髁感到不舒服，但是与治疗前相比有明显改善，患者对治疗效果满意或中等满意，感到握力轻度或中度下降，腕关节指屈时可诱发轻度或中度疼痛
4	差	内上髁的疼痛没有减轻，患者对治疗效果不满意，感觉明显握力下降

六、康复治疗

因该病的病因、病理及发病部位、特征均类似于肱骨外上髁炎，其临床治疗也较多类似。结合报道提示，该病的康复方法同样种类繁多，各有特色，仍缺乏统一、确切的方案。常规治疗方法同肱骨外上髁炎，多首选保守治疗，严重者亦考虑手术治疗。

（一）康复目标

康复目标主要是解除局部疼痛，改善肘关节功能。

（二）康复治疗方法

1. 健康教育

对于肱骨内上髁炎患者，也应给予正确的健康教育，对预防复发、防止加重、缓解症状都具有一定作用。所有的患者均应掌握这方面的常识。

2. 休息及局部外固定

该病急性期采用局部外固定，能减轻疼痛，加速炎症的吸收，使损伤的组织在制动下得到休息和恢复，减轻损伤组织的张力，可使韧带在正常的解剖位得以修复，降低复发率，提高生活质量。通常可用护肘或护腕固定，局部制动，屈肘90°，三角巾悬吊患肢于胸前。疼痛明显者，还可采用前臂石膏托固定患肢于屈肘伸腕位2周。患者应避免进行会增加肘部应力的旋转性运动，避免反复旋转和手部握力的运动。如某一特定的活动会引起严重的肘部疼痛，或使疼痛明显加重，则应避免进行该活动，而尝试其他活动方式。

3. 回归社会及工作环境的改造

（同肱骨外上髁炎）回归工作的建议应针对患者的实际情况进行个体化考虑。早期回归工作岗位并进行正常的日常工作对患者是有益的。如果可以避免旋转肘部动作，避免搬动重物，则可以继续工作。如职业运动员、泥瓦工等，如果可以控制其工作时长、节奏以及工作时的体位，则可以推荐其尽早回归工作，如原有工作强度患者暂时无法完成，在条件允许的情况下，应建议其选择强度更轻的工作岗位。对繁重工作任务的工作场合进行符合人体工学设计的改造，这对预防疾病的复发是有效的。一项随机对照研究提示，符合人体工学设计的工作任务可促进患者回归工作并降低慢性病程的发生率。

4. 运动疗法

(同肱骨外上髁炎,运动方向需调整)离心运动和给予肌腱部分负荷有助于肌腱的愈合。运动治疗应在康复医学专业人员的指导下,基于康复评定结果,按照运动处方正确执行。不正确的运动可能会加重症状,甚至会使病情进一步恶化。

常规训练方法如下:

(1)患者在无明显疼痛前提下可进行前臂旋后肌的等长收缩锻炼,不产生关节运动;

(2)被动牵拉训练:在无明显疼痛的前提下,治疗师一手握住上臂,另一手使腕关节屈曲,前臂完全旋后,肘关节屈曲,然后牵伸肘关节使其伸直,重复数次。每个动作重复 5~10 次,每日练习至少 2 次。

疗法主要采用增强肌力的训练,加强前臂屈肌群的训练,重点训练屈腕、屈指功能,同时也要注意伸腕与前臂旋前的训练。目的在于重新恢复肌肉的力量平衡,提高肘关节活动的协调能力,解除伸腕肌的痉挛、肌腱的粘连,改善肌肉、骨骼、组织系统的紊乱状态,促进断裂组织的修复,从而达到止痛的作用。

5. 手法治疗

(同肱骨外上髁炎)康复治疗学中运动手法治疗有别与传统推拿手法治疗概念。该法多以动态关节松动术为特点,突出运动康复。对患肢进行单次动态关节松动术,分别包括对肘关节、腕关节、前臂旋前、旋后的松动治疗,手法又分为主动对抗、被动牵拉、肌肉放松三部分。报道提示该法可以有效改善患侧的握力情况以及缓解疼痛症状。

6. 物理因子疗法

一些研究已经报道了物理疗法的良好效果,在短期随访中理疗比休息及减少活动更为有效。物理因子治疗即是通过物理光热电等媒介,作用于皮肤表面,通过改善局部血管壁的微循环,从而缓解紧张的肌张力,张力压迫导致的局部水肿也能得到吸收和缓解。该疗法均能能否起到治愈本病的效果还尚待明确。

(1)热疗

多种热疗法可通过改善局部血液循环、缓解肌肉痉挛改善疼痛。一项发表于 2006 年的 Cochrane 系统评价认为,对于 3 个月以内的疼痛患者,热敷治疗如蜡疗可有效缓解疼痛并改善功能,但这种获益较小且不持续。

(2)中频电疗法

中频电刺激临床应用于肌疾病较广,疗效报道不一。一定程度上也可有效缓解肱骨内上髁炎患者的疼痛症状。较常使用的仍是经皮神经电刺激及干扰电治疗。两项针对慢性疼痛的研究,其中一篇认为 TENS 的效果要优于安慰剂,而另一篇则认为 TENS 和假 TENS 治疗在结局上无显著差异。

(3)冲击波治疗

体外冲击波疗法同样被建议作为治疗肱骨内上髁炎的首推重要方法。利用冲击波在液电能量转换及传递过程中,造成不同密度组织之间产生能量梯度差及扭拉力,从而松解粘连,同时受冲击部位组织微循环加速,改善局部组织血液循环,痛阈逐渐提高,从而缓解疼痛,达到治疗目的。目前许多研究表明,冲击波可以通过影响微循环促进新生血管,从而改善疼痛。而且体外冲击波可以通过改善局部微循环来减轻各种肌腱疾病的疼痛,这与相关的动物研究观察相一致。

（4）弱激光治疗

利用 632~904nm 的单波长光，直接作用于身体表面病损区域。Unlu 等的随机对照研究证实，弱激光治疗可在 3 个月后显著改善肱骨内上髁炎患者的疼痛和活动障碍状况，且这一效果与超声治疗相当。

（5）超声治疗

Ansari 等发表的一篇小样本随机对照研究认为，连续性超声波治疗对改善"高尔夫球肘"患者的功能显著有效。超声治疗常用于多种肌肉骨骼疼痛综合征的治疗，可单用或与其他物理治疗方法联合应用，其作用可能是由于对深层组织加热所引起的。

7. 传统中医康复

（1）针灸治疗

同样，针灸治疗肱骨内上髁炎的研究，亦较丰富。操作简单，经济廉价，效果明确，在临床应用广泛。目前，针灸对肱骨外上髁炎治疗的研究，多集中于临床经验的总结，疗效标准不统一，对其作用机制的研究还有待于进一步研究。以痛点及周围取穴，配曲池、手三里、合谷等穴，得气后留针 30min，每日或隔日 1 次。

（2）小针刀治疗

针刀疗法是中西医结合的新疗法，已被广泛、成熟地应用于治疗肌骨疾病。随着技术的不断发展，针刀疗法也趋于多样化。针刀核心操作步骤一致，多遵循朱汉章老师的"四步进针法"，即定点（寻找压痛点）、定向（确定进针的走向）、加压分离、刺入。其中定点较为重要，朱汉章老师在论著《针刀医学原理》中明确提出定点的正确与否直接关系到治疗疾病的效果。

肱骨内上髁炎基本操作：将患者肘关节屈曲 90° 放于手术台上，局部麻醉，术者左手拇指在桡骨粗隆处将肱桡肌拨开，将小针刀沿肱桡肌内侧缘刺入，直达肱桡关节滑囊和骨面，做切开剥离 2~3 针，出针，无菌纱布覆盖针孔后患肘屈伸数次。然后，针体成 45° 用横行铲剥法松解。术毕刀口处局部无菌敷贴。

（3）推拿手法治疗

推拿手法治疗可以改善前臂肌痉挛，消除前臂屈肌因痉挛而产生的张力，达到放松肌肉、舒筋通络、调和气血、松解粘连、消肿止痛之效。2009 年发表的一篇 Cochrane 系统评价认为，推拿、按摩治疗肘关节肌腱病，中等程度优于关节松动术、放松治疗、物理治疗、针灸治疗、假激光治疗及自我护理教育。如弹拨法以右侧为例，医者与患者相对而坐，医者左手握患者患肢，右手在肘关节内侧痛点先用指揉法放松周围软组织，然后用单侧拇指垂直屈肌附着点行分盘手法，以松解周围粘连；肘旋后过伸法，则患肢取旋后位，掌心向上，医者右手拿患者患侧手腕，左手托肘尖，使患肢旋前屈肘，然后旋后伸肘，同时左手向上用力推托肘尖，随之可听到肘内侧有撕布样的声响。

8. 药物治疗

（1）非甾体抗炎药：可用于短期缓解症状，但不能改变长期结果。在 Pattanittum 等研究中，他们发现即使非甾体抗炎药的效果优于安慰剂，但是口服和外用非甾体抗炎药并没有区别，且它在理论上有影响肌腱愈合的风险。

（2）局部封闭：是治疗肱骨外上髁炎的一种常用而行之有效的方法，有学者甚至认为局部封闭治疗是保守治疗肱骨内上髁炎的首选治疗，已为临床广泛应用。而封闭用药目前尚未统一，现在多使用曲安奈德配合利多卡因，或泼尼松龙加普鲁卡因治疗肱骨内上髁炎。长效激素，抗炎作用强而持久，能减少局部渗出，加速炎症的吸收，促进炎症的消散和组织损伤的修复,而利多卡因是一种表面麻醉药物,能在短时间内有效地缓解疼痛,两者混合应用可起到很好的消炎镇痛作用。局部注射可抑制成纤维细胞和毛细血管的增殖,抑制肉芽组织的形成。但是,激素治疗是以炎症为病理基础的,注射类固醇类激素可暂时缓解疼痛,但可能加重局部肌腱组织坏死甚至导致脂肪和肌肉萎缩。一些有关肌腱炎的随机对照试验表明,皮质类固醇类激素的注射在短期内可有效的减轻疼痛和改善功能,然而在中、远期它们将失效。

（3）富血小板血浆（PRP）已被广泛用于骨科疾病,如肌腱、韧带、软骨以及其他软组织损伤的治疗。PRP 是从全血中提取出来的血小板浓缩液,这些血小板中含有 α 颗粒,包括转化生长因子 β、血小板源性生长因子、胰岛素样生长因子 - I、成纤维细胞生长因子、血管内皮生长因子、表皮生长因子及肝细胞生长因子,这些生长因子用于组织修复。这些生长因子之间相互联系,并且激活了目标蛋白表面受体上的细胞内信号通路,诱导蛋白的再生过程。同时 PRP 也包含了诸如纤维蛋白、纤维连接蛋白、黏连蛋白和凝血酶致敏蛋白等,它们的作用是连接细胞,对成骨细胞、成纤维细胞、核上皮细胞的迁徙有重要作用。这表明包括生长因子在内的血小板浓聚物激活了不同的细胞组织修复,从而促进骨和肌腱等软组织的再生。也有研究观察应用 PRP 注射治疗肱骨内上髁炎,疗效尚未统一,且病例量较少。

七、预防保健

症状轻微者可自愈;如果反复发作,持续性疼痛、无力,甚至手中物品可突然掉在地上,应及早就医。打高尔夫球或羽毛球时,宜选择质地轻、弹性佳、品质优良的球拍,以减轻手臂的负担;买菜时,应尽量使用推车,少用提篮;提壶、倒水、拧衣物及手提重物时要注意手腕姿势,不可背屈;使用拖把拖地时,腿部略弯,以腰腿力量带动肩膀、手臂,而非仅用手臂的力量拖动。如有症状,应尽可能减少工作量,以免病情恶化。

（朱咏梅）

第五节　腕管综合征

腕管综合征（carpal tunnel syndrome,CTS）是指由于多种原因引起腕管内压力增高,压迫正中神经,引起腕部以下正中神经支配区域感觉或运动功能障碍的一系列综合征,是最常见的单一周围神经卡压性疾病（文末彩图 9-5-1）。欧洲最新流行病学调查结果显示:CTS 患病率约为 5%,女性患病率是男性的 2 ~ 4 倍,不同年龄均可发病,发病高峰年龄为 45 ~ 54 岁。我国 CTS 发病率尚无明确统计,国内一项调查研究结果显示:CTS 患者中,女性约占 85.9%;主要发病职业为蓝领工作者（约占 50.3%）,其次为白领、农民和家庭妇女;双侧发病者居多,约占总发病人数的 73.4%。

一、CTS 发病危险因素

CTS 发病受多因素影响,其危险因素可分为职业性和非职业性两方面。

（一）职业性因素

职业性因素是 CTS 发病的重要危险因素,尤其是长时间、重复性或过度用力的腕/掌部职业劳动。美国骨科医师学会（AAOS）腕管综合诊疗指南指出:从事园艺工作、流水线工作、计算机工作、操作振动机器的工作和用力抓握或拉拽工作的人群,患病风险显著提高。

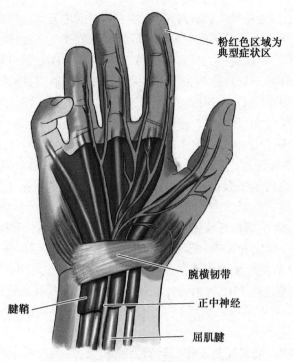

粉红色区域为
典型症状区

腕横韧带

正中神经

腱鞘

屈肌腱

图 9-5-1　腕管综合征

（二）非职业性因素

1. 性别　国内外研究均表明女性 CTS 发病率高于男性，考虑可能与女性腕管横截面积较小及激素水平变化有关，围绝经期、妊娠伴随的水肿和激素水平变化可使 CTS 罹患风险增加。

2. 年龄　CTS 的发病率和患病率都随年龄增长而上升，可能是因为骨质增生缩小了腕管的容积。

3. 肥胖　肥胖可增加 CTS 发病风险，可能因为肥胖者腕管内脂肪组织沉积，内容物增多导致腕管内高压。

4. 糖尿病和甲状腺功能减退　糖尿病和甲状腺功能减退常导致多发性周围神经病变，代谢因素造成的损害使神经对压迫刺激更为敏感。

5. 炎性病变　骨性关节炎由于骨赘的生长造成腕管容积下降；类风湿性关节炎、肌腱炎等由于屈肌鞘滑膜的炎性病变引起腕管内容物相对增多，造成腕管内高压。

6. 外伤、占位性病变或先天畸形　包括前臂或腕部骨折、腕骨脱位或半脱位、屈肌支持带增厚；局部占位（神经瘤、脂肪瘤、腱鞘囊肿）、滑膜增生（非特异性滑膜炎）、痛风石；腕骨变异、肌肉位置变异（蚓状肌肌腹过高或屈指肌肌腹过低）等。

7. 其他　部分研究表明，透析或静脉曲张、纤维肌痛、淀粉样变、雷诺病等也与 CTS 发病风险增加有关。

二、发病机制

腕管是一个由屈肌支持带与腕骨围成的解剖空间。屈肌支持带近端附着于舟骨和豌豆骨，远端附着于大多角骨和钩骨钩。正中神经与 9 条肌腱（4 条指深屈肌腱、4 条指浅屈肌腱和 1 条拇长屈肌腱）从腕管中穿过。研究表明，腕部处于中立位时腕管内压力最低。在 CTS

早期阶段,因患者腕部反复屈伸或各种原因使腕管处出现炎症,进而引起腕管内压力增高、局部神经纤维微循环障碍、神经水肿、神经传导减慢等变化;随着微循环障碍及水肿程度加重,神经内营养物质交换障碍和氧供减少,又进一步刺激腕管内结缔组织增生,加重局部炎症反应、循环障碍及神经功能受损;髓鞘和郎飞结结构逐渐被破坏,严重者最终引起压迫处正中神经轴索断裂和沃勒变性。

三、诊断标准

CTS 的诊断基于病史、症状与体征、超声影像结果或电生理结果等进行综合判断。典型病例往往根据症状即可做出初步诊断。

传统上较公认的诊断标准是临床表现结合电生理检查结果。但近年来高频超声影像诊断方法以其低价、快速、简便和与电生理检查相近的诊断准确度而越来越受到临床重视。

(一)症状

CTS 患者常以桡侧三个手指及环指桡侧半感觉异常(涨、麻、痛、针刺感等)为主诉就诊,偶有感觉异常累及全手掌。典型的 CTS 临床表现可分为三个阶段:第一阶段以夜间间歇性感觉异常为主要表现,严重者疼痛可放射至上臂及肩部,甩动手部可缓解;第二阶段日间也有上述症状发作,尤其在长时间维持固定姿势或反复进行手腕部活动可出现,并可出现持物不稳等表现;第三阶段患者出现大鱼际肌萎缩,该阶段感觉异常可消失。

(二)体格检查

1. 感觉功能检查 常用的感觉功能检查为痛觉敏感度测试和两点辨别觉测试。与对侧相比的痛觉减退及两点辨别距离大于 4mm 为阳性。

2. 运动功能检查 包括观察大鱼际的萎缩情况及拇外展肌(主要是拇短展肌)力量测试。拇外展肌力量测试时让患者抬起拇指垂直于手掌,检查者在拇指远端指骨处徒手施加阻力。运动功能异常对 CTS 诊断特异性达 82%～99%,但敏感度低且缺乏量化手段。

3. 激发试验 包括腕掌屈试验(Phalen test)和神经干叩击试验(Tinel test)。腕掌屈试验(图 9-5-2)要求患者主动屈曲双腕于胸前,双手手背相对,并下压双肘关节使腕关节屈曲至最大程度,维持 60s。神经干叩击试验(图 9-5-3)中,检查者以食、中指轻扣手掌及腕部正中神经走行处。以上试验若诱发桡侧三个半手指出现麻木、疼痛、针刺感等异常感觉则为阳性。

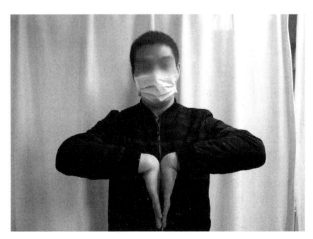

图 9-5-2 腕掌屈试验

由于体格检查的敏感性和特异性差异较大,影响判断的准确性,因此不推荐单一体格检查作为诊断或排除诊断标准,但同时存在两个以上的阳性体征可作为辅助诊断依据。

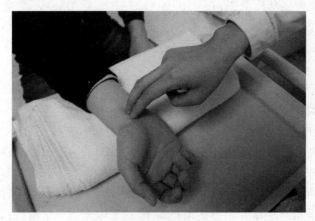

图 9-5-3　神经干叩击试验

(三)神经电生理检查

神经电生理检查是最早用于 CTS 诊断的辅助检查,具有较高的敏感性(85% ~ 90%)和特异性(82% ~ 95%)。电生理检查以神经传导检测和针极肌电图为主,其中针极肌电图因其有创,且不能提高 CTS 诊断的敏感性,故不做常规推荐,但其在鉴别是否同时存在其他部位神经卡压或损伤方面有一定诊断价值。

国内常用的神经传导检测有三种检查方法,不同检查法测量的参数与指标有所不同。

1. 常规法　在腕部刺激正中神经和尺神经,在示指和小指处记录感觉潜伏电位;在腕、肘部刺激,在拇短展肌和小指展肌处记录动作潜伏电位。若正中神经传导明显异常(包括末端感觉潜伏期和末端运动潜伏期较尺神经明显延长、波幅明显减低、F 波潜伏时明显延长)则强烈提示 CTS。

2. 比较法　①分别在手掌第二三指间和第四五指间给予刺激,在腕部正中、尺神经处记录,比较正中神经和尺神经掌 - 腕混合神经潜伏时,时差≥ 0.4ms 为异常。②分别在腕部正中神经、尺神经处给予刺激,在环指处记录,比较正中神经和尺神经环指 - 腕感觉神经潜伏时,时差≥ 0.4ms 为异常。

3. 节段法　在拇短展肌处记录,在腕横纹远端 4cm 和近端 2cm 之间,每隔 1cm 取以刺激点分别予以刺激,任何两点间潜伏时差≥ 0.4ms 为异常。

(四)高频超声影像检查

高频超声(> 7.5MHz)对浅表身体结构可获得< 1mm 的图像分辨力,其即时成像的特点能清晰显示神经形态结构、走行分布,对神经进行多维度测量。还可明确受检组织周围情况,能清晰显示痛风石、腱鞘囊肿等腕管内占位性病变,有助发现病因。在诊断 CTS 中的灵敏度为 71.6% ~ 83.6%,特异度为 78.9% ~ 94.8%,与神经电生理检查敏度和特异度相当;相比电生理检查,高频超声影像检查具有操作简便易行、相对价廉,快速无创的优点。因此,有学者建议在怀疑 CTS 时首先采用超声影像诊断,当超声诊断为阴性时再进行电生理

检查。

CTS 患者出现神经传导功能障碍时,其神经形态也可发生改变:正中神经在钩骨钩平面(屈肌支持带最厚处)易受卡压,由于神经纤维的损伤,此处神经扁平变细,而在卡压近端即豌豆骨平面(腕管入口处),因为神经轴突内物质堆积以及神经慢性纤维化,易形成神经瘤样的膨大结构。神经的横截面积在卡压处缩小,在卡压近端(远端有时也会)膨大是 CTS 患者正中神经最具特征性的影像学形态改变。

（五）其他影像学检查

1. X 线:声波不能穿透骨皮质,对骨性结构以下的组织识别能力较差,因此,对可能存在腕部创伤(骨折、脱位)或腕骨变异者,需行 X 线检查以明确病因。

2. MRI:高分辨率 MR 对腕管横切面可清楚显示正中神经、屈肌肌腱等的大小、形态和毗邻关系,但对腕管纵切面的扫描较难精准切到正中神经的长轴上,且费用高、耗时长、患者接受度低,故不作为常规检查。

（六）分型

顾玉东结合滨田分型、Gelberman 分型、朱家恺分型,提出 CTS 的分型与治疗方案(表 9-5-1)。

表 9-5-1　顾玉东 CTS 临床分型与治疗

临床分型	麻木	感觉	肌萎缩	对掌受限	2-PD/mm	潜伏期 /ms	治疗
轻度	+	−	−	−	< 4	< 4.5	保守
中度	++	减退	−	−	> 4	> 4.5	手术
重度	+++	消失	+	+	> 10	> 10	手术

顾玉东分型在国内已广泛应用,但其治疗方案的建议仍有待商榷。根据美国骨科医师学会建议,轻、中度患者应首选保守治疗。

（七）鉴别诊断

1. 神经根型颈椎病:C_6、C_7 神经根受压可出现前臂桡侧和手部桡侧三指的疼痛和感觉障碍,易与 CTS 相混淆。主要鉴别点为:①存在颈部疼痛或僵硬;②症状往往因颈部动作而加重;③可出现上肢腱反射减弱或消失。若临床表现及病史不典型,可进行肌电图检查和颈椎影像学检查以明确诊断。

2. 糖尿病外周神经损害:糖尿病基础病史,且往往表现为周围多神经病变,上肢和腿部末端均出现感觉异常症状,或出现反射减弱甚至消失。

3. 甲状腺功能减退:甲状腺功能减退病史,往往表现为多神经病变,上肢和腿部均出现症状,或出现反射减弱甚至消失。

4. 手或腕部小关节骨关节炎:同时存在小关节的疼痛、僵硬与 CTS 症状。

5. 手或腕部小关节炎性疾病:可引起 CTS,同时存在系统性疾病表现与关节症状。

6. 其他周围神经病:正中神经在上肢其他部位出现卡压,常见于颈椎间孔内卡压(颈神经根病)、椎间孔外卡压(胸廓出口综合征)、前臂卡压(旋前圆肌综合征)。部分患者可出现双处或多处卡压,多见于老年患者。肌电图有助于鉴别诊断。

7. 运动神经元疾病:往往不出现感觉障碍。

8. 尺神经压迫:常表现为尺神经支配区症状。

四、康复治疗

CTS 的治疗首先是病因治疗,对外伤或其他占位性病变治疗,对患者同时存在的其他基础病或并发症状进行治疗,如类风湿性关节炎、甲状腺功能减退、糖尿病等。

CTS 的治疗方法包括非手术治疗及手术治疗。除非存在运动障碍持续进展或严重的感觉功能损伤、严重的神经电生理学改变,否则通常首选非手术治疗。常用的方法包括患者教育、支具制动、口服药物治疗、物理治疗、传统中医康复、局部注射治疗。

(一)患者教育

患者教育是治疗的第一步。教育内容应包括对 CTS 的本质、危险因素、发病机制、临床表现、非手术和手术治疗方案以及疾病预后的介绍。建议患者限制腕关节的全伸或全屈动作、减少腕部重体力劳动,避免腕关节长时间重复运动。CTS 症状在过度用手腕后加重,休息后减轻。部分病程较短且无基础病因的年轻患者休息 10 ~ 15 个月后症状得到改善,说明该病有一定的自行缓解倾向。

(二)腕部支具

腕部支具治疗 CTS 已有四十余年历史,是 CTS 最常用的保守治疗方法。欧洲 CTS 指南将患者教育联合腕部支具列为 CTS 轻中度患者及急性期患者的首选治疗方案。其作用原理是腕部处于中立位时腕管内压力最低,通过将腕部固定于中立位以降低腕管内压力,促进血液循环,从而缓解正中神经压力,改善临床症状。有研究表明,支具固定治疗较单纯休息自愈效果更显著。夜间固定六周,随访三个月及 18 个月,治愈率分别为 54% 和 75%。全天穿戴支具与仅夜间穿戴相比、穿戴三个月与六个月相比,功能改善均无显著差异,故推荐夜间穿戴三个月。

(三)口服药物治疗

1. 类固醇类药物:研究表明,类固醇是目前口服药物中对 CTS 最有效的。二周疗程(泼尼松龙 20mg/d·2 周 + 安慰剂·2 周)与四周疗程(泼尼松龙 20mg/d·2 周 + 泼尼松龙 10mg/d·2 周)相比,疗效无显著差异。但口服类固醇与局部注射相比效果差、毒副作用大,故不推荐长期使用。

2. 其他药物:临床上可选择的口服药物还有 NSAID、利尿剂、加巴喷丁、维生素 B_6 等,但目前尚无有力证据证明以上药物优于安慰剂。

(四)物理治疗

物理治疗因其无创、适用范围广、几乎无副作用的优点广泛应用于 CTS 的临床治疗。可选择的物理治疗包括低能量激光、超声波、TENS、蜡疗、体外冲击波、按摩、神经松动术及肌腱滑动手法等,其中以超声波治疗和激光治疗的临床证据最为充分,中等证据支持体外冲击波治疗疗效,物理因子治疗联合支具治疗效果更佳。

1. 超声波治疗 低强度的超声波具有深层热效应,可有效改善腕部血液循环;并通过机械波对周围包括正中神经在内的软组织产生细胞层面的微细按摩作用,减轻炎症,缓解疼痛。研究表明,0.8 ~ 1.5W/cm² 的超声波治疗可改善 CTS 患者症状,选择 1MHz 或 3MHz 的频率对治疗效果无影响。相对长时间(＞5周)的超声波治疗可显著改善 CTS 患者的疼痛、感觉异常、感觉麻木等症状,产生短到中期疗效,与支具联合使用效果更佳。Chang 等人对患者以频率为 1MHz、强度为 $1W/cm^2$、占控比为 1∶4 的超声波治疗,每次 5min,每周 2 次,治疗 8 周后患者主观症状显著改善,且优于传统蜡疗,研究同时证明蜡疗对 CTS 有治疗效果,但治疗后两者神经传导速度无显著变化。酮洛芬超声波导入效果优于单纯超声波或酮洛芬外用治疗。

2. 激光治疗　低能量的红光和近红外光激光治疗,可促进正中神经髓鞘再生,恢复神经传导速度和所支配肌肉的收缩能力。短期内可改善轻中度患者的症状、功能和神经传导速度。也有研究显示,激光治疗的作用效果可达 3 个月。尚无研究提示激光治疗 CTS 的最佳剂量,但 $7\sim10J/cm^2$,每天 10min,5 天 / 周·2 周的治疗经证明有显著疗效。

3. 体外冲击波治疗　体外冲击波通过空化作用和应力作用,改善腕管内局部微循环,刺激胶原纤维形成,具有促进肌腱修复再生、稳定肌腱的作用。与类固醇注射相比,症状改善与神经电生理改变疗效相当;体外冲击波联合类固醇局部注射治疗轻中度 CTS,疗效较单独使用类固醇注射更确切。目前对冲击波最佳治疗剂量尚无统一标准,多数临床试验采用 $0.09\sim0.29mJ/mm^2$ 的强度、1 000～2 000 发冲击 / 次、每周以一次,进行 1～3 周治疗,取得良好效果。5～15Hz 的频率均有疗效。

4. 手法及运动治疗　手法及运动治疗在 CTS 治疗中应用广泛,主要包括腕骨松动、正中神经松动技术,肌腱滑动技术、牵伸、按摩等。腕骨松动技术通过调整腕骨间的相对位置,促进局部循环,减少腕管内组织粘连。正中神经滑动技术(肩外展外旋同时进行伸肘、前臂旋后、伸腕尺偏、伸指伸拇)和肌腱滑动技术(包括腕指屈肌腱、蚓状肌腱等)可减轻及防止正中神经和周围肌腱粘连;扩大正中神经和屈肌支持带之间的纵向接触面积,减少对正中神经的压迫;减轻腱鞘水肿;使腕管内正中神经的最大受力点重新分布,通过"挤奶效应"改善局部血运,恢复神经营养加速神经再生;通过间歇性的手腕主动活动、手指的屈曲及伸直减少腕管内的压力。

使用手法及运动治疗前,需对患者的病史、症状及体征进行详细了解,并结合必要的影像辅助检查结果后再决定是否选用。

（五）传统中医康复

CTS 属中医"痹症"范畴,可采用针刺、推拿、中药熏洗等方式治疗,以达到温通经络、活血化瘀、祛风除湿的疗效。

1. 针刺治疗　针刺治疗 CTS 广泛应用于临床,具体方法包括经典针刺手法、电针、温针灸等,均取得良好效果。结合腕部支具、激光治疗、手法按摩等,可有效改善患者症状及功能。

2. 针刀治疗　随医疗技术进步而开发的现代中医治疗技术,主要针对因屈肌支持带增厚引起正中神经损伤的人群,其本质是经皮微创的软组织松解术。相较于手术治疗,针刀治疗损伤小,疗程短,操作简单,患者接受度更高。但由于普通传统针刀疗法为盲法操作,有误伤神经组织的可能,使其具有较高风险。因此,针刀操作过程应有影像学辅助减少误伤风险。

（六）介入治疗

强证据显示局部注射类固醇可减轻 CTS 患者的症状程度,且单次注射治疗(15mg

甲泼尼龙）效果显著优于口服（25mg 泼尼松龙·10 天）。类固醇在 CTS 中的疗效机制尚不十分明确，一般认为其主要作用是减少腕管内炎症和水肿，增大腕管内正中神经、肌腱间的相对空间。由于肿胀并非 CTS 最主要病因，因此长期疗效相对较差，且复发率较高。

1. 适应证

美国骨科医生协会推荐，在选择手术治疗之前所有患者均应考虑类固醇局部注射。适用于轻中度 CTS 及其他保守治疗无效患者，以疼痛和感觉过敏为主的中重度 CTS 患者。

2. 注射剂量及频率

对 CTS 患者分组进行 40mg、60mg、80mg 甲泼尼龙单次注射后随访一年，对症状严重程度的改善方面各剂量组无显著差异。但大剂量组患者保持无症状的时间较长，一年内接受手术的概率较低。8 周内分别注射 1 次 80mg 甲泼尼龙和 1 次盐水，对比注射两次 80mg 甲泼尼龙，在症状、功能、神经电生理表现方面均无显著性差异。考虑到药物毒副作用，推荐低剂量使用类固醇；两次注射治疗间的时间间隔应在 2 ~ 3 个月以上，总治疗次数不应超过 3 次。

3. 进针方式

注射点通常选择在远侧腕横纹掌长肌腱（如该肌腱缺如就在环指的延长线）尺侧进针（即掌长肌及尺侧腕屈肌之间）。从远端（文末彩图 9-5-4）或从近端进针，对疗效影响不大。超声引导下注射优于传统盲法注射，且可更快解决症状、避免损伤，即使因此增加医疗费用也应尽可能采用。

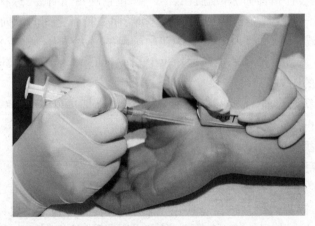

图 9-5-4 超声引导下类固醇注射治疗 - 远端进针示意

4. 不良反应及其他注意事项：

（1）注射后 2 ~ 3 天内患者可能出现疼痛加重。

（2）类固醇可能损害屈肌腱及神经血管组织，甚至引起肌腱断裂及骨坏死。

（3）可能引起糖尿病患者血糖升高，可引起过敏反应或高血压，出现任一情况应立刻停止治疗。

（4）类固醇注射主要表现为短中期疗效，长期疗效较差：对中度 CTS 患者行 40mg 甲泼尼龙单次局部注射，3 个月后 97.3% 患者症状明显改善，随访至 16 个月时 79% 患者症状持续改善，而 16.6% 患者症状复发。另有研究显示治疗 1 年后注射组与安慰剂组疗效无差别。

（5）术前接受类固醇注射可能影响手术效果，增加术后疼痛和感觉异常等症状遗留的风险。

（七）手术治疗

严重神经损伤（大鱼际肌萎缩、正中神经分布区有明显感觉减退、电生理检查属重度）或保守治疗三个月以上无效的患者应接受手术治疗。但术后仍需接受康复治疗以减少术后并发症，内容包括：

1. 术后 10～15 日内，将手部抬高，充分休息并在可耐受程度下进行腕/指的渐进性活动，避免手/腕部重负荷；

2. 控制瘢痕和水肿；

3. 术后症状严重者需穿戴腕部支具；

4. 进行神经-肌腱滑动训练。

（姜　丽）

参 考 文 献

［1］Itoi E，Arce G，Bain G，et al. Shoulder stiffness: current concepts and concerns. Heidelberg: Springer, 2015.

［2］陆军，王宸. 冻结肩的诊疗进展. 中华关节外科杂志（电子版），2015，9（4）：527-531.

［3］S Terry Canale，James H Beaty. 坎贝尔骨科手术学. 12 版. 北京：人民军医出版社，2015：2079-2080.

［4］Li W，Lu N，Xu H，et al. Case control study of risk factors for frozen shoulder in China. Int J Rheum Dis, 2015, 18（5）：508-513.

［5］Kelley MJ，Shaffer MA，Kuhn JE，et al. Shoulder Pain And Mobility Deficits: Adhesive Capsulitis. J Orthop Sports Phys Ther, 2013, 43（5）：A1-A31.

［6］Itoi E，Arce G，Bain GI，et al. Shoulder Stiffness: Current Concepts And Concerns. Arthroscopy, 2016, 32（7）：1402-1414.

［7］Fields B，Skalski MR，Patel DB，et al. Adhesive Capsulitis: Review Of Imaging Findings, Pathophysiology, Clinical Presentation, And Treatment Options. Skeletal Radiol, 2019, 48（8）：1171-1184.

［8］Guyver PM，Bruce DJ，Rees JL. Frozen Shoulder-A Stiff Problem That Requires A Flexible Approach. Maturitas, 2014, 78（1）：11-16.

［9］Zappia M，Di Pietto F，Aliprandi A，et al. Multi-Modal Imaging Of Adhesive Capsulitis Of The Shoulder. Insights Imaging, 2016, 7（3）：365-371.

［10］Lee S Y，Park J，Song SW. Correlation Of Mr Arthrographic Findings And Range Of Shoulder Motions In Patients With Frozen Shoulder. Ajr Am J Roentgenol, 2012, 198（1）：173-179.

［11］Ahn KS，Kang CH，Oh YW，et al. Correlation Between Magnetic Resonance Imaging And Clinical Impairment In Patients With Adhesive Capsulitis. Skeletal Radiol, 2012, 41（10）：1301-1308.

［12］Michelin P，Delarue Y，Duparc F，et al. Thickening Of The Inferior Glenohumeral Capsule: An Ultrasound Sign For Shoulder Capsular Contracture. Eur Radiol, 2013, 23（10）：2802-2806.

［13］Kim DH，Cho CH，Sung DH. Ultrasound measurements of axillary recess capsule thickness in unilateral frozen shoulder: study of correlation with MRI measurements. Skeletal Radiol. 2018;47(11):1491-1497.

［14］Kim I, Yi JH, Lee J, 等.动态超声检查冈上肌腱肩峰下滑行受限可预测肩关节腔容积减小和 MR 关节成像表现.国际医学放射学杂志, 2013(1); 84-85.

［15］Cheng X, Zhang Z, Xuanyan G, et al. Adhesive Capsulitis Of The Shoulder: Evaluation With Us-Arthrography Using A Sonographic Contrast Agent. Sci Rep, 2017, 7(1): 5551.

［16］Klauser AS, Tagliafico A, Allen GM, et al. Clinical Indications For Musculoskeletal Ultrasound: A Delphi-Based Consensus Paper Of The European Society Of Musculoskeletal Radiology. Eur Radiol, 2012, 22(5): 1140-1148.

［17］Bak K, Isaksson F. Frozen Shoulder. Ugeskr Laeger, 2019, 181(7).

［18］陈滢如, 杨金生, 王亮, 等.《肩周炎循证针灸临床实践指南》解读.中国针灸, 2017, 37(9): 991-994.

［19］欧汉锋, 罗海燕, 魏秋实, 等.美洛昔康痛点注射配合肌筋膜牵拉手法治疗肩关节周围炎.中国中医骨伤科杂志, 2013(5): 35-37.

［20］王志强.运动疗法配合肩关节松动术治疗肩周炎的临床效果观察.世界最新医学信息文摘, 2016(1): 25-26.

［21］石文英, 林祖华, 罗容, 等.温针灸结合瑜珈体位法治疗冻结期肩周炎临床观察.中国针灸, 2019, 39(1): 33-36.

［22］李翔, 王健, 李天骄, 等.基于太极拳动作相关性康复训练模式研究.康复学报, 2016, 26(1): 20-24.

［23］梁成盼, 董新春, 丁文娟, 等.悬吊训练技术对肩周炎的疗效观察.中国康复医学杂志, 2016, 31(4): 447-450.

［24］曹贤畅.肌内效贴布配合康复训练治疗肩周炎的临床观察.中国康复, 2017, 32(6): 462-464.

［25］中国研究型医院学会冲击波医学专业委员会.骨肌疾病体外冲击波疗法专家共识.中国医学前沿杂志(电子版), 2014, 6(6): 170-177.

［26］赵长虹, 吴国林, 季向荣, 等.关节松动训练联合体外冲击波靶点治疗肩关节周围炎的疗效分析.中国康复, 2018, 33(4): 301-304.

［27］Seitz AL, McClure PW, Finucane S, et al. Mechanisms of rotator cuff tendinopathy: intrinsic, extrinsic, or both? Clin Biomech, 2011, 26(1): 1-12.

［28］Kelly SM, Brittle N, Allen GM. The value of physical tests for subacro-mial impingement syndrome: a study of diagnostic accuracy. Clin Re-habil, 2010, 24(2): 149-158.

［29］Mantone JK, Burkhead WZ, Noonan J. Nonoperative treatment of rotator cuff tears. Orthop Clin North Am, 2000, 31(2): 295-311.

［30］Randelli P, Randelli F, Ragone V, et al. Regenerative medicine in rotator cuff injuries. Biomed Res Int, 2014, 2014(12): 129515.

［31］Carr A, Cooper C, Campbel MK, et al. Effectiveness of open and arthroscopic rotator cuff repair（UKUFF）: a randomised controlled trial. Bone Joint J, 2017, 99-B(1): 107-115.

［32］Ahmad Z, Siddiqui N, Malik SS, et al. Lateral epicondylitis: A review of pathology and management. Bone Joint J, 2013, 95(9): 1158-1164.

［33］Rayan F, Rao VS, Purushothamdas S, et a1. Common extensor origin release in recalcitrant lateral epicondylitis role justified. J Orthop SurgRes, 2010, 5(1): 31.

[34] Titchener AG, Fakis A, Tambe AA, et al. Risk factors in lateral epicondylitis (tennis elbow): A case control study. J Hand Surg Eur Vol, 2013, 38(2): 159-164.

[35] Eirik S, Janne H, Øyen J. Extensor tendon release in tennis elbow: Results and prognostic factors in 80 elbows. Knee Surg Sports Traumatol Ar-throsc, 2011, 19(6): 1023-1027.

[36] Du Toit C, Stieler M, Saunders R, et al. Diagnostic accuracy of power doppler ultrasound in patients with chronic tennis elbow. Br J Sports Med, 2008, 42(11): 872-876.

[37] 胡志俊, 张宏 . 疼痛的康复治疗 . 北京: 中国中医药出版社, 2018.

[38] 燕铁斌, 马超, 伍少玲 . 软组织疼痛治疗与康复 . 2 版 . 广州: 广东科技出版社, 2018.

[39] Hoogvliet P, Randsdorp.MS, Dingemanse R, et al. Does effectiveness of exercise therapy and mobilisation techniques offer guidance for the treatment of lateral and medial epiconylitis A systematic review. Br J Sports Med, 2013, 47(17): 1112-1119.

[40] Clarke AW, Ahmad M, Curtis M, et al. Lateral elbow tendinopathy correlation of ultrasound findings with pain and functional disability. Am J Sports Med, 2010, 38(6): 1209-1214.

[41] Unlu Z, Tascl S, Tarhan S, et a1. Comparison of 3 physical therapy modalities for acute pain in lumbar disc herniation measured by clinical evaluation and magnetic resonance imaging. Manipulative Physiol Ther, 2008, 31(3): 191-198.

[42] ZhuJ, Hu B, XingC, Li J. Ultra sound-guided, minnmally invasive, preeutane ous needle puncture treatment for tennis elbow. AdvThcr, 2008, 25(10): 1031-1036.

[43] 林时广 . 理筋正骨手法联合运动疗法治疗肱骨外上髁炎的临床观察 . 合肥: 安徽中医药大学, 2017:6.

[44] Luk JK, Tsang RC, Leung HB. Lateral epicondylitis: tendon midlife crisis. Hongkong Medical Journal, 2014, 20(2): 145-151.

[45] Creaney L, Wallance A, Curtis M, et al. Growth factor_based theerapies provide additional benefit beyond ' physical therapy in resistant elbow tendinopathy: prospective, single-blind, randomised trial of autologous blood injections versus platelet rich plasma injections. Br J Sport Med, 2011, 45(12): 966-971.

[46] Solheim E, Hegna J, Øyen J. Arthroscopic versus open tennis elbow release: 3-to 6-year results of a case-control series of 305 elbows. Arthroscopy, 2013, 29(5): 854-859.

[47] Mi BB, Liu GH, Zhou WP, et al. Latelet rich plasma versus steroid on lateral epicondylitis:meta-analysis of randomized clinical trials. Physician And Sportsmedicine, 2017, 45(2): 97-104.

[48] Rahman S. Lateral and medial epicondylitis: role of occupational factors. Best Pract Res Clin Rheumatol, 2011, 25(1): 43-57.

[49] Eirik S, Janne H, Øyen J. Extensor tendon release in tennis elbow: Results and prognostic factors in 80 elbows. Knee Surg Sports Traumatol Ar-throsc, 2011, 19(6): 1023-1027.

[50] Tyler TF, Nicholas SJ, Schmitt BM, et al. Clinical outcomes of the addition of eccentrics for rehabilitation of previously failed treatments of golfers elbow. Int J Sports Phys Ther, 2014(9): 365-370.

[51] Tian, Lili. Treating Tennis Elbow with Xiaoyao Needling Technique. International Journal of Clinical Acupuncture, 2013, 23(2): 29.

[52] Behar AB, Bunzol DR. Elbow Injury-golf. Medicine And Science In Sports And Exercise, 2016, 48(5): 352.

[53] Solheim E, Hegna J, Øyen J. Arthroscopic versus open tennis elbow release: 3-to 6-year results of a case-control series of 305 elbows. Arthroscopy 2013, 29(5): 854-859.

[54] Huisstede BM, Friden J, Coert JH, et al. Carpal tunnel syndrome: hand surgeons, hand therapists, and physical medicine and rehabilitation physicians agree on a multidisciplinary treatment guideline-results from the European Handguide Study. Arch Phys Med Rehabil, 2014, 95(12): 2253-2263.

第一节　腰痛康复治疗

一、定义

腰痛(low back pain, LBP)以腰部一侧或两侧疼痛为主,常可放射到腿部,常伴有外感或内伤症状。是所有成年人健康问题中最常见的问题之一,发病呈现逐年增多的趋势,且一生的发病率高达84%。近年 *Lancet* 报道,与1990年相比,2015年腰痛导致的残疾增加了54%,这个现象在低收入和中等收入国家中尤为明显;随着社会节奏的加快,工作压力和生活工作环境的改变,腰痛的发病率从2006年至2016年增加了18%。

二、分类

国际上通常将腰痛分为两类:

1. 特异性腰痛(specific low back pain)　是指某一特定的病因引起的腰痛,如腰部椎间盘突出、骨折和肿瘤等;

2. 非特异性腰痛(non-specific low back pain, NSLBP)　是指找不到确切的组织病理学结构改变,又不能通过客观检查明确其病因的腰痛,约占腰痛的85%,其中很多腰痛又转为慢性腰痛患者。因此慢性非特异性腰痛不仅影响健康、生活质量与工作,也造成沉重医疗负担与间接社会成本。

具体分类及临床表现如下:

1. 急性腰扭伤

急性腰扭伤病因较多,病人弯腰取物、姿势不当或者腰部急性扭转均可引起腰部扭伤,腰部扭伤以骶棘肌最易受累而引起损伤,早期局部充血、水肿及渗出。若局部未固定或者损伤面积过大可引起愈合不良,造成慢性下背痛。临床上男性多见,有的伴有腰部断裂感或撕裂感,重者出现腰背部疼痛不能活动,下地常常加重疼痛。也有当时症状不明显,但次日疼痛加剧不能下地,腰部可有压痛点,肌肉痉挛,脊柱可出现痉挛性侧凸,双下肢无神经阳性体征。

2. 腰背部肌筋膜炎

腰背部肌筋膜炎亦称筋膜疼痛综合征、肌肉纤维组织炎,冬季或春季发病者居多;是因寒冷与潮湿;感染;精神紧张;风湿及类风湿等疾病引起。

临床上患者常诉腰骶部酸痛、钝痛,休息时轻,劳累时加重,经常改变体位时轻。阴雨天气潮湿或感受风寒,疼痛常常加重。不能坚持弯腰工作,症状重时可波及大腿后部,久站立后出现腰部下坠,无下肢放射痛。其痛点不局限,但找到压痛点常提示受损部位或组织。下肢常无神经受累表现,直腿抬高试验阴性,腰背部活动范围一般正常,脊柱曲度改变不明显,肌肉轻度萎缩,X线片基本正常。

3. 第三腰椎横突综合征

好发于从事体力劳动青壮年,常诉有轻重不等的腰部外伤史。主要症状为腰部疼痛,症状重者还可沿着大腿向下放射,可至膝关节以上。在第三腰椎有明显压痛,疼痛固定,是本病特点。有些病人在第三腰椎横突尖端可触及活动的肌肉痉挛结节。于臀大肌前缘可触及索条状物,为紧张的臀中肌。

4. 腰椎小关节滑膜嵌顿

椎间小关节的作用是维持脊柱的稳定和起一定范围的导向作用,负重较少。椎间小关节系滑膜关节,外有关节囊包裹,为保证腰椎前屈或者后伸的活动度,关节囊相对松弛。当小关节病变时,关节内滑膜皱褶增大,变得不光滑,关节囊松弛,关节半脱位。当突然转身或弯腰拾物时,关节间隙增大,卡住滑膜,产生剧烈疼痛。

多为青壮年,常在弯腰后突然直腰过程中发作腰部疼痛,腰椎活动受限,或扭身时突然发生,多无剧烈外伤史,咳嗽震动都可使得疼痛加重,无明显下肢放射性疼痛。为减少疼痛,患者腰椎可侧凸、椎旁肌肉痉挛,滑膜嵌顿后可通过脊神经后支反射性引起神经根性疼痛。在 L_4 或 L_5 棘旁有明显的压痛点,棘突偏外侧小关节压痛。直腿抬高试验可因骨盆旋转引起腰痛而受限,但加强实验多为阴性,双下肢运动感觉正常。腰椎正侧位 X 线片示:腰椎生理曲度变直,或腰椎侧弯,腰椎间隙改变,腰椎轻度骨质增生。

5. 骶髂关节功能紊乱

骶髂关节功能紊乱,轻者可自愈,重者可导致关节韧带松弛,关节处于不稳定状态,当负重时关节错位加大,引起顽固性疼痛。妇女经期时间,若长期保持某一不正确体位,也会引起骨盆不稳,导致骶髂关节紊乱。骶髂关节功能紊乱多为伤后负重痛、弯腰痛、妇女经期疼痛,髂骨分离试验和 Gaenslen 试验多为阳性。

6. 棘上韧带损伤

临床患者常诉局部剧烈疼痛,尤其以前屈时加重,腰部活动受限,局部断裂可有两侧棘间空虚感和压痛。

7. 棘间韧带损伤

棘间韧带位于两个棘突之间,其纤维短而弱,容易受伤,腰 5 到骶 1 韧带棘上韧带缺如,加之该部位受力较为集中,因此容易断裂。其主要为屈曲暴力所致,在腰 4 以上多与棘上韧带同时断裂。

8. 腰椎间盘突出

多发于中轻年,20～50 岁,男性多于女性,多有搬重物史。

症状表现为腰背部疼痛,下肢放射性神经痛,下肢麻木感,腰椎活动受限。咳嗽、打喷嚏时症状加重,卧床休息时减轻,站立位时加重,尤其以前曲受限多见。慢性患者棘上韧带可有指下滚动感。疼痛较重者步态可出现跛行。直腿抬高试验阳性,股神经牵拉试验也可为阳性。

9. 腰椎骨关节病

以椎体边缘骨质增生和小关节肥大变性为主要特征,临床以腰背痛为主要症状,多见于 50 岁以上的重体力劳动者,男性多于女性,患者表现为间歇性腰背部酸痛,沉重,不灵活。疼痛有时可放射到臀部、大腿部。活动过多而加重,休息后缓解。发作间隙无症状。

10. 腰椎椎管狭窄症

大多发病于中年以上男性,主要症状为长期腰痛、腿痛、间歇性跛行,腰痛常诉下腰、骶部疼痛,站立行走时重,坐位或屈髋时轻。行走时下肢麻木疼痛,行走距离越远症状越重,休息后症状减轻。

11. 退行性腰椎失稳

临床上腰椎失稳多见中年患者,疼痛向臀部、大腿后扩散,但不过膝,也无放射痛。病人不能坚持弯腰姿势,休息后腰痛减轻。查体可见棘旁肌肉痉挛,腰椎生理曲度失常,棘突排列不整齐,棘突旁有压痛,下肢无神经受累表现。

12. 脊柱骨质疏松

患者主诉广泛的腰背部慢性疼痛,难以准确定位,以钝痛最多见。一般以上午轻、下午至晚上重。疼痛可因腰部肌肉保护性紧张、肌肉韧带损伤所致。

三、诊断

(一)评估

急慢性腰背痛的评估对其治疗及评估预后有着重要的意义。腰背肌疼痛的评估包括基本的步态分析、姿势评估、腰背部压痛点、脊柱评估(包括脊柱的对称性、脊柱的活动范围和角度、椎旁组织是否正常等)、下肢的关节活动度、骶髂关节活动度、下肢肌肉力量、下肢的深浅感觉与生理病理反射等骨科的常规检查。同时还包括一些特殊的测试。

步态分析不仅能说明全身运动协调性,也有利于疾病的诊断及观察下肢的情况。常见的步态为:蹒跚步态、间歇性跛行、醉酒步态、感觉性共济失调步态、疼痛性跛等。

通过对姿势进行评估,也能找出腰背痛的蛛丝马迹。例如下肢关节或骶髂关节病变患者,往往站立时多以健侧负重为主。有时为了减少症状,往往采用双手掐腰或扶物站立。

腰椎的局部查体也与腰背痛息息相关。如腰椎的压痛点。一般压痛点往往是病变或损伤的部位。棘突压痛可能提示腰骶椎体骨质的破坏。棘突间隙疼痛可能提示棘间韧带及棘上韧带损伤或腰椎间盘突出。棘旁疼痛往往提示小关节病变(腰椎小关节炎、腰椎小关节综合征等)。横突疼痛提示肌肉筋膜附着点处的损伤,甚至横突骨折等。腰部肌肉疼痛,常见于腰肌劳损、腰椎结核等。骶髂关节疼痛往往提示强直性脊柱炎、致密性髂骨炎、类风湿性关节炎、骶髂关节损伤等。骶尾部压痛常提示韧带损伤、劳损、挫伤、骨折、脱位等。

同时腰椎的活动范围包括:前屈、后伸、侧屈、旋转等均为评估腰背痛的重要检查之一。

(二)特殊测试

1. 直腿抬高试验(SLRT, Lasegue 征)

患者取仰卧位,检查者保持患者膝关节伸直,将患者的一条腿抬离床面。当屈髋30°~70°时出现由臀部经股后放射至膝关节下的疼痛(坐骨神经痛)。或者将患者腿放松至恰好不出现疼痛处,背屈踝关节,出现放射痛,也为阳性体征。也可以采用患者坐位,伸直膝关节,出现坐骨神经痛也称为阳性(因坐位本为髋关节屈曲)。阳性结果往往提示被检者脊髓神经根受到压迫,或者为腰骶神经根性疾病。敏感度偏高(91%),而特异度较低(26%)。

2. 交叉直腿抬高试验:

患者在无症状侧进行直腿抬高试验,当未被抬起的腿出现放射痛时,即为交叉直腿抬高试验阳性。同样也提示被检者脊髓神经根受到压迫,或者为腰骶神经根性疾病。敏感度偏低(29%),而特异度较高(88%)。

3. 降落伞试验(神经卡压试验):

患者取坐位,检查者一手使患者屈曲颈椎及胸椎,另一只手使患者在髋关节屈曲、膝关节伸直的情况下背屈踝关节。当被检者出现由腿部传导至膝盖下的放射痛时,即为阳性结果。该实验提示患者可能存在腰神经根病或者坐骨神经痛。敏感度为44%,特异度为58%。

4. 股神经牵拉试验(Ely 试验、股交叉试验):

患者俯卧位,检查者使患者膝关节屈曲大于90°后,伸髋。当患侧股内侧及前侧、背部出现疼痛时,结果即为阳性。也可以行交叉股神经牵拉试验。

5. 小关节面研磨试验(伸展负荷试验,Kemp 试验):

患者取坐位或站位,检查者在患者同侧肩部加压的同时,使其腰椎伸展、旋转并向侧方屈曲。当出现下背部非放射性疼痛时提示小关节面病,放射性疼痛提示间盘疝出。

6. Waddell 征:

检测非器质性(心理因素)所致的下背部疼痛。转移注意力、过度反应、区域分布异常、模仿实验等异常表现。

7. Pateick/ 屈展外旋(FABERE)试验:

患者仰卧位,被检查侧肢体踝部置于对侧膝盖上,检查者一手加压于对侧髂骨以固定骨盆,另一手屈曲、外展、外旋被检查侧髋关节,并在膝部加压使髋关节进一步外旋当。当腹股沟或髋部出现疼痛时,提示髋关节病。

8. 梨状肌/ 屈展内旋(FAIR)试验:

患者健侧卧位,检查者使患者屈髋 60°并屈膝,并在膝关节处向下加压。当梨状肌附近出现疼痛症状时,为阳性症状,多为梨状肌痉挛或紧张引起的疼痛。

9. Thomas 试验:

患者仰卧位,检查者屈曲患者一侧髋关节,使膝关节尽量贴近胸部,保持腰椎伸展,患者保持髋关节向胸部屈曲,另一侧髋关节应保持平贴于床面。当出现平贴于床面的髋关节屈曲提示髂腰肌痉挛。

10. 拾物试验:

患者直立位,嘱其拾起地上物品,正常能弯腰拾起者,为阴性,若出现屈髋、屈膝、腰背挺直、一手扶膝关节等症状,即为阳性体征。多见于胸腰椎结核、腰椎强直等。

11. 骨盆倾斜试验:

患者侧立位,在髂前上棘和髂后上棘连线上粘贴一直尺,嘱被检者弯腰,当直尺稍倾斜或者无倾斜时,说明患者利用腰椎弯曲来减少骶髂关节活动,如果直尺倾斜,说明腰椎挺直而骨盆倾斜明显,说明弯曲中心在髋关节,提示骶髂关节病变可能。

12. 抱膝试验:

患者仰卧位,嘱被检者双手抱膝,使髋、膝关节尽量屈曲,如有腰肌劳损、胸腰椎结核、骶髂关节疾病等,患处出现疼痛。腰椎间盘突出者,一般不出现疼痛症状。

13. Goldthwait 试验:

患者仰卧位,双下肢伸直,检查者右手触诊腰椎棘突,左手做直腿抬高试验,在一侧抬高过程中,若未触及腰椎运动而患者已感觉疼痛,提示可能有骶髂关节或该关节韧带损伤。若疼痛发生于腰椎运动之后,病变可能位于腰骶关节或骶髂关节,但以前者可能性大。若两侧对比试验,分别抬高同样高度,引起同样疼痛,说明腰骶关节病变可能性大。

14. 床边试验(Gaenslen征):

患者仰卧位,靠于床边,一侧髋与膝关节完全屈曲,另一侧下肢悬于床边外,当患侧髋关节过度伸直时,引起该侧骶髂关节部疼痛者为阳性体征。提示骶髂关节疾患。

(三)辅助检查

当体格检查出现阳性体征后,通常需要借助辅助检查来明确诊断。常用的影像学评估包括:X线片、CT、MRI、单光子发射计算机断层成像(SPECT)、骨密度检查、肌电图检查等等。

X线片是腰椎最基本的影像学检查,可反映腰椎生理曲度变化、畸形、失稳、椎体形态以及椎旁软组织等改变。可以明确是否为骨质增生、骨质疏松、骨折、骨肿瘤、脊柱侧凸、滑脱等疾病的初步诊断。

CT在脊柱影像学评估中发挥重要作用,可产生不同层面的脊柱横断面影像,精确判断神经根位置,可用于神经根性疼痛的诊断。同时各部位的造影也对腰背痛的诊断提供了更明确的参考,如椎间盘造影、脊髓造影、胸腰椎小关节造影、硬脊膜外造影、神经根造影、脊髓动静脉造影等。

MRI在显示软组织方面具有独特优势,可区分椎间盘的髓核和纤维环、显示韧带。MRI可直接从矢状位和冠状位显示椎管狭窄等情况。MRI不产生电离辐射,安全性较高,可用于腰背痛的诊断、严重程度和恢复情况的评估、治疗目标的制订等。

SPECT可用于全身性骨骼显像,明确不易被发现的骨折、感染、骨肿瘤以及肿瘤分期。

骨密度检查可用于确定患者有无骨质疏松的情况,以排除骨质疏松性腰背痛。目前常用的骨密度测量技术包括双能X线骨密度测量(DXA)、四肢DXA(pDXA)和定量CT等。心理评估临床实践中需要重视心理因素在急性腰背痛功能障碍发展中的重要作用,在腰背痛未缓解时对患者进行心理因素的评估。

肌电图同样作为腰背痛的重要辅助检查之一。当患者存在明确的神经肌肉疾病时,或出现肌肉萎缩现象时,可以应用下肢肌电图明确是否为神经源性损害。为明确诊断提供了良好的先决条件。

除了一些物理检查外,同样化验检查也是辅助临床医师诊断腰背痛的另一最佳帮手。常见的为:类风湿确诊时,需要类风湿因子、抗核抗体、C反应蛋白等指标作为支持。骨肿瘤确诊时,需要甲胎蛋白、癌胚抗原、前列腺特异抗原等作为诊断依据。

当以上辅助检查不支持明确腰背部诊断时,还可以考虑腰椎组织活检、椎管内腔镜检查。

四、康复评定

(一)疼痛评定

视觉模拟评分法用于疼痛的评估。在国内外临床使用较为广泛,基本的方法是使用一条长约10cm的游动标尺,一面标有10个刻度,两端分别为0分端和10分端,0分表示无痛,10分代表难以忍受的最剧烈的疼痛。临床使用时将有刻度的一面背向病人,让患者在直尺上标出能代表自己疼痛程度的相应位置,医务人员根据患者标出的位置为其评出分数,临床评定以0~2分为优,3~5分为良,6~8分为可,大于8分为差。

(二)功能障碍评定

腰痛最常用的功能障碍评定量表为Roland-Morris功能障碍调查表(RMDQ),包括行走、站立、弯腰、卧床、穿衣、睡眠、生活自理、日常活动等八个方面,每个问题的回答为"是"(1分)或"否"(0分),各问题总分即为实际得分;最低分0分,最高分24分,分值越高表示功能障碍越严重,具体见表10-1-1。

表 10-1-1　Roland-Morris 功能障碍调查表(RMDQ)

问题(回答"是"在前面括号内打√,"否"打×)
[　]　由于腰痛,每天大部分时间都待在家里
不停地改变姿势,使得腰部尽可能舒服一些
[　]　由于腰痛,走路要比平时慢一些
[　]　由于腰痛,平时常做的家务事现在做不了
[　]　由于腰痛,上楼时需要拉着楼梯扶手
[　]　由于腰痛,经常需要躺下休息
[　]　由于腰痛,必须借助抓住什么东西才能离开躺椅
[　]　由于腰痛,经常需要别人帮忙做一些事情
[　]　由于腰痛,穿衣服要比平时慢得多
[　]　由于腰痛,只能站立一小会儿
[　]　由于腰痛,尽量不弯腰或下蹲
[　]　由于腰痛,从椅子里站起来比较困难
每天大部分时间都感到腰痛
[　]　由于腰痛,在床上翻身困难
[　]　由于腰痛,食欲不是很好
[　]　由于腰痛,穿袜子困难
[　]　由于腰痛,只能走很短的一段距离
[　]　由于腰痛,睡眠状况没有以前好
[　]　由于腰痛,经常需要别人帮忙穿衣服
[　]　由于腰痛,每天大部分时间都要坐下来休息
[　]　由于腰痛,尽量避免做一些家务重活
[　]　由于腰痛,要比平时容易激怒,脾气变坏
[　]　由于腰痛,上楼梯要比平时慢得多
[　]　由于腰痛,每天大部分时间都躺在床上

(三)肌力评定

国际上普遍应用的肌力评定为徒手肌力检查方法,该方法是 1916 年美国哈佛大学矫形外科学教授 Robert Lovett 提出来的。此检查方法是根据受检肌肉或肌群的功能,让患者处于不同的受检体位,然后嘱患者分别在减重、抗重力和抗阻力的条件下做一定的动作,按照动作的活动范围及抗重力或抗阻力的情况将肌力来进行分级的。腰痛患者主要检查躯干肌群的肌力(具体方法见《康复评定学》)。

(四)关节活动度测量

关节活动范围的测定是评定腰痛患者运动功能损害的范围与程度的指标之一。其主要目的是:确定躯干是否有关节活动受限;确定关节活动受限的程度;确定适宜的治疗目标,判定可能康复的程度;为选择适当的治疗方式、方法提供客观依据。躯干关节活动度测量具体方法见《康复评定学》。

（五）日常生活自理能力评定

日常生活自理能力评定是指评定患者日常生活的需要每天所进行的必要活动的能力，包括进食、梳妆、洗漱、洗澡、如厕、穿衣等，功能性移动包括翻身、从床上坐起、转移、行走、驱动轮椅、上下楼梯等。目前国内外最常用的日常生活自理能力评定方法为巴塞尔指数（Barthel index），根据巴塞尔指数记分将日常生活活动能力分成良、中、差三级：> 60分为良，有轻度功能障碍，能独立完成部分日常活动，需要部分帮助；60 ~ 41分为中，有中度功能障碍，需要极大的帮助方能完成日常生活活动；≤ 40分为差，有重度功能障碍，大部分日常生活活动不能完成或需他人服侍。

（六）生活质量评定

生活质量评定常用的评价方式为健康调查量表 36（36-Item Short Form Health Survey，SF-36），SF-36 是美国波士顿健康研究所研制的简明健康调查问卷，被广泛应用于各类人群的生活质量测定，它从生理功能、生理职能、躯体疼痛、一般健康状况、精力、社会功能、情感职能以及精神健康等 8 个方面全面概括了被调查者的生存质量。

（七）心理评定

腰痛的发生、发展以及各种治疗的反应与患者心理状态密切相关，尤其是抑郁和焦虑，故对这类患者进行心理评定是很必要的。国内外评估患者的抑郁和焦虑状态常使用抑郁自评量表（self-rating depression scale，SDS）和焦虑自评量表（self-rating anxiety scale，SAS）。

五、康复治疗

（一）运动疗法

1. 抗阻运动（resistance exercise）

腰腹部的抗阻运动是治疗腰痛患者的常用治疗方式之一。Wewege M 于 2018 年发表了抗阻运动治疗非特异性腰痛的 Meta 分析，纳入 6 篇随机对照试验，结果显示：与对照组相比，抗阻运动可改善腰痛患者的疼痛程度，且提高生活质量。另一项系统评价与 Meta 分析纳入了 11 篇随机对照试验，涉及到 885 名腰痛患者，结果证实抗阻运动可显著改善腰痛的疼痛程度，但存在中度程度的异质性（I2=66.4%，P < 0.01）。

2. 有氧训练（aerobic exercise）

有氧训练是指人体在氧气充分供应的情况下进行的运动锻炼，需全身大肌肉参与，中等强度的持续运动。国内外物理治疗师经常会推荐各类患者进行规律的步行、游泳、慢跑等中等强度的有氧训练。Meng 等一项系统评价与 Meta 分析纳入了 8 篇队列研究，结果显示有氧训练可显著减轻腰痛患者的疼痛程度、改善腰部功能障碍。而另一项系统评价与 Meta 分析纳入了四篇随机对照试验，结果显示单纯的有氧训练有减轻腰痛患者疼痛程度的趋势，但统计学没有差异。

3. 核心稳定训练/运动控制（core stability exercise/core control）

核心稳定训练/运动控制在运动医学与康复医学领域受到广泛的关注，尤其是对于慢性腰痛的干预与研究。这类训练方法不仅训练躯干的浅层肌肉，更重视躯干深层肌肉的运动控制训练。2008 年至 2018 年，发表纳入随机对照试验的系统评价与 Meta 分析有六篇，他们的研究结果均表明核心稳定训练/运动控制均可显著减轻腰痛患者疼痛程度，改善患者的腰部功能障碍。其中王雪强及其同事完成的"核心稳定训练对比常规训练的 Meta 分析"，研究结果显示，与常规运动训练相比，在短期随访（小于 3 个月）中核心稳定训练治疗慢性腰痛患者能明显减轻疼痛和提高腰部功能（Ⅰ级证据）。2016 年一项运动控制的 Cochrane 系统评价纳入 29 篇随机对照试验，包含 2 431 名患者，研究结果显示运动控制对比电疗，可显著改善腰痛患者疼痛程度。另一项 Meta 分析纳入了 16 篇随机对照试验，研究结果显示，运动控制改善腰痛患者疼痛程度或改善腰部功能障碍指数，分别显著优于常规运动训练、脊柱手法治疗。

4. 牵伸训练 / 柔韧性训练（stretching exercise）

牵伸训练 / 柔韧性训练可提高关节活动度、改善肌肉的柔韧性。腰椎的关节活动度受限或肌肉柔韧度下降会导致脊柱出现不良姿势，同时诱发腰痛。而腰痛的发生，又将进一步导致姿势的不良，进而加重肌肉的失衡。故牵伸训练 / 柔韧性训练是治疗腰痛患者的常用治疗方式之一。Keane LG 将 29 位腰痛患者随机分为对照组、水中牵伸训练组、陆地牵伸训练组，接受 12 周的牵伸训练，每周牵伸 2 次，每次 30min，结果显示陆地牵伸训练组和水中牵伸训练组在改善疼痛程度和腰部功能障碍指数显著优于对照组。Lawand 等将 61 位慢性腰痛分为牵伸训练组和等待训练组，进行 12 周的牵伸训练干预，结果发现牵伸训练组对比等待训练组，可显著减轻疼痛程度、改善腰部功能障碍和生活质量。

5. 瑜伽

瑜伽起源于古印度，目前瑜伽作为一种时尚的健身方式风靡全球，可改善人体生理、心理、情感和精神方面的功能，是一种达到身体、心灵与精神和谐统一的运动方式。近十年，发表纳入随机对照试验的系统评价与 Meta 分析有 4 篇，研究结果都显示瑜伽能够有效治疗腰痛的疼痛程度，并提高患者的生活质量。2017 年 Wieland LS 等报告一项瑜伽治疗腰痛的 Cochrane 系统评价，纳入 12 篇随机对照试验，包含 1 080 名患者，研究结果显示：对比非运动训练组，瑜伽可显著改善腰痛患者疼痛程度和背部功能障碍。Holtzman 等发表的 Meta 分析，纳入 8 个随机对照试验，研究结果显示：瑜伽在改善腰痛患者疼痛程度和背部功能障碍方面，显著优于其他运动训练、健康宣教、牵伸训练和等待训练组。

6. 普拉提运动（Pilates exercise）

普拉提运动作为一种新型的治疗性运动，正逐渐被康复医学和运动医学领域所了解和接受。普拉提运动是强调在人体中立位的身体姿势基础上，通过大脑意识控制，流畅的身体动作和正确的呼吸达到增强身体的控制和平衡能力的全身运动。Lin 等一项系统评价纳入了 8 篇随机对照试验研究，结果显示，对比常规治疗，普拉提运动可显著减轻腰痛患者的疼痛程度、改善腰部功能障碍（Ⅰ级证据）。Wells 等完成的系统评价纳入 14 个随机对照试验，结果显示，普拉提运动在减轻腰痛患者的疼痛程度、改善腰部功能障碍方面，显著优于常规治疗，普拉提运动和按摩治疗、其他形式的治疗性运动具有同等的治疗效果（Ⅰ级证据）。Miyamoto 等报告的系统评价和 Meta 分析的结果和 Wells 等结果一样。

（二）手法治疗

1. 关节松动术

关节松动术是一类用于改善关节功能障碍如关节活动受限、疼痛的手法治疗技术，它是康复治疗技术中的基本技能之一。目前康复治疗中常见关节松动术有：Maitland 松动术、Kaltenborn 松动术和 Mulligan 松动术。2018 年 Coulter ID 等报告一项关节松动术治疗腰痛的系统评价与 Meta 分析，纳入 51 篇随机对照试验，研究结果显示：对比其他治疗组，关节松动术可显著改善腰痛患者疼痛程度和背部功能障碍。

2. 麦肯基力学诊断治疗技术（McKenzie mechanical diagnosis and therapy）

麦肯基力学诊断治疗技术简称麦肯基疗法，从检查到分类、诊断到治疗都有独到的诊疗系统，它是治疗颈腰痛较为简单实用的物理治疗技术。2018 年 Lam OT 等报告一项麦肯基疗法治疗腰痛的系统评价与 Meta 分析，纳入 17 篇随机对照试验，研究结果显示：对比单纯运动训练组，麦肯基疗法可显著改善腰痛患者背部功能障碍。

（三）物理因子治疗

1. 低频电疗法（low frequency electrotherapy）

低频电疗法是指应用频率 1 000Hz 以下的电流治疗疾病的方法，可用于治疗急、慢性疼痛。目前治疗腰痛常见的低频电疗法为经皮神经电刺激疗法。Khadilkar 等报告的 Cochrane 系统评价纳入了 4 篇高质量的随机对照试验研究，包含 585 名慢性腰痛患者，结果显示，对比安慰剂组，经皮神经电刺激疗法并未显著改善腰痛患者的疼痛程度、腰背部功能障碍和生活质量（Ⅰ级证据）。Jauregui 等一项 Meta 分析纳入了 9 篇随机对照试验和队列研究，结果显示，干预前后相比，经皮神经电刺激疗法可减轻腰痛患者的疼痛程度。

2. 中频电疗法（medium frequency electrotherapy）

中频电疗法是指应用频率 1~100kHz 的电流治疗疾病的方法，常用于治疗疼痛。目前治疗腰痛常见的中频电疗法为干扰电疗法。Albornoz-Cabello 等将 64 名腰痛患者随机分为常规治疗组、干扰电治疗组，接受 2 周的干预，结果显示干扰电组在改善疼痛程度和腰部功能障碍指数显著优于常规治疗组（Ⅱ级证据）。Corrêa JB 等将 150 名腰痛患者 1∶1∶1 随机分为 1kHz 干扰电组、2kHz 干扰电组和安慰剂组，接受 12 次的干预，结果显示 1kHz 干扰电组在改善腰部、胫骨前肌压痛阈值显著优于安慰剂组，但三组在主要评价指标（视觉模拟疼痛评分、腰部功能障碍指数）中并无显著性差异。

3. 高频电疗法（high frequency electrotherapy）

高频电疗法是指应用频率 100kHz 以上的电流治疗疾病的方法，可用于治疗急、慢性疼痛。目前缓解腰痛常见的高频电疗法为短波疗法、超短波疗法和微波疗法。Chou R 等完成的一项非药物治疗腰痛的系统评价，结果发现短波疗法并未改善腰痛（Ⅰ级证据）。Durmus 等将 39 名腰痛患者随机分为运动训练组、运动训练 + 微波疗法组，接受 6 周的干预，每周干预 3 次，结果显示两组在改善疼痛程度、功能障碍指数、抑郁、生活质量并无显著性差异。

（四）中国传统治疗方法

1. 中药口服及外敷治疗

对于急性腰部软组织损伤导致的疼痛，早期积极治疗至关重要，一旦延误治疗，可能会转变为慢性腰痛。腰痛急性期可口服中药或外敷中药制剂缓解。如报道盘龙七片治疗急性腰背部软组织损伤可以有效缓解患者腰背部疼痛，改善腰椎功能。盘龙七片方中的川乌、草乌有效成分为乌头碱，其对垂体 - 肾上腺皮质系统具有兴奋作用并且具有较强的表面麻醉作用，另外秦艽、络石藤、五加皮、缬草八里麻、竹根七、羊角七、过山龙等成分具有止痛作用。并且研究发现盘龙片直接外敷患处，则有效的促进局部血液循环的作用，加速炎性因子和血肿的吸收，从而起到镇痛消肿化瘀的功效。

2. 太极拳

太极拳（taijiquan）作为一种包含东方理念的运动形式，是一种身心运动锻炼，符合人体生理和心理的要求，对人类个体身心健康以及人类群体的和谐共处，有着极为重要的促进作用。2011 年，Hall 等在国际上设计了第一篇关于太极拳治疗腰痛的随机对照试验，将 160

名腰痛患者随机分为太极拳训练组、等待治疗组,接受 10 周的干预,结果显示,对比等待治疗组,太极拳训练组可显著减轻疼痛程度、改善腰部功能障碍指数、睡眠质量(Ⅱ级证据)。另一项随机对照试验结果显示,对比等待治疗组,太极拳训练组可显著改善腰痛患者的疼痛程度。

3. 针刺

针刺(acupuncture)是指在中医理论的指导下把针具按照一定的角度刺入患者体内,运用捻转与提插等针刺手法来对人体特定部位进行刺激从而达到治疗疾病的目的。2015 年 Liu 完成了针刺治疗腰痛的系统评价,结果显示,对比不治疗或其他治疗组,针刺可显著改善慢性腰痛患者的疼痛程度和腰部的功能障碍(Ⅰ级证据)。此外,另外三篇系统评价与 Meta 分析的结果都显示针刺可显著改善慢性腰痛患者的疼痛程度和腰部的功能障碍。

4. 健身气功

健身气功(qigong)是一种中国传统的保健、养生、治疗疾病的方法。健身气功以呼吸的调整、身体活动的调整和意识的调整(调息,调身,调心)为手段,以强身健体、防病治病为目的的一种身心锻炼方法。2016 年 Teut 等在设计了一篇关于气功治疗慢性腰痛的随机对照试验,将 176 名腰痛患者随机分为等待治疗组、瑜伽干预组和气功干预组,接受 3 个月的干预,结果显示,对比等待治疗组,气功干预组可显著减轻疼痛程度、改善腰部功能障碍指数(Ⅱ级证据)。另一项随机对照试验证实气功干预对比运动训练治疗慢性腰痛患者的疗效,结果发现气功干预在改善慢性腰痛患者的疼痛程度、腰部功能障碍指数并未优于运动训练。

（五）健康宣教

健康宣教(education)不仅可以让慢性腰痛患者对疾病有正确的认识,而且可贯穿于腰痛的预防、治疗、康复整个过程,是物理治疗师维护患者健康、改善功能障碍的重要手段。2018 年 8 月 Tegner 等在一项系统评价和 Meta 分析纳入了 7 篇随机对照试验研究,结果显示,在接受健康宣教后以及随访 3 个月,健康宣教可显著减轻腰痛患者的疼痛程度、改善腰部功能障碍。

六、预防

大量的文献对腰背痛的预防提出了建议,包括鞋垫、腰围固定、腰部肌肉训练、教育、安全带等。尽管对于腰背痛的预防措施种类较多,但多是针对发生腰背痛风险的因素进行干预或限制,如通过特殊的设备器材(支撑脊柱的支具)避免脊柱的过度负荷等,这些措施被认为是被动的、表面的、缺乏持久效果的方法。2016 年的一篇综述(21 项研究,30 850 名患者)得出单独或与教育相结合的锻炼才能有效预防腰痛,而其他干预措施,包括单独教育、安全带和鞋垫等均不能完全预防腰背痛。

（一）教育

教育一直是针对急性、亚急性和慢性腰痛患者的传统干预措施,它对于预防腰背痛同样有重要的意义。在骨科物理治疗专家公认的患者教育策略中,最主要的两条是"病人在家庭护理的治疗教育方案"和"预防复发的建议和策略"。教育可使患者避免或减少日常生活中错误的脊柱运动模式,减少对腰背痛的心理恐惧。有研究表明运动联合教育比单独运动可降低 10% 的腰背痛发生率。

（二）锻炼

Choi 针对预防腰背痛复发开展对运动训练的随机对照试验效果进行系统综述分析,包括力量、耐力和有氧代谢活动在内的治疗,这些运动可在患者住院期间进行,也可在出院后继续进行,证据显示患者出院后的运动训练可有效地预防腰背痛的复发。运动训练包括对脊柱两侧肌肉不平衡的调整、骨盆倾斜的调整等;另外,中国传统导引术,如太极等对脊柱的平衡起到积极的影响,进而预防腰背痛的发生。

总之,复发性、慢性腰背痛的发病率高且治疗成本高昂,临床医生对此应高度重视,采用合理的干预措施来预防腰背痛的复发并阻止演变成慢性腰背痛,才是解决腰背痛的关键。

(王雪强　王连成　李　奇)

第二节　腰椎小关节疼痛

一、流行病学

60% ~ 90% 的人都会经历腰痛,腰痛是成年人致残的常见原因。腰椎小关节错位、腰椎小关节滑膜嵌顿、关节突关节病等导致的腰椎小关节疼痛是引起急慢性腰痛的常见原因。在至少 10% ~ 15% 的慢性腰痛年轻的成年患者中,腰椎小关节是主要的疼痛源,在老年人群中更高(在受伤的工人中约占 15%,在没有预先存在创伤的老年人群中约占 40%)。对照诊断研究显示,慢性腰痛患者腰椎小关节疼痛的患病率为 27% ~ 40%。

二、定义

腰椎小关节疼痛(lumbar facet joint pain)的发生主要是由于腰部遭受到突然的闪挫,使腰椎小关节受到外力冲击,出现瞬间的关节突轻微滑移和关节间隙的增宽,使包围在关节突周围的滑膜嵌顿于关节突间,阻碍了关节突回到正常的解剖位置,导致腰椎小关节错位,从而引起腰部剧烈疼痛。腰椎小关节疼痛是临床常见病、多发病,多呈急性发病,对患者正常生活影响较严重,患者会有经常性的腰部疼痛,腰部前屈或者过伸时均会感到严重的疼痛。

三、诊断标准

具有至少 75% 疼痛缓解能力的腰椎小关节神经阻滞的诊断有效。病史和体格检查可能提示但不能证实腰椎小关节是疼痛的来源。

腰椎小关节疼痛的诊断:

(一)病史

腰椎小关节源性疼痛最常见的主诉是轴向腰痛,与椎间盘源性疼痛相比,疼痛集中化对镇痛阻滞反应的预测能力较差,腰椎小关节疼痛还可能涉及腹股沟区域或大腿。起源于上关节突关节的疼痛通常延伸到侧腹、髋部和大腿外侧,而来自下关节突关节的疼痛通常辐射到大腿后部。膝关节远端疼痛很少与小关节病理相关。

(二)体格检查

目前尚无能确定诊断的体格检查结果。腰椎旁压痛是腰椎小关节关节突疼痛的表现。弯曲和伸展引起的疼痛可能是由腰椎最低段腰椎小关节引起的。第一个将症状和体格检查结果与安慰剂对照阻滞的反应联系起来的腰椎小关节疼痛的 Revel 诊断标准如下:①咳嗽不会加重疼痛；②屈肌伸直不会加重疼痛；③疼痛不会因伸展旋转而加重；④疼痛不会因过度伸展而加重；⑤仰卧位疼痛减轻。

（三）特殊检查

目前还没有共识如何最好地评价腰椎小关节疼痛的影像学。退行性小关节可以通过CT进行检查。下腰痛患者的CT显示，关节突关节退变的患病率在40%～80%之间。磁共振成像扫描对小关节病理的检测可能不太敏感。此外有研究认为，腰椎小关节炎症的检测可能比关节本身的形态成像更有用，有研究表明，如果SPECT结果阳性，腰椎小关节注射后患者改善更好。使用^{99m}Tc标记的双磷酸盐进行的放射性核素骨闪烁扫描显示成骨细胞活性增加，滑膜变化继发于炎症或与骨重塑相关的充血。

（四）鉴别诊断

增加放射学检查可排除所谓的危险信号，如恶性肿瘤、压缩性骨折或脊柱感染。在鉴别诊断中必须考虑的其他原因包括椎间盘源性疼痛、坐骨神经痛、骶髂关节病变（如髂关节骨性关节炎和大转子滑囊炎）、韧带损伤和肌筋膜疼痛。在关节突病变的背景下，也必须考虑炎症性关节炎，如类风湿关节炎、强直性脊柱炎、痛风、银屑病关节炎、反应性关节炎、其他椎关节病变，以及骨关节病和滑膜炎。

（五）诊断性阻滞

诊断性阻滞最常在影像学指导下进行，也可以在超声下进行。虽然关节内注射和内侧支（小关节神经）阻滞的诊断价值常常被描述为等价的，但这还没有被可靠的研究证实。

腰背部诊断性神经阻滞是诊断腰椎小关节疼痛最可靠的，但是需要注意的是，IASP推荐最好做对照性或者比较性诊断阻滞，因为单次阻滞存在假阳性，例如有研究报道诊断性神经阻滞有效率在27%～41%，假阳性率为25%～44%。

四、治疗

对于关节突疼痛的治疗，最好是多学科的，包括保守治疗（药物治疗、理疗、针灸、运动治疗和康复，如有必要，还可进行心理评估）以及介入治疗。腰椎小关节病主要采取保守治疗，同时注意加强腰背部肌肉的锻炼，降低复发率。一线治疗包括保守的多模式治疗，如止痛药（对乙酰氨基酚、非甾体抗炎药、肌肉松弛药、抗抑郁药），必要时还包括心理治疗。

（一）物理治疗

超短波、红外线、直流电药物离子导入疗法、中频电疗法等。在急性期，超短波宜用无热量，以减轻关节滑膜水肿，缓解疼痛，后期加强腰腹肌肌力训练，增加关节稳定性。

（二）手法治疗

手法治疗是通过各种按、压、揉等方式消除滑膜嵌顿，帮助错位的关节恢复到正确的位置。

（三）口服药物治疗

药物如对乙酰氨基酚、非甾体抗炎药、肌肉松弛药、抗抑郁药等。虽然经验性地使用非甾体抗炎药，但支持长期使用它们治疗下腰痛的科学证据很少。抗抑郁药疗效很小。

（四）注射治疗

根据临床表现、体格检查结果和成像数据的综合来选择针对阻滞注射的腰椎小关节。腰椎小关节注射的药物包括长效皮质类固醇（抗炎和抗水肿作用、免疫抑制作用和抑制C

纤维的神经传导)和局部麻醉剂注射。在 CT 或超声引导下阻滞治疗包括:内侧支阻滞、小关节囊阻滞和关节周围阻滞。由于有炎症介质进入和周围的退化腰椎小关节,短期到中期疼痛缓解应该发生在类固醇注射后。然而,关于类固醇治疗腰椎小关节疼痛的疗效的文献存在争议。欧洲指南不建议在治疗慢性腰痛时使用关节内注射类固醇。

(五)介入治疗

目前,治疗腰椎小关节源性疼痛的金标准是射频治疗。与电压控制的射频治疗及其他"神经松解"技术相比,温度控制的射频治疗的主要优势在于,它能够产生可控的、可复制的损伤大小。关节突射频治疗也可以重复进行而不丧失疗效,这一点很重要。

(六)手术治疗

手术治疗方法有关节突切除术和关节突融合术,但目前没有令人信服的证据支持腰椎小关节疼痛的手术治疗。在椎体滑脱的情况下,当介入治疗失败时,关节融合术可以减轻疼痛,但目前尚无指导方针。虽然已经有使用一些设备以及提倡经皮小关节融合,但没有一个经过严格的试验评估。

(马 超)

第三节 腰椎间盘突出症

一、流行病学

约 80% 的人一生中都会经历腰痛,而腰椎间盘突出症(lumbar disc herniation,LDH)是导致腰痛最常见的原因,它常发生于青、中年,男性多于女性,是康复医学科、骨科和疼痛科的常见病、多发病。腰椎间盘突出症发病的基础是椎间盘的退行性变,腰部外伤或工作、生活中反复的轻微损伤导致髓核突出产生症状。职业、体育运动、遗传与腰椎间盘突出症的发生相关;肥胖、吸烟等是易发因素。

二、定义

腰椎间盘突出症是指腰椎间盘发生退行性改变以后,在外力作用下,纤维环部分或全部破裂,单独或者连同髓核、软骨终板向外突出,刺激或压迫窦椎神经和神经根,导致相邻脊神经根遭受刺激或压迫,从而产生腰部疼痛,一侧下肢或双下肢麻木、疼痛等一系列临床症状。

三、腰椎间盘突出症的分型

(一)根据髓核突出的部位与方向不同,可分为椎体型和椎管型。

1. 椎体型 髓核突入相邻椎体,其又分前缘型和正中型;

2. 椎管型 髓核向椎管突出,其再分中央型和后外侧型。

(二)若按髓核突出程度,又可分为膨隆型、突出型、脱垂游离型和施莫尔结节(Schmorl nodules)四种类型。以髓核游离型腰椎间盘突出症导致的神经或脊髓受压症状最严重,可产生剧烈的根性痛,危害最大,应立即处理。

1. 膨隆型 纤维环部分破裂,而表层尚完整,此时髓核因压力而向椎管内局限性隆起,

但表面光滑,这一类型经保守治疗大多可缓解或治愈;

2. 突出型　纤维环完全破裂,髓核突向椎管,仅有后纵韧带或一层纤维膜覆盖,表面高低不平或呈菜花状,常需手术治疗;

3. 脱垂游离型　破裂突出的椎间盘组织或碎块脱入椎管内或完全游离,此型不单可引起神经根症状,还容易导致马尾神经症状,非手术治疗往往无效;

4. 施莫尔结节　髓核经上下终板软骨的裂隙进入椎体骨松质内,一般仅有腰痛,无神经根症状,多不需要手术治疗。

四、诊断标准

2014 年,北美脊柱学会(NASS)循证指南制定委员会腰椎间盘突出症神经根病变工作组推荐:徒手肌力评定、感觉测试和仰卧直腿抬高试验作为腰椎间盘突出症临床诊断的金标准。该学会发现:咳嗽脉冲试验、过伸试验、股神经牵拉试验、腰椎运动范围和反射消失,在诊断伴有根性病变的腰椎间盘突出症方面没有帮助。

最近的一项荟萃分析认为:通过直腿抬高试验结合“皮区疼痛、感觉缺失、反射减弱和／或运动无力”四种症状中的三种进行初步筛选,足以临床诊断伴有神经根病变的腰椎间盘突出症。具体诊断依据如下:

1. 椎间盘　症状集中。

2. 骶髂关节

(1)无症状;

(2)骶髂关节支配区域疼痛,不包括骶管区;

(3)以下体格检查中 3 项为阳性:分离试验、挤压试验、股骨积压试验、床边试验(Gaenslen 征)、骶骨挤压试验。

3. 椎间盘突出伴有神经根受压

(1)患侧直腿抬高试验阳性;

(2)以下病史或体格检查中有 3 项为阳性:神经根支配相关区域皮肤局部疼痛、相关区域的感觉缺失、腱反射减弱、运动无力。

4. 椎管狭窄

(1)以下病史中有 3 项为阳性:年龄大于 48 岁、双侧症状、腿痛症状较背部疼痛症状明显、间歇性跛行、休息时疼痛缓解;

(2)补充体格检查症状:脊柱前屈状态活动距离延长或症状缓解;

5. 椎体滑脱

(1)视诊或触诊脊柱台阶征;

(2)椎间运动试验　主动活动局部活动增多(腰部屈曲活动范围增大);

(3)老年人补充体格检查　下肢过伸试验阳性。

五、康复治疗

腰椎间盘突出症大多数病人可以经非手术治疗缓解或治愈。其治疗原理并非将退变突出的椎间盘组织回复原位,而是改变椎间盘组织与受压神经根的相对位置或部分回纳,减轻对神经根的压迫,松解神经根的粘连,消除神经根的炎症,从而缓解症状。非手术治疗主要适用于:①年轻、初次发作或病程较短者;②症状较轻,休息后症状可自行缓解者;③影像学检查无明显椎管狭窄。

（一）健康教育

对于腰椎间盘突出症患者，给予正确的健康教育，对预防复发、防止加重、缓解症状都具有一定作用。所有的患者均应掌握这方面的技术。

1. 维持活动和卧床

应向患者强调在耐受范围内维持规律的日常活动并进行一定强度锻炼的重要性。适当运动可以帮助缓解肌肉痉挛，防止肌力下降。数十年来，卧床休息被认为是急性腰痛患者的标准治疗。然而，近年来多项随机对照研究均证实，不卧床休息，并不会影响患者疼痛的恢复速度和程度。对于需要卧床休息以缓解严重症状的患者，应在症状好转后，鼓励其尽早回归适度的正常活动。较舒适的卧床姿势是仰卧位，在膝关节和头下各放置一个枕头，将肩部抬高。或者侧卧位，位于上方的膝关节屈曲，在两侧膝关节之间放置一个枕头。

2. 活动方式调整

活动方式的调整对急性腰骶神经根病患者十分重要，目的是减轻对神经根的进一步损伤，避免疼痛的加剧。患者应避免进行会增加脊柱应力的高冲击性运动，避免反复旋转和弯腰的运动。如某一特定的活动会引起严重的腰痛，或使疼痛明显加重，则应避免进行该活动，而尝试其他活动方式。理想的运动方案应结合可以改善心血管功能的规律锻炼及针对躯干和臀部的肌力训练，其中腹肌的训练尤为重要。步行、游泳、低冲击性的有氧运动都是较好的体育锻炼方式。

3. 回归工作及工作场所的改造

回归工作的建议应针对患者的实际情况进行个体化考虑。早期回归工作岗位并进行正常的日常工作对患者是有益的。如果可以避免久坐及久站，避免搬动重物，避免旋转腰部动作，则可以继续工作。办公室工作的白领，如果可以控制其工作时长、节奏以及工作时的体位，则可以推荐其尽早回归工作，如原有的工作强度患者暂时无法完成，在条件允许的情况下，应建议其选择强度更轻的工作岗位。对繁重工作任务的工作场合进行符合人体工学设计的改造，这对预防疾病的复发是有效的。如需久坐或久站则应经常更换体位，在工作间隙少量多次地起身活动。使用提供适当背部支撑的椅子，经常对办公椅进行调整，避免在同一姿势下久坐。

4. 正确的姿势

久坐、腰部长时间呈微屈体位、频繁弯腰的活动均是不利的。不正确的搬动重物方式，频繁搬动重物或搬动过重的物体都可能导致腰痛的加重。患者应学会正确的弯腰和搬动重物的技巧。搬动重物时，应下蹲，膝关节屈曲，将物体尽量靠近身体，并使腹肌维持紧张以保护腰部较弱的肌肉，防止其拉伤。使用符合人体工学设计的腰垫和坐垫以辅助维持正确的坐姿。

5. 床垫的选择

中等硬度的床垫应是首选。中等硬度床垫对卧床时疼痛的改善及疼痛相关功能障碍的改善均要优于硬质床垫。

6. 护具的使用

腰部的护具可通过限制脊柱活动起到缓解疼痛，预防急性加重的作用。然而其使用可能会强化患者对腰部问题的心理负担，从而产生躲避行为及活动限制，阻碍患者参与运动。因此，通常不作为常规推荐，而对于那些可以积极保持运动的亚急性腰痛患者，护具的使用仍是有益的。建议患者在持续工作时或一些特殊的会加重脊柱负荷的情况下佩戴使用,并注意需要定时放松。

7. 其他

建议患者避免过长时间开车。建议 BMI 超标患者进行减肥,建议吸烟患者戒烟。

(二)运动疗法

运动治疗应在康复医学专业人员的指导下,基于康复评定结果,按照运动处方正确执行。不正确的运动可能会加重症状,甚至会使病情进一步恶化。

中等强度的运动可对脊柱产生保护作用。运动过程产生的脊柱动力载荷可促进营养物质的弥散,影响椎间盘基质代谢,减缓基质退变,运动疗法可缓解疼痛并改善功能。对于轻中度持续性症状的腰骶神经根病患者,可尝试进行运动疗法治疗。

关于运动疗法的介入时机,因急性腰骶神经根病和急性腰痛往往具有良好的自然转归,症状较轻的患者大部分可以自愈,而症状过重的患者又无法耐受,故不推荐在发病最初的1~2周内进行运动疗法治疗,如症状不再随时间加重,将治疗推迟至症状持续 3 周时开始是较合理的安排,尤其是针对腰部的运动和牵伸不应在发病初期即刻进行。而对于亚急性或慢性病程的患者,如果没有危险信号,应鼓励尽早开始运动治疗。运动疗法既可以预防腰痛的初次发生,也可以防止复发。

关于具体的治疗方案,急性腰痛的治疗应包括柔韧性牵伸治疗及方向特异性训练,而对于亚急性及慢性腰痛,如果包含有氧训练及认知行为策略则尤其有益。

1. 核心肌力训练

核心肌力训练可通过协调的方式训练核心肌群以促进腰椎稳定性。

2. 方向特异性训练与麦肯基(McKenzie)疗法

所谓方向特异性训练,是指根据患者的个体情况,在特定方向的关节活动范围末端进行反复的屈伸牵拉,其中最常见的就是麦肯基疗法。

3. 身心训练

身心训练可促进患者肌力、柔韧性及平衡能力的改善,还包含大量的放松技术,符合多个腰痛康复目标。常见的身心训练方法包括:

①瑜伽,瑜伽训练包含特殊体位训练、呼吸技术以及精神集中训练。

②拉提,普拉提技术侧重于核心的稳定训练。

③太极,太极主要包括缓慢动作、呼吸技术及冥想。

4. 腰痛学校

通常以小组的方式进行授课,在职业机构内进行的高强度方案(基于原始瑞典腰痛学校方案)可获得更好的效果,这类方案为患者提供解剖学、生物力学、最佳姿势及人体工学的相关信息,并进行连续超过两周的腰部运动训练。

(三)手法治疗

1. 脊柱手法治疗

脊柱手法治疗通过牵伸脊柱结构使其超过主动运动的正常关节活动度末端,但不超越其解剖学的关节活动度末端。对于轻中度持续性症状的腰骶神经根病患者,可尝试脊柱手法治疗。对于没有明确手术指征的患者,脊柱手法治疗可用于改善腰椎间盘突出所致的根性症状。

2. 按摩

按摩治疗腰痛,中等程度优于关节松动术、放松治疗、物理治疗、针灸治疗、假激光治疗及自我护理教育。

3. 牵引治疗

腰椎牵引是目前我国常用的保守治疗手段之一，可减轻椎间盘内压、牵伸粘连组织、松弛韧带、解除肌肉痉挛、改善局部血液循环并纠正小关节紊乱。临床上常用的牵引方式为持续牵引和间歇牵引。

（四）物理因子治疗

1. 热疗

多种热疗法可通过改善局部血液循环、缓解肌肉痉挛改善腰痛。

2. 低中频电疗

低中频电刺激可在一定程度上有效缓解腰椎间盘突出症患者的腰痛症状。其中较常使用的是经皮神经电刺激疗法及干扰电治疗。

3. 弱激光治疗

利用 632~904nm 的单波长光，直接作用于身体表面不适区域。

4. 超声治疗

超声治疗常用于多种肌肉骨骼疼痛综合征的治疗，通常与其他物理治疗方法联合应用，其作用可能是由于对深层组织加热所引起的。

（五）针灸治疗

针灸对慢性腰痛有效，而对急性腰痛，其结果呈阳性但不明确。针刺疗法对于那些有较高期望的患者表现出更好的获益，故如果患者对其有较高的兴趣，可推荐使用。

（六）药物治疗

1. 口服药物

（1）对乙酰氨基酚及非甾体抗炎药

对于没有禁忌证的患者，推荐使用 2~4 周的 NSAID 类药物。而对于不能耐受或禁用 NSAID 类药物的腰痛患者，对乙酰氨基酚是合理选择。

（2）中药制剂

中药制剂对腰椎间盘突出症也有很好的疗效，如盘龙七片配合中药热敷、腰椎牵引等治疗在一定程度上能有效减轻腰椎间盘突出症患者的疼痛程度，改善患者的腰椎功能，提高患者的日常生活和社会活动能力，但文献报道在治疗腰椎间盘突出症中对于血瘀证、寒湿证型的效果好，而对中医辨证属于湿热证、肝肾亏虚证型的腰椎间盘突出症治疗效果差。

2. 硬膜外注射

皮质激素是一种长效抗炎剂，可以减轻神经根周围炎症和粘连。硬膜外激素注射对急性腰椎间盘突出压迫神经根导致的疼痛有较好的疗效，但对慢性疼痛显示出矛盾的结论，对经椎间孔硬膜外注射与腰部硬膜外注射比较均有疗效，但两者疗效无显著差异，这些非手术治疗可以缓解 90% 的腰椎间盘突出症。一般采用影像引导下腰椎注射术，应用长效皮质类固醇制剂和 2% 利多卡因行硬膜外注射，注射可为单次或 3 次，每次注射的间隔不应少于 1 个月，如果最初的注射不能改善患者的症状，则不建议继续进行注射治疗，通常不建议 1 年内在同一位置进行 3 次以上的注射治疗。

3. 髓核化学溶解法

利用胶原酶或木瓜蛋白酶，注入椎间盘内或硬脊膜与突出的髓核之间，选择性溶解髓核和纤维环,而不损害神经根,以降低椎间盘内压力或使突出的髓核变小从而缓解症状。但该方法有产生过敏反应的风险。

(七)心理治疗及认知行为疗法

对于慢性疼痛患者,应针对其存在的抑郁焦虑问题进行心理辅导及康复知识教育,促使其心理状况改善,有助于疼痛的缓解。

(八)手术治疗

腰椎间盘突出症患者手术治疗的目的是通过切除部分或全部病变椎间盘,缓解由神经根压迫和炎症所引起的症状。如果腰椎间盘突出症患者出现马尾综合征的症状和体征,或出现严重的或进行性肌肉无力,或合并椎管狭窄,应由骨科医生进行紧急评估,急诊手术治疗。如果患者存在持续性功能障碍且生存质量严重受损,经 3~6 个月非手术治疗无改善,可以考虑进行手术治疗。手术方法经后路腰背部切口,部分椎板和关节突切除,或经椎板间隙行椎间盘切除。中央型椎间盘突出,行椎板切除后,经硬脊膜外或硬脊膜内椎间盘切除。合并腰椎不稳、腰椎椎管狭窄症者,需要同时行脊柱融合术。近年来,经皮髓核切吸术 / 髓核激光气化术、显微椎间盘摘除、显微内镜下椎间盘摘除、经皮椎间孔镜下椎间盘摘除等微创外科技术使手术损伤减小,取得了良好的效果。

(九)术后康复

术后康复应在康复评定后,根据评定结果合理进行。术后康复的开始时间与手术方式有关,其中微创手术患者的康复可相对早期进行。引起腰椎屈伸或旋转的运动,其开始时间应相对后置,而呼吸训练、上下肢训练则可以早期进行。术后早期,应在保证手术部位稳定及不影响愈合的前提下,进行维持性康复训练。

(马超　毕胜)

第四节　腰椎椎管狭窄症

1954 年,Verbiest 首先提出腰椎椎管狭窄症(lumbar spinal stenosis, LSS)的疾病诊断,这是一种导致腰腿痛或腰痛的常见病。随着社会人口老龄化的发展,腰椎椎管狭窄症的发病人数也在不断增加。为腰椎椎管狭窄症患者提供合理有效的治疗不仅限于骨科,在康复医学领域也有很大的作为。本指南主要以美国健康技术评估组发布的腰椎椎管狭窄症治疗指南和英国医学期刊(BMJ)2016 年发表的腰椎椎管狭窄症治疗为参考,并吸纳了我国腰椎椎管狭窄症康复的临床实践成果,旨在规范我国腰椎椎管狭窄康复医疗工作,促进康复工作者正确认识腰椎椎管狭窄症,并提高对该病的治疗和康复水平。

一、定义和流行病学

腰椎椎管狭窄症是指随着年龄的增加,椎间盘、黄韧带、关节突关节发生退行性改变,椎管内空间变窄,容纳其中的神经、马尾及血管等受压,进而出现临床症状。腰椎椎管狭窄症是导致腰腿痛和间歇性跛行的常见原因。

有文献报道腰椎椎管狭窄症在普通人群中的发病率为 1.7%~13.1%。不同年龄段发病率有很大差异,在日本,40~49 岁人群发病率为 1.7%~2.2%,而 70~79 岁人群发病率则明显上升为 10.3%~11.2%。

二、病因

腰椎椎管狭窄症的病因可分为先天性和后天性。先天性腰椎椎管狭窄症较为少见，约占 2.6%～4.7%。先天性腰椎管狭窄的常见病因有：腰椎椎体发育不良、半椎体、特发性软骨发育不全等。后天性腰椎椎管狭窄症最常见的病因是，随年龄增长而增加的腰椎退行性改变（如关节突关节肥大、椎间盘高度变窄、骨赘形成等）。另外还包括黄韧带肥厚、椎体滑脱、医源性术后瘢痕（椎板切除术后、脊椎融合术后等）、创伤、感染、肿瘤以及代谢性疾病引起的骨性关节炎等。

三、解剖与分型

椎管是由骨和结缔组织构成的骨纤维性管道，其前壁是椎体后缘、椎间盘和后纵韧带，侧壁是椎弓根、关节突关节和黄韧带外侧部分，后壁是椎板和黄韧带。硬膜包绕脊髓和马尾位于椎管内，硬膜和椎管之间的间隙称为硬膜外间隙，该间隙内分布着脂肪、疏松结缔组织、血管丛和淋巴。神经根自离开硬膜囊到出椎间孔这一段距离称为神经根管，内侧部分为侧隐窝，外侧部分为椎间孔。腰椎退变过程中，椎管容积逐渐变小，神经根管也变得细而小。当容积缩小到压迫脊神经和马尾时就会出现相应的症状和体征。根据椎管狭窄的位置，可以分为三种类型：

（一）中央型

椎管中央狭窄，压迫马尾，出现大小便功能障碍、性功能障碍等，无神经根受压症状。

（二）侧方型

神经根管狭窄，压迫神经根，出现间歇性跛行和根性神经痛症状，无马尾受压的症状和体征。

（三）混合型

马尾和神经根均受压迫，上述症状同时或交替存在。

四、诊断

该病的诊断主要依赖于临床症状、体征、影像学改变以及合并症的综合分析。

（一）症状

腰椎管狭窄多起病隐袭，发展缓慢，早期出现腰背部、骶髂关节、臀部及大腿后部隐痛，上述部位肌肉易出现疲劳感。随着病情进展，行走或久站时患者出现向下肢放射的神经根性疼痛、下肢感觉障碍及运动力量减弱。放射性疼痛部位可从腰背部逐渐下移到小腿前外侧及足部，常伴有麻木。疼痛性质为抽搐样或烧灼样疼痛。若病情继续发展，可逐渐出现间歇性跛行。即当患者站立或行走一段距离后，可出现腰腿酸痛或麻木、无力、抽筋，并逐渐加重以至不能继续行走。坐下或蹲下几分钟后上述症状消失并可继续步行。如此间歇反复，故名间歇性跛行。而患者休息或平卧体位时，症状可明显好转。当狭窄累及到马尾时，可出现鞍区麻木胀热感及性功能障碍。当患者腰部不恰当体位搬重物或过劳后，症状骤然加重，出现急性马尾压迫症，如足趾背伸或足伸肌力下降或消失、急性尿潴留等症状。

造成间歇性跛行的机制尚未完全阐明，目前比较公认的是间歇性静脉充血、动脉供血不足机制。多平面的中央椎管或神经根管狭窄是间歇性跛行的解剖学基础。马尾神经根静脉间缺乏吻合，通常静脉血向远侧引至椎间孔，如果其发生阻塞，便向近侧引流至圆锥。单平面低压阻塞只会影响神经根的一小部分或并不影响其传导功能,而如果出现两平面的低压阻塞,便会发生两静脉端间的充血。此时虽动脉以较高的压力继续向该区供血,但静脉的充血将最终导致血流、氧和营养物质的输送减少,同时造成两阻塞平面间未受压血管中代谢产物堆积,于是出现跛行症状。而患者在休息后,静脉充血得到改善,椎管内增高的压力很快下降,所以神经症状也很快消失。

中央型腰椎管狭窄通常是双侧起病,但双下肢症状的严重程度不完全对称。相反,单侧椎间孔或侧隐窝狭窄患者往往只出现单侧神经根痛症状。几乎所有腰椎管狭窄患者均伴有腰痛,但仅存在腰痛而无腿痛的患者往往不是腰椎管狭窄。

（二）体征

腰椎椎管狭窄症的症状与体征多不一致,一般症状重、体征轻或主诉重、体征少为本病特点。狭窄程度轻的病例,卧床检查时可能缺乏应有的体征。站立位腰部过伸时可诱发本病症状为重要的阳性体征:腰椎过伸时,在狭窄平面施加压力,腰痛加重并有下肢放射痛。受压神经在其所支配的区域皮肤感觉减弱或消失,肌力也有改变,如踝部背伸肌力、足趾背伸肌力减弱或消失,小腿肌肉萎缩变细。狭窄程度严重者,可以出现鞍区感觉改变和括约肌障碍症状,如大小便自控困难等。

（三）影像学改变

1. X 线平片

X 线平片多为一些间接征象,如腰椎退行性改变,椎间隙变窄,椎体缘骨质增生,关节突肥大、内聚,退变侧凸或后凸,腰椎失稳或滑脱,关节突关节半脱位。X 线影像只能作为诊断参考指标,因为 X 线片显影的是一个立体图像在平面上的投影,只能简略观察腰椎的骨性改变,对软组织病变无法确切显影,仍需 CT 或 MRI 进一步确诊。

2. CT 检查

CT 能辨别异常组织的性质、椎间盘突出的范围、大小,其特异性为 73.7%、敏感性为 77.4%。CT 可以显示椎管横断面的骨性结构,准确地测量骨性椎管的横径和矢径、侧隐窝的矢径,以及黄韧带肥厚、椎间关节突增生的程度,其对神经根管周围及外侧型椎间盘突出的显示有其独特的诊断价值。CT 的不足之处是对软组织的分辨率低,对于以软组织异常为主的腰椎管狭窄的诊断,远不如 MRI 有价值。

3. MRI 检查

MRI 检查具有非侵入性和无放射性的优点,易被接受,能够进行矢状面、冠状面和横断面扫描。MRI 可清晰地分辨椎管内各种组织,显示椎间盘纤维环突出程度的大小及脊髓、马尾神经和神经根受压的状态,显示蛛网膜下腔的真实形态、硬膜囊受压的部位,是骨性压迫还是软组织性压迫等,为手术提供直观的资料,其诊断价值优于 CT。文献报道 MRI 在腰椎管狭窄诊断中的特异性为 68%～75%,敏感性为 87%～96%。

研究表明,在诊断腰椎管狭窄的影像学征象中,不同腰椎层面的矢状径临界值也不同。目前较为公认的矢状径狭窄临界值,分别是 L_4 层面 < 14mm, L_5 层面 < 14mm 和 S_1 层面 < 12mm。低于上述临界值的患者通常需要手术治疗。

（四）并发症

1. 下肢肌力减退、萎缩　腰椎椎管狭窄症导致神经根受压,下肢放射性疼痛,患者活动减少,出现肌肉失用性萎缩、肌力减退。

2. 下肢深静脉血栓　腰椎椎管狭窄症患者多为老年患者。患者因放射性疼痛和间歇性跛行而导致下肢运动减少,易出现深静脉血栓。

3. 马尾综合征 腰椎椎管狭窄症压迫马尾,产生一系列神经功能障碍。

4. 腰椎椎管狭窄症手术常见并发症 包括切口感染、硬脊膜破裂、硬膜外血肿、螺钉刺激神经根、神经损伤等。

(五)合并症

腰椎椎管狭窄症常合并椎间盘突出、黄韧带肥厚、椎体压缩性骨折、腰椎滑脱、腰椎侧弯、腰椎不稳等。这些合并症又可进一步促进腰椎椎管狭窄症的进展。

五、康复评定

康复评定是康复治疗的基础,是对患者因腰椎管狭窄所致功能障碍的性质、严重程度、疾病发展趋势和预后进行的评定。腰椎管狭窄患者康复评定应包括:症状、身体损害程度、社会参与情况等。康复评定常用的指标有以下几种。

(一)视觉模拟评分法(VAS)

此方法简单易行,相对比较客观。基本的方法是使用一条长约10cm的线段,两端分别标记为“0”分端和“10”分端:0分表示无痛,10分则代表难以忍受的最剧烈的疼痛。使用时让患者在线上标出能代表自己疼痛程度的相应位置,即为疼痛评分。

(二)Roland-Morris功能障碍调查问卷(RMDQ)

RMDQ是一种针对腰背痛患者功能状态进行评估的调查问卷。主要涉及腰背痛对行走、弯腰、坐卧、穿衣、睡眠、生活自理能力等方面的影响,能较好地反映患者由于疾病而出现的功能缺陷。其内容较为简明。

(三)Oswestry(ODI)功能障碍指数

ODI功能障碍指数是用于腰痛患者自我量化功能障碍的问卷调查表,表共有十项,包括了疼痛的强度、生活自理、提物、步行、坐位、站立、干扰睡眠、性生活、社会生活、旅行等十个方面情况,该问卷包括疼痛、单项功能和个人综合功能三方面的评定,较单一疼痛评定更全面。

(四)腰椎关节活动度(ROM)评定

关节活动度指的是关节活动时所通过的运动弧。ROM测定是评定肌肉、骨骼、神经病损和关节活动功能损害的范围与程度的基本指标之一。该法通过使用量角器及改良的角度测量仪等,对腰椎或脊柱其他部分的整体功能做出各种分析。可以对患者腰椎功能及身体执行能力做出合理评估,亦可通过评估患者治疗前后腰椎活动度的变化来判断疗效。

(五)体感诱发电位(SEP)

SEP检查可有效检测到神经根病变,可以初步反映神经根的受压程度并可以初步定位,与临床症状的轻重有一定的相关性,可以与CT、MRI检查等形态学检查方法互为补充。

(六)表面肌电图(sEMG)

表面肌电图是从活动肌的皮肤表面所记录到的一维时间序列信号,能反映电极所触及的多个运动单位在时间和空间上的生物电活动,是一种无创性的神经肌肉功能检查方法。肌肉功能的好坏可直接影响腰椎管狭窄患者腰背痛发作,而躯干屈伸肌群不仅是人体躯干的主要组成和动力结构,亦对维护脊柱姿势和稳定性有很重要的作用。腰脊旁肌的肌电图特征可反映相应节段的神经根功能,动态观察表面肌电图的变化,可了解腰椎管狭窄患者神经肌肉的功能转归。

六、临床治疗

腰椎管狭窄患者首先应采用非手术治疗。大多数患者通过规范、系统的非手术治疗即可以获得较好的疗效,如卧床休息、理疗和药物治疗等。

(一)一般治疗

适用于轻度狭窄、症状较轻、对工作和生活影响不严重者。保守治疗也可以减轻症状使病情进展缓慢,其机制尚不清楚。可能与退变髓核脱水缩小,神经压迫减轻有关;也可能由于活动减少,从而减少了神经根与狭窄神经根管之间的摩擦,使得椎管内的无菌性炎症得以缓解。

(二)药物治疗

1. 止痛药　主要包括非甾体抗炎药,常用布洛芬、双氯芬酸、美洛昔康、塞来昔布和依托考昔等。当出现神经根性疼痛时,可联合应用加巴喷丁或普瑞巴林。疼痛严重者,可使用曲马多或阿片类镇痛药。

2. 骨骼肌松弛药　常用巴氯芬、乙哌立松、替扎尼定等。

3. 神经营养药　如维生素 B_1、B_{12} 等。

4. 糖皮质激素　如地塞米松、倍他米松等。主要通过局部注射,减轻无菌性炎症。

5. 其他药物　舒筋活血、活血化瘀等中药或中成药,外用消炎止痛贴剂或搽剂等,也有一定疗效。

(三)康复治疗

采用热敷、超声波、电疗、直线偏振光、红外线照射等物理疗法,有助于缓解肌肉痉挛、改善病变关节突关节状态、促进局部血液循环,达到解痉、抗炎和止痛的目的。亦可采用局部按摩推拿和适当的体育疗法。

(四)注射疗法

1. 局部注射　亦称痛点注射。

2. 椎旁阻滞疗法　可在超声引导下进行。

3. 硬膜外阻滞疗法　注入低浓度局部麻醉药和糖皮质激素混合液,或行硬膜外置管连续注入药物。

(五)介入治疗

对于伴有腰椎间盘突出者,可选择针对责任椎间盘的介入治疗:臭氧消融术、射频治疗、激光和胶原酶溶核术、低温等离子治疗等。

(六)手术治疗

1. 手术适应证:①经正规非手术治疗三个月无效;②自觉症状明显并持续加重,影响正常生活和工作;③明显的神经根痛和明确的神经功能损害,尤其是严重的马尾神经损害;④进行性加重的滑脱、侧凸伴相应的临床症状和体征。

2. 手术治疗目的:解除由于椎间盘突出、骨赘形成或韧带骨化对马尾、神经根的压迫,对受压的马尾和神经根组织进行充分、有效减压,恢复和重建腰椎管的空间和稳定性。

3. 手术治疗原则:不主张单一横式大范围减压的手术方法,宜采用微小手术创伤的方式,达到彻底减压并维持术后腰椎的稳定性、保留关节突关节的扩大椎管减压术和椎板成形术。

七、康复治疗

未经治疗的腰椎管狭窄的自然病程与患者自身情况和症状严重程度有关,但最终预后充满不确定性。很多患者通过一些短期治疗可以获得症状缓解。然而,传统观念认为,腰椎管狭窄是一种退行性疾病,随着时间推移会不断加重恶化,但没有足够的证据支持这一观点。一项临床研究对146名有影像学改变和中度临床症状的腰椎管狭窄患者进行为期3.3年的随访,发现症状进一步加重的患者非常少。研究认为,除非腰椎椎管狭窄症状难以耐受,否则并不推荐患者手术。因此,康复治疗就显得尤为重要。

(一)运动疗法

是一项非常有用的康复训练方法。腰背肌力强壮者,能很好地稳定退变的脊柱,从而使症状减轻或缓解,而且运动也是手术后加快腰背肌功能恢复的有效方法。

1. 非手术治疗患者的运动疗法　目的在于提高腰背肌肉张力,改变和纠正异常力线,增强韧带弹性,活动椎间关节,维持脊柱正常形态。常用腰背肌锻炼方法是燕式平衡。

2. 手术后患者运动疗法　目的在于增强后方稳定性,加强腰背肌肉力量,弥补术后后方稳定性不足的缺点。早期合理有效的锻炼可减轻神经根粘连,预防腰椎术后疼痛综合征的发生。

(二)物理治疗

主要机制是消除局部炎症、促进组织再生、缓解痉挛、松解粘连等。腰椎牵引、低中频脉冲电疗、超短波、温热疗法(石蜡、中药熏蒸、温水浴等)、红外线疗法等。

1. 腰椎牵引　可以牵张关节突关节、增大椎间距离、扩大椎管容积,缓解神经根受压,消除神经根充血、水肿,减轻炎症刺激,达到缓解疼痛的目的。

2. 低中频脉冲电疗法　调制中频电疗法是采用电脑中频治疗仪进行的物理疗法,具有止痛、改善局部血液循环、促进淋巴回流、提高神经及肌肉兴奋性等作用。

3. 直流电药物离子导入疗法　直流电药物离子导入疗法的原理是应用直流电导入药物作用于腰部疼痛部位。直流电对神经系统和骨骼肌有明显影响,可改善周围神经兴奋性、促进局部小血管扩张,并且有改善组织营养、促进神经纤维再生和消除炎症等作用。因此,直流电常用于治疗神经炎、神经痛和神经损伤,可改善病情及预后。

(三)针灸治疗

现代研究已证实,针灸是一种治疗腰腿痛的有效方法。针刺不仅能使人体的神经体液和免疫系统等发生良性变化,还可使受刺激局部和远隔部位的皮肤、肌肉乃至内脏器官的血流量和血流速度发生变化,具有明显的调节血管自律运动的作用。目前,针灸治疗方法主要包括针刺、电针等,主要的选穴规律包括:循经取穴、局部取穴及其他穴位。有研究表明,针刺脊穴可快速缓解腰痛及下肢放射痛;也有研究发现,沿神经节取穴治疗疗效也比较好。但其缺点在于,目前临床诊断和疗效评价没有统一标准,造成有效率差异较大而缺乏客观性。

(四)推拿按摩

可以松解肌肉痉挛,促进局部血液循环,消除炎症反应。

(五)腰围保护

急性期可以使用腰围,发挥限制腰椎活动、辅助腰背部肌肉支撑、缓解疼痛等作用。然而,腰围不宜长期使用,否则会引起腰背肌肉进一步萎缩,导致带来的副作用大于其治疗作用。

八、康复护理

（一）术前康复护理

腰椎管狭窄患者大多年龄大、病程长、生活质量差。心理上对手术存在恐惧，担心手术效果。因此开展术前康复护理训练显得尤为重要。常用的术前康复训练有：

1. 俯卧位训练　患者均需在俯卧位下手术，术前三天应在肩下垫薄软枕练习卧位，逐步增加患者耐受性；

2. 卧位大小便训练　术后早期无法下床，需在卧位下完成大小便动作。如果因术后疼痛刺激或不习惯无法完成大小便排泄，则易出现尿潴留、便秘；

3. 呼吸咳嗽训练　老年患者易因排痰不畅而发生术后肺部感染，在术前就通过鼓励患者吹气球等方法增加肺活量，预防术后肺部感染。

（二）术后康复护理

术后采用目前常用的康复护理指导方法。

1. 术后常规护理

（1）体位护理　术后12h保持卧位，并严格按轴线翻身原则进行，嘱患者不能强行独自翻身，避免脊柱扭曲、用力，致腰背部疼痛。术后换床时注意体位保护，一般应由三人平托将患者移到床上。翻身时应由旁人协助，一手置于肩胛部，一手置于髋部轴心位翻身，避免脊柱扭曲。

（2）病情观察　老年患者由于生理功能减退，储备功能下降，机体代偿及应激性能低下，易出现心衰、呼吸困难、应激性消化道溃疡等。术后常规心电监护，给予低流量吸氧，严密监测血压、心率、血氧饱和度。记录饮食、液体摄入量、尿量，维持电解质平衡，观察是否有便血等消化道出血症状。总之，应加强护理观察，力争做到早发现、早治疗。

（3）伤口及引流管护理　伤口有渗出时应及时更换敷料，保持伤口敷料干燥。如有引流管需妥善固定，保持引流管通畅，记录引流液量、颜色、性状。若短时间内有大量的淡血性液体流出，可能为硬脊膜穿破导致脑脊液漏，应嘱患者去枕平卧取头低足高位，停止引流，暂停翻身，以减少脑脊液流出。

（4）并发症预防　①肺不张、肺部感染：指导患者深呼吸、有效咳嗽、咳痰，保持呼吸道通畅。给患者翻身、拍背，促进痰液排出。②预防泌尿系感染：手术后适当时机拔出导尿管。③卧床时间较长，则易发生深静脉血栓、肌肉萎缩、关节僵直等。

2. 术后功能康复护理

鼓励患者术后早期即开始床上的功能锻炼，但应注意掌握循序渐进原则。术后当天，可鼓励患者作扩胸运动、握拳、肘关节、踝关节伸屈活动等。术后第二天，可进行直腿抬高练习，预防神经根粘连。2周后进行腰背肌功能锻炼。下地活动的时间应根据患者恢复情况制定计划，不可操之过急，但也不需无谓地延长卧床时间，因为后者可能带来新的并发症。初始下床活动时应有腰围保护，另需注意防止患者跌倒。

（1）直腿抬高训练　患者仰卧于硬板床上，腰部垫一薄枕，双上肢平放于身体两侧。双腿伸直，足背尽量背伸，下肢交替伸直抬起，每次抬高应超过40°，并持续5s，连续30~50次为一组，每日3组。

（2）五点式功能训练　以头枕部、双肘及双脚五点为支撑点，把腰臀部腾起至最高点，停留 3 ~ 5s，放下。休息片刻再进行，每日 3 次，每次约 10min。可逐渐过渡到三点式功能训练，即以头枕部和双脚三点为支撑点。

（3）飞燕式功能训练　术后第 3 天进行飞燕式功能训练。患者俯卧于硬板床，头、双上肢、双下肢后伸，腹部接触床的面积尽量小，呈飞燕状，保持 5 ~ 10s，重复 20 次为一组，每日 2 ~ 3 组。

3. 深层肌肉康复训练方法

（1）猫驼式动作　患者跪于床面，双手撑于床面，张开距离与肩膀同宽。将头部放松后缓慢低下，同时背部尽量往天花板方向抬高，呈拱背姿势，使得整个背部感受到舒适的牵伸力。维持这种姿势 10s，后再慢慢放低背部，缓慢抬起头并将脖子往前伸，腹部肚脐尽量往地板方向挺，维持 10s。以上动作为 1 个回合，每次做 5 个回合，每日 2 ~ 3 次。

（2）狮身人面式　患者起始呈俯卧位，双腿伸直并拢，双手伸直放在身体的两侧，然后屈肘，两小臂向前平行伸直，掌心向下贴放在头部两侧的床面上，伴随着吸气慢慢利用上臂支撑力量把头和胸腔尽量抬离床面，前臂仍平放在床面上支撑身体，腹部及下肢贴着床面，双眼看着前上方，维持 10s 后缓慢恢复至初始姿势并呼气。以上动作为 1 个回合，每次做 5 个回合，每日 2 ~ 3 次。

（3）腹肌紧张式动作　患者起始呈仰卧位，双腿自然伸直，双手伸直放在身体两侧。然后抬头向身体一侧做轴向翻身动作的趋势，在一侧肩胛骨快要翻离开床面的时候静止不动，感受到腹部肌肉的持续紧张，保持 5 ~ 10s 后恢复至起始状态，再向另外一侧完成同样的动作。以上动作为 1 个回合，每次做 10 ~ 20 个回合，每日 2 ~ 3 次。

九、预防

（一）一级预防

一级预防又称病因预防，是极为重要的预防措施，但需全社会和每个人的充分合作。它是对各种致腰椎管狭窄的病因和危险因素进行干预。由全社会及社区对高危人群进行宣讲、示范，同时受宣讲个体要积极主动接受并应用正确的用腰方式，养成良好的用腰习惯。具体措施有：

1. 腰的保护　睡垫要软硬适中，避免过硬或过软，这样可使腰肌得到充分休息。避免腰部受到风、寒侵袭，使局部肌肉痉挛，筋膜缺血发生无菌性炎症。避免腰部长时间处于一种姿势，使肌力不平衡，造成腰肌劳损。

2. 腰的应用　正确用腰，搬抬重物时应先下蹲，用腰时间过长时应改变腰的姿势，多做腰部活动，防止逐渐发生劳损。因工作性质而用腰过度或已产生轻度劳损时，应适时佩戴护腰支具，避免劳损进一步加剧而最终引起腰椎退行性改变。

3. 腰部保健运动　加强腰肌及腹肌练习。腰肌和腹肌的力量强，可增加腰椎的稳定性，对腰的保护能力加强，可防止腰椎发生退行性改变。坚持腰的保健运动，经常进行腰椎各方向的活动，使腰椎始终保持生理应力状态。

（二）二级预防

二级预防是指早发现、早诊断及早治疗。在腰椎管狭窄形成和发展过程中积极主动控制病情发展。改变既往的不良用腰姿势，延缓腰椎退变，进而缓解腰腿痛和间歇性跛行等症状，力求达到临床治愈，在该阶段康复治疗手段有较大的应用空间。

（三）三级预防

三级预防则是指积极康复，防止患者因腰椎管狭窄而致残。对症状严重的患者，在去除狭窄压迫后，要进行康复训练。这需要社会保障和患者的积极配合，应由医生、护士、康复工作者、患者及其家庭共同参与。

十、预后

不同腰椎椎管狭窄症患者病程变化及预后各不相同，病情的快速进展恶化的病例并不常见，大多数患者都表现为症状的逐渐缓解或者长期稳定。目前对手术或非手术治疗的效果也存在争议。轻到中度狭窄的患者长期随访发现非手术治疗的效果较好，缓解率可达60%～80%，症状恶化率为10%～20%，对相当一部分患者来说手术治疗并不是必需的。对于症状轻到中度的患者可长期随访，一般半年到一年进行一次详细评估。而对于腰腿痛进行性加重、非手术治疗无效时，手术则可能是有效的处理方法。非手术治疗无效后再进行手术治疗的远期疗效跟早期就进行手术治疗的最终效果没有明显的差别。但也有文献报道，非手术治疗无效时再进行手术治疗可能较初期手术治疗的效果差。

（熊源长　陈　辉）

第五节　腰椎手术失败综合征

一、定义

腰椎手术失败综合征（failed back surgery syndrome，FBSS）是指患者腰骶椎疾病术后慢性、顽固性腰痛或腰腿痛，伴或不伴下肢感觉、运动及大小便功能障碍，手术未达到医生和患者的预期效果。在腰椎手术后，FBSS发生率高达10%～40%，最早有关FBSS的报道仅出现于最初的腰椎间盘疾病手术治疗一年之后。虽然，随着术式的改进和微创手术的普及，例如椎间孔镜及各种椎间盘介入治疗，减少了一些并发症的发生，但同时放宽了治疗指征，这样也会增加新的治疗失败类型，无法避免FBSS的发生。

二、病因学

手术适应证选择不当是导致FBSS最重要的原因。在对FBSS患者的回顾性调查中发现初次手术符合标准手术适应证的还不到一半，很多手术解决了患者影像学的异常，却没解决了患者的症状；部分患者如腰椎间盘突出和腰椎滑脱、腰椎不稳，其腰痛、坐骨区疼痛自然病程预后良好，手术可能导致腰部的核心肌群损伤，加重腰椎不稳或加速邻近节段的退变；对原因不明的腰痛病人采取手术治疗，其疗效可想而知。所以，在手术适应证不是很明确时，应首先采取对机体损伤最小的康复手段来治疗。

术后硬膜外瘢痕粘连被认为是造成FBSS发生的另一主要原因，约占20%。瘢痕形成是人体的自然修复反应，是一种炎性反应过程，而炎性反应的炎性因子显著增强了神经根的敏感性。另外，增生的瘢痕组织粘连牵拉神经根及周围窦神经，进一步加重疼痛及神经症状。这种情况在瘢痕体质患者多见，同样可解释有的患者术后1～2年疗效显著，而随后又出现逐渐加重的腰腿痛。

慢性神经根受压和刺激,术中对神经根的操作或损伤,术后不稳都会损伤神经根使其出现慢性炎症或不可逆损伤,导致慢性神经源性腰腿痛,即被称为"毁损性神经根综合征"。这种疼痛可发生在符合手术适应证且手术成功的患者身上,所以在术前有必要和患者说明,手术只是防治病情恶化而不能逆转已有的损伤。

广泛脊柱融合导致椎旁肌肉僵硬、萎缩,腰椎三关节复合体损伤导致腰椎失稳,创伤性腰椎小关节炎,术中定位不准或遗漏、操作不当,手术不彻底,术后复发,融合失败或内固定物失败,椎间隙感染、血肿形成、假性脑膜膨出等手术并发症都是造成 FBSS 的病因。社会心理因素也是 FBSS 不可忽视的原因,术前焦虑、沮丧、臆想以及对手术抱有过高的期望,手术牵涉法律诉讼和工伤赔偿,对医生的不信任和沟通不畅都可能导致或加重 FBSS 的发生。

三、临床表现

FBSS 的临床表现为不典型的术后慢性疼痛,可表现为轴性痛 - 腰痛,也可以表现为根性痛 - 腿痛,还可牵涉到臀部、髋部和大腿,常伴有触、痛觉过敏,肌肉痉挛、萎缩。这些症状通常定位、定性模糊,不符合典型的生理性分布,令医生困惑甚至被认为是装病。有人称之为神经性疼痛(neuropathic pain, NP),这种外周神经或中枢神经系统病变或损伤引起的疼痛,超出正常的伤害性感觉系统感受范畴和神经系统原发性损伤及功能障碍所致疼痛,能引起功能障碍及心理问题。这种疼痛比其他慢性疼痛患者,如类风湿症、骨关节炎、纤维肌痛等更痛苦,生活质量更低。

四、诊断

腰椎术后难以忍受的不典型腰腿痛是 FBSS 患者共同的病史,在对 FBSS 患者进行诊断时,比较手术前后腰腿痛的部位、性质、持续时间等不同,以及了解患者手术记录、影像学资料和体格检查,有利于对患者疼痛原因作出正确的判断。

影像学检查是诊断 FBSS 必要的手段,腰椎正侧斜、过伸过屈位 X 线片,可了解腰椎整体的情况和各椎体间的稳定性,可了解内固定物的位置、是否松动、融合情况,可了解椎板切除的范围、有无峡部裂等情况;CT 及三维重建可详细了解内固定物的位置、中央椎管和侧隐窝狭窄以及椎间融合情况;MRI 及增强 MRI 可了解瘢痕增生压迫的程度和部位,并能区分残存的椎间盘和瘢痕组织。

诊断性注射对 FBSS 患者既是诊断又是治疗,应在 C 臂或 CT 引导下操作。包括:脊神经背内侧支阻滞、椎间孔神经根阻滞、骶髂关节注射、扳机点注射、内固定物旁封闭、交感神经封闭等。考虑盘源性疼痛的患者还可行椎间盘造影及激发试验,明确责任椎间盘。

五、康复治疗

FBSS 的治疗首先应从病因学出发,分析手术的伤害和神经损伤的可能,评估疼痛发生的原因,制定个性化的治疗方案。但是,FBSS 发生的原因来自多方面,我们往往不能准确地找到病因,除非有明确的病因和确切的可预期结果,可采取二次手术或微创手术治疗,目前多推荐基于疼痛管理模式下的多学科协作长期康复治疗。

（一）心理干预

鉴于社会心理因素在 FBSS 发生的重要性和心理因素对慢性腰背痛的影响,心理干预理所当然是 FBSS 治疗不可或缺的组成部分,在疼痛干预、改变个人行为习惯、自我神经调节以及乐观的生活预期等方面的指导,可帮助患者转移对疼痛的过分关注,减轻疼痛症状。

认知行为疗法(CBT)的广义定义是运用心理学原理改变慢性疼痛患者的行为、思想或感受,帮助他们减轻痛苦,回归更满意、更富有成效日常生活的干预措施。CBT 的概念最初提出是为了解释抑郁情绪状态的持续,这种情绪状态是由对自己、对世界和对未来的负面看法所导致的。它是一种治疗师指导的,有时间限制的干预,专注于目标设定和解决"此时此地"的问题。CBT 被证明在双相情感障碍、减肥、上瘾障碍和焦虑、失眠和各种疼痛状态方面是成功的。正念减压疗法(MBSR)在缓解某些疼痛和行为体征及症状方面具有潜在的应用价值。在减轻疼痛、促进睡眠、提高生活质量、减少止痛剂的使用等方面有一定效果。心理分析也已被证明是有益的指导病人管理。

(二)药物治疗

药物治疗在 FBSS 患者的有效性一直受到质疑,控制良好的临床实验很少,但 FBSS 患者不可避免的服用各种各样的药物,如阿片类药、皮质类固醇、非甾体抗炎药、肌肉松弛药、抗抑郁药、抗癫痫药、抗焦虑药和抗失眠药、维生素类等。

阿片类药物治疗对疼痛和情绪有积极作用,但对活动和睡眠影响不大,羟考酮是最常用的药物。然而,近年来阿片类药物对慢性疼痛患者的治疗价值被重新评估,众所周知长期使用阿片类药物的副作用包括免疫和内分泌抑制、降低性欲影响生活质量等。

加巴喷丁被认为在 FBSS 的治疗有一定价值,作为一种新型抗癫痫药物,其在神经性疼痛中的镇痛作用强于吗啡和阿米替林,可明显缓解 FBSS 患者的腰腿痛症状。

(三)脊髓电刺激(SCS)

SCS 的镇痛原理基于闸门理论(Melzack-wall),由埋在皮下的电脉冲发生器通过导线连接植入脊髓硬膜外的电极,产生一种震颤感觉替代病人的疼痛。适用于治疗经手术、正规康复训练和药物治疗均效果不佳的 FBSS 患者。可帮助患者减轻疼痛,增加活动能力,减少止痛药的应用。对单侧放射性疼痛最为有效,腰痛和双侧腰腿痛疗效不确切。近年来,SCS 治疗 FBSS 是该领域研究的热点,多联合药物治疗、注射治疗、鞘内注药等其他治疗手段,是治疗 FBSS 的最后选择。但有少数患者不能忍受持续的震颤,不愿长期植入。

(四)鞘内药物输注

鞘内药物输注适用于其他治疗方法均无疗效的 FBSS 患者,该方法需在体内植入一个泵,持续给椎管内供药,作用于脊髓相应位点,阻断疼痛信号向大脑传递,达到镇痛的目的。输注药物一般为吗啡,因不通过体循环而直接进入蛛网膜下腔,所以用量小,副反应小,安全有效。这个泵可以经皮加注药物,每 4~8 周增加药量。常见的并发症包括输送连接脱落、药物耐受和感染。

(五)物理治疗

物理因子治疗包括:

1. 超短波、激光等对于消除 FBSS 患者局部炎症有一定的积极作用;

2. 个体化的腰背肌锻炼,包括:牵伸和力量训练被证明在患者术后早期具有良好的减轻疼痛、改善功能的效果;

3. 腰椎手术破坏了腰椎的稳定肌群-多裂肌,造成腰椎稳定性下降,运动肌代偿稳定肌工作,导致运动肌-竖脊肌、梨状肌疲劳、小关节压力增加,椎间盘退变,出现腰背痛,甚至腰腿痛。悬吊运动采用特殊设计的训练设备,在有经验的治疗师指导下,通过抑制运动肌运动,恢复神经系统对深层稳定肌群的控制,并逐渐提高稳定肌群的力量,增强脊柱的稳定性,达到缓解腰腿痛的目的。

（任朝晖）

参 考 文 献

［1］ Maher C, Underwood M, Buchbinder R. Non-specific low back pain. Lancet, 2017, 389（10070）: 736-747.

［2］ Hartvigsen J, Hancock MJ, Kongsted A, et al. What low back pain is and why we need to pay attention. Lancet, 2018, 391（10137）: 2356-2367.

［3］ Foster NE, Anema JR, Cherkin D, et al. Prevention and treatment of low back pain: evidence, challenges, and promising directions. Lancet, 2018, 391（10137）: 2368-2383.

［4］ 王雪强,郑依莉,胡浩宇,等 . 常用腰痛功能障碍评估量表的研究进展 . 中国康复理论与实践, 2017, 23（6）: 672-676.

［5］ Mii S, Guntani A, Kawakubo E, et al. Barthel Index and Outcome of Open Bypass for Critical Limb Ischemia. Circ J, 2017, 82（1）: 251-257.

［6］ Su CT, Ng HS, Yang AL, et al. Psychometric evaluation of the Short Form 36 Health Survey（SF-36）and the World Health Organization Quality of Life Scale Brief Version（WHOQOL-BREF）for patients with schizophrenia. Psychol Assess, 2014, 26（3）:980-989.

［7］ Meng XG, Yue SW. Efficacy of aerobic exercise for treatment of chronic low back pain: a meta-analysis. Am J Phys Med Rehabil, 2015, 94（5）: 358-65.

［8］ 王雪强,陈佩杰 . 腰痛常见不良姿势及其运动疗法 . 中国疼痛医学杂志, 2014, 20（10）: 748-751.

［9］ Saragiotto BT, Maher CG, Yamato TP, et al. motor control exercise for nonspecific low back pain: a Cochrane Review. Spine（Phila Pa 1976）, 2016, 41（16）: 1284-1295.

［10］ Smith BE, Littlewood C, May S. An update of stabilisation exercises for low back pain: a systematic review with meta-analysis. BMC Musculoskelet Disord, 2014, 15: 416.

［11］ Keane LG. Comparing AquaStretch with supervised land based stretching for Chronic Lower Back Pain. J Bodyw Mov Ther, 2017, 21（2）: 297-305.

［12］ Lawand P, Lombardi Júnior I, Jones A, et al. Effect of a muscle stretching program using the global postural reeducation method for patients with chronic low back pain: A randomized controlled trial. Joint Bone Spine, 2015, 82（4）: 272-277.

［13］ Lin HT, Hung WC, Hung JL, et al. Effects of pilates on patients with chronic non-specific low back pain: a systematic review. J Phys Ther Sci, 2016, 28（10）: 2961-2969.

［14］ Coulter ID, Crawford C, Hurwitz EL, et al. Manipulation and mobilization for treating chronic low back pain: a systematic review and meta-analysis. Spine J, 2018, 18（5）: 866-879.

［15］ Lam OT, Strenger DM, Chan-Fee M, et al. Effectiveness of the McKenzie Method of Mechanical Diagnosis and Therapy for Treating Low Back Pain: Literature Review With Meta-analysis. J Orthop Sports Phys Ther, 2018, 48（6）: 476-490.

［16］ Jauregui JJ, Cherian JJ, Gwam CU, et al. A Meta-Analysis of Transcutaneous Electrical Nerve Stimulation for Chronic Low Back Pain. Surg Technol Int, 2016, 28: 296-302.

［17］ Albornoz-Cabello M, Maya-Martín J, Domínguez-Maldonado G, et al. Effect of interferential current therapy on pain perception and disability level in subjects with chronic low back pain: a randomized controlled trial. Clin Rehabil, 2017, 31(2): 242-249.

[18] Corrêa JB, Costa LO, Oliveira NT, et al. Effects of the carrier frequency of interferential current on pain modulation and central hypersensitivity in people with chronic nonspecific low back pain: A randomized placebo-controlled trial. Eur J Pain, 2016, 20(10): 1653-1666.

[19] Chou R, Deyo R, Friedly J, et al. Nonpharmacologic Therapies for Low Back Pain: A Systematic Review for an American College of Physicians Clinical Practice Guideline. Ann Intern Med, 2017, 166(7): 493-505.

[20] Hall AM, Kamper SJ, Emsley R, et al. Does pain-catastrophising mediate the effect of tai chi on treatment outcomes for people with low back pain? Complement Ther Med, 2016, 25: 61-6.

[21] Xiang Y, He JY, Li R. Appropriateness of sham or placebo acupuncture for randomized controlled trials of acupuncture for nonspecific low back pain: a systematic review and meta-analysis. J Pain Res, 2017, 11: 83-94.

[22] Teut M, Knilli J, Daus D, et al. Qigong or Yoga Versus No Intervention in Older Adults With Chronic Low Back Pain-A Randomized Controlled Trial. J Pain, 2016, 17(7): 796-805.

[23] Blödt S, Pach D, Kaster T, et al. Qigong versus exercise therapy for chronic low back pain in adults: a randomized controlled non-inferiority trial. Eur J Pain, 2015, 19(1): 123-131.

[24] 李瑞龙, 张强, 杨刘柱, 等. 盘龙七片治疗急性腰背部软组织损伤31例. 中国中医骨伤杂志, 2017, 25(4): 75-76.

[25] 李子荣. 盘龙七片口服与外敷对比治疗软组织损伤的疗效观察. 中国中医骨伤杂志, 2012, 20(5): 41-42.

[26] Manchikanti L, Hirsch JA, Falco FJ, et al. Management of lumbar zygapophysial (facet) joint pain. World J Orthop, 2016, 7(5): 315-37.

[27] Hancock MJ, Maher CG, Latimer J, et al. Systematic review of tests to identify the disc, SIJ or facet joint as the source of low back pain. Eur Spine, 2007, 16(10): 1539-1550.

[28] Cohen SP, Hurley RW, Christo PJ, et al. Clinical predictors of success and failure for lumbar facet radiofrequency denervation. Clin J Pain, 2007, 23(1): 45-52.

[29] Pneumaticos SG, Chatziioannou SN, Hipp JA, et al. Low back pain: prediction of short-term outcome of facet joint injection with bone scintigraphy. Radiology, 2006, 238(2):693-698.

[30] Hicks GE, Morone N, Weiner DK. Degenerative lumbar disc and facet disease in older adults: prevalence and clinical correlates. Spine(Phila Pa 1976), 2009, 34(12): 1301-6.

[31] Airaksinen O, Brox JI, Cedraschi C, et al. European guidelines for the management of chronic nonspecific low back pain. Eur Spine J, 2006, 15(2): S192-300.

[32] Shim JK, Moon JC, Yoon KB, et al. Ultrasound-guided lumbar medial-branch block: a clinical study with fluoroscopy control. Reg Anesth Pain Med, 2006, 31(5): 451-454.

[33] Cohen SP, Raja SN. Pathogenesis, diagnosis, and treatment of lumbar zygapophysial (facet) joint pain. Anesthesiology, 2007, 106(3): 591-614.

[34] Falco FJ, Manchikanti L, Datta S, et al. An update of the systematic assessment of the diagnostic accuracy of lumbar facet joint nerve blocks. Pain Physician, 2012, 15(6):E869-907.

[35] Boswell MV, Manchikanti L, Kaye AD, et al. A Best-Evidence Systematic Appraisal of the Diagnostic Accuracy and Utility of Facet(Zygapophysial)Joint Injections in Chronic Spinal Pain. Pain Physician, 2015,

18(4):E497-533.

［36］Manchikanti L, Kaye AD, Boswell MV, et al. A Systematic Review and Best Evidence Synthesis of the Effectiveness of Therapeutic Facet Joint Interventions in Managing Chronic Spinal Pain. Pain Physician, 2015, 18(4): E535-582.

［37］Han SH, Park KD, Cho KR, et al. Ultrasound versus fluoroscopy-guided medial branch block for the treatment of lower lumbar facet joint pain: A retrospective comparative study. Medicine (Baltimore), 2017, 96(16): e6655.

［38］Ford JJ, Slater SL, Richards MC, et al. Individualised manual therapy plus guideline-based advice vs advice alone for people with clinical features of lumbar zygapophyseal joint pain: a randomised controlled trial. Physiotherapy, 2019, 105(1): 53-64.

［39］Kennedy DJ, Shokat M, Visco CJ. Sacroiliac joint and lumbar zygapophysial joint corticosteroid injections. Phys Med Rehabil Clin N Am, 2010, 21(4): 835-42.

［40］Perolat R, Kastler A, Nicot B, et al. Facet joint syndrome: from diagnosis to interventional management. Insights Imaging, 2018, 9(5): 773-789.

［41］Chang MC, Cho YW, Ahn DH, et al. Intraarticular Pulsed Radiofrequency to Treat Refractory Lumbar Facet Joint Pain in Patients with Low Back Pain. World Neurosurg, 2018, 112: e140-e144.

［42］Kreiner DS, Hwang SW, Easa JE, et al. An evidence-based clinical guideline for the diagnosis and treatment of lumbar disc herniation with radiculopathy. Spine J, 2014, 14(1): 180-191.

［43］Petersen T, Laslett M, Juhl C. Clinical classification in low back pain: best-evidence diagnostic rules based on systematic reviews. BMC Musculoskelet Disord, 2017, 18(1): 188.

［44］Chen BL, Guo JB, Zhang HW, et al. Surgical versus non-operative treatment for lumbar disc herniation:a systematic review and meta-analysis. Clin Rehabil, 2018, 32(2):146-160.

［45］Albert HB, Manniche C. The efficacy of systematic active conservative treatment for patients with severe sciatica: a single-blind, randomized, clinical, controlled trial. Spine (Phila Pa 1976), 2012, 37(7): 531-42.

［46］Aleksiev AR. Ten-year follow-up of strengthening versus flexibility exercises with or without abdominal bracing in recurrent low back pain. Spine (Phila Pa 1976), 2014, 39(13): 997-1003.

［47］Lehmann A, Ivanovic N, Saxer S. Superficial heat and cold treatments in backache. Are superficial heat and cold treatments effective in adults with low back pain?. Pflege Z, 2014, 67(9): 556-7.

［48］陈镜锋, 余庆阳, 李杰, 等. 盘龙七片治疗腰椎间盘突出症临床疗效与中医证候关系的临床观察. 中国中医骨伤科杂志, 2012, 20(6): 40-41.

［49］张旭, 李文雄, 李小群, 等. 盘龙七片配合中药外敷治疗腰椎间盘突出症的临床研究. 中国中医骨伤科杂志, 2018, 26(7): 54-57.

［50］Chang-Chien GC, Knezevic NN, McCormick Z, et al. Transforaminal versus interlaminar approaches to epidural steroid injections: a systematic review of comparative studies for lumbosacral radicular pain. Pain Physician, 2014, 17(4): E509-524.

［51］Lamb SE, Hansen Z, Lall R, et al. Group cognitive behavioural treatment for low-back pain in primary care: a randomised controlled trial and cost-effectiveness analysis. Lancet, 2010, 375: 916-923.

［52］Lurie J, Tomkins-Lane C. Management of lumbar spinal stenosis. BMJ, 2016, 352(9718): 6234.

［53］Kalichman L, Cole R, Kim DH, et al. Spinal stenosis prevalence and association with symptoms: the Framingham Study. The spine journal, 2009, 9(7): 545-50.

[54] Yabuki S, Fukumori N, Takegami M, et al. Prevalence of lumbar spinal stenosis, using the diagnostic support tool, and correlated factors in Japan: a population-based study. Journal of orthopaedic science, 2013, 18(6): 893-900.

[55] van Rijn RM, Wassenaar M, Verhagen AP, et al. Computed tomography for the diagnosis of lumbar spinal pathology in adult patients with low back pain or sciatica: a diagnostic systematic review. European spine journal, 2012, 21(2): 228-239.

[56] Wassenaar M, van Rijn RM, van Tulder MW, et al. Magnetic resonance imaging for diagnosing lumbar spinal pathology in adult patients with low back pain or sciatica: a diagnostic systematic review. European spine journal, 2012, 21(2): 220-227.

[57] Cheung JP, Samartzis D, Shigematsu H, et al. Defining clinically relevant values for developmental spinal stenosis: a large-scale magnetic resonance imaging study. Spine, 2014, 39(13): 1067-1076.

[58] Wessberg P, Frennered K. Central lumbar spinal stenosis: natural history of non-surgical patients. European spine journal, 2017, 26(10): 2536-2542.

[59] 田照民, 陈红梅, 丁宇, 等. 腰椎微创术后深层肌康复护理对腰椎管狭窄症患者的临床疗效研究. 解放军护理杂志, 2018, (20): 50-53.

[60] 刘伟, 贾连顺. 退变性腰椎管狭窄症的预后研究进展. 中国矫形外科杂志, 2007, 15(3): 203-206.

[61] Shapiro CM. The failed back surgery syndrome: pitfalls surrounding evaluation and treatmeant. Phys Med Rehabil Clin N Am, 2014, 25(2): 319-340.

[62] Harper WL, Schmidt WK, et al. An oper-label pilot study of pulsed electromagnetic field therapy in the treatment of failed back surgery syndrome. Int Med Case Rep J, 2014(8): 13-22.

[63] Hussain A, Erdek M. Interventional pain management for failed back surgery syndrome. Pain Pract, 2014, 14(1): 64-78.

[64] Bokov A, Isrelov A, Skorodumov A, et al. An analysis of reasons for failed back surgery syndrome and partial results after different types of surgical lumbar nerve root decompr-ession. Pain Physician, 2011, 14(6): 545-557.

[65] Kim SB, Lee K W, Lee J H, et al. The effect of hyaluronidase in interlaminar lumbar epidural injection for failed back surgery syndrome. Ann Rehabil Med, 2012, 36(4): 466-473.

[66] Willems P. Decision making in surgical treatment of chronic low back pain: the performance of prognostic tests to select patients for lumbar spinal fusion. Acta Orthop Suppl, 2013, 84(349): 1-35.

[67] Bosnjak R, Makovec M. Neurophysiological monitoring of SI root function during microsurgical posterior discectomy using H-reflex and spinal nerve root potentials. Spine, 2010, 35(4): 423-429.

[68] Kapural L, Peterson E, et al. Clinical Evidence for Spinal Cord Stimulation for Failed Back Surgery Syndrome (FBSS): Systematic Review. Spine, 2017(14): 61-66.

[69] 胡鸢. 腰椎手术失败综合征. 中国骨与关节杂志, 2012, 8(4): 420-425.

[70] Celestin J, Edwards RR, Jamison RN. Pretreatment psychosocial variables as predictors of outcomes following lumbar surgery and spinal cord stimulation: A systematic review and literature synthesis. Pain Med, 2009, 10(4): 639-653.

[71] Bosscher HA, Heavner JE. Incidence and severity of epidural fibrosis after back surgery: an endoscopic study. Pain Pract, 2010, 10(1): 18-24.

[72] Provenzano DA. Diagnostic discography: what is the clinical utility?. Curr Pain Headache Rep, 2012, 16(1):

26-34.

［73］White A P, Arnold PM, Norvell DC, et al. Pharmacologic management of chronic low back pain: synthesis of the evidence. Spine, 2011, 36(21):S131-S143.

［74］Esmer G, Blum J, Rulf J, Pier J. Mindfulness-based stress reduction for failed back surgery syndrome: a randomized controlled trial. Am Osteopath Assoc, 2010, 110(11): 646-652.

［75］Hooker BA, Tobon G, Baker, Zhu C, et al. Gabapentin-induced pharmacodynamic effects in the spinal nerve ligation model of neuropathic pain. Eur J Pain, 2014, 18(2): 223-237.

［76］Zucco F, Ciampichini R, Lavano A, et al. Cost -Effective- ness and Cost-Utility Analysis of Spinal Cord Stimulation in Patients With Failed Back Surgery Syndrome:Results From the PRECISE Study. Neuromodulation, 2015, 18(4): 266-276.

［77］Kelly GA. Blake C, Power CK, et al. The impact of spinal cord stimulation on physical function and sleep quality in individuals with failed back surgery syndrome: a systematic review. Eur J Pain, 2012, 16(6): 793-802.

［78］Lee N, Vasudevan S. Spinal cord stimulation use in patients with failed back surgery syndrome.Pain Manag, 2012, 2(2): 135-140.

［79］Koszela K, Krukowska S, et al. The assessment of the impact ofrehabilitationon the pain intensity level in patients with herniated nucleus pulposus of the intervertebral disc . Pol Merkur Lekarski, 2017, 42(252): 252-255.

［80］郭险峰, 周淑娜, 李旭. 腰椎手术失败综合征的原因分析与康复治疗. 中国骨与关节杂志, 2014, 3(9): 670-674.

第一节　盆底疼痛

疼痛的产生可能与中枢神经系统及周围神经系统的改变有关,这些改变可能影响了机体对刺激的感受,导致机体产生痛觉异常(对非疼痛刺激感到疼痛)和痛觉过敏(对疼痛刺激感到超常的疼痛)。盆腔肌群、腰腹部及臀腿部等一些核心肌群可能会出现痛觉过敏并伴随多个触发点,其他器官也可能会出现感觉敏感,如子宫变敏感会出现性交痛和痛经,结肠变敏感导致肠易激综合征等。盆腔区域的神经病理学可导致极度疼痛,限制坐姿、排尿/排便的能力,严重影响生活质量。

一、定义

慢性盆腔疼痛(chronic pelvic pain,CPP)是一种非恶性、非周期性持续或反复发作6个月以上,并且能被男、女性盆腔的相关器官所感知的慢性疼痛。一般而言,经常伴有消极的认知、行为、性行为和情感后果,会对患者的正常生活和工作造成严重影响。

二、病因及病理

CPP病因复杂,发病机制尚不明确,可能是某些异常感觉刺激、心理因素和生活环境等多方面综合作用的结果,CPP可分为具有明确病理学(如感染)的病症或癌症,称为"疾病相关盆腔疼痛";没有明显病理的病症,称为慢性骨盆疼痛综合征(chronic pelvic pain syndrome,CPPS),因此,CPPS是CPP的一个细分,在人群中发病率为10%～15%。当CPPS中的疼痛感集中在某个器官时,以该器官疼痛综合征命名,如前列腺痛综合征(prostate pain syndrome,PPS)、会阴痛综合征、阴囊疼痛综合征、睾丸疼痛综合征等,不能定位于某个器官或出现在多个器官时则以CPPS命名。

三、分类

国外研究报道西方国家18～50岁的女性患病率约15%～40%,发展中国家的患病率为3%～5%。CPP涉及生殖、消化、肌肉骨骼及神经精神等多个系统,病位涉及腹腔及整个前、中、后盆腔。2011版《欧洲泌尿学会慢性盆腔疼痛诊断指南》中对CPP进行了系统分类,分盆腔疼痛综合征和非盆腔疼痛综合征,其中盆腔疼痛综合征包括泌尿系统的疼痛综合征(膀胱疼痛综合征、尿道疼痛综合征、前列腺疼痛综合征、阴囊疼痛综合征、阴茎疼痛综合征等)、妇科的疼痛综合征(子宫内膜异位症相关疼痛综合征、阴道疼痛综合征、外阴疼痛综合征等)、肛肠科的疼痛综合征(直肠炎、肛裂、痔或其他定位于直肠肛门的疼痛);非盆腔疼痛综合征有神经源性(如阴部神经痛等)、骨骼肌(如阴部疼痛综合征等)、其他等疾病引起的慢性疼痛性疾病。

欧洲泌尿学会(EAU)指南于2003年首次出版,2008年、2010年、2011年、2012年、

2014 年、2016 年、2017 年该指南均进行了更新。前列腺疼痛综合征等引起的盆腔疼痛在 EAU 疼痛指南中已进行了详细的论述,妇科常见问题如子宫内膜异位症等引起的盆腔疼痛在妇科相关指南中亦有详细论述,本节重点介绍盆底相关组织问题引起的疼痛:如神经源性盆底疼痛、肌源性盆底疼痛(梨状肌综合征等引起的盆底疼痛在其他章节中有专门论述,在此不再赘述)。

(一)神经源性盆底疼痛

1. 盆腔神经解剖

盆腔的神经解剖结构较为复杂,会阴部神经分布较多,不仅有来自髂腹股沟神经、生殖股神经和阴部神经等的躯体神经支配,还有来自腰交感神经链及下腹下丛等交感神经和副交感神经的支配,引起下腹部及会阴部皮肤的感觉异常,灼痛,麻木感。

髂腹股沟神经、髂腹下神经起于第 12 胸神经前支和第 1 腰神经前支。髂腹股沟神经在腰大肌外侧缘,沿腰方肌前面,肾的后面,经髂肌前面走行,穿过腹横肌和腹内斜肌入腹股沟管。沿精索的外下侧下降,穿出该管皮下环至浅筋膜,分布于大腿上部内侧的皮肤。并发支分布于阴茎根部和阴囊(女性为阴唇)的皮肤,称阴囊前神经(女性称阴唇前神经)。其肌支,分布在髂腹股沟神经所经过的腹壁肌,并支配它们。

髂腹下神经主干在沿途发出肌支分布于腹壁各肌。并分前皮支、外侧皮支分布于皮肤。前皮支又称腹下支,经腹内斜肌和腹横肌之间,斜向前下方,在髂前上棘内侧约 2cm 处,穿出腹内斜肌,在腹外斜肌腱膜的下侧行向内下,约在腹股沟管皮下环的上侧 3cm 处,穿出腹外斜肌腱膜,支配耻骨区的皮肤。外侧皮支又称髂支,在髂嵴前中 1/3 交界处的上侧,于第 12 胸神经外侧皮支的后侧,穿过腹内斜肌和腹外斜肌,下行至浅筋膜层,分布于臀外侧区的皮肤。

生殖股神经起自 L_1 和 L_2 神经根,向下穿过腰大肌,然后分为生殖支和股支。其中股支与股动脉伴行穿过腹股沟韧带下方,分布于股三角上部、股内侧及阴囊皮肤。生殖支穿过腹股沟管后,在女性分布于子宫圆韧带和阴阜、大阴唇。生殖股神经切断会引起腹股沟区、阴囊、阴阜、阴唇的麻木、慢性疼痛。

股后皮神经起源于骶骨的 S_2—S_3 神经根,经梨状肌下孔,随坐骨神经及臀下动脉出盆腔。支配臀大肌下部及外侧部分皮肤,以及会阴分支到坐骨区域和会阴。

当然,最主要的还是来自 S_2—S_4 骶神经前支阴部神经,支配会阴部和外生殖器的肌肉和皮肤。其自骶神经发出后横向走行,穿梨状肌下孔到达臀部,在骶棘韧带和骶结节韧带之间穿行后到达会阴区,通过坐骨小孔到坐骨直肠窝,前行于阴部神经管(alock 管),分为肛神经,会阴神经和阴茎(阴蒂)背神经。阴部神经在走行的过程中,如受到某些局部外力压迫,可诱发疼痛。而在阴部神经走形的全程中,最易受到卡压的位置有以下两处:一是坐骨棘附近在骶结节韧带和骶棘韧带之间的鸦爪支;二是骶结节韧带的镰状突和闭孔内肌筋膜产生的阴部神经管走形处。此外,局部炎症、剧烈骑车、外伤、手术等都会导致阴部神经损伤,造成阴部神经疼痛。

腹股沟/耻骨区有明显的皮肤神经支配重叠,由髂腹股沟神经、髂腹下神经和生殖股神经,因此称为边界神经。而会阴区由阴部神经、腹股沟神经、髂腹下神经和股神经支配。这种明显的皮肤感觉重叠,通常使感觉神经系统在诊断这些神经病时增加难度。

2. 阴部神经痛定义

阴部神经痛(pudendal neurolgia,PN)是指没有任何器质性病变可以解释的发生在阴部神经管的阴部神经卡压或受损导致其分支所支配区域的肌肉筋膜及皮肤的疼痛。疼痛位于会阴、外生殖器及肛门周围，又称阴部神经卡压综合征（pudendal nerve entrapment，PNE）和alcock管综合征（alcock canal syndrome），好发于40～70岁之间。其发病率占慢性疼痛患者的4%，女性多于男性。其病因多种多样，通常可发生于剧烈的骑车或运动后、妊娠、解剖结构异常、手术后瘢痕以及放射治疗后，从而造成阴部神经与周围组织粘连或卡压在骶棘韧带或骶结节韧带处，诱发其附近神经支配区的疼痛，病人往往由于其病变部位私密而隐瞒病情或无处投医等原因致病情迁延，长时间疼痛可造成身体和心理上的双重折磨，产生抑郁或焦虑等伴随症状，到医院就诊时，常常导致病情的评估与治疗困难。

3. 临床表现

其典型的临床表现为单侧的阴部神经分布区域的疼痛，包括男性阴茎、阴囊以及女性的大小阴唇、会阴区和肛门直肠区的疼痛。疼痛在坐位时显著加重，站立和卧位时均可缓解。其疼痛特点为尖锐性刺痛，最开始起自一个部位的疼痛，呈进行性加重，疼痛范围可逐渐扩大，口服镇痛药物缓解不佳。通常可伴有痛觉超敏、痛觉过敏等神经性疼痛的特征。其他伴随症状可包括生殖器麻木和性功能障碍等，这些症状可混淆诊断。

临床特点：①单侧疼痛多见；②神经分布区域烧灼样或针刺样疼痛，也可累及患侧腹股沟区、大腿内侧等部位；③时常伴不同程度排尿刺激征、肛区坠涨或异物感、性功能障碍等症状；④坐位时可诱发或加重；⑤疼痛不伴随感觉缺失及不影响夜间睡眠。

查体：触诊/叩击坐骨棘可诱发相似疼痛或感觉异常，有重要诊断价值。

目前还没有能够诊断PN的影像学研究，但有研究显示高分辨率的超声能够帮助识别PN患者的神经改变。神经生理试验（肌电图、终末运动潜伏期测试）可作为补充诊断，当有神经损伤时，神经反应速度常常慢于正常神经，但经研究发现此试验不具有特异性。

4. 诊断标准

阴部神经痛的确诊具有难度，该病诊断重要的依据是详细病史、体格检查及有效的治疗。2008年，Labat等人提出"南斯标准（the Nantes criteria）"诊断标准，即：

（1）阴部神经分布区域的疼痛：从肛门到阴茎（阴蒂）；

（2）坐位时疼痛显著加重，这是阴部神经痛特有的一个重要的临床特征；

（3）病人夜间不会因为疼痛影响睡眠；

（4）诊断性阴部神经阻滞后病人的疼痛明显减轻：诊断性阴部神经阻滞可以作为阴部神经痛的重要诊断标准，但并不能是特异性诊断标准；

（5）不伴有客观感觉障碍：当病变累及马尾神经或骶丛时，会产生会阴部的浅感觉缺失。

补充诊断：

（1）疼痛的性质：烧灼痛、放射痛、刺痛、麻木感、电击样疼痛或跳痛等呈神经性疼痛特征；

（2）单侧发作；

（3）直肠或阴道异感；

（4）神经电生理异常；

（5）痛觉超敏或痛觉过敏，轻触即可诱发；

（6）晨起不痛，日间逐渐加重；

（7）直肠阴道检查触及坐骨棘周围异常敏感或触发点明显；

（8）排便触发痛，疼痛在排便后数分钟或数小时后发生；

（9）病情迁延，疼痛逐渐加剧。

在这些诊断及补充标准的基础上还要排除尿路感染等泌尿系统疾病，以及盆腔器质性病变等。

5. 治疗

（1）药物治疗

有限的证据支持使用非甾体抗炎药、三环类抗抑郁药、加巴喷丁（神经肽）和 5- 羟色胺去甲肾上腺素再摄取抑制剂治疗慢性盆腔疼痛。加巴喷丁是一种 γ 氨基丁酸（GABA）的类似物，可阻断传入神经元与中枢胶质细胞神经元之间的突触后膜钙离子通道作用，抑制谷氨酸释放，从而阻断神经性疼痛的传递，已成为治疗神经性疼痛的一线药物，具有耐受性好、疗效佳和不良反应小的特点。Michael 等人的实验表明，初始剂量的普瑞巴林 75mg 每日两次口服，最大量可达每日 600mg，其疼痛可有一定程度的减轻。还可辅用一些使局部肌肉松弛的药物如环苯扎林等，减轻神经的受压，从而起到治疗效果。此外，局部外敷药物也可对阴部神经痛的病人有效。既往有研究指出，通过氯胺酮 - 阿米替林复合凝胶来治疗阴部神经痛，其中 54% 的病人疼痛可有缓解。

（2）阴部神经阻滞术

诊断性阴部神经阻滞后疼痛缓解是目前临床上诊断阴部神经痛的最重要依据之一。近年来，随着医疗技术的提高，超声、X 线与 CT 等影像学手段应用于神经阻滞已得到广泛的应用，使得穿刺更加精确，阻滞更完全，更好的控制药量从而使并发症及不良反应的发生率更低。Bellingham 等的一项随机对照试验结果显示超声引导下阴部神经阻滞可达到与荧光镜引导相同的效果，而超声没有 CT 及 C 臂机的射线辐射问题。Stav 等人的研究表明，X 线引导下阴部神经阻滞治疗阴部神经痛的有效率可达 70% ~ 80%。另外，McDonald 等人的研究结果表明，CT 引导下的阴部神经阻滞，62%（16/26）的病人疼痛得到了缓解，但此法仅在短期（1 ~ 2 周）内有效。因此，此法对于阴部神经痛的病人其诊断意义大于治疗意义。

（3）脉冲射频

脉冲射频技术是目前用于治疗神经性疼痛的一种有效的治疗方法，对诊断性阴部神经阻滞疼痛可明显缓解的病人，可以有明显的治疗效果。Kondratov 等人近期的研究也证实了脉冲射频可短期缓解阴部神经痛病人的疼痛，在诊断性阴部神经阻滞有效后（疼痛可缓解 8 个小时），采用标准脉冲射频模式，术后病人疼痛缓解有效（疼痛减少至少 50%）可持续至术后 6 周。

（4）脊髓电刺激疗法

脊髓电刺激疗法（spinal cord electrical stimulation, SCS）是一种当今常用的疼痛微创介入治疗技术。2014 年，Deer 等人将 SCS 列为治疗慢性疼痛的重要手段之一。近年来，SCS 已被广泛应用于各种慢性顽固性疼痛的治疗。而对于阴部神经痛病人，治疗前均需要行测试实验，疼痛缓解程度大于 50%，才可行永久植入治疗。研究者 Rigoard 等报道了一例 SCS 治疗阴部神经痛的病例报告，随访期为一年，其病人疼痛在有电流刺激时疼痛缓解程度可达 80%，并可改善病人的生活质量与减少口服用药量。

（5）骶神经电刺激电极植入术

骶神经电刺激属于外周神经刺激的一种，它与脊髓电刺激电极植入方法相似，但植入位置不同，所产生的效应也不同。目前常用的植入方法有两种：经骶裂孔入路与经骶后孔入路,其治疗效果均显著。Alonso Guardo 等人采用经骶裂孔穿刺电极置入方法治疗阴部神经痛,样本选取自 2009 年 10 月至 2013 年 4 月,12 例会阴区域疼痛在经过传统的治疗方法及 SCS 失败后的病人,随访期 24 个月,其中 8 例病人在测试期有效的基础上,完成了永久植入。剩余 4 例失败病人中,1 例虽然在测试期有好的效果,但由于其自身原因,放弃了永久植入;其余 3 例由于测试期间疗效不满意,放弃后期植入。

（6）外科神经解压术

有一部分阴部神经痛的病人,经过口服药物或神经阻滞及脉冲等治疗方法均效果不佳后,对于有明确阴部神经卡压症状的病人也可以采取外科方法如神经减压术。既往有研究者报道了 150 余例阴部神经痛病人,在反复进行阴部神经阻滞治疗无效后,采用神经减压术,其术后疼痛有效缓解率可高达 78%。但近年来,由于阴部神经痛诊断困难及微创介入治疗等新技术的产生,手术减压现在应用较少。

（7）心理治疗

阴部神经痛病人往往由于其疼痛部位私密而羞于检查,长时间的疼痛可对病人造成不同程度的身体及心理上的双重折磨,就诊时往往合并抑郁或焦虑状态。而心理治疗主要针对于这类伴有抑郁情绪较重的病人,改善其抑郁状态,稳定心境,从而有利于病人病情的恢复。研究者 Eccleston 等人通过实验评价了心理治疗对慢性疼痛病人的疗效,其结果表明心理疗法对长期患有慢性疼痛的病人可有明显改善情绪及缓解疼痛的效果。对于病情迁延的阴部神经痛病人,心理治疗应作为必要的辅助治疗。

（8）物理治疗

物理治疗也是阴部神经痛治疗过程中十分可行的一种无创治疗方法,可采取冲击波理疗或局部肌肉训练等方式进行辅助治疗,均可适度缓解症状。Benson 等研究者也证实了腰部的按摩及理疗可有效缓解阴部神经痛病人的急性期症状。现可将冲击波等理疗方法作为阴部神经痛病人的常规辅助治疗方法。

（二）肌源性盆底疼痛

盆底的肌肉、结缔组织和神经组成相互关联的有机整体,维持盆腔器官的正常位置和功能。盆底肌肉、组织过度活动,会引起局部相关疼痛的产生。Jantos 等在对阴蒂痛患者副尿道周围区域的肌肉触诊时发现,阴蒂存在疼痛。在持续性兴奋综合征患者中,触诊副尿道周围的某些区域会产生性兴奋,甚至阴蒂勃起,这表明盆底肌肉参与了相关临床症状和疼痛的产生。对外阴痛的表面肌电研究发现:外阴痛患者盆底肌存在慢性过度活动,表现为盆底浅层和深层肌肉的静息高张力、不易放松、阴道伸展受限等。类似的情况也在女性膀胱痛患者中发现。肛提肌综合征进行体格检查时,常能发现肛提肌的触痛和过度收缩。而在某些肛门直肠痛患者学会放松盆底肌后,疼痛症状会得到缓解,这也证实了肛门直肠痛与盆底肌过度活动相关。在临床上,膀胱、外阴以及直肠疼痛常常会合并存在,且疼痛程度更高。国内外研究结果提示盆底肌筋膜疼痛（myofascial pelvic pain,MFPP）患者中有肌筋膜疼痛触发点（myofascial trigger point,MTrP）的存在。MTrP 既是 MFPP 重要的临床诊断标准,也是其重要的病理因素和病理特征。

1. 肌源性盆底疼痛机制

盆底肌肉过度活动由一系列有害刺激所导致,包括炎症、化学刺激、深部躯体或内脏疾病以及医源性因素等。肌肉过度活动导致的疼痛发病机制主要有两种。一是缺血,当肌肉过度活动时会导致组织缺氧。缺血常会引起深部组织中度或重度的疼痛。另一种机制是肌筋膜触痛点引起的肌肉过度活动,从而导致的肌筋膜疼痛综合征。该触痛点的激活特征为各种原因神经终端运动终板乙酰胆碱的释放异常增加,导致持续的肌肉纤维收缩,引起出血和疼痛。女性经历妊娠、分娩等高腹压因素,使盆底肌肉外伤,或慢性劳损及盆腔炎症刺激,促进神经终端运动终板乙酰胆碱的释放,引起盆底肌肉、肌筋膜痉挛。而盆底肌肉和筋膜的神经纤维50%是感觉神经纤维,其中43%感受痛觉。这些游离神经末梢或痛觉感受器终止于肌肉小动脉内或结缔组织周围,直接与动脉及纤维周围间质液接触,对化学刺激非常敏感,盆底痛觉感受器内的神经肽,兴奋时释放到邻近组织,引起血管舒张,通透性增加。当受到伤害性刺激时,不仅影响感受器,还引起邻近组织释放内源性致痛物质,增加疼痛感受器的敏感性,导致盆底疼痛持续存在。因此女性 MFPP 远较男性多见,严重影响了女性生活质量。一项最新的随机对照研究表明肌肉的过度活跃是产生疼痛的源头。

2. 诊断

（1）病史和体格检查

全面详细询问患者病史,包括性交史、月经生育史、妇科疾病史、胃肠疾病史、盆底疼痛史等,排除炎症或子宫内膜异位等常见原因。可以借助问卷了解患者的性生活状况、生活质量等,常用问卷包括 SF-12、女性性功能指数调查量表（FSFI 2000）以及家庭支持问卷（FSQ）。体格检查主要对骨盆区域、腹部、腹股沟和泌尿生殖区域进行触诊。对于外阴痛,可以采取阴道指诊或按压外阴前庭部,90% 的患者可以得到明确诊断。

（2）临床表现

主要标准:①主诉区域性疼痛;②主诉疼痛或触发点牵涉痛的预期分散分布区域的感觉异常;③受累肌筋膜触诊的紧张带;紧张带的某一点呈剧烈点状触痛;④测量时存在某种程度的运动受限。

次要标准:①压痛点反复出现主诉的临床疼痛或感觉异常;②横向抓触或针刺入带状区域触发点诱发局部抽搐反应;③伸展肌肉或注射触痛点可缓解疼痛。

（3）表面肌电检查

表面肌电是研究盆底肌肉功能的重要方法。通过将阴道电极插入患者阴道内,采集盆底肌肉在不同运动状态下的肌电信号并分析,反映盆底肌肉的功能状态是否异常。Jantos M 等研究发现外阴痛患者的表面肌电呈现以下特征:快慢肌的收缩幅值显著降低,前静息的基线和稳定性显著升高,表明盆底肌肉存在过度活动,快慢肌收缩受限。

（4）影像学检查

MRI 具有良好的组织分辨力,可用于直观检测和鉴别盆底组织的器质性损伤。影像尿动力学和排粪造影同样可以反映盆底组织的异常损伤。超声影像学检查下盆底肌肉系统的痉挛和高张状态是 CPPS 患者盆底骨骼肌肉系统的一种表现。但是,肌源性的盆底疼痛往往是盆底肌肉功能性异常,在器质上并未发生改变。因此,影像学检查常用来排除盆底痛相关的器质性病变。

慢性盆腔痛可能与盆底肌肉和韧带的疼痛阈值降低及疼痛敏感性增加有关。因此盆底肌触诊、盆底肌功能评估、触发点检测以及表面肌电信号检测均作为重要的检查内容。

3. 治疗

（1）药物注射

欧洲泌尿外科协会制定的 CPP 指南中指出,盆底肌肉、筋膜局部药物注射可作为治疗 CPP 的一种方法。MFPP 是 CPP 最常见的一种类型,Lee 等在研究中发现针对盆底梨状肌、闭孔内肌、耻骨肌、闭孔外肌或臀小肌的肌肉局部药物注射,可以很好地缓解女性患者的盆底疼痛症状。李杰荣等对 107 例女性 MFPP 患者进行 A 型肉毒毒素盆底痛点定位注射,发现 BTXA 盆底痛点定位注射不仅能缓解女性 MFPP,同时能缓解下尿路症状(LUTS),是一种安全、经济、有效的治疗方法。

(2)物理治疗

生物刺激反馈仪运用低频脉冲交流电刺激,通过皮肤电极、腔内电极予以脉冲电流唤醒本体感受器,调节神经肌肉兴奋性,使肌肉被动进行收放锻炼或促进局部血液循环、镇痛。通过阻断痛觉传导,改善局部的血液循环,刺激组织释放内源性内啡肽止痛。低频脉冲电刺激反馈治疗盆底疼痛具有无创伤、无疼痛的特点,治疗过程舒适,治疗效果显著,患者乐于接受,值得推广和使用。此外,还有超激光治疗仪等物理治疗,对双侧 2、3、4 骶后孔照射,可阻滞骶神经、松弛其支配的肛提肌、舒张血管、增加血流、加速致病和致痛物质的代谢与清除。

(3)手法

国内外学者普遍认同,盆底肌筋膜痛患者其 Glazer 评估可表现为静息状态下肌张力增高,收缩后放松所需时间延长、肌肉收缩力下降、肌肉的稳定性差等,陈娟等人对盆底肌筋膜综合征患者予手法按摩结合生物反馈治疗,发现手法按摩结合生物反馈治疗后,患者 VAS 评分降低,静息电位值明显下降,表明肌肉无意识收缩较前减少。且基线的变异系数和放松时间较前有好转趋势,说明患者盆底肌的不协调运动有所改善。

(4)针灸

大量研究证明,针灸可以改善局部血液循环,促进神经功能恢复,松解局部痉挛与粘连、消除炎症等作用,达到"通则不痛",缓解疼痛的作用。杨士伟等研究证实,八髎穴深刺可触及盆神经及阴部神经,使针感放射至肛门部,恢复肛管直肠的感觉与动力,纠正盆底肌协同失调。治疗盆底痉挛综合征(SPFS),改善患者肛肠动力学指标,治疗方便且无副反应,患者易于接受。

(李旭红)

第二节 梨状肌综合征

一、定义

是指因各种原因使梨状肌局部产生炎症反应,刺激或压迫坐骨神经而出现的局部和坐骨神经病变相关的一系列症状,统称为梨状肌综合征。常由于梨状肌本身及其与坐骨神经之间位置关系存在解剖变异,或受到急性外伤、慢性劳损及炎症刺激等影响引起梨状肌水肿、肥厚、变性或挛缩等压迫坐骨神经而产生。好发于女性,男女比率约是 1:6。

二、病因及病理

梨状肌是重要的髋外旋肌,同时有稳定髋关节的作用,在临床上有重要意义。梨状肌损伤是导致梨状肌综合征的主要原因,大部分患者都有外伤史,如闪、扭、跨越、站立、肩扛重物下蹲、负重行走及受凉等。某些动作如下肢外展、外旋或蹲位变直位时使梨状肌拉长、牵拉而损伤梨状肌。本综合征产生的原因可分为内在因素和外部因素,前者主要指上述梨状肌与坐骨神经的关系发生变异而压迫坐骨神经,后者指受到外伤、慢性劳损及炎症等不良刺激的梨状肌变性;水肿或肌痉挛等压迫或牵扯坐骨神经;而变异的梨状肌及其肌腱和坐骨神经更容易受到炎症、外伤的刺激而患病。

梨状肌位于小骨盆的后壁,呈三角形,其肌纤维发自第2—5骶椎椎体的前面,向外集中,经坐骨大孔出小骨盆移行为肌腱,紧贴髋关节囊的后部走行,止于股骨大转子上缘的后部。其行程跨越坐骨大孔时,留有上下两空隙,形成梨状肌上下孔,上孔有臀上动脉及臀上神经通过;下孔有臀下动脉、臀下神经、坐骨神经、阴部神经、股后皮神经经过。梨状肌受骶丛神经支配,骶丛神经由腰4、腰5以及全部骶神经和尾神经的前支组成,位于盆腔内,在骶骨及梨状肌前面,髂内动脉的后方。分支分布于盆壁、臀部、会阴、股后部、小腿以及足部和皮肤。研究发现,多数人的坐骨神经经梨状肌的下缘出坐骨大孔至下肢,大约有20%的人,他们的坐骨神经主干可穿过梨状肌或经其上缘出骨盆,如果这类人的梨状肌受到外伤或过分牵拉,便会使坐骨神经局部压强增大,引起坐骨神经痛。或有少数人坐骨神经在骨盆内提前分支为腓总神经和胫神经,再穿过梨状肌的上缘或下缘出骨盆。坐骨神经与梨状肌的这种解剖关系决定了梨状肌的病变对坐骨神经的影响最大。

梨状肌的功能在伸髋时可使髋外旋,在屈髋时可使髋外展。故当肌肉近端固定时,单侧收缩使大腿外展外旋;远端固定时,双侧收缩使骨盆后倾。因此梨状肌损伤的受伤动作基本为:①髋关节突然内收内旋,牵拉致伤。②大腿过度的外展外旋或在此过程中受阻致伤。它的发生通常与以下因素有关:①长时间不良姿势,如长时间久站、久坐不动、跷二郎腿、盘腿坐等。②某些需要快速改变方向的运动,如网球、足球、篮球等。③一些需要搬运重物或是扭转身体的动作。④较瘦的人也可能因为臀部脂肪较薄,久坐后造成坐骨神经压迫而疼痛。⑤芭蕾舞者双膝外旋踮脚尖行进等。大致上,年轻人的梨状肌疼痛多半是因过度活动,老年人的梨状肌疼痛则是因活动过少所造成。

三、临床表现

(一)坐骨神经症状

主要表现为干性受累的特征,即沿坐骨神经的放射痛及其所支配区的运动(股后、小腿前后以及足部诸肌群)、感觉(小腿外侧、足底和足前部)和反射(跟腱反射和跖反射)障碍等。病程较长者,可出现小腿肌萎缩甚至足下垂等症状。

(二)臀部触诊

急性损伤触诊时可有臀部肌紧张或痉挛,局部肿胀;慢性期可有肌萎缩,或有轻度弥漫肿胀,梨状肌投影区可有明显深压痛,疼痛可放射至下肢或会阴部,局部有时还会触及弥漫性钝厚或痛性条索。

(三)特殊检查

1. 直腿抬高试验(straight leg raising test,SLRT)　在60°以内出现疼痛为阳性,超过60°后,疼痛反而减轻。

2. 梨状肌紧张试验　患者仰卧位于检查床上,将患肢伸直,做内收内旋动作,如坐骨神经有放射性疼痛,再迅速将患肢外展外旋,疼痛随即缓解,即为梨状肌紧张试验阳性。

3. Beatty试验　患者侧躺,患侧在上,髋部弯曲60°,膝关节弯曲90°,膝部放在床面,要求患者将患侧膝盖抬离床面,若患者有梨状肌综合征时,臀部深处疼痛会被诱发。若医师施以抗力,则疼痛会加剧。

4. Freiberg 试验 病人伸髋时,被动内旋髋关节,因梨状肌紧张出现疼痛为阳性。

5. Pace 试验 病人坐位,双膝合拢后再分开,患者用力对抗术者双手向内的推挤(对抗力为髋的外展和外旋力),出现肌力弱、疼痛加重者为阳性。

6. Thirle 试验 内收、屈曲和内旋髋关节时,因梨状肌拉紧致使疼痛加重,为阳性。

7. Lasègue 试验 患者侧卧,髋关节弯曲 90°,膝关伸直,按压梨状肌可诱发疼痛。

8. 影像学检查 腰椎 X 线、CT 及 MRI 检查均无异常发现。

9. 神经传导测试(NCV)和肌电图(EMG) 可帮助证实神经受压迫或刺激的部位。

四、诊断依据

梨状肌综合征一般没有标准的诊断方式。其诊断原则上属于排除性诊断。

1. 患者多有臀部急、慢性损伤史或受凉史。

2. 主要症状为臀髋部疼痛,且位置较深,向同侧下肢后外侧发散,小腿的后外侧和足底部感觉异常或麻木。严重时不能行走或需要休息片刻后才能继续行走。髋内旋内收、着凉、走路或活动后加重,咳嗽、排便等腹内压增加时,可出现小腿后外侧至足部放射痛加剧,卧床休息后疼痛可减轻。

3. 梨状肌体表投影区的深层有压痛。直腿抬高试验小于 60° 时阳性,而大于 60° 时阴性。梨状肌紧张试验阳性,Beatty 试验阳性,腰部检查多无阳性发现

五、鉴别诊断

梨状肌综合征只是坐骨神经痛许多原因中的一个。诊断时,需与以下疾病相鉴别:

(一)腰椎间盘突出症

有典型的与受压平面一致的坐骨神经根性疼痛症状和体征,查体腰部有脊柱侧弯,腰椎旁有压痛并向下肢放射,直腿抬高试验阳性或加强试验阳性。影像检查有助于鉴别。

(二)马尾部肿瘤

马尾肿瘤可引起明显的腰部和坐骨神经痛,其特点为休息时加重,活动后减轻,多为双下肢均有症状,可在早期出现大、小便功能障碍。椎管造影可明确诊断。

(三)臀上皮神经炎

以一侧臀部及大腿后侧疼痛为主,疼痛范围不超过同侧膝关节,在后侧髂嵴中点下方 2cm 处压痛明显,梨状肌紧张试验阴性。

(四)腰椎椎管狭窄症

不能久站和走长路,走久则会出现下肢麻木无力,休息下蹲后好转,或有长期腰痛病史,临床症状有腿痛伴麻木,每于下蹲或躺卧后减轻,多为两侧,或左右交替出现,直腿抬高试验阴性。

六、康复治疗

本综合征的治疗以保守疗法为主,根据了解到的病史、发病诱因等确定患者主要病因及合适的治疗方法。急性期患者必须卧床休息,特别是运动员,以缓解运动本身对梨状肌的进一步刺激,减轻其水肿及淤血等。如为炎症、受凉、慢性劳损等使梨状肌变性或水肿压迫坐骨神经时,可采用局部中草药热敷、手法、针灸、理疗(短波、经皮电刺激、超声波、热

疗仪、冲击波）、局部注射治疗等。配合伸展运动，来缓解因梨状肌痉挛对坐骨神经的压迫。可辅助一些药物治疗，包括非甾体抗炎药或肌肉松弛药及神经营养剂等，以利于消除炎症水肿，并希望有助于已受到损伤的坐骨神经的营养改善和功能恢复。原则上应减少股骨内旋，矫正骨盆旋移，解除梨状肌紧张，改变臀大肌无力。尽量避免跪坐，患有扁平足或八字脚时，可以制作矫正鞋垫，减低足部的过度旋前，减轻梨状肌的牵拉。

（一）梨状肌的自我放松

坐在地上稍微侧到患侧，或将疼痛侧的脚放在另一侧的膝盖上，在梨状肌下方放置一颗网球，先将球放在梨状肌靠近骶骨处，让身体重量压迫网球，深呼吸、放松、慢慢吐气，持续一分钟后，将球往股骨大转子处稍微移动，再重复按压。这样可以消除状肌肉的触发点，放松梨状肌。

（二）梨状肌的自我伸展

即做与肌肉收缩的相反方向的持续伸展。若取坐姿，将有症状腿的脚踝放到健侧的膝关节处，身体前倾。此时可感受到患侧梨状肌的伸展疼痛，持续时间约15~20s，再回复正坐，重复3~5次。若取卧姿，平躺屈膝，将健侧脚跨在患侧脚上，将患膝向健侧压，注意维持臀部不离开床面，此时可感受患侧梨状肌的伸展疼痛，持续15~20s再放松，重复做3~5次。

（三）梨状肌手法松解

先于臀部用滚法、按压法治疗，以放松臀部紧张的肌肉，并使臀部肌肉发热以适应后续的治疗。再从骶骨外缘至股骨大转子处，用拇指或掌根反复横向弹拨梨状肌，此时可感到梨状肌已较前明显松软。最后用拉伸梨状肌的方法连续拉伸两遍。即患者仰卧，将患肢屈髋屈膝至90°，内旋髋关节至臀部感觉疼痛，令患者呼气后逐渐缓慢拉伸，拉伸后注意对抗收缩强化。强化可用站立位，手扶椅背，单腿踝部套上拉力绷带，屈髋屈膝呈90°，逐渐由外向内旋转髋关节，维持3~5s，慢慢回到原位。

（四）梨状肌区药物注射

应用类固醇激素、局部麻醉剂或辅以B族维生素可有效地减轻梨状肌炎症水肿、解除梨状肌痉挛、改善神经功能，故是一种较为有效的治疗方法。首先找到梨状肌在体表的投影区，即于髂后上棘与尾骨尖连线中点的上、下1.5cm左右部位各选一点，它们与股骨大转子尖的连线组成的三角形区域。具体方法为在梨状肌的皮肤投影区定点，消毒后长针直刺入皮肤，在针穿过筋膜进入臀大肌深处时可感一定阻力。继续前进出现阻力突然减低时，针可能已进入梨状肌区。回抽无血即可注入已配好的药液。

（五）梨状肌针刀松解

1. 定点　患者侧卧位，健肢在下伸直，患肢在上屈曲，身体略向前倾斜，使患膝着床，于梨状肌体表投影区寻找深压痛点。

2. 定向　用平刃针刀，刀口线应与坐骨神经的循行方向一致，针体与臀部平面垂直。

3. 操作

（1）松解梨状肌的起点：在骶骨的外侧缘投影处梨状肌的位置，用平刃针刀刺入至骶骨外侧缘，再紧贴骶骨前面向骨面铲动松解梨状肌。起点处因梨状肌厚达2~2.5cm，故不易伤及神经。

（2）松解髂后上棘与尾骨尖的连线中点压痛处：针刀尖刺至骶骨背面时，探入其边缘，沿骨边缘继续向下刺入约0.5cm，达到梨状肌肌束，切断部分紧张的肌纤维。再将针体向外侧倾斜，刀刃紧贴骶骨内面刺入 0.3cm 左右，纵行疏通剥离。

（3）松解最常见的压痛点或治疗点：于梨状肌中段，可触及臀肌深部有条索状肿大硬物，压痛并向下肢放射。针刀刺入皮肤后，摸索进针。若患者有刺痛感、电击感、突然避让等反应时，可能是刀刃触及了神经或血管，应迅速将刀刃提出 2~3cm，稍改变进针方向，继续进针刀，使刀刃达梨状肌病变部位。

（4）梨状肌与髋关节囊接触部位粘连时，即可在梨状肌体表投影区的外 1/3 处有疼痛的部位进行针刀松解，针刀摸索进针。患者诉针下酸胀明显时，针刃可在关节囊部位，纵行疏通剥离，横行铲剥后出针。

（5）梨状肌止点在大转子尖部附着处有压痛时，即在此处进行针刀松解。针体垂直于大转子尖部骨面刺入，直达骨面，纵行疏通剥离，横行摆动针体。必要时，可调转刃方向，使刃口线与肌腱纤维方向垂直，切断部分肌腱。

（6）术后，被动内收、内旋髋关节，使梨状肌得到进一步松解。

（六）梨状肌手术松解

对于保守治疗无效、症状严重且顽固持久者，可采用手术将梨状肌切断或部分切除，同时松解其与坐骨神经及与其他组织的粘连，以解除对坐骨神经的牵拉和压迫。

（孙银娣）

第三节　足　跟　痛

一、定义

足跟痛是指因多种急性炎症或慢性退行性病变所致的足跟部及周围软组织疼痛，以疼痛部位命名，多发生于中年以上的患者，一侧或两侧可同时发生。疼痛特点是起步痛，行走片刻减轻。

二、流行病学

足跟痛是足踝部常见的慢性劳损性疾病，国内多发生于 40~70 岁的中老年人，男女比例约 2∶1。其发病率高、疼痛剧烈、易复发、缠绵难愈，严重影响患者生活和工作质量。目前全世界有 10% 的人被足跟痛所困扰，而足底筋膜炎是引起足跟痛最常见的原因，美国发病一般在 40~60 岁之间的普通人，但在 7~85 岁之间的患者中有报道，虽然有数据显示，高龄与足底筋膜炎的发生有关，但年龄对足底筋膜炎的发展可能影响不大。成年人的足底筋膜炎各年龄段的发病率为 30~40 岁（22%）、41~50 岁（36%）、51~60 岁（32%）、61~70 岁（2%）、大于 70 岁（8%）。在一项社区居住的人群调查研究中，6.9% 的老年人患有疼痛性足底筋膜炎，影响工作、日常生活、步行和爬楼梯。在一项大型回顾性队列研究中，Matheson 等对 1407 名年龄较大的运动员进行了检查，发现在足底筋膜炎患者中，有 71.4% 的患者年龄在 50 岁以上。类似的研究，在普通人群中，也倾向于随着年龄的增长风险略有增加。随着年龄的增加，细胞水平发生的变化可能降低了肌腱和韧带包括足底筋膜的张力、弹性和再生能力，成纤维细胞的活性和增殖能力随年龄增长而降低，从而韧带和肌腱容易断裂，愈合时间较长。足底筋膜炎是足踝外科最常见的疾病之一，每年影响 200 万美国人。每年门诊量约 100 万人次,相当于 10% 的美国人在一生中曾遭受足底筋膜炎的折磨。大约 90% 病例症状得到了缓解,大多数患者在保守治疗 10 个月内症状得到缓解。足底筋膜炎可见于各种人群,主要包括长期站立的人,如运动员、长跑者,体重指数大于 $30kg/m^2$、糖尿病患者和老年人。发病率从 8% 的普通人到 21% 的运动员,每年有 11% ~ 15% 的还需接受专业医疗团队的专业治疗。因此,我们认识到,足底筋膜炎的诊断和治疗给社会带来相当大的经济负担。

三、病因

本症的发生与组织的长期累积性损伤和退化有密切的关系,常见的病因有:

(一)跟骨病变

1. 跟骨内高压

跟骨高压是指跟骨内压力增高而产生的跟部疼痛。由于跟骨由海绵样骨松质构成,髓腔内静脉窦大,且跟骨处于身体最低处,动脉易注入而静脉回流困难。一旦跟骨血循环被破坏,动静脉循环失调导致跟骨内淤血或充血,使内压升高。

2. 跟骨缺血性坏死

长期跟骨内高压严重可引起跟骨结节缺血性坏死,引起足跟疼痛。

3. 跟骨应力性骨折

由于跟骨应力性骨折、足弓改变、跟垫损伤、足底受力分布改变、跟骨周围组织损伤等也会引起足跟部不同程度的疼痛。

4. 跟骨骨刺

有研究显示,大多数情况下,跟骨下疼痛是一种软组织疾病,跟骨骨刺很可能不是诱因。与跟骨骨刺有关,但并不一定会引起疼痛,可能由一种常见的潜在病理条件发展而来。临床发现,跟骨结节骨刺基底部宽度、长度、朝向等指标与跟痛症的严重程度无关,跟骨刺的存在也一般不会改变治疗过程。

5. 跟骨骨质疏松

双侧足跟部酸痛,合并有腰背部疼痛,这种足跟痛可能是由于跟骨骨质疏松引起。具体病理机制尚不清楚,需要研究。

(二)足底筋膜炎

指的是跖筋膜炎,与炎症和生物力学因素产生退行性病变有关。跖筋膜是维持足纵弓的纤维结构,呈三角形,起于跟骨跖面结节,后端狭窄,向前伸展增宽、变薄,止于跖骨,起维持足弓的作用。躯干和下肢的生物力学因素都可直接或间接引起足底筋膜张力出现变化。当足暴力背屈或不同原因引起的习惯性踝内翻时,足底筋膜张力增加,足弓升高,可引起筋膜附着点或纤维撕裂损伤、炎性反应,纤维化。当急性期未得到及时治疗,筋膜活动性下降,踝关节活动不同程度的受限,进入亚急性期和慢性炎症期时,肿胀、红斑,组胺物质产生或巨噬细胞浸润,产生慢性退行性组织改变。

(三)跟下脂肪垫炎或萎缩

足跟部皮肤厚,具有特有的脂肪垫,由斜形和螺旋形排列的纤维组织和脂肪组织组成,防止滑动和吸收震荡。跟垫弹性无性别差异,但随着体重和年龄的增长而降低。高体重指数是其中一个重要的风险因素,尤其是 40 岁以上的女性患者。不擅长运动,如果体重增加,不合适的鞋子或承受不合适的家务劳动,这种风险就会增大。年龄的增长对组织病理学有退行性影响。由于不同原因引起的足底筋膜的过度紧张，导致足底脂肪垫甚至跟下滑囊的重复微创伤，对愈合过程产生负面影响，增加水肿和胶原蛋白变性，增厚，跟垫内脂肪减少及纤维间隔被破坏，弹性降低使跟骨节承受压力增加产生疼痛。而长期卧床的患者，因失用性萎缩，足底脂肪垫不同程度的变薄，僵硬而出现疼痛。

（四）神经卡压

神经卡压在早期和顽固性足跟痛起重要作用。小趾展肌神经卡压是神经源性跟痛的主要原因，位于足底外侧。其次，在踝管内、穿出屈肌支持带处及跟管内卡压跟内侧神经是第二大常见的原因。研究发现，跟内侧神经更容易在跟垫萎缩后受到刺激和损伤而产生跟痛。

四、诊断标准

症状结合体格检查是临床医生诊断疾病最基本的方法，而足底筋膜炎的临床诊断正是基于这两种基本而又重要的检查方法。

（一）症状

1. 在独立临床评估的基础上，通过合理的确定程度对足底筋膜炎进行诊断。

2. 患者的典型主诉：足部在不负重一段时间后，重新负重时，足跟部出现隐痛。

3. 早晨醒后或休息一段时间后，行走的前几步，足跟部疼痛最为明显，疼痛呈搏动性、灼热、刺痛，用力时加重。

4. 在一些病例中，疼痛非常严重，以致出现疼痛步态。

5. 患者经常主诉，活动增加，如行走或跑步后，足跟部疼痛减轻，但在晚间足跟部疼痛会加重。

6. 病史通常显示患者在近期内运动量发生改变，行走或跑步距离增加；或因工作变动而需要长时间站立或行走。

7. 在大多数病例中，患者最初的主诉是足跟前内侧局部锐痛，感觉异常并不常见。

（二）体征

1. 触诊足底筋膜近端附着部有压痛；

2. 主动与被动踝关节背屈 ROM 受限；

3. 跗管综合征试验阳性；

4. 卷扬机试验阳性；

5. 足纵弓角度减小。

然而足底筋膜炎多以患者的临床症状、病史为主要诊断依据，容易受到临床医生主观经验的影响，以下几种影像学诊断方法都可对足底筋膜炎的诊断提供有效的依据，并可评价临床治疗的效果。

（三）影像学诊断

1. X 线

X 线对钙化有着独特的优势，所以当足跟痛时，可以采用 X 线来诊断是否有足跟部钙化的存在，即是否产生骨刺导致足跟痛，但是骨刺并不是足底筋膜炎的特异性表现，研究表明，半数的足底筋膜炎患者和五分之一的正常人都有跟骨骨刺，因此 X 线检查对于诊断足底筋膜炎的价值不是很大。

2. MRI

MRI 因其检查视野广，无创性，实施多方位扫描成像，分辨率高等特点，因此在软组织检查中具有很大的优势。足底筋膜炎时 MRI 检查可显示病变的筋膜厚度增加,并且内部存在异常的信号。病变的筋膜常位于足底筋膜跟骨附着处或其前方,T_1WI 上为等或稍高信号,T_2WI 及 T_2WI 脂肪抑制上呈稍高信号。然而 MRI 成像时间较长,由于磁场反应,使带有心脏起搏器的患者或体内有某些金属的部位不能做 MRI 检查,并且检查费用昂贵。因此临床上较少使用。

3. 超声

随着超声在肌骨领域的应用,超声机器分辨率的提高,超声在软组织疾病、体表包块、肌骨系统的疾病诊断获得了临床医生的高度认可,同时临床上对于这些疾病的超声诊断的依赖性越来越高,超声具有 CT、MRI 所不具有的独特优势,超声诊断因具有无创、便捷、廉价、实时动态检查及短期内可重复检查成为了很多疾病首选检查,也成为帮助提示预后的重要帮手。所以,超声在因足底筋膜炎所导致的足跟痛的诊断中可以发挥更重要的作用。

4. 二维超声

在二维超声表现中,患侧足底筋膜厚度的显著大于健侧,正常足底筋膜的厚度小于4mm,当足底筋膜厚度大于 4mm 并且回声减低,可提示为足底筋膜炎。急性期时,彩色多普勒显示足底筋膜内可探及血流信号。这主要是因为患侧足底筋膜局部由于长期的慢性炎症反应,筋膜组织水肿,因而导致其筋膜厚度增加。除了足底筋膜厚度增加的变化外,炎症水肿周围还可见到低回声区域,这也是诊断慢性足底筋膜炎的依据之一。肌肉骨骼超声诊断,可以观察到患者足底筋膜炎症的位置、低回声区域,为临床治疗提供了科学的依据及相应的指导意义。

5. 超声剪切波弹性成像

超声剪切波弹性成像在足底筋膜炎的诊断中也具有一定的价值,研究发现足底筋膜炎患者的足底筋膜跟骨止点处弹性模量值比距离跟骨止点处 1cm 的筋膜弹性值低,表明足底筋膜炎时跟骨止点处足底筋膜的硬度较周围的正常筋膜组织变软。

6. 超声造影

超声造影检查是一种帮助二维超声诊断疾病的重要方法,当然足底筋膜炎也可通过超声造影帮助诊断。正常的足底筋膜超声造影时所展现出来的是一个乏血供的结构。由于炎症的病理基础就是红肿热痛,而当足底筋膜存在炎症时,新生的毛细血管增多,超声造影则显示出足底筋膜内形成了大量的新生血管,因此,超声造影在足底筋膜炎的诊断中也具有一定的价值。

近些年来超声诊断,MRI 诊断也不断被运用于慢性足底筋膜炎的评估中来,大大提升了临床诊断、评估的精准度。其中,超声诊断因具有无创、便捷、廉价、实时动态检查及短期内可重复检查更是得到了广泛的推广与应用。

对足底筋膜炎的诊断而言,影像学检查不是必需的。当医护人员有疑问时,影像检查非常有用,用来排除可能引起足跟痛的其他原因或者对足底筋膜炎进行确诊。在最近的一项研究中,Osborne 等对患者足 X 线侧位片的改变进行了评估,并与对照组对比。试验组 27 例,均为足底筋膜炎患者,对照组 79 例,由一个单盲观察者对非负重位的 X 线进行评估。研究发现:试验组的 85% 与对照组的 46% 发现跟骨骨刺。而足底筋膜炎组别的两个最好的指标,敏感性为 85%,特异性为 95%。研究者得出如下结论:跟骨骨刺不是区分两组差别的重要特征;当需要影像学检查时,侧位非负重位的 X 线片是评估组织改变的首选。

五、鉴别诊断

（一）骨挫伤

有外伤史，骨损伤隐匿，病变区出血、水肿、骨小梁断裂，X线片及CT易漏诊，MRI可见骨髓水肿。

（二）软组织，原发性，或转移性骨肿瘤

无年龄限制，表现为骨或关节疼痛、骨性肿块以及肢体功能障碍，局部压迫或畸形表现。X线片可见骨质破坏，恶性的有骨膜反应，CT、MRI、ECT可帮助判明肿瘤的部位和范围。

（三）佩吉特病

即畸形性骨炎，好发于中老年人，表现为背部、股骨、胫腓骨等疼痛、畸形，并发心血管系统、高钙血症和高钙尿症、耳聋、皮肤病变甚至恶变，血ALP升高，X线片可见骨质破坏、骨质疏松、溶骨表现，组织学可见成骨细胞和破骨细胞活动均增强，破骨细胞内可找到核内包涵体。

（四）Sever病

即跟骨骨骺软骨病，好发于8~14岁少年，女多于男，表现为足跟后部疼痛、肿胀、压痛，轻度跛行，X线片可见跟腱附着处有软组织肿胀，跟骨体与骨突之间的间隙增宽。

（五）S_1神经根病变导致的反射痛

表现为S_1神经根支配的足底部放射性疼痛，腰椎CT或MRI可见神经根受压表现。

六、康复治疗

（一）运动治疗

足底筋膜炎主要是由于机械负荷过重和足底筋膜过度劳累所致。在足底筋膜炎的物理治疗上，主要以减轻足底筋膜炎的压力为主。

1. 筋膜松解技术

在临床上研究表明小腿的松解，跟腱的松解及足底筋膜的松解对足底筋膜炎有明显的效果。Digiovann等对82例经过足底筋膜的松解治疗的足底筋膜炎患者进行了长达两年的随访，结果显示94%患者疼痛好转，77%患者可完全不受限制参与日常活动。Rompe等在一项随机对照试验中将102例急性足底筋膜炎患者分为足底筋松解治疗组及放射状冲击波治疗组，经过15个月的随访，结果显示筋膜松解疗效明显优于放射状冲击波治疗组。

跟腱张力与足底筋膜负荷密切相关。有相关研究表明患有后足紧张和腓肠肌挛缩的患者踝关节活动范围减小，并且发生足底筋膜炎的风险增加。Cychosz等研究发现腓肠肌的松解是足部和踝部病变的代表性治疗方法。他们还发现了腓肠肌松解对中足和前足疼痛缓解的明显疗效。Abbassian等研究了21例高跟鞋女性患有足底筋膜炎进行侧腓肠肌松解，进行一年的回访。他们发现，研究中81%的患者在最终随访检查中报告总疼痛有明显缓解，恢复快，总体发病率低。据多数研究证明筋膜松解对足底筋膜炎有显著的疗效，其中包括胫骨前肌的松解，胫骨后肌的松解，小腿三头肌的松解，跟腱松解及足底筋膜松解。

（1）胫骨前肌的松解

胫骨前肌起于外侧面肌腱向下部略偏向内走行，止于第一楔骨内侧及第一跖骨。它可以抬高足底内侧的足弓，使足底筋膜的压力变大，这样我们在日常步行、跑步及上下楼梯时

更容易得足底筋膜炎。胫骨前肌的松解：让患者仰卧位，治疗师手握拳然后用指间关节沿着胫骨前肌的走向从下往上松解并且使患者做一个趾屈的动作。

（2）胫骨后肌的松解

胫骨后肌起于胫骨后面，其肌腱经过内踝后部，紧贴跟骨内侧面，行于载距突之上，最后止于足舟骨粗隆和3块楔骨上面。胫骨后肌是足底筋膜的重要组成部分，胫骨后肌的紧张会造成足底筋膜的张力变高。胫骨后肌的松解：患者仰卧位，下肢髋关节略外旋，治疗师用拇指沿胫骨后肌的走向从下往上松解。

（3）小腿三头肌的松解

小腿三头肌由腓肠肌和比目鱼肌组成，腓肠肌位于小腿的浅层起于股骨下部，止于跟腱，比目鱼肌被腓肠肌覆盖，起于股骨与腓骨后面，与腓肠肌肌腱共同止于跟腱。小腿三头肌过于紧绷往往会导致脚的背屈活动度受限，而在步行中脚踝的背屈活动度受限会导致脚旋前的代偿来增加在步行过程中的推进力量。这种足旋前的代偿也会导致足底筋膜的张力变高。小腿三头肌的松解：患者俯卧位，治疗师可以把自己的大腿放于患者小腿下使患者下肢膝关节略屈曲45°，治疗师用双手的拇指沿小腿三头肌的走向从下往上松解。

（4）跟腱的松解

跟腱上连于小腿三头肌肌腱下止于跟骨。跟腱在步行中会被拉长或缩短，在一些强度较大的运动中跟腱甚至会出现一部分的撕裂以及跟腱自我的修复，在这个过程中会有一部分的软组织会发生粘连，来限制跟腱的活动。跟腱的活动度下降也会导致足底筋膜的张力变高。跟腱的松解：患者俯卧位，双脚置于治疗床外，用自己的膝盖抵住患者前足底部使足带背屈，治疗师双手握勾拳用指间关节对置于跟肌腱内外侧沿跟腱从上往下松解和沿内外踝至跟骨连线松解以及足内外两侧趾跟骨松解。

（5）足底筋膜的松解

它由致密的胶原纤维组成，这些胶原纤维主要是纵向的，尽管有些纤维是横向和斜向的。足底筋膜主要起源于内侧跟骨结节，并通过几次滑脱远端连接到足底前掌和内侧与外侧肌间隔，其中跟骰足底韧带、足底长韧带、跟舟足底韧带以及趾长屈肌、姆长屈肌、胫骨后肌、足底固有肌等软组织都是足底筋膜的重要组成部分。足底筋膜主要提供足部的减震及稳定。足底筋膜松解：患者俯卧位，双脚置于治疗床外，用自己的膝盖抵住患者前足底部使足带背屈，治疗师握勾拳用指间关节置于足底筋膜从上往下松解。

2. 关节松动术

足底筋膜炎不仅会有疼痛而且会降低踝关节的活动度及稳定度。有相关研究表明，炎症及神经细胞因子会影响局部组织痛觉过敏，也会使关节活动度受到影响。改善踝关节活动性可以功能性的改善踝关节生物力学，从而减少疼痛肌腱的异常负荷。在 Dhinu J. Jayaseelan 等对三位有足跟痛的患者研究中表明关节松动可以明显改善踝关节活动度降低疼痛，并且可以提高单脚跟腱抬高的运动表现。足底筋膜炎关节松动包括：踝关节向后松动、距下关节侧向滑动、第一跗跖关节前后滑动、腓骨头向前松动、外踝向后松动、踝关节分离手法和距下关节分离手法。

（1）踝关节向后松动

患者仰卧位，下肢踝关节置于治疗床外，治疗师站于病患侧用一只手固定距下关节并做踝关节的分离，另一只手用虎口置于踝关节的关节面并沿关节面方向做向下的松动。

（2）距下关节的侧向松动

患者俯卧位,下肢踝关节置于治疗床外并用毛巾垫高,治疗师站于病患侧用一只手固定踝关节,另一只手置于跟骨然后将跟骨由内向外推及由外向内推,做距下关节向内侧滑动及向外侧滑动。

（3）第一跖趾关节趾屈滑动

患者仰卧位,髋关节与膝关节屈曲,或者采用坐姿膝关节屈曲置于治疗床外,足跟放松置于治疗师大腿上。治疗师用一只手固定前足,另一只手置于第一跖趾关节的关节面,并沿关节面方向施加一个向下的力,增加趾屈的活动度。

（4）第一跖趾关节背屈滑动

患者俯卧位,膝关节屈曲,治疗师用一只手固定后足,另一只手置于第一跖趾关节的关节面,并沿关节面方向施加一个向下的力,增加背屈的活动度。

（5）腓骨头向前松动

患者俯卧位,膝关节屈曲,治疗师用大腿置于膝关节下,用一只手固定于外踝,用另一只手置于近端腓骨头沿关节面向前松动。

（6）外踝向后松动

患者仰卧位,下肢踝关节置于治疗床外,治疗师用一只手固定中足使踝关节背屈,另一只手置于外踝沿关节面方向做向后松动。

（7）踝关节分离手法

患者仰卧位,下肢踝关节置于治疗床外,治疗师用双手小指或环指卡住距骨,沿脚背的方向做关节分离。

（8）距下关节分离手法

患者仰卧位,下肢踝关节置于治疗床外,治疗师一只手置于脚背,另一只手固定跟骨,沿跟腱的方向做关节分离。

3. 跟腱牵伸训练

牵伸训练可以减轻疼痛,有助于关节活动度的改善,但与疼痛其他干预措施比较效果并不知晓。牵伸是否有效,不同的研究结果不同。部分研究显示牵伸运动或其他干预方式结合的作用微乎其微,也有研究表明牵伸运动有很好的治疗效果。在上述研究中,有些只是简单的说明是主动或被动的方式,牵伸的频率、重复次数、牵伸持续时间并没有统一的标准。但牵伸如果超过痛阈则会导致症状加重,因此在进行牵伸时一定要注意软组织本身的应激特征。

一些研究表明,小腿肌肉牵伸在短期和长期随访中能有效管理足跟痛。Young（2001）、Porter 等（2002）进行了一项前瞻性的盲法研究,文中具体描述了牵伸的方式,频率及次数。患者针对小腿肌群进行自我牵伸每天 3 次,每次拉伸重复 5 次,间歇伸展 20s,然后休息10s。小腿肌肉的自我牵伸以站立姿势进行,患侧脚远离墙壁,双脚位于一条直线上。牵伸腓肠肌患侧腿膝盖保持完全伸展,牵伸比目鱼肌患侧腿的膝盖弯曲。在维持这个姿势的同时,患者倾斜保持这种姿势脚跟在地板上,直到小腿和跟腱有牵拉感。Nguyen（2010）研究发现小腿肌肉牵伸训练联合下肢神经松动术能有效的改善足跟痛,其治疗的理由是增加神经组织的延展性。

4. 足跖筋膜牵伸训练

在足跖筋膜患者中,6~10 个月保守治疗成功率为 90%。因非手术治疗成功率高,美国骨科外科协会推荐诊断为足跖筋膜炎患者在外科手术干预之前至少行 6~12 个月非手术治疗。非手术治疗的目的在于减少疼痛、改善功能以及缩短症状时间。针对足跖筋膜炎的治疗有多种方式，其具体治疗方式各不相同，Eda Cinar 等（2018）具体描述了足底筋膜的牵伸方式，其方式为：患者取坐位，患侧腿放置在健侧膝盖上，抓住脚趾底部将它们拉向胫骨直到足弓或足底筋膜有明显牵伸感，在这个位置维持 30s。患者每天进行 3 次伸展运动，重复10 次，为期 3 周。

5. 高负荷力量训练

有证据表明高负荷力量训练对与改善足底筋膜炎疼痛、功能是明智的选择。有研究表明在一项高负荷力量训练改善足底筋膜炎患者的预后中发现，48 名患者随机分成两组，每组 24 人，一组进行足底筋膜特异性牵伸，另外一组进行高负荷力量训练。患者在楼梯口或者类似的地方进行训练，毛巾卷（卷一半）或者折叠的 T 恤垫于脚下，单侧脚跟抬高，足趾收缩抓紧毛巾卷或者 T 恤，确保患者的脚趾最大背伸是在足跟上抬最高处。患者每隔一天进行一次锻炼，持续 3 个月。每次足跟上抬 3s 向心收缩和下降 3s 离心收缩与 2s 等长收缩（暂停在足跟上抬的最高点）。3 个月后的随访，随机分配到高负荷力量训练的患者中，足底筋膜炎的改善提高了 29 个百分点。

高负荷力量训练的另一个优势，可以增加踝关节背屈肌力。踝关节背屈肌力下降先前已在足底筋膜炎患者中发现。先前的研究表明足底筋膜炎患者踝关节背屈受限。虽然没有很多文献研究表明，但当患者不断被动增加跖趾关节和踝关节背屈角度时，这项训练似乎能增加关节活动范围。

尽管高负荷力量训练有效，但很大一部分患者在治疗后仍有症状和疼痛，因此治疗这些还需要更多的临床试验研究。这与先前的随机试验和常见发现类似。

（二）理疗

1. 超声波

超声波其主要治疗作用是镇痛解痉、松解粘连、软化瘢痕、消炎止痛、刺激组织再生等功能，研究发现足跟痛中筋膜的厚度与晨起疼痛存在相关性，持续性的软组织水肿导致足跟痛患者晨起第一步疼痛更明显，超声波可有效减少足跟筋膜厚度，消炎、消肿、止痛。

超声波治疗足跟痛是临床非常常用的治疗方法，Li X 等主张将超声波治疗作为替代治疗的备选方案，但其临床疗效有相互矛盾的结果。Crawford 和 Snaithand Zanon 研究表明超声波治疗足底筋膜炎并没有比安慰剂更好，Katzap Y 等人将治疗组采用足底筋膜和小腿肌肉的拉伸和超声波治疗，而对照组采用相同的拉伸运动和假超声波治疗，结果表明治疗性超声波对足底筋膜炎的治疗无明显改善，作者建议将治疗性超声排除在足底筋膜治疗之外。Shashua A 的研究结果得出同样的结论，拉伸与超声波治疗足跟痛时症状无明显差异，因此在 2014 年足底筋膜炎的治疗指南中并没有将超声波治疗纳入其中。

2. 射频技术

射频电流是一种频率为 100kHz～3MHz 的高频交流电，射频热凝靶点技术治疗足跟痛主要是对周围组织进行减压，同时使局部温度在短时间内升高，从而改善局部循环，消除和缓解疼痛，并且热凝效应还有利于炎症因子、致痛因子、神经痛觉感受器的灭活和水肿消除。射频治疗足跟痛与体外冲击波治疗均可降低疼痛和改善行走能力，治疗结果无明显差异。射频还可以通过使腓肠肌的触发点失活，减轻腓肠肌痉挛，可以改善足部功能，促进足部的整体健康，而应用脉冲射频在足跟疼痛管理方面具有良好表现，表现为较高的 FHSQ-pain 评分。常规射频可能会导致疼痛加重，甚至引发新的疼痛，而脉冲射频可明显减少不良反应的发生。且与热射频相比,脉冲射频在同一神经上能更快的实现有效镇痛作用,但其治疗效果和所需的射频剂量有待进一步试验研究。

3. 激光

激光可使疼痛刺激减弱。激光照射后神经细胞膜电位超极化,具有膜稳定作用,血管扩张致局部血流改善,白细胞游走和吞噬功能增强,达到消炎镇痛作用。研究表明在 MRI 显示上,激光可有效降低筋膜厚度,在疼痛改善和功能恢复上优于超声波治疗,且与冲击波治疗无明显差异,更有学者表示低强度的激光治疗可能是治疗足跟痛更好的选择,但是还需要更多的综合性证据来证明。低强度激光有利于增加体力活动和耗氧量,减少肌肉疲劳或损伤,激光照射神经节可抑制电刺激节前神经的突触传导,可使刺激的传导抑制,且与照射时间有关系。Macias 等研究表明,与安慰剂相比,低强度激光治疗足底筋膜炎是一种有前途的治疗方法。他们发现 VAS 疼痛评分有了显著降低,患者满意度也很高。动物实验研究表明,低强度的激光治疗可显著降低促炎 IL-1b 细胞因子表达,并且可使 IL-6 水平升高,而 IL-6 在肌腱愈合中有关键作用。低强度激光的抗炎作用和生物刺激作用显著增强了肌腱病变的耐受力,又对肌腱的僵硬无影响。其原因可能是低强度激光通过增加线粒体中细胞色素 c 氧化酶的活性来诱导哺乳动物细胞的光化学作用,而线粒体中细胞色素 c 氧化酶的活性反过来又调节促炎和抗炎介质的产生。低强度激光联合冷冻治疗可产生抗炎增效作用,生物力学和组织学结果表明,治疗顺序至关重要。低强度激光治疗前的冷冻治疗可诱导积极的相互作用,其力学行为与健康肌腱最为接近,组织学外观接近正常。而低强度激光术后冷冻治疗的力学行为和组织学评分均为各组中最低。

4. 直流电药物离子导入疗法

直流电可以促进局部小血管扩张,局部血液循环改善,加强组织营养,提高细胞的生活能力,加速代谢产物的排除,促进炎症消除,提高组织功能,其治疗是将直流电和药物的综合,除药物作用外,同时具备直流电的作用,其疗效比单纯药物或直流电疗效好,对于足跟痛有学者采用 5% 醋酸溶液离子导入并配合贴扎及足底筋膜拉伸,与单纯贴扎及足底筋膜拉伸比较,在疼痛减轻和功能改善上具有额外的优势。Ivano A Costa 等人对患有慢性足底筋膜炎的女性足球运动员进行了研究,治疗包括醋酸离子导入和康复方案、超声、运动贴片、定制矫形器和软组织疗法的结合,症状得到解决,并在 6 周内完全恢复活动。随访 2 个月后无明显症状复发。研究表明醋酸离子电泳结果良好,与采用单一方法治疗相比,醋酸离子电泳联合保守治疗可在较短的时间内促进康复。

5. 低频脉冲电疗法

哺乳动物运动神经的绝对不应期多在 1ms 左右,因此频率在 1 000Hz 以下的低频脉冲电的每个脉冲都可能引起一次运动反应。低频电疗法就是应用 1 000Hz 以下的电流治疗疾病的方法,其生理作用和治疗作用主要是通过破坏细胞膜极化状态,引起肌肉兴奋,促进局部血液循环,达到消炎镇痛的作用。AlotaibiAK 研究了单相脉冲电流联合足底筋膜拉伸对足底筋膜炎的影响,他们发现单相脉冲电流在缓解足跟压痛及功能恢复上与加上筋膜拉伸无明显差异,说明每周 3 次的电刺激相当于拉伸,并且电刺激可能是更有效的治疗方法,并且在治疗时间上更具有优势。

6. 非侵入性互式神经刺激

Razzano C 等选择用非侵入性互式神经刺激治疗慢性足底筋膜炎,纳入研究的患者已经接受了 6 个月的物理治疗、使用脚垫和服用非甾体抗炎药。研究者们选择在组织阻抗较低的区域施以神经刺激,可明显提高疗效。运用非侵入性互式神经刺激与体外冲击波进行对照,研究发现二者短期疗效显著。在广泛的物理治疗方法方案中,他们选择患者满意度作为评价标准,因为它不仅考虑了疼痛的缓解,还考虑了结束治疗所需的侵入性、成本和时间,更有利于提高患者的依从性,研究发现非侵入性互式神经刺激相比于体外冲击波有更高的满意度,大于90%的患者在随访4周和12周时均对结果完全满意,他们分析这种皮肤刺激镇痛机制可能是在节段性和降压性抑制以及局部调节,具体还需进一步试验验证。

7. 电解法

Fernandez-Rodriguez T 的一项前瞻性随机试验研究超声引导经皮穿刺电解法治疗足跟痛,研究表明超声引导下的电解法在短期(0~3个月)和中期(3~6个月)均有效,相较于安慰剂组可有效缓解疼痛和改善足部功能,而且其临床疗效没有随着时间的推移而下降。其原因可能是由于电解法可在一定程度上影响足底筋膜的再生,使得其不仅仅是短期的缓解疼痛,随访3~6个月效果更佳。

8. 体外冲击波疗法

体外冲击波疗法(ESWT)是目前一种治疗骨与肌组织疾病的新兴治疗方法,属于一种非侵入性的治疗方式,对足底筋膜炎的治疗安全有效。

ESWT主要是利用其产生的脉冲声波,在短时间内将一种高压强、宽频、固定传播能量的声波作用于机体患处,用于骨科、泌尿外科、康复医学领域。ESWT治疗机主要分为压电式、电磁波式、液电式、气压弹道式四种治疗模式,分别通过反射体或探头将能量作用于治疗患处,促进完成碎石、促进骨组织生长、加速患处的组织愈合,达到治疗目的。

(1)ESWT治疗足底筋膜炎(PF)的原理

ESWT治疗PF主要从缓解疼痛、松解组织粘连、促进组织愈合三方面入手。缓解PF疼痛:ESWT产生的脉冲声波一方面通过大量刺激患处影响机体的细胞膜通透性,进而使突触膜动作电位停止产生,使疼痛信号无法传递;另一方面通过调节机体感受器周围化学介质,而阻滞机体内部疼痛信号的产生与传递,同时能够将神经末梢细胞活性降低,缓解机体内部感受器对疼痛的敏感性。ESWT所产生的不同频率、不同强度的压力能够增加骨、肌筋膜组织间细胞摄氧,调节细胞弹性达到促进组织微循环、松解组织的目的。

(2)ESWT治疗机参数设置

ESWT关于能量高低的界定和治疗时能量的选择目前没有严格的规定,相关治疗指南和诊疗规范也没有明确指出,仅能以文献和临床康复治疗经验为依据。Rompe等根据冲击波中心点能量密度分为低能量($<0.08mJ/mm^2$)、中能量($0.08~0.28mJ/mm^2$)和高能量($>0.28mJ/mm^2~0.6mJ/mm^2$)。Lou等报道ESWT改善足底筋膜炎的有效率从34%到88%不等。

治疗方案:频率5~10Hz,治疗压力250~400 kPa,冲击次数2 000次,手持压力中到高,治疗次数3~5次,治疗时间间隔7d。患者坐位或俯卧位,查体确定压痛最明显的部位并标记,冲击部位涂耦合剂,一手持手柄一手固定患者足部。

Richard L 等研究对82名慢性PF患者ESWT治疗进行了回顾,平均随访期为(42 ± 22)个月,在最后一次随访时,87%的患者表示ESWT成功,使用ESWT缓解85%多患者的疼痛。Patrick C 等研究35名患有慢性足底筋膜炎的患者,使用ESWT治疗,减轻疼痛及改善功能效果明显。Purcell RL 等使用ESWT治疗34名PF患者,证明在短期随访后PF成功减轻疼痛并改善功能水平。Rompe等应用ESWT治疗30例PF患者,所有患者的病史超过1年,以1 000个脉冲(0.06mJ/mm²)/次,1次/周,治疗疗程为3周,治疗效果明显,患者足跟患处疼痛明显缓解、足踝部功能得到了提高。Wang 等使用 ESWT 治疗 79 例 PF 患者,进行了长达 1 年的随访,75.3% 的患者认为 ESWT 治疗效果明显,治疗后没有再出现过疼痛、局部不适等相关症状,18.8% 的患者认为 ESWT 的治疗是具有显著作用的,病情得到了较大的缓解,仅有 5.9% 的患者觉得 PF 部分症状缓解。

Wheeler 等研究了 ESWT 治疗 35 例 PF 患者,虽然足部相关症状得到了改善,但患者在总体健康指标、焦虑抑郁评分及活动水平方面未能得到有效的调节。而现今人们对医疗的需求不仅仅存在于生理层面,心理的健康亦不容忽视。Sun 等在 2017 年完成的一项荟萃分析中纳入 9 项研究,共涵盖 935 例 PF 患者,研究结果显示聚焦冲击波能够显著缓解患者足部疼痛,但如果需要得出 ESWT 治疗有效性的结论仍应进行额外的研究证实。

ESWT 与手术治疗相比具有无创性,与药物治疗、超声等相比具有高效性,与其他中药熏蒸、足浴疗法相比具有耗时短、方法简便等优势,所以从整体而言,ESWT 治疗能够在今后成为治疗 PF 的一线疗法。

（三）介入治疗

1. 传统封闭治疗

一般在理疗及非激素口服药物治疗作用不佳时,采用激素治疗。目前临床最普遍、短期疗效明确的是注射皮质类固醇。皮质类固醇是一类在急慢性炎症条件下均可起作用的药物,在急性炎症中可以缓解局部的充血肿胀,在慢性炎症中,可以抑制前列腺素介导的炎症和疼痛。此外,激素还可以干扰成纤维细胞增殖,从而在一定程度上能够提高疗效。对于慢性足底筋膜炎患者,皮质类固醇已被证实及成功使用,Tatli 等系统回顾分析认为皮质激素注射短期内疼痛缓解明显(1 个月),皮质激素联合足底筋膜牵伸能够明显缓解疼痛,同时筋膜的厚度也会变薄。

皮质类固醇注射治疗慢性足底筋膜炎的疗效已经被证实与肯定,短期内减轻疼痛的效果明显,临床操作重要的是注射部位的选择,传统封闭治疗没有超声图像引导,完全根据患者的疼痛部位、医者的解剖知识及临床经验进行操作。患者入科后,取俯卧位,足跟朝上,踝关节屈曲 90°,常规消毒铺巾。通常临床注射医师叩击足内侧面跟骨远端的软组织,寻找最大压痛点或者肿胀点进行定位,主观感觉针尖到达病变部位然后一边退针一边缓慢而均匀地给药,注入选用的药液,注射时要避免将药物注入足底脂肪垫,以及足底筋膜内部。注射后大部分患者可以选择适当的方式放松筋膜,减轻疼痛。

皮质类固醇药物注射会出现一些不可预测的不良后果,因传统封闭治疗完全依据医者个人经验进行注射治疗,存在个体疗效差异大,容易复发等不良效果。此外,如果注射部位错误,还可以导致筋膜变脆引起撕裂、药物残留致使脂肪垫变薄萎缩以及不可预知的局部脓肿,甚至骨髓炎等。

2. 血小板富集血浆注射疗法

近年来,血小板富集血浆注射疗法作为治疗足外髁疾病上的新兴技术的代表,越来越受到重视,在足底筋膜炎的治疗中有良好的发展前景。Andia 等的研究中发现血小板富集血浆含有的肝细胞生长因子可以抑制疼痛相关前列腺素及环氧酶 1、环氧酶 2 的表达,从而调节细胞及局部外周的反应来减轻疼痛。还有研究表明它可以在一定程度上促进肌腱细胞增殖,增加胶原合成,促进外基质的重建,进而影响肌腱再生,从而达到治愈的效果。血小板富集血浆含有多种细胞因子,根据提取工艺技术及流程的不同,不同制剂当中含有血小板数,白细胞数、红细胞数都有所不同,临床上根据病情选择不同的制剂。

血小板富集血浆具有富集间充质干细胞的特性,促进软组织修复的特性,越来越多地被运用到足底筋膜炎的治疗。现代注射技术常借助图像引导来进行,这样提高注射部位的准确性,提高疗效,减少个体疗效差异。患者入科后,取俯卧位,足跟朝上,踝关节屈曲90°,常规消毒铺巾。将彩色超声探头置于跟骨结节处,长轴切面观察足底筋膜呈鸟嘴样起自跟骨,条索样向远端延伸,此时超声引导下选择穿刺点,确定进针方向,针尖在超声引导下准确到达跖筋膜表面时,注入选用的混合药液。注射后患者可以选择适当的方式放松筋膜,减轻疼痛。

关于血小板富集血浆对慢性跟腱炎的治疗作用,Devos 等报道了一项随机双盲对照研究,他们将 54 例慢性跟腱炎患者随机分为两组,实验组给予血小板富集血浆经皮跟腱内注射,对照组给予生理盐水注射,治疗后随访结果表明两组患者在预后没有明显统计学差异。一年后跟腱超声随访证明,在跟腱新生血管、跟腱前后径及腱性结构整体表现方面两组患者也没有明显统计学差异。而在治疗足底筋膜炎方面,Ragab 和 Othman 报道了 25 例足底筋膜炎患者接受血小板富集血浆经皮注射治疗后 10 个月随访的临床疗效。所有随访患者在疼痛缓解程度和功能恢复程度方面具有显著提高,90% 的患者在治疗后 2 周对疗效非常满意。

在传统封闭疗法与新兴血小板富集血浆注射疗法的比较中,1 年后 77.9% 的患者没有再发症状。Aksahin 等分别应用血小板富集血浆和皮质类固醇治疗足底筋膜炎。这项随机双盲 研究表明,这两种方法对治疗足底筋膜炎均具有良好的临床疗效,而且二者无显著统计学差异。考虑到皮质类固醇药物治疗的潜在风险,故血小板富集血浆可以作为更优选择。还有在近期一项包括 50 名慢性足底筋膜炎患者的研究中,Say 等对比了血小板富集血浆和皮质类固醇类药物对慢性足底筋膜炎的疗效,结果发现血小板富集血浆在缓解疼痛及恢复患足功能方面相比于皮质类固醇类药物具有更好的疗效。在治疗慢性跟腱炎、慢性足底筋膜炎以及距骨软骨损伤方面,血小板富集血浆的近期乃至中远期疗效得到肯定。在不远的将来,随着更多的临床试验、更长的临床病例随访以及血小板富集血浆制备技术的成熟和标准化,血小板富集血浆在足踝疾患的治疗过程中将发挥更加重要的作用。

(四)矫形用具

1. 矫形器

足底矫形器是来改善足部结构,减少站立和走动期间的组织压力,以提高足内侧纵弓的能力,减少步行时的特定不平衡,从而减轻患者的疼痛。在足底筋膜炎保守治疗中,足矫形器是足底筋膜炎治疗的最佳选择。Moyne-Bressand S 等对 10 名患有足底筋膜炎不到 1 年的患者,佩戴矫形器治疗随访 9 周,患者 3 周后疼痛明显减轻。这表明在佩戴足底矫形器后,患者疼痛减轻。Bishop C 等研究 60 名单侧足底筋膜炎患者,使用定制足矫形器和新运动鞋,12 周内平均 24h 疼痛和足底筋膜厚度的变化,结果表明,足矫形器可在 12 周内改善第一步疼痛并减少足底筋膜厚度。

使用足矫形器的治疗在临床试验中已被证明是有效的,尽管足矫形器发挥其作用的机制尚不清楚。Whittaker 等结论是,无论是使用预制矫形器,调节矫形器还是定制矫形器,在足跟痛患者中使用足矫形器在中期(7 至 12 周)12 周是有益的。相比之下,Rasenberg N 等调查了 20 项不同类型足矫形器,数据汇总显示,假性矫形器与定制矫形器改善疼痛并无差异,与手术或其他保守治疗相比,足矫形器在改善疼痛和功能方面并不优越。Rasenberg 等结论认为足部矫形器在改善疼痛或功能方面并不比使用大量相同证据的假手术或其他保守治疗更有效。从表面上看相互矛盾,这表明目前的研究显示有利于足矫形器,但需要进一步的高质量随机对照试验来解释这种效应在临床管理方面是否重要。

2. 矫形鞋垫

根据患者的足型进行矫形鞋垫的制作,让患者坐下,通过患者半负重的形式来获得标准的患者足型,再运用高温矫形器进行阳膜的制作和整修,待矫形鞋垫制作完成后,将其附贴在患者的足跟部,使其在患者的足跟部内外侧进行附贴,从而达到矫形的目的。

(1)矫形鞋垫治疗足底筋膜炎的临床研究

近年来,有大量研究证明矫形鞋垫的介入可有效缓解足底筋膜引起的疼痛,有助于患者足部功能的恢复。Wrobel 等为了探究矫形鞋垫对 PF 的治疗效果,对 77 名病程为 1 年以内的足底筋膜患者进行了一项双盲临床随机对照试验,12 周后结果发现矫形鞋垫可有效缓解疼痛,且步行时间、身体平衡以及体能活动均有明显提高。

(2)矫形鞋垫治疗原理

Wu FL 等研究指出矫形鞋垫可通过增加前足的受力来降低后足受力,从而缓解足跟痛症。此外,软质足跟垫可缓冲行走过程中地面对跟骨的作用力,而跟骨处开孔的鞋垫则可使受累处悬空,减少压力刺激,从而缓解症状。另外矫形鞋垫通过刺激足底神经进而达到改善表皮感觉和本体感觉的作用,基于这一原理,为足底给予趋于正常的压觉和触觉信息输入,使足底表皮感觉增强,并将这一趋于正常的感觉输入反馈于本体感觉,使身体平衡能力得到改善。

(3)矫形鞋垫与其他相关疗法疗效

俞沁圆通过比较矫形鞋垫与跟腱和足底筋膜牵拉治疗对 PF 的短期疗效,对 90 例足底筋膜炎患者进行分组,观察组运用矫形鞋垫治疗,对照组运用跟腱和足底筋膜牵拉治疗法对患者进行治疗,研究发现二者对 PF 的短期均有显著疗效,疼痛与行走时间均有显著改善。但是,矫形鞋垫对于足底筋膜炎患者的近期疗效明显优于跟腱和足底筋膜牵拉治疗法。

通过研究比较量身定制矫形鞋垫与预定制鞋垫、夜用牵拉板对 PF 的疗效,3 个月后发现 3 组之间疗效无明显差异,但研究失访率较高(24%)。与其他疗法相比,矫形鞋垫所获的短期疗效相差不明显,且其使用的依从性可高达 90% 以上。最新研究中,Rasenberg N 等研究定制矫形鞋垫治疗足底筋膜炎的效果中,将 185 名患者随机分为两个平行组。一组接受定制的鞋垫,一组接受安慰剂鞋垫。主要结果是静息时疼痛严重程度和活动期间 0~10 数字分级评分法从基线到 12 周随访的变化。次要结果包括 6 周、12 周和 26 周的足功能(根据足部功能指数),6 周、12 周和 26 周的恢复,测量将在基线和随访 2 周、4 周、6 周、12 周和 26 周进行。定制矫形鞋垫这种新型研究方法,具体的效果还待临床的进一步研究。

(五)干针治疗

干针是近年来用于治疗足底筋膜炎的另一种非药物治疗方法,越来越多地被康复医师使用。研究已经证明了保守治疗在减少与足跟痛相关的痛苦状况方面的积极作用。而其他随机对照研究显示干针可能比更保守的方法有更大的潜在好处。干针可使疼痛明显改善。肌筋膜触发点刺激用于治疗肌肉骨骼疼痛。根据临床试验的 Meta 分析结果,干刺和针刺肌筋膜触发点在治疗肌肉骨骼疼痛方面略优于安慰剂。科切特等人描述了与假性干刺患者相比,进行真正干针治疗的患者足跟疼痛明显减轻。同时,Eftekharsadat 等人表明,与安慰剂相比,干针疗法在治疗 4 周后改善了疼痛和表现标准。Tillu 和 Gupta 发现,18 名足跟疼痛的成年人在接受为期 4 周的中国针灸治疗后,小腿和脚后跟区域干针刺 2 周(每周 1 次),足跟疼痛得到了显著改善。

干针刺可以通过影响 MTrP 周围的生化环境和局部血流来影响疼痛,最终影响中枢神经系统。Shah 等发现干针刺可以显著降低 MTrP 周围 P 物质和降钙素生成肽的浓度。在引发局部抽搐反应(尽管只是暂时的)后,研究对象出现了颈部肌筋膜疼痛。在动物模型中,Hsieh 等人发现单次干针刺干预股二头肌后,P 物质水平降低,局部组织和血清内啡肽水平短期升高,提示干针刺具有短期镇痛作用。Cagnie 等发现,在 MTrP 上斜方肌内进行一次干针刺干预后,取针后 15min,MTrP 附近的血流量和血氧饱和度均增加。有人提出,增加流向该区域的血液可能有助于消除引起疼痛的物质。除局部效应外,干针刺还可通过影响神经机制产生镇痛作用。在最近的一项荟萃分析中,Chae 等人发现,针刺引起的大脑活动变化与疼痛的感觉、认知和情感维度有关。控制触觉刺激,包括使用的非穿刺假针,与这些区域相关的结构的活动水平的变化明显低于插入针所产生的变化。现代医学研究证实,穴位针刺一方面可有效缩小炎症张力带,促进局部血管扩张,刺激血液循环和新骨生成,促进肌腱恢复,另一方面还能够有效改善治疗区域的新陈代谢,松解患处钙盐沉积,有利于机体吸收,使该沉积消失,减轻患处疼痛反应,消除水肿,并有助于提高组织的机械负荷。

(六)经皮针电解治疗

物理治疗方法继续发展,包括皮针和电解相结合,称为经皮针电解(PNE),在治疗肌腱病理方面有很好的效果。PNE 技术是一种微创治疗方法,它包括应用电流引起靶组织局部炎症过程。这促进了被感染组织的吞噬和随后的再生。目前,PNE 正被用于临床应用于 MTrP 的管理。从生物学的角度来看,似乎可以合理地假设,由于针的机械效应,受试者可以表现出更好的效果,当电解效应加入针提供的机械刺激时,病人可能会受益更多。

(七)中医药治疗

1. 针刀疗法

针刀主要发挥局部治疗作用,通过切割肌筋膜或者人体非固有支持系统,达到减张减压、调节局部力学平衡、促进局部组织修复的治疗目的。针刀作用于局部病灶,会造成局部组织细胞损伤、切断周围神经末梢,因为被损伤的组织细胞相对整个人体数量非常少,被切断的神经末梢的功能可以被局部其他神经末梢替代,所以对人体的生理功能和生命活动几乎不会产生任何影响。但是机体对于针刀造成的再损伤是非常敏感的,机体会很快启动自我保护和修复功能来对抗超微针刀造成的再损伤,大量修复相关的生物化学物质被输送到局部病灶,加快局部新陈代谢速率,促进局部组织修复,如足跟部脂肪垫因为年龄增长或者长期卧床出现萎缩,针刀的再损伤会激发机体的自我修复功能,刺激局部萎缩的脂肪垫的修复生长,从而使跟痛症的一系列临床症状得以改善。

2. 艾灸治疗

艾灸是用艾绒为材料制成的艾柱或艾条点燃以后,在体表的一定部位熏灼,给人体以温热性刺激以防治疾病的一种疗法。作为中医治疗的常用手段,艾灸已被应用于许多疾病当中,并与针刺合称为针灸。温热刺激是艾灸疗法的核心,艾灸有两大特点为针刺所不及,一是艾灸所用艾绒取自艾叶。《本草纲目》记载:艾叶苦辛,性温,熟热,纯阳之性,以之灸火,能透诸经而除百病。二是艾灸可作为针刺的补充和延伸,应用于不适合针刺的患者或部位,《灵枢·官能》提到"针所不为,灸之所宜"。因其有温经通络的作用,目前对艾灸的研究主要集中于将艾灸的温热效应应用于经络、穴位,从而发挥其治疗疾病的功效。运动系统疾病和损伤一直是运动医学研究的重点。艾灸对骨质疏松症、关节炎、骨骼肌损伤治疗的研究较为成熟、应用较多,研究显示艾灸对运动系统有保护作用。

3. 针灸并用治疗

针灸并用,可以改善足底血液循环,松解粘连,缓解痉挛,消除无菌性炎症,解除跟前神经的刺激,从而根本减轻或消除疼痛。

4. 中药内服外敷熏洗疗法

有研究表明中药内服可以是治疗跟骨骨折术后肿胀的一种有效治疗措施。通过加热熏洗和热敷的热效应和药物作用,扩张局部毛细血管,加速血液循环,使药物直达病灶。所采用的中医疗法有膏药贴剂,热汤外洗等方法,所用中药有乌梅、川芎、鲜苍耳叶、夏枯草、海桐皮、花椒、归尾、透骨草、红花、白芷等,可根据不同的药物配伍在医师指导下进行配比用药,但应以消炎、镇痛、活血化瘀、通经走络、开窍透骨、祛风散寒等功效为主施治。

（李丽萍）

参 考 文 献

［1］章洁,金毅.慢性盆腔疼痛综合征的神经调控治疗进展.中国疼痛医学杂志,2016,22(2):81-85.

［2］Bhide AA1, Puccini F, Khullar V, et al. Botulinum neurotoxin type A injection of the pelvic floor muscle in pain due to spasticity :a review of the current literature. Int Urogynecol J, 2013, 24(9): 1429-1434.

［3］孟祥虎,卢灿峰,杨竣,等.2011版欧洲泌尿学会(EAU)慢性盆腔疼痛诊断指南(一).中国男科学杂志,2011,25(7):61-64.

［4］李霞,袁航,黄文倩,等.2018年法国妇产科医师协会/法国国家卫生管理局《子宫内膜异位症管理指南》解读.中国实用妇科与产科杂志,2018,34(11):1243-1246.

［5］Turkmen MB, Kocyigit F, Kocyigit A. An unusual cause for a rare neuropathy:pudendal nerve entrapment syndrome secondary to obturator internus muscle edema. Neurol India, 2015, 63(1): 105-106.

［6］Rey D, Oderda M. The first case of robotic pudendal nerve decompression in pudendal nerve entrapment syndrome. J Laparoendosc Adv Surg Tech A, 2015, 25(4): 319-322.

［7］Khoder W, Hale D. Pudendal neuralgia. Obstet Gynecol Clin North Am, 2014, 41(3): 443-452.

［8］Poterucha TJ, Murphy SL, Rho RH, et al. Topical amitriptyline-ketamine for treatment of rectal, genital and perineal pain and discomfort. Pain Physician, 2012, 15(6):485-488.

［9］Bellingham GA, Bhatia A, Chan CW, et al. Randomized controlled trial comparing pudendal nerve block under ultrasound and fluoroscopic guidance. Reg Anesth Pain Med, 2012, 37(3):262–266.

［10］McDonald JS, Rapkin AJ. Multilevel local anesthetic nerve blockade for the treatment of generaluzed vulvodynia: a pilot study. J Sex Med, 2012, 9(11):2919-2926.

［11］Van Boxem K, Huntoon M, Van Zundert J, et al. Pulsed radiofrequency: a review of the basic science as applied to the pathophysiology of radicular pain: a call for clinical translation. Reg Anesth Pain Med, 2014, 39(2):149-159.

［12］Petrov-Kondratov V, Chhabra A, Jones S.Pulsed Radiofrequency Ablation of Pudendal Nerve for Treatment of a Case of Refractory Pelvic Pain. Pain Physician, 2017, 20(3):E451-454.

［13］Deer TR, Mekhail N, Provenzano D, et al. The appropriate use of neurostimulation of the spinal cord and peripheral nervous system for the treatment of chronic pain and ischemic diseases: the Neuromodulation Appropriateness Consensus Committee. Neuromodulation, 2014, 17(6):515-550.

［14］Alonso Guardo L, Cano Gala C, Sanchez Poveda D, et al. Caudal Neuromodulation with the Transforaminal Sacral Electrode（InterStim®）:Experience in a Pain Center Regarding 12 Implants. Korean J Pain, 2016, 29（1）: 23-28.

［15］Perez-Lopez FR, Hita-Contreras F. Management of pudendal neuralgia. Climacteric, 2014, 17（6）: 654-656.

［16］Halder GE, Scott L, Wyman A. Botox combined with myofascial release physical therapy as a treatment for myofascial pelvic pain. Investig Clin Urol, 2017, 58（2）: 134-139.

［17］Kotarinos R. Myofascial pelvic pain. Curr Pain Headache Rep, 2012, 16（5）: 433-438.

［18］Aredo JV, Heyrana KJ, Karp BI, et al. Relating Chronic Pelvic Pain and Endometriosis to Signs of Sensitization and Myofascial Pain and Dysfunction. Semin Reprod Med, 2017, 35（1）: 88-97.

［19］Bedaiwy MA, Patterson B, Mahajan S. Prevalence of myofascial chronic pelvic pain and the effectiveness of pelvic floor physical therapy. J Reprod Med, 2013, 58（11-12）: 504-510

［20］高珊, 孙彩霞, 杨晓丹, 等. 女性慢性盆腔疼痛综合征患者盆底超声影像学改变特征的分析. 中国实用妇科与产科杂志, 2018, 34（02）: 219-223.

［21］Lee DW, Lim C H, Han JY, et al. Chronic pelvic pain arising from dysfunctional stabilizing muscles of the hip joint and pelvis. Korean J Pain, 2016, 29（4）: 274-276.

［22］李杰荣, 刘国庆, 张世林, 等. A型肉毒毒素盆底痛点定位注射在女性盆底肌筋膜疼痛治疗中的意义. 临床泌尿外科杂志, 2018, 33（12）: 950-953.

［23］张鹏. 臀上皮神经卡压解剖基础与针刀松解治疗. 中医外治杂志, 2013, 22（6）:22-23.

［24］EI Shazly O, EI Beltagy A. Endoscopic plantar fascia release, calcaneal drilling and calcaneal spur removal for manegement of painful heel syndrome. Foot（Edinb）, 2010, 20（4）: 121-125.

［25］朱亚平, 唐三元, 杨辉, 等. 跟痛症病因的研究进展. 生物骨科材料与临床研究杂志, 2016, 13（1）: 69-71.

［26］Petraglia F, Ramazzina I, Costantino C. Plantar fasciitis in athletes: diagnostic and treatment strategies. A systematic review. Muscles, ligaments and tendons journal, 2017, 7（1）: 107.

［27］余雪玲, 邓福珠, 张立, 等. 肌肉骨骼超声应用于慢性足底筋膜炎临床诊断的价值探讨. 现代医用影像学, 2017, 26（3）: 801-802.

［28］van Leeuwen KD, Rogers J, Winzenberg T, et al. Higher body mass index is associated with plantar fasciopathy/'plantar fasciitis': systematic review and meta-analysis of various clinical and imaging risk factors. Br J Sports Med, 2016, 50（16）: 972-981.

［29］Cychosz CC, Phisitkul P, Belatti DA, et al. Gastrocnemius recession for foot and ankle conditions in adults: Evidence-based recommendations. Foot Ankle Surg. 2015;21（2）:77-85.

［30］Abbassian A, Kohls-Gatzoulis J, Solan MC. Proximal Medial Gastrocnemius Release in the Treatment of Recalcitrant Plantar Fasciitis. Foot & Ankle International, 2012, 33（1）:14-19.

［31］Jayaseelan DJ, Kecman M, Alcorn D, et al. Manual therapy and eccentric exercise in the management of Achilles tendinopathy. Journal of Manual and Manipulative Therapy, 2017, 25（2）:106-114.

［32］Ulusoy A, Cerrahoglu L, Orguc S. Magnetic Resonance Imaging and Clinical Outcomes of Laser Therapy, Ultrasound Therapy, and Extracorporeal Shock Wave Therapy for Treatment of Plantar Fasciitis:A Randomized Controlled Trial. Journal of Foot and Ankle Surgery, 2017, 56（4）: 762-767.

［33］Katzap Y, Haidukov M, Berland OM, et al. Additive Effect of Therapeutic Ultrasound in the Treatment of Plantar Fasciitis: A Randomized Controlled Trial. Journal Of Orthopaedic & Sports Physical Therapy, 2018,

48(11): 847-855.

[34] Ozan F, Koyuncu Ş, Gürbüz K, et al. Radiofrequency Thermal Lesioning and Extracorporeal Shockwave Therapy: A Comparison of Two Methods in the Treatment of Plantar Fasciitis. Foot & ankle specialist, 2017, 10(3): 204-209.

[35] Ye L, Mei Q, Li M, et al. A comparative efficacy evaluation of ultrasound-guided pulsed radiofrequency treatment in the gastrocnemius in managing plantar heel pain: a randomized and controlled trial. Pain Med, 2015, 16(4): 782-790.

[36] Ulusoy A, Cerrahoglu L, Orguc S. Magnetic Resonance Imaging and Clinical Outcomes of Laser Therapy, Ultrasound Therapy, and Extracorporeal Shock Wave Therapy for Treatment of Plantar Fasciitis: A Randomized Controlled Trial. Journal of Foot and Ankle Surgery, 2017, 56(4): 762-767.

[37] Chetri B, Ali U, Koch M, et al. A comparitive study on effectiveness of taping with iontophoresis and taping alone in chronic plantar fascitis. International Journal of Physiotherapy, 2016, 3(2): 238-241.

[38] Razzano C, Carbone S, Mangone M, et al. Treatment of Chronic Plantar Fasciitis with Noninvasive Interactive Neurostimulation: A Prospective Randomized Controlled Study. Journal of Foot and Ankle Surgery, 2017, 56 (4): 768-772.

[39] Fernandez-Rodriguez T, Fernandez-Rolle A, Truyols-Dominguez S, et al. Prospective Randomized Trial of Electrolysis for Chronic Plantar Heel Pain. Foot & Ankle International, 2018, 39(9): 1039-1046.

[40] Purcell RL, Schroeder IG, Keeling LE, et al. Clinical Outcomes After Extracorporeal Shock Wave Therapy for Chronic Plantar Fasciitis in a Predominantly Active Duty Population. J Foot Ankle Surg, 2018, 57(4):654-657.

[41] Patrick C, Wheeler PC. Extracorporeal Shockwave Therapy Plus Rehabilitation for Patients With Chronic Plantar Fasciitis Might Reduce Pain and Improve Function but Still Not Lead to Increased Activity: A Case-Series Study With Multiple Outcome Measures. The Journal of Foot & Ankle Surgery, 2018, 57(2): 339-345.

[42] DavidJA, Sankarapandian V, Christopher PR, et al. Injected corticosteroids for treating plantar heel painin adults.Cochrane Database Syst Rev, 2017, 6(6):CD009348.

[43] Malanga G, Nakamurra R. The role of regenerative medicine in the treatment of sports injuries. Phys Med Rehabil Clin N Am, 2014, 25(4): 881-895.

[44] Karimzadeh A, Raeissadat SA, Erfani Fam S, et al. Autologous whole blood versus corticosteroid local injection in treatment of plantar fasciitis: randomized, controlled Multicenter clinical trial. Clin Rheumatol, 2017, 36(3): 661-669.

[45] Borrione P, Fagnani F, DiGianfrancesco A, et al. The role of platelet-rich plasma in muscle healing. Rep Curr Sports Med, 2017, 16(6):459-463.

[46] Say F, Gürler D, İnkaya E, et al. Comparison of platelet-rich plasma and steroid injection in the treatment of plantar fasciitis. Acta Orthop Traumatol Turc, 2014, 48(6): 667-672.

[47] Whittaker GA, Munteanu SE, Menz HB, et al. Foot orthoses for plantar heel pain: a systematic review and meta-analysis. Br J Sports Med, 2018, 52(5): 322-328.

[48] Rasenberg N, Riel H, Rathleff M S, et al. Efficacy of foot orthoses for the treatment of plantar heel pain: a systematic review and meta-analysis. British journal of sports medicine, 2018, 52(16): 1040-1046.

[49] Malliaropoulos N, Jury R, Pyne D, et al. Radial extracorporeal shockwave therapy for the treatment of finger tenosynovitis(trigger digit). Open Access J Sports Med, 2016, 7:143-151.

［50］Wu FL, Wang TJ, Shih YF, et al. Biomechanical effects of the biomechanical taping and customized foot orthoses in patients with plantar fasciitis .Physiotherapy.2015, 101（1）: e1663.

［51］Rasenberg N, Fuit L, Poppe E, et al. The STAP-study: The（cost）effectiveness of custom made orthotic insoles in the treatment for plantar fasciopathy in general practice and sports medicine: design of a randomized controlled trial. Bmc Musculoskeletal Disorders, 2016, 17: 31.

第一节　肌筋膜疼痛综合征

颈肩腰腿痛常与肌筋膜疼痛综合征（myofascial pain syndrome，MPS）有关，MPS 的原因是骨骼肌内有活化的肌筋膜疼痛触发点。肌筋膜疼痛触发点又称扳机点、激痛点或激发点，它最初由美国临床医师 Janet Travell 于 1942 年提出，她发现对肌筋膜炎患者骨骼肌膨大结节处进行针刺或缺血性按压时，可产生躯体局部性疼痛或远处牵涉性疼痛，并伴随肌肉的局部抽搐反应。临床上，肌筋膜疼痛触发点可分为活化触发点和隐性触发点两种。隐性触发点在没有机械性刺激的情况下，不会产生自发性疼痛。当创伤、疲劳、免疫力降低、营养物质缺乏、人体姿势长期失衡等因素刺激隐性触发点时，它们可以转化为活化触发点，导致触发点疼痛区域的大面积疼痛，并经触发点通路传导致远处牵涉性疼痛和自主神经高度过敏，形成一组疼痛综合征，临床上称其为肌筋膜疼痛综合征。活化触发点表现为自发性疼痛、局部或远处牵涉性疼痛、关节活动受限、易疲劳和失眠等症状。

一、定义

肌筋膜疼痛综合征是指骨骼肌肌肉能够激惹疼痛的某一特定位置，这个位置通常可以摸到一个疼痛结节或 / 和绷紧肌纤维痉挛带，触压时有疼痛加重和局部肌肉颤搐以及可能引起的远处牵涉痛；常有交感现象、易疲劳、睡眠障碍等一系列以疼痛为主的综合征。包括临床上所涉及到许多头颈、躯干和四肢的疼痛。

二、流行病学

肌筋膜疼痛触发点流行病学调查显示 85% 的疼痛门诊患者都涉及到肌筋膜疼痛触发点，甚至 95% 慢性疼痛病人也与此关联。这种痛症多见于老年人和运动人群，所以大多数运动性疼痛和骨科疼痛与此有关。

三、病因及病理生理

一般来说，引起肌筋膜触发点的因素可以被分为两大类：结构性改变和非结构性改变两类。结构性改变的常是一些力学和机械性的因素，这类因素所导致的是骨骼肌结构上的直接损伤，然后转化为慢性肌筋膜疼痛触发点。常见是损伤，包括运动系统的各种、各部位的急慢性、直接和间接创伤和损伤，退行性病变，以及长期的不良姿势改变了机体运动系统生理性和生物力学平衡；而另一类是非结构性损伤的因素，常是一种继发性因素，这类肌筋膜疼痛触发点常继发于其他疾病和某种因素的体内缺乏。包括维生素 B_{12}、其他维生素不足的状态、铁不足、甲状腺激素不足、慢性感染（如莱姆病和妇女的复发性白念珠菌感染）。

近年来的研究证实了肌筋膜触发点疼痛是因为梭外肌纤维上运动终板的功能异常所致的一种神经骨骼肌疾病。异常肌运动终板神经末梢处的乙酰胆碱浓度在休息状况下存在着病理性增高,结果引起肌的后连接持续去极化,从而产生持续性肌节缩短和肌纤维收缩,因此出现了运动终板处的收缩结节。这种慢性持续肌节缩短将大大地增加局部能量的消耗和局部血循环的减少;局部缺血和低氧可刺激神经血管反应物质的释放,这些物质使传入神经致敏而引起触发点疼痛。这些物质又可以刺激异常的乙酰胆碱释放,形成了一个正反馈环的恶性刺激(图12-1-1)。

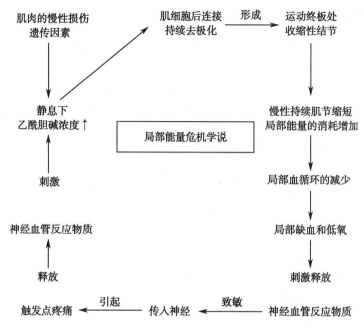

图 12-1-1 触发点局部能量危机的病理生理机制

当伤害性感受器被致敏时,由传入神经将疼痛信号传入脊髓,产生了中枢疼痛信号,再扩散到邻近的脊髓节段或者是通路引起牵涉痛。长期的中枢疼痛致敏可以增高感觉神经元的兴奋性和神经元受体池的扩大,造成顽固性牵涉痛。当触发点区域的伤害性感受器受到刺激时,神经冲动就会通过这个触发点通路传导致大脑皮层,引起局部疼痛(图12-1-2)。用力按压刺激可引起的强烈神经冲动,这个强烈的神经冲动也可以通过相应的触发点通路传导至另外一个触发点的触发点通路从而引起牵涉痛,或者通过脊髓的多突触反射引发局部抽搐反应。而这个触发点通路可以通过外周的刺激(深压按摩或针刺)来改变使它减少致敏,这样可以阻断任何疼痛冲动传至中枢。这可能也是肌筋膜疼痛治疗的一个基本原理。因此,触发点有两个重要的特征,牵涉痛和局部抽搐反应。基础研究提供了确凿的证据表明牵涉痛是一种脊髓中枢致敏现象。临床研究和动物实验研究提示局部抽搐反应主要通过脊髓反射引发(图12-1-2)。

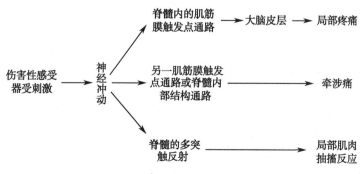

图 12-1-2 临床症状和体征的原因

神经血管反应物质的释放是引起局部交感症状主要原因,这些症状表现为:皮肤滚动疼痛、对触摸和温度高敏感、血流改变、异常出汗、反应性充血和烧灼感、皮肤划痕症等。

触发点引起的肌肉痉挛造成的关节周围肌正常生物力学的平衡失调,从而产生了一系列的病理改变(如脊柱退行性变和不稳定的功能失调)和继发性的触发点。

四、临床诊断和定位

首先要排除疼痛是否来自器质性和其他的病变,像非肌筋膜的疼痛(皮肤和瘢痕痛、骨膜痛、针灸穴位痛和运动神经终板痛)、肌肉骨骼系统疾病、神经疾病、内脏疾病、感染性疾病、新生物和精神性疼痛。总之,我们的大量临床实践与国外对肌筋膜疼痛综合征的诊断标准的认识是一样的:①明确的酸痛点;②疼痛的识别程度(病人能准确认知);③拉紧带(包括酸痛点);④牵涉痛和局部抽搐反应是触发点准确定位的征象。

触发点的诊断常根据下列标准。

1. 病史和体格检查 突然发作的肌肉过用或跟随肌肉过用发作的一个短暂时期后的疼痛;反复和慢性过用受累肌肉而引起的区域性疼痛或不明原因的区域性疼痛。利用骨科体格检查确认疼痛的来源,初步确定受累肌。由于疼痛会影响到关节活动功能,因此这一点不难发现。

2. 利用牵涉痛规律定位 根据受累肌牵涉痛的规律定位触发点,在触发点处有明确的压痛和可触及紧张带或收缩性结节,深压常出现牵涉痛。不同的肌肉常有几个不同的固定疼痛触发点,每一个疼痛触发点都有自己固定的牵涉痛区域。

3. 快速触压和针刺触发点可引发局部抽搐反应。

4. 受累肌肉的运动、牵张范围受限和肌力变弱。

5. 睡眠不足时加重,或易疲倦,睡眠异常。

6. 客观指标 静息状态下,肌电图上可记录到定位触发点处的自发性电位;MRI 或 B超下受累肌触发点处有影像增厚。

五、康复评估

对于骨骼肌触发点疼痛综合征常用的评估方法是数字评分法和视觉模拟评分法。但是,这个两种评分法只能说明局部疼痛的程度,无法说明与疼痛一起伴有的临床症状的轻重以及功能失调情况。因为对于触发点疼痛来说,有时以疼痛重为特征,特别是疼痛范围;而有时,却以功能失调为特征,关节活动障碍,或活动疼痛,以致于运动困难;还有的以临床症状为特征,失眠、头昏头晕、肢体发冷、局部烧灼、疲劳无力等。所以,对于骨骼肌触发点疼痛综合征,会常常用综合性的评估方法对其进行综合评估。除了用 61 区进行疼痛范围的记录疼痛和数字评分法以及视觉模拟评分法外,还需要用麦吉尔疼痛问卷。在麦吉尔疼痛问卷中,有20 个不同的分类,从很小强度到最大强度,而且按照不同的疼痛区分定性分组,患者在这些词中去找到他认为可以匹配和说明他的疼痛的单词。最开始的 10 组分类主要表达不同感觉单词,涵盖了时间上的、空间上的、压力上的、温度上的疼痛定性;接下来的 5 组,描述影响和情感上的描述;第 16 组作为评估;后 4 组用于各种不同方面。在评估计分方面,从 1~20 组就是 1~20 分,1~10 分说明感觉定性,第 16 组说明疼痛的轻度在 16 分,11~15 分说明情感和精神感受。在治疗过程中,反复评估,观察评分的改变情况。McGill 疼痛咨询表可以帮助全面的对疼痛从感觉、疼痛影响和强度等方面的评估,值得临床医师去应用。

六、康复治疗

无论是触发点的诱发或引发因子,还是易感或维持因子,在治疗肌筋膜触发点时都应考虑去纠正或消除。另外,还需注意由其他疾病引发的继发性触发点,如骨科疾病,只有治愈这些疾病才能阻断疼痛触发点的复发。

肌筋膜疼痛综合征的治疗原则就是以各种方法灭活触发点,使肌肉内的挛缩肌束松开,使机体或各关节的生物力学处于一个正常平衡状态。本着这个原则,只要能灭活疼痛触发点,任何治疗方法均可被应用,如针刺(湿针、干针)、针灸、推拿按摩、理疗、冲击波等。值得注意的是,最好将牵张疗法作为各种疗法的辅助疗法在临床中加以应用,会取得事半功倍的治疗效果。治疗方法有如下若干种。

(一)针刺

各种针都可用来穿刺定位的触发点。准确刺到触发点,肌肉会有抽搐反应(跳动)或扎(针)牵涉痛。目前有四种方法:

1. 湿针疗法　对触发点反复穿刺,尽量引出肌肉的跳动。当病人感觉难忍的酸胀痛时,给予0.1~0.2ml局部麻醉剂,以减轻穿刺时的疼痛。一般情况下用直径0.4mm的注射针头可以减少针后的针眼处的疼痛感。此法对于任何急慢性疼痛触发点综合征效果较好。

2. 干针疗法　不加任何局部麻醉剂进行针刺触发点,可以反复针刺,引出跳动;但是为了减轻患者的疼痛,这种干针疗法可以用直径0.3mm的细针,如针灸针,引出抽搐反应后,留针8~15min,反复应用较好。

3. 小针刀疗法　在触发点的治疗中,小针刀仅被用于对增厚和挛缩的触发点上的肌筋膜横向切割予以松解,也可直接穿刺触发点。同时可以在局麻下用于对肌肉附着处触发点和附着处粘连以及挛缩硬化关节囊和韧带进行松解。

4. 热凝射频疗法　治疗肌筋膜疼痛很有效,因为触发点可以在45℃左右被灭活,但前提是最好能定位触发点,最好使针尖进入触发点。缺点是成本太高。也可用内热针法,成本较低,但针太粗。

5. 肉毒毒素注射　肉毒毒素注射即时效果明显,但不是合理治疗方法。

(二)推拿按摩

与传统推拿按摩不同是需要找到触发点的位置,针对触发点去推拿按摩,任何一种推拿按摩的手法都可以被应用,但以一指禅推法和拇指点法以及手掌按法和滚法、拿捏法为主。

(三)物理治疗

这里推荐深部激光、微波、红外和超声波,聚焦于触发点内,而不是针对牵涉痛的位置上。因此,一个物理治疗师必须懂得怎样诊断和定位触发点。由于触发点常是多发的,因此这些设备需要是多探头的,需要配合对受累骨骼肌施予每天多次的牵张疗法加以辅助治疗。

体外冲击波和超声波对腰肌筋膜疼痛综合征均是一种科学有效的物理因子治疗方法,均可对周围组织产生温热、力学和理化性质的机械波,可以有效地缓解疼痛,避免不良事件发生。

(四)牵张疗法

牵张辅助疗法有两种,一种是自我牵张技术,用于患者在家中自我锻炼;另一种是治疗师的牵张技术,由治疗师为患者牵张同时整复关节位置。但是对于那些不能施针的按摩推拿师可以通过冷喷雾牵张疗法来灭活疼痛触发点。

（五）整脊技术

脊柱的轻微结构性改变都会对机体造成不同程度的影响,特别会引起机体各部有关的疼痛,整脊可以在不同程度上纠正那些因姿势和骨骼肌力学紊乱造成的位置改变,使脊柱排序恢复。大家都公认整脊前需要对脊柱周围肌肉进行放松,然后再实施整脊。

（六）运动疗法

通过运动锻炼来纠正肌肉的不平衡和提高肌肉的耐力,以巩固其他疗法治疗的效果;同时恢复肌肉的柔韧性。运动疗法一般可以分成两类,牵张锻炼和力量训练,特别是核心力量和核心稳定性训练,但是训练时间过早会引起更多肌肉疼痛、紧张和痉挛。所以,运动疗法必须放在局部疼痛被大大缓解之后,而且循序渐进进行。

（七）药物治疗

较轻的肌筋膜疼痛综合征可以给予解热镇痛药物或者肌松药。如果无效,可以给予非甾体抗炎药或选择性 COX-2 抑制剂,特别是疼痛局部存在有炎性表现。对于较为严重的肌筋膜疼痛有时可以用麻醉性止痛剂。如果肌筋膜疼痛伴有神经病理症状时,也可以同时用镇痛辅助剂,如抗抑郁剂和抗痉挛剂。安眠药物可以与上述药物合用以解决患者的精神问题和睡眠问题。但是,通过长期单独给予药物来缓解疼痛是不明智的。补充与骨骼肌疼痛有关的多种维生素、矿物质和某些激素的缺乏是解决触发点持续因子的营养疗法。在中国传统医学中,肌筋膜疼痛常常与肾气的缺乏有关。因此,两个经验方——金匮肾气丸和各种地黄丸可以改善患者机体的整体情况。

七、健康宣教

在治疗之前,应该将向患者解释这个疾患的原因、病理生理、治疗和预防的原则,特别是治疗可能带来的并发症。指导患者或家属回家后的自我康复治疗如肌肉牵张、局部按摩、热敷等。为病人找出不良生活和工作姿势,教其避免;强调对受累骨骼肌牵张和低强度的运动锻炼为基础与根本,中国传统八段锦不失为非常好的一种锻炼方法,任何年龄段都可以锻炼。中老年患者要注意饮食结构,加强营养,适当晒太阳,避免退行性疾病导致触发点的产生。

（谭树生　谢　青　李建敏　杨胜玲　章　恒）

第二节　肌腱末端病

一、概述

肌腱末端病(enthesis)是以疼痛为主要表现的综合征,具体指的是肌腱、韧带、关节囊纤维层等与骨的附着部分存在劳损或者退行性病变。末端病开始被称为"附着区炎",由 La Cava 在 1952 年描述颈椎韧带附着点的变性疾病时作为一个独立疾病首先提出的,并于1959 年正式用"末端病"的名称。发病部位以肩袖肌腱、肱二头肌长头肌腱、跟腱、胫骨后肌腱、髌腱等最为常见,严重影响患者的工作、生活。发生率较高,14%的高水平运动员患有此病,30%~50% 的运动损伤与末端病相关。

末端病的发病因素包括外部因素与内部因素。外部因素指运动与活动,从好发运动项目来看,球类运动员患末端病的报道较多,主要为篮球、排球、英式橄榄球、曲棍球、乒乓球和水球等,其中篮球和排球运动员末端病的发生率最高。内部因素指年龄、性别、自身疾病(类风湿性关节炎、糖尿病等)以及遗传易感性。

二、病因

末端区的正常结构分为主要结构和附属结构。主要结构包括腱、纤维软骨区、潮线、钙化软骨区和骨 5 个部分。附属结构主要包括腱围、滑囊、滑膜、脂肪垫及止点下软骨或软骨垫结构等部分。主要结构在身体的任何部位都基本相同,而附属结构因末端结构所处部位和受力情况的不同而有较大区别。

发病因素归纳为两个主要因素:一为末端结构的应力代偿适应;二为末端结构局部微循环障碍引起的多种活性因子对末端结构的破坏作用。但是需要注意的是,这两种主要因素对末端结构的作用并不是相互独立的,而是共同作用并贯穿末端病的整个发病过程。因为肌肉、肌腱、韧带长期反复的劳损,局部渗出、充血甚至水肿,继而由于渗出物未能完全吸收,代谢产物在肌腱末端滞留,导致局部组织粘连、增厚,反复不愈,最后引起纤维化、软骨化乃至钙化的难以逆转的病理改变,使相应部位的功能明显减弱,引起慢性发作性疾患。

三、临床特征

多为急性发病,患者主诉为多个肌腱末端部位的疼痛,大多数为中度痛,少数疼痛严重,影响活动,夜间痛。发病的肌腱末端局部可见肿胀、微红,触诊微热,触痛极为明显,甚至拒按。有的患者可伴发腹泻、结膜炎或复发性口腔溃疡。是运动员常见损伤之一,因职业特点,经常做跳跃、半蹲、制动、撞击等动作,持续疲劳,反复拉伤从而引起肌腱末端病,以跳高、篮球、排球、网球、武术等多见。

受累的部位可有骶髂关节、肱骨外上髁、跟腱或跖腱膜附着的跟骨、喙突、髌骨上、下极,胫骨粗隆、肩胛冈下、桡骨末端、股骨大粗隆、髂嵴、肋骨与软骨的连接处、颈椎、胸椎和腰椎的棘突等。受累的肌腱末端达 5~20 个,少数患者伴发少关节炎或单关节炎,下肢关节比上肢关节多见,但均为自限性,通常在 1 周到 2 个月消退。

(一)肩周炎

肩周炎指一切肩部周围软组织慢性无菌性炎症,范围广泛。病变初期,活动时出现肩峰前外缘疼痛,尤其是前屈、外展等动作,休息时可以缓解。随着病情的发展,上肢外展时疼痛弧征阳性,逐渐出现静息疼和夜间疼。

(二)网球肘

网球肘又称肱骨外上髁炎,是肱骨外上髁部伸肌总腱处的慢性损伤性肌筋膜炎,以外上髁或伸肌总腱止点、桡骨小头、肱桡关节隙处出现顽固性疼痛不缓解或反复复发,还包括发球、投掷等动作变形、无力等临床特点。

(三)髌腱炎

髌腱炎又称为"跳跃者膝""髌腱末端病",是一种常见的运动损伤性疾病,会引起膝部疼痛、乏力,通常表现为膝前疼痛,位于髌腱局部或髌尖部,对运动员而言影响训练进度和比赛成绩。

（四）跟腱炎

跟腱炎主要是指跟腱及周围的腱膜因运动中反复牵拉、疲劳损伤引起的局部慢性炎症反应，主要表现为局部疼痛，行走、运动中跟腱被牵拉时疼痛加重，是一种常见的运动损伤性疾病。

四、辅助检查

本病所见的放射学改变无特异性，骨扫描在炎性肌腱末端显示活性增加的放射性浓集现象。超声检查可见局灶性低回声区或弥散性低回声区，用高分辨率超声检查，在肌腱附着点最常见的改变为水肿，而其中一半患者临床无症状。超声对预后的判断有较大意义，同时超声剪切波弹性成像更有助于诊断。MRI 有一定参考价值，有学者认为可根据髌腱近端前后径大小进行 MRI 分期：

正常：小于 7mm；1 期：7~8mm；2 期：介于 8~9mm；3 期：大于 9mm。

五、诊断要点

肌腱末端病的诊断要点如下：①躯体至少有 5 个部位的肌腱末端有自发痛和触痛，其部位如喙突、肱骨外上髁、骶髂关节、髌骨下方、跟腱在跟骨附着点，及胫骨粗隆等；② 1 个或多个肌腱端肿胀；③无全身性炎症及 X 线片骶髂关节炎表现；④排除脊柱关节病中所属的任何疾病。

六、康复治疗

目前治疗以对症经验治疗为主。患者调整运动量，选择进行适当的物理治疗等康复疗法。药物治疗方面，可适当应用非甾体抗炎药。保守治疗半年以上没有效果可考虑外科手术干预治疗。

1. 运动疗法　运动疗法可激活肌腱末端活性，增加肌肉弹性，提高肌腱 - 骨连接的稳固性，增强局部新陈代谢，加速组织血液循环、营养物质输送和炎性物质排除，促进损伤组织的修复和缓解疼痛。通过增加关节组织滑液分泌，从而减轻关节骨性组织的摩擦，减轻疼痛。同时提高运动神经元，降低交感神经系统能力，从而达到缓解疼痛的目的。等张收缩、离心运动、缓慢负重训练的推荐等级依次降低，全身振动练习和等长练习也对末端病有治疗作用。

2. 冲击波　主要靠空化作用，即当发出气流时，穿过软组织过程中发生气蚀，其中部分组织会发生坏死，可同时产生组织剪切和游离基的释放，在超微结构组织细胞、细胞质和线粒体发生变化。末端病常用冲击波为 1 500~3 000 脉冲，能量在 0.02~0.5J/mm^2，一般需进行 3~5 次治疗，每次治疗间隔 1 周左右。不同部位末端病的具体方案，目前并没有统一的说法。电磁转导疗法结合冲击波治疗较单纯冲击波治疗效果更优。

3. 红外偏振光　主要是通过其光电能、电磁波及光化学作用，抑制神经兴奋性，减弱肌张力，扩张血管，改善血液及淋巴循环，促进机体活性物质生成及致痛物质的代谢等。而发挥消炎、镇痛及消肿的功效。高能量激光与运动疗法结合更有利于末端病痊愈。

4. 针灸结合 PNF　针灸主要根据人体的经络穴位系统，通过针灸针刺入人体穴位，产生酸、麻、胀、痛等针感，这些针感经脊髓神经中枢神经系统调控激活与中枢神经递质系统和内源性痛觉调制系统等有关的结构，从而达到减轻疼痛的效应。同时针灸遵循整体辨证思路,疏通经络,调和阴阳,扶正祛邪,气运周身等,以缓解疼痛和治疗。针灸治疗一般取阿是穴或根据病变部位循经取穴。PNF使用"收缩-放松-向相反方向牵拉法"的进行关节四周肌肉的牵拉。

5. PRP　PRP中含有胰岛素样生长因子,血小板源性生长因子,转化生长因子,血管内皮生长因子,表皮生长因子和血小板源性血管生成因子等,这些生长因子通过与膜受体结合,激活各种细胞内的信号转导通路诱导细胞内基因表达,如细胞增殖、基质形成、胶原蛋白合成等,同时能够发挥趋化作用,促进组织细胞的增殖、分化和血管生成。这在肌腱、肌肉、韧带、软骨和骨损伤的修复和再生过程中起着不可或缺的作用。超声引导下进行注射利于精准定位与治疗。

6. 微创松解　施以肌腱表面松解和腱周、肌腱内、肌腱止点松解,尽可能使微小血管或局部细小神经的压榨情况得到解除,使堆积物得到去除,与此同时,这种微创伤和止点骨骼钻孔出血对炎症的发生起到刺激作用,继而对组织再生、止点组织的修复加以促进。

7. 药物治疗　非甾体药物对于疼痛有一定缓解,副作用相对较小,但没有充足的证据表明其有效性。局部糖皮质激素注射在临床中经常使用,但是有升高血糖、肌腱损伤、皮肤破损等风险。

8. 手术　保守治疗6个月无效后可进行手术治疗。从肌腱末端损伤的手术治疗方法的发展来看,传统的方法有抽出钢丝法、U型固定法、螺钉加压固定法、钻孔丝线缝合法等方法,最为简单的方法就是在肌腱末端缝置一条缝线,而后借助该缝线将肌腱牵向远端,并且将其拉直,再在肌腱的骨附着点更远端的骨上进行横向打孔,缝线从两侧交叉穿过骨孔,然后在骨表面打结。若肌腱的长度足够,则可以将肌腱反穿过骨孔而后再将其反折,通过肌腱自行缝合固定。但是,这种方式在临床的医疗实践中却存在着诸多的困难,原因在其插入骨孔的难度非常之大,即使是穿过之后也可能被骨孔通道所卡住。

关节镜下减压　随机对照试验证明,对于肩袖肌腱病而言,关节镜下减压与指导下的运动训练疗效没有统计学差别,虽然与治疗前相比具有改善,但由于是有创操作,不推荐采用。

支具与矫形器不推荐使用。

（向小娜　何红晨　邓婕　毕胜）

参 考 文 献

［1］Saxena A, Chansoria M, Tomar G et al. Myofascial pain syndrome:an overview. J Pain Palliat Care Pharmacother, 2015, 29(1): 16-21.

［2］Celik D, Mutlu EK. Clinical implication of latent myofascial trigger point. Curr Pain Headache Rep, 2013, 17(8):353.

［3］Affaitati G, Costantini R, Tana C, et al.Effects of topical vs injection treatment of cervical myofascial trigger points on headache symptoms in migraine patients:a retrospective analysis.The Journal and Headache Pain, 2018, 19(104):1-10.

［4］Do TP, Heldarskard GF, Kolding LT, et al. Myofascial trigger points in migraine and tension-type headache. The Journal and Headache Pain, 2018, 19(84): 1-17.

［5］Ascha M, Kurlander DE, Sattar A, et al. In-Depth Review of Symptoms, Triggers, and Treatment of Occipital

Migraine Headaches（Site Ⅳ）. Plastic and Reconstructie Surgery，2017，139（6）：1333-1342

［6］Dor A，Kalichman L. A myofascial component of pain in knee osteoarthritis. J Bodyw Mov Ther，2017，21（3）：1-6.

［7］Lluch E，Nijs J，De Kooning M，et al.Prevalence，Incidence，Localization，and Pathophysiology of Myofascial Trigger Points in Patients With Spinal Pain:A Systematic Literature Review. Journal of Manipulative and Physiological Therapeutics，2015，38（38）：587-599.

［8］黄强民，庄小强，谭树生. 肌筋膜疼痛触发点的诊断与治疗.南宁：广西科学技术出版社.2009.

［9］Huang QM，Liu L. Wet needling of myofascial trigger points in abdominal muscles for treatment of primary dysmenorrhoea. Acupunct in Medicine，2014，32（4）：346-349.

［10］Huang QM，Ye G，Zhao ZY，et al. Myoelectrical activity and muscle morphology in a rat model of myofascial trigger points induced by blunt trauma to the vastus medialis. Acupunct in Medicine，2013，31（1）：65-73.

［11］Lugo LH，García HI，Rogers HL，Plata JA. Treatment of myofascial pain syndrome with lidocaine injection and physical therapy，alone or in combination: a single blind，randomized，controlled clinical trial. BMC Musculoskelet Disord，2016，17:101.

［12］Vulfsons S，Ratmansky M，Kalichman L. Trigger point needling:techniques and outcome. Curr Pain Headache Rep，2012，16（5）:407-412

［13］Laskin，Daniel M.The Use of Botulinum Toxin for the Treatment of Myofascial Pain in the Masticatory Muscles. Oral Maxillofac Surg Clin North Am，2018，30（3）:1-7.

［14］夏鹏，林强，王晓菊，等.体外冲击波和超声波治疗腰肌筋膜疼痛综合征的疗效对比.中华物理医学与康复杂志，2019，41（2）：127-129.

［15］史晓伟.末端病非手术治疗研究进展.中国运动医学杂志，2017，36（1）：70-75.

［16］张建东，李亚平，李毓军，等. 发散式冲击波联合雷火灸疗法治疗肌腱末端病33例临床疗效观察.中国医药科学，2017，7（15）：60-62.

［17］陈琼夏.弹道式冲击波治疗专业运动员常见肌腱末端病损伤的疗效观察.按摩与康复医学，2016，7（21）：37-40.

［18］McAuliffe S，McCreesh K，Culloty F，et al. Can ultrasound imaging predict the development of Achilles and patellar tendinopathy? A systematic review and meta-analysis. British Journal of Sports Medicine，2016，50（24）：1516-1523.

［19］Dirrichs T，Quack V，Gatz M，et al. Shear Wave Elastography（SWE）for Monitoring of Treatment of Tendinopathies: A Double-blinded，Longitudinal Clinical Study. Academic Radiology，2018，25（3）：265-272.

［20］王军大.运动员附丽病发病机理及MR表现.重庆：重庆医科大学，2015：14.

［21］丁坤.击剑运动员髌腱末端病的运动康复研究.芜湖：安徽师范大学，2016：22-23

［22］Lim HY，Wong SH. Effects of isometric，eccentric，or heavy slow resistance exercises on pain and function in individuals with patellar tendinopathy: A systematic review. Physiotherapy Research International，2018，23（4）：e1721.

［23］van Ark M，Cook JL，Docking SI，et al. Do isometric and isotonic exercise programs reduce pain in athletes with patellar tendinopathy in-season? A randomised clinical trial. Journal of Science & Medicine in Sport，2016，19（9）：702-706.

［24］李众利，王岩，刘玉杰，等.体外震波仪治疗肌腱末端病.中国矫形外科杂志，2006，14（10）：753-754.

［25］高想，吕建林，孙福荣，等．体外冲击波在腱止点末端病中的应用．中国康复医学杂志，2010，25（8）：795-797.

［26］Kluter T, Krath A, Stukenberg M, et al. Electromagnetic transduction therapy and shockwave therapy in 86 patients with rotator cuff tendinopathy: A prospective randomized controlled trial. Electromagnetic Biology & Medicine, 2018, 37（4）: 175-183.

［27］晏小华．红外偏振光治疗腱止点末端病的疗效．实用临床医学，2013，14（8）：29，73.

［28］Elsodany AM, Alayat MSM, Ali MME, et al. Long-Term Effect of Pulsed Nd:YAG Laser in the Treatment of Patients with Rotator Cuff Tendinopathy: A Randomized Controlled Trial. Photomedicine and Laser Surgery, 2018, 36（9）: 506-513.

［29］石洋，罗海军．针灸推拿结合 PNF 牵伸术治疗髌骨髌腱末端病的疗效分析．中国民间疗法，2016，24（4）：41-42.

［30］胡超然．富血小板血浆在肌腱病中的应用研究进展．贵州医药，2018，42（2）：173-175.

［31］黄俊，鲍柳君．富血小板血浆治疗肌腱腱病疗效观察．浙江中西医结合杂志，2015，（3）：282-283.

［32］Peck E, Jelsing E, Onishi K. Advanced Ultrasound-Guided Interventions for Tendinopathy.Physical Medicine & Rehabilitation Clinics of North America, 2016, 27（3）: 733-748.

［33］李守贤，李军，杨艳红．对肌腱末端病进行微创松解治疗的效果观察．临床医药文献电子杂志，2017，4（7）：1196.

［34］Ketola S, Lehtinen JT, Arnala I. Arthroscopic decompression not recommended in the treatment of rotator cuff tendinopathy: a final review of a randomised controlled trial at a minimum follow-up of ten years. Bone Joint J, 2017, 99-B（6）:799-805.

［35］Wilson F, Walshe M, O'Dwyer T, et al. Exercise, orthoses and splinting for treating Achilles tendinopathy: a systematic review with meta-analysis. British Journal of Sports Medicine, 2018, 52（24）: 1564-1574.

第三篇

疾病康复过程中的疼痛问题

第十三章

中枢神经损伤后疼痛

中枢神经系统损伤后疼痛包括脑卒中后疼痛、脑外伤后疼痛、脊髓损伤后疼痛以及相关的痉挛性疼痛等，是神经康复领域重要的临床问题，也是对康复医师处理临床问题能力重要的检验指标，本章分别予以介绍。

第一节　偏瘫肩痛

脑卒中后疼痛是一种常见的症状和复杂的现象，是一种卒中后发生的神经性疼痛综合征，由多种疾病组成，其中常见的包括偏瘫肩痛、卒中后中枢性疼痛、痉挛引起的疼痛和关节半脱位和复杂的区域疼痛综合征等，由于其可变的特点或认知或失语沟通上的障碍，很容易被忽视，虽然疼痛相对于瘫痪的肢体是次要的问题，但可以阻止康复的进程和效果，对患者未来的生活质量产生重大影响。由于临床表现常常互相重叠，这使得问题更加复杂，本文主要就目前国内外有关偏瘫肩痛的机制、临床评估及治疗等方面进行总结，以期提出康复理论提供临床思路。

偏瘫肩痛是临床脑卒中患者最常见的并发症，可发生在偏瘫的任何时期，多在发病后几周至 6 个月出现，表现为与被动和主动活动范围相关的疼痛，尤其是肩外展活动，与体温变化、水肿、活动范围的丧失以及血管舒缩性改变引起的疼痛有关，严重影响上肢功能的恢复。目前国内外针对不同的病因缓解偏瘫肩痛的研究认为需要多学科协调管理，以尽量减少对康复的干扰。

一、流行病学

偏瘫性肩痛是卒中后最常见的损伤之一，在普通人群中患病率为 6.9% ~ 26%，终身患病率高达 66.7%，疼痛往往发生在中风后 3 周内，发生率降低可能与强化的和早期康复训练有关。偏瘫性肩痛相关因素包括上肢功能差、肩部运动受限、肩部半脱位、肩部肌肉张力增加、反射性交感神经营养不良综合征、肩袖损伤和卒中严重程度。肩痛的其他高危特征包括感觉异常、风湿病检查异常、痉挛、右半球病变和巴塞尔指数低。

二、病因及病理生理

偏瘫肩痛的发生可能是多因素的，与以下因素相关。

（一）肩胛骨位置的改变

卒中后偏瘫病人与肩胛提肌肌肉张力下降和随意运动的减少，形成典型的"翼状肩"，这种肩胛骨位置固定，不能配合盂肱关节的旋转做进一步的适应性运动，更进一步破坏了盂肱节律，也限制了肱骨的活动度，引起软组织损伤的恶性循环，加重疼痛。

（二）肩关节半脱位与肩痛的关系

其发生率在弛缓性瘫痪时占 60% ~ 80%。肩关节盂浅而肱骨头大，主要靠肩周围肌肉及关节囊起固定作用。弛缓性瘫痪时肩关节周围的肌肉张力低下，肌肉松弛，使固定机构的作用丧失，不能起到加固关节囊的作用，表现为肩胛带下沉伴方肩畸形，肩峰下可触及凹陷。正常情况下盂肱关节关节盂的面向上倾斜，和关节囊上半部分、喙肱韧带及冈上肌一起可防止肩关节半脱位，而偏瘫后由于肩胛骨位置发生改变使关节盂不能向上倾斜，肩胛骨下沉内旋。由此可导致肱骨头从关节腔内自由脱出而出现半脱位。患肢自身重力的牵拉作用及不恰当的保护与护理，也是造成肩关节半脱位的重要因素。有研究提出偏瘫肩痛的主要原因是肌肉松弛，认为未受支撑的患肢在重力的牵引下牵拉关节囊和韧带，导致关节半脱位和疼痛。疼痛程度往往与卒中类型及上肢布伦斯特伦（Brunnstrom）运动功能分期有关，多发生在脱位后 1~2 周内，并且形成恶性循环更进一步加重脱位的严重程度。然而，肩关节半脱位的患者不一定有疼痛，并不是所有偏瘫肩痛都存在半脱位需鉴别诊断。

（三）反射性交感神经营养不良综合征

又称为肩 - 手综合征，是指脑卒中病人在恢复期患手出现水肿、疼痛及患侧肩关节疼痛并使手的运动功能受到限制。其发生率为 12.5%~32.0%，绝大多数发生在发病后 1~3 个月期间。发生机制为：脑卒中急性发作影响血管运动中枢，直接引起患肢交感神经兴奋性增高及血管痉挛性反应，产生局部组织营养障碍，出现肩胛周围和手腕部水肿、疼痛；瘫痪后肌肉运动减弱或消失，使肩手部血液回流缺乏动力，因而造成手部淤血水肿；上肢异常协同模式中屈腕、屈指是典型症状，在强制性过度屈腕时，手的静脉回流受到严重阻碍。其诊断要点为：病人在脑卒中后，患侧肩痛、手肿胀、皮肤潮红、皮温升高；手指屈曲受限；局部无外伤、感染的证据，也无周围血管病的证据。

（四）肌痉挛

肩胛带肌痉挛尤其肩胛下肌痉挛使肱骨内旋、内收肌肉的牵拉可能导致肌腱附着点疼痛。有报道 345 例偏瘫病人中，发现 72% 的病人于治疗过程中发现肩痛，而且在痉挛性瘫痪者（85%）中比在软瘫病人（18%）中更为多见。HECHT 用苯酚处理支配肩胛下肌的神经后能明显缓解肩痛，也证实了肌痉挛在肩痛中的作用。

（五）粘连性关节囊炎

偏瘫患者不能正常地移动手臂。无功能性活动的后果是粘连和关节僵硬。当与挛缩相反的方向移动手臂时，可因牵拉而引起肩痛。发生率为 12.5%~70%。特征：患侧肩痛，运动受限（被动活动患肩时尤为剧烈）。Rizk 检查了 30 例偏瘫病人，通过关节拍片发现 23 例病人有关节囊紧缩，典型的出现冻结肩（粘连性关节囊炎）。所以作者支持早期的肩关节被动活动；偏瘫病人可因制动、炎症、慢性损伤、失用性萎缩、挛缩或不同程度的功能障碍而形成关节囊粘连，这是肩痛的一个很重要的致病因素。有研究对 32 例偏瘫肩痛病人进行关节造影和临床检查，发现 50% 的病人有粘连性关节囊炎，认为该症是肩痛的主要病因。

（六）肩袖撕裂

在偏瘫病人中，肩袖撕裂的发生率达 33%~40%。冈上肌、冈下肌、小圆肌和肩胛下肌的肌腱连成腱板围绕肱骨头的上、后和前方，并与肩关节囊一起，对肩关节起稳定作用，称为旋肌袖。这些肌腱大部分止于肱骨大结节，其作用是固定肱骨头以形成前臂抬高时的支点并使肱骨头低于肩峰，使肩关节外展、外旋。如果因偏瘫、退变或错误的被动活动使肩袖功能受到影响，可损伤肌腱产生肩部疼痛。撞击综合征可导致更严重的肩袖损伤，偏瘫侧上肢在进行锻炼、姿势治疗或搬动患者时，若忽视肩胛骨向前旋转（即前伸运动）和肱骨外旋，而过度的被动外展会导致冈上肌肌腱、肩峰下滑囊创伤。旋袖肌肌腱的部分或全部断裂,可表现为受累肌肉的急性疼痛、无力及运动时和试图运动时发生的疼痛。

卒中后的复杂区域疼痛综合征和痉挛与肩痛的关系见专门的章节。

三、康复评定

临床检查对于确定偏瘫肩痛是必不可少的,目前应用的评估有标准疼痛评估技术、视觉模拟量表针对的是主观感觉适用于认知功能基本正常,对于卒中只是被动活动肢体时疼痛、失语症和视觉空间疏忽患者可能不适合;基于肩部功能的评估如 Constant-Murley 评估量表,及肩关节肌骨超声检查。Pong 等脑卒中前瞻性的纵向研究显示,异常超声急性期的68.4% 和慢性期的 80.3%,均可见肱二头肌长头腱和冈上肌腱病变,肩胛下肌腱主要见于慢性期;Lee 等最常见的病理类型是冈上肌腱病变(17.3%)、肱二头肌腱腱鞘积液(39%)以及肩峰 - 三角肌下滑囊病变的发病率为 50.7%。

四、康复治疗

患者对康复治疗的反应经常不令人满意,因为确切病因学尚不清楚,所以仍然不能确定何为最佳治疗措施。治疗手段很多,但有效性差异很大。

(一)早期措施

使用臂板或臂托防止肩关节半脱位和臂丛 / 周围神经损伤引起的肩痛,坐轮椅时使用吊带支撑。Moskowitz H 等报告适当的位置和处理偏瘫后肩痛的发生率可以从 75% 降低到5%,最佳的做法是主张无论哪种方法提供最好的矫正,手臂都应该 24 小时得到支持。

(二)理疗

1. 超声波治疗　利用超声波治疗偏瘫肩痛,其疗效优于单纯手法治疗。

2. 经皮神经电刺激疗法　属于低频电刺激疗法,其通过皮肤电极将特定的低频脉冲电流输入人体,能选择性激发传入感觉粗纤维神经,兴奋脊髓胶质细胞而阻断疼痛冲动传入,并激活内源性镇痛效应,相对于超声波治疗,经皮神经肌肉电刺激在提高肌力方面更有效,并且更加安全。

3. 超短波治疗　利用其与手法治疗相结合治疗偏瘫肩痛效果显著,研究报道经皮神经肌肉电刺激并超短波联合治疗,可明显减轻肩痛程度,提高偏瘫上肢运动功能,临床疗效优于单纯超短波治疗。

4. 磁振热加干涉电流型低周波配合运动疗法　采用运动疗法加磁振热治疗仪及干涉电流型低周波治疗偏瘫后肩痛,结果显示其较单纯运动疗法治疗效果显著,且可有效地改变偏瘫后肩痛对机体的影响。

5. 口服药物治疗　临床上常通过口服解痉药、普通止痛药、非甾体消炎药以及小剂量糖皮质激素治疗偏瘫肩痛,但其效果尚有争议。一般认为,解痉药可辅助物理治疗,起到抗痉挛作用。口服巴氯芬对中枢性肌痉挛有明显治疗作用。Braus 等给 36 例偏瘫肩痛病人口服小剂量糖皮质激素,其中 31 例的肩痛症状在治疗后 10 天缓解。

6. 局部注射　局部注射药物包括类固醇激素、神经阻滞类药物以及肉毒毒素局部注射。LICIA 等研究显示,卒中后尤其伴有明确的冈上肌腱炎或肩峰下滑囊炎的病人,给予关节内局部注射类固醇激素能明显改善疼痛症状,最大治疗效果出现在注射后 2 周内。Snels 等采用地塞米松关节注射,结果显示关节内注射类固醇激素能减轻偏瘫肩痛,是临床常用疗法之一,其止痛的疗效来自类固醇药物对关节囊炎的缓解;Rah UW 等随机双盲安慰剂研究显示超声引导下注射类固醇激素对偏瘫肩痛的有效性。Wu Tao 等系统综述发现超声引导下注射类固醇激素与安慰剂比较对卒中后肩痛患者是一种有效的治疗方法。

利多卡因局部注射阻滞肩胛上神经感觉支治疗肩痛的研究取得了一定的效果，但该方法有一定风险，在肩胛上切迹处阻滞神经很容易滑向下方刺破肺部造成气胸，因此应用较少。

近几年研究较多的是 A 型肉毒毒素（BTX-A）注射。首先发现它可能选择性作用于外周胆碱能神经末梢，使肌肉发生失神经支配现象，从而降低肌张力，缓解肌痉挛，解决卒中后肌张力增高问题。多数研究证明，其对上肢痉挛的治疗有效，只有少数研究认为，其对上肢功能有显著改善。后来越来越多的研究发现，肌内注射该药对疼痛症状的缓解要远好于痉挛；有研究显示，体外应用 BTX-A 能减少引起疼痛的神经传导物质如谷氨酸盐、P 物质等的释放。

五、预防

预防是治疗偏瘫肩痛的关键，早期松弛阶段，注重稳定肩关节的各种康复措施的介入。

（赵海红　毕　胜）

第二节　卒中后中枢性疼痛

Edinger 于 1891 年提出中枢性疼痛的概念，认为由中枢神经系统的病变或者功能失调所引起的疼痛，称为中枢性疼痛，核心是中枢神经系统内的原发过程，而不是外周引发疼痛。外周引发的疼痛虽有中枢机制，但不是中枢性疼痛。1906 年，Dejerine 报道了 6 例存在顽固性疼痛的丘脑综合征病例，最早对丘脑痛的特点进行了描述。

一、定义

卒中后中枢性疼痛也称为丘脑疼痛综合征，是一种慢性疼痛状态，属于神经性疼痛。卒中后中枢性疼痛是一种常见的脑卒中后疼痛综合征，估计占脑卒中后疼痛的三分之一以上。症状的出现往往是渐进的，与感觉丧失的发展和感觉异常的出现相一致。疼痛往往是严重的，伴随无痛间歇期，一般不超过几个小时。一般认为，卒中后中枢性疼痛有三种类型的疼痛成分：①持续疼痛；②自发间歇疼痛；③痛觉过敏/异位痛。

二、流行病学

卒中后中枢性疼痛的危险因素包括年龄、抑郁、吸烟和脑卒中的严重程度。值得注意的是，最近的一项大型队列研究证实，年轻的卒中患者发生卒中后中枢性疼痛的可能性是正常人群的两倍。年轻人多发，男性多见。发病潜伏期是可变的，卒中后中枢性疼痛 10 年内均可以发生，卒中后中枢性疼痛在卒中后 3 到 6 个月内发生最常见，也可能在卒中后一个月内发生，18% 的丘脑卒中发病的同时卒中后中枢性疼痛发生；1995 年，Andersen 等报道随访研究 191 例中风患者，发现发病后 1 个月、6 个月和 12 个月时中枢性疼痛的发病率分别为 4.8%、6.5% 和 8.4%。

三、病理生理

丘脑病变常与疼痛相关,其中丘脑综合征是最典型的卒中后中枢性疼痛综合征,该综合征约占卒中后中枢性疼痛病例的三分之一,其特征是严重的阵发性疼痛,并伴有痛觉过敏和异位性疼痛。然而,任何神经轴水平的丘脑以外的病变都可能产生神经性疼痛,尤其是涉及到脊髓丘脑束。延髓背外侧综合征是与卒中后中枢性疼痛相关的最常见的脑干综合征。造成卒中后中枢性疼痛的病变约 80% 为大脑半球。引起卒中后中枢性疼痛的皮质卒中常累及顶叶,也可能累及潜在的白质。影响右大脑半球的卒中通常与疼痛有关,无论是丘脑还是非丘脑卒中。卒中后中枢性疼痛还显示出与小血管梗死的强相关性,这可能是因为这种卒中机制与丘脑或脑桥损伤具有共同关联。目前卒中后中枢性疼痛的潜在机制仍然是未知的,病理学可证实包括沿脊髓丘脑和丘脑皮质通道的超激惹存活细胞的结果。钙离子通道是中枢敏化的重要环节之一,丘脑皮质接力神经元和 γ 氨基丁酸能中间抑制性神经元及网状神经元激活,PET/SPECT 显示丘脑代谢及活动下降。

四、临床症状

与病变大小、损伤侧无显著相关性;与部位有一定相关性;疼痛症状变化显著普遍严重,在发热、疼痛、针刺或压迫或撕裂痛特征经常被描述,70% 以上有触摸痛,正常触摸或冷感觉或移动患侧,严重不适疼痛;中枢敏化的典型临床表现疼痛强度:从低到极高不等,即使疼痛强度轻或中等,患者评价这种疼痛是严重的,这是因为其难忍性、持续性给患者带来痛苦。心理反应伴随疼痛的情感色彩较重,以致常被误认为是纯粹的心理问题。随着情绪的波动,疼痛程度明显起伏。

五、临床治疗

药物疗法:卒中后中枢性疼痛的治疗是具有挑战性的,并且经常涉及到使用多种不同疗法的反复试验过程。已有多种药物被发现对这些患者有效,包括三环类抗抑郁药、选择性血清素再摄取抑制剂以及抗癫痫药,包括拉莫三嗪、加巴喷丁和普瑞巴林。静脉注射利多卡因和氯胺酮可用于卒中后中枢性疼痛的急性缓解,但仅限于小病例报道。目前,没有证据表明药物预防卒中后患者的疼痛。2016 年指南《脑卒中后继发障碍的康复》中有关中枢性疼痛推荐使用小剂量中枢性镇痛药,如阿米替林、卡马西平、拉莫三嗪,以及抗痉挛药,有助于疼痛的缓解。阿米替林(抗抑郁药)和拉莫三嗪(抗惊厥药)是唯一通过随机方法研究改善疼痛的控制的药物;非甾体类和鸦片制剂衍生物有有限的价值,大部分患者诉使用强鸦片制剂并未有效;三环类抗抑郁药对神经痛的机制被了解很少,有些作者认为是情绪的改善和温和镇静作用;拉莫三嗪是唯一被证明可用于脑卒中后中枢痛的抗癫痫药。《非专科医疗机构治疗成人神经病理性疼痛临床指南:2010 年 NICE 指南》认为普瑞巴林调控钙离子通道,抑制中枢敏化神经调控。最新的研究着眼于甲泼尼龙和左乙拉西坦治疗卒中后中枢性疼痛的效用。一个小的回顾性系列研究发现,使用逐渐减少的甲泼尼龙口服疗程可以降低疼痛评分和所需的止痛药,尽管这还没有进行前瞻性或随机试验。虽然其他抗癫痫药物对卒中后中枢性疼痛有帮助,但对左乙拉西坦的研究一直令人失望。2013 年 Cochrane 综述发现它对神经性疼痛无效,最近的双盲随机对照试验发现它对卒中后中枢性疼痛无效。

六、康复治疗

应就疼痛的情况向病人提供支持性咨询和教育，神经心理学可以通过生物反馈、自我催眠和放松技术调节痛觉。神经刺激疗法被用于卒中后中枢性疼痛，包括顽固性卒中后中枢性疼痛患者。疼痛部位触感和震动敏感没有丧失的患者；经颅磁刺激每天重复刺激运动皮层，已被证明对卒中后中枢性疼痛有效，并可能提供持续的止痛。

七、外科技术

少数顽固性的患者采用脑深部电刺激，已开展多年，但结果多样。运动皮质刺激在中枢痛治疗中已成为首选的操作方案，这种操作可改善 50%～75% 患者的疼痛，主要的临床挑战在于对此技术拥有最佳反应机会的患者。

八、预后

部分中枢性疼痛有可逆性，大部分中枢性疼痛在治疗中所作的努力更多的在于减轻或缓解疼痛而难以达到消除疼痛。

（赵海红　毕　胜）

第三节　脑外伤后疼痛

脑外伤（cerebral trauma）是指外力对大脑结构或功能造成的损伤。脑外伤是残疾和死亡的主要原因，全球每 10 万人中就有 106 人罹患脑外伤。研究表明，脑外伤后疼痛患病率较高。急性疼痛与组织损伤有关，持续数周，并在组织愈合时减轻。病程超过 3 个月以上的疼痛称为慢性疼痛。本指南仅对慢性疼痛进行探讨。脑外伤后慢性疼痛的患病率在 22%～95% 之间。慢性疼痛使康复受阻，日常生活受限，生活质量下降，对慢性疼痛进行科学管理有利于患者康复及生活质量的提高。

脑外伤后慢性疼痛的类型包括头痛、异位骨化引起的疼痛、痉挛性疼痛、神经性疼痛、复杂区域疼痛综合征等类型，以头痛最常见。

一、外伤后头痛

（一）定义

外伤后头痛（post-traumatic headache，PTH）属于继发性头痛，《国际头痛疾病分类》将其定义为：脑外伤后或者意识清醒后 7 天内发生的头痛。病程超过 3 个月的头痛，称为持续性头痛。本指南仅讨论持续性头痛。

（二）流行病学

PTH 的发病率在 30%～90% 之间。发病率与年龄无关，女性发病率比男性高。脑外伤严重程度与 PTH 发病率之间的关系尚不明确。

（三）病理生理机制

PTH 的发病与下行抑制系统功能障碍、组织损伤、神经炎症等病理因素有关。

（四）危险因素

女性、既往有头痛病史、精神疾病史、低社会经济地位、低教育水平、药物滥用和创伤后短暂失忆症（PTA）是脑外伤后头痛的危险因素。

（五）诊断标准

1. 头痛发作符合标准 1 和 3。

2. 头部外伤史。

3. 头痛发生于脑外伤后或者意识清醒后 7 天内。

4. 头痛持续时间超过 3 个月。

5. 不能用其他其他疾病解释。

（六）分类

根据临床表现，参考原发性头痛的分类，分为偏头痛、可能的偏头痛、紧张性头痛、颈源性疼痛和不可分类性头痛，以偏头痛最常见。

（七）头痛的管理

1. 评估

使用疼痛评估相关量表，如 VAS 评估疼痛程度，并对疼痛的频率进行评估。

2. 非药物治疗

非药物疗法包括放松疗法、生物反馈疗法、推拿疗法、针灸、视觉疗法和认知行为疗法。

3. 药物治疗

（1）头痛急性发作时，可使用非甾体抗炎药、乙酰水杨酸类药物、对乙酰氨基酚、复方镇痛药等非特异性药物治疗，每月服药天数限制在 5~15 天。

（2）偏头痛类型，使用曲普坦类药物可能有效，每月服药天数限制在 5~10 天。

（3）尽量应避免使用麻醉性止痛药。

（4）头痛发作频繁、对急性期非特异性止痛药使用有禁忌、耐受性差或服用过于频繁时，应考虑使用药物预防头痛。

二、脑外伤异位骨化引起的疼痛

（一）定义

异位骨化（heterotopic ossification，HO）是指骨骼系统之外的软组织（如肌肉、肌腱和韧带）中成熟板层骨的形成。

（二）流行病学

脑外伤后症状性 HO 的发病率在 10%~20% 之间，发病率是否有性别差异，目前尚未有定论。儿童发病率较成人低。

（三）病理生理及机制

HO 的细胞机制尚未完全清楚。目前普遍认为，脑外伤后机体分泌体液因子，促进间充质细胞转化为成骨细胞。身体局部因素如高钙血症、组织缺氧、酸碱度改变（碱中毒）和长期制动为 HO 的发生提供了适宜的环境。

（四）危险因素

脑外伤后 HO 的发病率与颅脑损伤严重程度成正相关。痉挛、弥漫性轴索损伤、长期制动、机械通气、昏迷、合并长骨骨折、遗传因素是脑外伤后异位骨化的危险因素。

（五）诊断

HO包括无症状性HO和症状性HO。部分HO患者无临床症状，仅在常规复诊时通过影像学发现异位骨。无症状性HO体积一般不大。

症状性HO诊断标准：

（1）病史：有脑外伤病史；

（2）症状：早期局部出现红、肿、热症状，后出现关节疼痛、活动受限、关节强直；

（3）实验室检查：血清碱性磷酸酶增高；

（4）影像学检查：三时相骨显像在临床症状出现2周后，放射性增高，X线及CT在出现症状3~6周后显示异位骨。

（六）分型与分级

HO的分级及分型有以下几种：① Brooker 分型；② Mavrogenis 分型；③ Garland 脑损伤分级；④ Hastings 和 Graham 肘关节功能分级。

（七）HO 的管理

1. 筛查与评估

脑外伤患者应进行HO的筛查。确诊HO后，应评估病灶范围、病灶与关节的解剖关系及关节活动度，并评估有无压疮、泌尿系感染以及神经血管压迫等并发症，同时评估脑外伤造成的认知及运动功能障碍。

2. 预防与治疗

（1）脑外伤后的被动运动对于维持关节活动范围（ROM）、预防HO很重要。ROM必须温和，粗暴、范围过大的ROM反而会促进HO的发生。

（2）对存在多种HO危险因素（特别是合并长骨骨折）、血清碱性磷酸酶升高的脑外伤患者，使用吲哚美辛预防HO可能是合理的，推荐剂量为25mg，一天三次，疗程为3~6周。同时联用胃黏膜保护剂预防非甾体抗炎药的胃肠道副作用。不能耐受吲哚美辛的非心血管疾病患者，使用塞来昔布可能是合理的。

（3）脑外伤后HO患者，应进行疼痛管理，使用止痛药。

（4）脑外伤后HO患者，出现运动功能障碍、严重疼痛、神经和血管压迫、会阴部护理困难、压疮时，应考虑手术切除HO。

（5）早期手术不是脑外伤后HO复发的因素，一旦共病因素得到控制，且HO的体量大小已足够切除，应立即进行HO手术切除。脑外伤后6月进行手术可能是合理的。

（6）认知及运动功能障碍影响手术效果，术前应积极改善认知及运动功能。

（7）脑外伤后HO患者行手术后，应使用非甾体抗炎药和/或放疗预防HO的复发。

（陈秀琼　张小静　韦淑宝　黄　澄）

第四节　脊髓损伤后疼痛

一、流行病学研究

脊髓损伤（spinal cord injury，SCI）是一类严重影响人类生活的疾病，由外伤、炎症、肿瘤等各种原因造成脊髓神经元死亡和胶质细胞瘢痕形成，出现运动、感觉及自主神经功能障碍,严重的易致残甚至致死。全球脊髓损伤发病率为每年(30~40)/100万,我国脊髓损伤发病率相对较高,达到每年(23.7~60.6)/100万。

在临床实践中,约2/3的脊髓损伤患者出现程度不等、性质多样、持续时间不一的疼痛。尽管脊髓损伤导致许多严重损伤,包括瘫痪,感觉丧失和神经源性肠、膀胱功能障碍,但是对于康复医师而言,在脊髓损伤相关并发症中可能没有比慢性疼痛更棘手的。疼痛不仅阻碍脊髓损伤患者康复训练的进行,延缓运动、感觉功能的恢复,而且严重影响患者的身心健康和日常生活,被认为是脊髓损伤较难处理的并发症之一。

大多数脊髓损伤后疼痛有两种基本类型:肌肉骨骼疼痛和神经性疼痛。肌肉骨骼疼痛作为一种主要类型,更为常见,脊髓损伤后肌肉骨骼疼痛5年以上患者占50%~60%,脊髓损伤后神经性疼痛5年或5年以上患者占30%~40%。2014年有研究报道在脊髓损伤后疼痛人群中,慢性肌肉骨骼疼痛患病率为38%~49%。2017年Burkel等对记录脊髓损伤后神经性疼痛的研究进行系统回顾和荟萃分析,结论得出脊髓损伤后神经性疼痛患病率为53%。首次估计了损伤水平(19%)和损伤水平以下(27%)神经性疼痛患病率。与急性脊髓损伤相比,神经性疼痛在损伤6个月后更为普遍。损伤水平神经性疼痛在脊髓损伤后急性期更为常见,而损伤水平以下神经性疼痛在一年后开始增加。另外,合并分析显示,在四肢瘫痪患者、老年患者中损伤水平以下的神经性疼痛更常见。

二、脊髓损伤后疼痛分类

(一)神经性疼痛

国际疼痛学会将神经性疼痛(NP)定义为"累及中枢性躯体感觉系统的神经损伤/病变导致的疼痛"。其性质多为"尖锐""放射性""电击样""烧灼感"疼痛,可伴有痛觉过敏等症状。

1. 脊髓损伤水平神经性疼痛

脊髓损伤水平神经性疼痛(at level SCI neuropathic pain,损伤水平SCI-NP)是指因神经根或脊髓的损伤或疾病而引起的疼痛。呈现出节段模式,在神经损伤平面及以下3个平面皮节中的任何部位所感知到的疼痛都称为损伤水平SCI-NP。如果疼痛发现在一个或多个皮节处于或低于损伤平面,但延伸到一个皮节在损伤平面以上,但它仍然可以被归类为在损伤水平SCI-NP。若位于该区域中的疼痛不能归因于影响到脊髓或神经根的损伤或疾病,则这种疼痛应纳入其他神经性疼痛。这种痛觉经常以烧灼样、触电样和被射击样为特征。在疼痛区域内经常发生感觉障碍、异常疼痛和痛觉过敏等感觉变化。这种疼痛可能是单侧的或是双侧的。注意:伴随有马尾神经损伤的神经性疼痛本质上为根性疼痛,因此不管其分布如何,均定义为损伤水平SCI-NP。

2. 脊髓损伤水平以下神经性疼痛

脊髓损伤水平以下神经性疼痛(below level SCI neuropathic pain,损伤水平以下SCI-NP)指指在低于神经损伤平面3个节段以下皮节区域内出现的神经性疼痛。对于疼痛分类为损伤水平以下SCI-NP的一个必要条件是病变或疾病必须影响脊髓或神经根。发生在这种分布和不能归因于脊髓或神经根的损害或疾病的神经性疼痛应归类为其他神经性疼痛。这种疼痛性质为烧灼样、触电样或射击样,分布呈弥漫性或局限性,特异性表现与损伤水平SCI-NP类似,其中疼痛区域的异常疼痛和痛觉过敏发生在不完全损伤患者。注意:如果疼痛的范围同时涉及神经损伤水平下3个皮节内以及超过损伤平面下3个皮节的区域,除非患者能指出平面间的区别,否则须归入损伤平面及损伤平面以下 SCI-NP。若可以区分出两种独立的疼痛,这两种疼痛类型,即损伤平面 SCI-NP 和损伤平面以下 SCI-NP,必须分别归类并证实为不同的疼痛。

(二)肌肉骨骼疼痛

按照国际脊髓损伤疼痛分类肌肉骨骼性疼痛是伤害性疼痛的亚型之一,一般表现为疼痛和运动或体位有关,经休息可缓解,此类疼痛的感觉传导通路是完整的,发生多与骨骼肌肉、韧带、椎间盘及关节过劳或损伤有关,即认为是从肌肉骨骼内的伤害感受器结构(肌肉,肌腱,韧带,关节,骨骼)所产生。可出现在损伤平面以上、损伤平面或损伤平面以下部分感觉保留区,如关节炎、脊柱骨折、肌肉损伤、肩袖肌腱病和肌肉痉挛引起的疼痛。随着脊髓损伤病程的发展以及相应的对症处理,多数可得到有效的缓解。存在以下情况时,提示属于此类疼痛:钝痛或酸痛、运动相关性疼痛、触诊时肌肉与骨骼结构存在触痛等疼痛描述;抗炎药物治疗有效;在疼痛存在期间影像学提示有骨骼病理改变的证据,如机械性疼痛、脊柱骨折、肌肉损伤、肩部劳损综合征以及肌肉痉挛。

肩关节疼痛在脊髓损伤后的急性期较为常见,但由于上肢过度使用、坐姿不良、肌肉无力、痉挛、半脱位和肩袖疾病,也可出现在后期。其他类型的与脊髓损伤相关的肌肉骨骼疼痛包括手腕疼痛和背部疼痛。异位骨化是指软组织(如肌肉或髋关节)中存在层状骨,可导致活动范围受限和疼痛。与痉挛和肌肉挛缩相关的疼痛常见于损伤不完全的患者,但当痉挛涉及部分神经支配的肌肉时,也可见于完全性脊髓损伤。

三、脊髓损伤后神经性疼痛机制

脊髓中感觉神经元的过度活跃增强了疼痛的传递。脊髓神经胶质细胞也参与了脊髓背角神经元的兴奋性增强,导致疼痛放大和扭曲。脊髓损伤会引起神经细胞的过度活跃和神经胶质的活化,引起脊髓突触的不适应性、可塑性。最近的研究表明,脊髓损伤引起持续的神经胶质活化,伴随神经细胞的过度活跃,从而为神经性疼痛提供了基础。超活跃的感觉神经元和被激活的神经胶质细胞会增加细胞内外谷氨酸、神经肽、三磷酸腺苷、促炎细胞因子和活性氧的浓度,所有这些都会增强疼痛的传递。此外,过度活跃的感觉神经元和神经胶质细胞过度表达受体和离子通道,维持这种增强的疼痛传递。

(一)中枢性敏化/中枢神经元兴奋性增高

神经损伤后即刻出现的过量的谷氨酸盐释放,以及因此而增加的神经毒性是中枢敏化的启动因素。其他机制,包括背侧感觉神经元电生理特性的改变、突触回路改变后的解剖改变、受损的背根内异位放电或神经根损伤导致的去神经传入、中间神经元或者下行束失去 γ- 氨基丁酸的紧张性抑制、下行异化系统的增强、神经炎症反应、N- 甲基 -D- 天门冬氨酸改变和其他的互变异构,以及代谢性改变的谷氨酸盐受体、神经胶质细胞激活以及钠离子通道的异常表达等,可能参与了脊髓中枢敏化的启动和维持。人类药理学研究支持某些改变在 SCI 疼痛中的作用,这些研究显示钠离子通道阻滞剂、N- 甲基 -D- 天门冬氨酸受体阻滞剂和 γ- 氨基丁酸 -A 受体阻滞剂能够缓解疼痛。中枢敏化的结果包括基础兴奋性的增强、周围神经刺激反应性的增强、痛阈降低、感受野扩大,以及背根神经元后发放时间的延长。

(二)神经可塑性改变

神经可塑性,包括伴随神经纤维萌发的结构神经可塑性,是脊髓损伤后自然恢复的基本特征,但可能产生神经性疼痛、痉挛和自主反射障碍等负面后果。脊髓可塑性改变机制包括 SCI 后损伤轴突再生性芽殖和潜伏通道重启等,这些因素被认为是导致 SCI-NP 的主要原因之一。脊髓损伤后在中枢神经系统本身引发一系列的可塑性变化,这些变化负责疼痛的增强和延续。神经可塑性背后的原因是损伤引起受影响神经元的遗传和分子变化,导致可观察到的结构(突触和神经回路的重塑)和功能(突触、神经元兴奋性和神经回路的变化)变化。这些变化不仅局限于神经元,还会影响周围的神经胶质细胞,尤其是神经元胶质细胞之间的相互作用。

(三)神经炎症 / 中枢神经系统炎性反应

周围神经损伤和炎症引起的疼痛相关行为导致脊髓炎症反应(胶质细胞增殖、活化和迁移),同时可以通过外周白细胞浸润到脊髓,破坏血 - 脊髓屏障,参与脊髓炎症的发生、发展。SCI 能够引起促炎性细胞因子的广泛生成和释放,如 SCI 患者脑脊液和血液中的炎性细胞因子不同程度升高,以肿瘤坏死因子 α 和白细胞介素 -6 为著。这些炎症因子的表达持续增加已经被证明与 SCI-NP 相关。促炎性细胞因子可调节脊髓和脑内的突触传递和可塑性。研究表明,反应性星形胶质细胞可能通过增加白细胞介素 -6 的表达来促进 SCI-NP 的发生。这些炎性细胞因子的产生,导致持续的背角感觉神经元过度活跃,这有助于 SCI 后神经性疼痛的启动和维持。

(四)胶质细胞活化

神经解剖学和功能的改变会引起神经胶质细胞的活化,接着是神经胶质递质(神经胶质细胞在神经胶质传递过程中释放的递质)、促炎细胞因子和趋化因子的释放增加。这些物质会激活神经胶质细胞之间的前馈循环,从而导致神经细胞持续的过度活跃。在体内电生理研究中,活化的胶质细胞对感觉神经细胞的过度活跃有显著的促进作用,更直接的证据表明神经胶质细胞调节神经元的兴奋性存在。例如,胶质细胞改变某些蛋白表达,从而降低 γ - 氨基丁酸抑制张力,增加谷氨酸的释放。神经胶质细胞也参与神经元突触的发育,星形胶质细胞对突触重建具有重要作用。其他研究表明,脂质代谢介导的神经胶质活化可导致脊髓损伤后神经性疼痛。广泛分布的星形胶质瘤也是脊髓损伤的一个特征,脊髓损伤导致损伤脊髓和丘脑水平的细胞周期激活增加,显著促进了神经元的过度活跃。有研究认为神经胶质瘤可能在诱导突触重组、突触效能改变、神经兴奋性改变等导致脊髓损伤后神经性疼痛的不良适应机制中发挥关键作用。

四、康复评定

脊髓损伤患者出现疼痛,对于疑似神经性疼痛的,神经系统检查应包括对感觉、运动和自主神经功能进行详细的检查,其中感觉神经功能的评估十分重要,建议最好进行量化分析。推荐使用视觉模拟评分量表、数字疼痛量表、麦吉尔疼痛问卷、利兹神经性疼痛症状与体征评价量表、ID Pain 疼痛量表等量表来评估疼痛的强度。本部分介绍利兹神经性疼痛症状与体征评价量表、ID Pain 疼痛量表,其他疼痛评价方法参见前面章节。

(一)利兹神经性疼痛症状与体征评价量表

该量表首先被研制和验证用于筛查神经性疼痛。包括 5 项症状项和 2 项体检项,评分 ≥ 12 分者提示极可能为神经性疼痛。经临床验证,利兹神经性疼痛症状与体征评价量表的灵敏度为 82% ~ 91%、特异度为 80% ~ 94%。

(二)ID Pain 疼痛量表

ID Pain 疼痛量表共包括 5 项感觉描述项和 1 项疼痛是否出现于关节部位(排除伤害感

受性疼痛)的选项,无体检项,总评分最高为 5 分,最低为 –1 分,评分 ≥ 3 分者提示神经性疼痛。目前尚未见有关该量表诊断敏感性和特异性的研究报道。有研究显示,22% 的伤害感受性疼痛、39% 的混合性疼痛和 58% 的神经性疼痛患者 ID Pain 疼痛量表评分均 ≥ 3 分。

五、康复治疗

(一)神经性疼痛的治疗

1. 药物治疗

(1)抗癫痫类药物:循证医学证据已经证明,抗癫痫类药物是主要的 SCI-NP 治疗药物。电压门控离子通道在痛觉的初级传入神经中至关重要,这类药物可以抑制神经异常放电,起到缓解疼痛的作用。常用的 SCI-NP 治疗药物分为钠离子通道阻断剂(利多卡因、卡马西平、奥卡西平、拉莫三嗪和苯妥英钠)和非钠离子通道阻断剂(加巴喷丁、普瑞巴林和丙戊酸)。其中,加巴喷丁和普瑞巴林都是治疗 SCI-NP 的一线药物。目前对对照和非对照研究的荟萃分析发现,加巴喷丁和普瑞巴林可有效减轻脊髓损伤患者的神经性疼痛。加巴喷丁和普瑞巴林还可有效减轻疼痛引起的睡眠干扰,缓解抑郁和焦虑等心理症状。普瑞巴林罕见但严重的副作用是在很小比例的患者中出现了自杀意念,尽管如此,普瑞巴林仍被认为是一线治疗药物。与普瑞巴林一样,加巴喷丁比旧的抗癫痫药具有更高的安全性。加巴喷丁的常见不良反应也与普瑞巴林相似,存在的副作用风险如头晕、水肿和嗜睡。加巴喷丁给药时必须谨慎治疗肾功能不全患者。一旦肌酐清除率降至 60ml/min 以下,必须进行剂量调整。在普瑞巴林和加巴喷丁出现之前,拉莫三嗪被认为是治疗 NP 中的一线药物,拉莫三嗪可以减轻不完全 SCI-NP。静脉注射利多卡因能够缓解 NP,一项钠通道阻滞剂利多卡因的随机、安慰剂对照、交叉试验显示利多卡因缓解了损伤水平和低于损伤水平的神经性疼痛。抗惊厥药(苯妥英钠和卡马西平)以及其他老一代抗癫痫药(苯巴比妥和丙戊酸)由于其不利的代谢和相互作用特征而已经不常用。托吡酯是一种广谱抗惊厥药。托吡酯的副作用是显著的体重减轻,服用托吡酯的患者也可能出现感觉异常。

(2)抗抑郁药:三环类抗抑郁药导致中枢神经系统中 5- 羟色胺,去甲肾上腺素和弱 *N-* 甲基 -*D-* 天门冬氨酸阴性变构调节剂的增加,从而调节传入疼痛信号通路。三环类在许多慢性疼痛病症的治疗已被发现是有效的,并且也被认为是一线药物治疗患者 NP。在 SCI-NP 治疗中应用抗抑郁药由来已久,临床上以三环类抗抑郁药、选择性 5- 羟色胺和去甲肾上腺素再摄取抑制剂(度洛西汀和文拉法辛)为主。三环类抗抑郁药会出现 5- 羟色胺能、去甲肾上腺素能和抗组胺能特性相关的各种副作用,如膀胱滞留、Q-T 间期延长和镇静。夜间服用这些药物可以最大限度减少这些副作用对患者日常生活的干扰。三环类抗抑郁药、选择性 5- 羟色胺和去甲肾上腺素再摄取抑制剂同时服用发生 5- 羟色胺综合征的风险更高。研究证明三环类抗抑郁药阿米替林在患有抑郁症状的 SCI 患者中使用,对神经性疼痛中是有效且相对经济的。鉴于阿米替林相对良好的耐受性和安全性,它被认为是 SCI 患者的可行选择。阿米替林具有很强的抗胆碱能活性,不良反应包括直立性低血压在内的心血管疾病,心律和传导的变化,以及癫痫发作阈值的降低。与阿米替林相比,仲胺三环(去甲替林和地昔帕明)引起较少的镇静作用和较少的抗胆碱能作用,但尚未在 SCI 患者中进行研究。

(3)阿片类药物:阿片类药物是最常用的止痛药之一,它们通过抑制疼痛感觉调节中枢和外周疼痛通路来发挥其治疗作用。虽然阿片类药物是有效的镇痛药,但它们在慢性疼痛和 NP 中的应用仍存在争议,因为它们的使用可能会产生各种生理,病理和心理社会问题。

由于一系列负面副作用，必须谨慎使用慢性阿片类镇痛药。

曲马多被认为是一种效力较低的阿片受体激动剂，具有较低的滥用可能性和有效的镇痛作用，是传统阿片类药物的潜在替代品。患者对加巴喷丁、普瑞巴林或三环类抗抑郁药治疗无效时，曲马多可能是 NP 患者的二线治疗选择。曲马多已被证实在 35 例 SCI 相关神经性疼痛患者的随机安慰剂对照研究中有效。然而，曲马多降低癫痫发作阈值，三环类抗抑郁药组合时可以促进 5-羟色胺综合征的发展。因此，在考虑其用途时应特别注意抑郁症患者。老年患者和患有肾脏或肝脏损害的患者也应该减少剂量进行治疗。

如果对曲马多未能产生明显的疼痛缓解或产生相当大的副作用，则推荐使用吗啡，肾功能不全患者应谨慎使用吗啡。一项使用静脉注射吗啡和阿芬太尼的随机对照试验能够证明脊髓损伤后 NP 地显著减少。

（4）大麻类：大麻素受体调节各种生理过程，包括疼痛，情绪和记忆。大麻素近年来受到了很多关注，因为许多研究表明它对非癌性疼痛具有镇痛作用。虽然大麻素具有良好的耐受性，具有轻微的短暂副作用，但仍然存在关于其在 SCI-NP 患者使用后出现的问题。目前，这类药物仍然未被证实是 SCI 后可靠的 NP 镇痛药。

（5）其他：有研究认为利多卡因贴剂、高浓度辣椒素皮肤贴片、局部皮内给予 A 型肉毒毒素适用于局部的神经性疼痛。牛痘疫苗接种家兔炎症皮肤提取物在临床常用于神经损伤后感觉障碍的治疗，有镇痛、抗过敏、调节自主神经、改善微循环、调节免疫功能、修复损伤细胞等作用。栗晓等研究口服牛痘疫苗接种家兔炎症皮肤提取物对于脊髓损伤后神经性疼痛的临床疗效，证实牛痘疫苗接种家兔炎症皮肤提取物对脊髓损伤患者的神经性疼痛症状有一定缓解，一定程度上改善了患者的夜间睡眠质量。

2. 非药物治疗

药物治疗可能不足以缓解所有 SCI 患者的疼痛。在这些情况下，使用非药物治疗可以有效地产生更明确的疼痛缓解。

（1）物理治疗：物理治疗（如经皮神经电刺激、经颅直流电刺激、经颅磁刺激等）。经颅直流电刺激和经颅磁刺激可能是 SCI 患者缓解短期和长期疼痛非常有前途的技术。经颅直流电刺激已证明可有效减轻神经性疼痛，但各自的机制仍然很大程度上未知。对于急性或新诊断的 NP 患者，经颅直流电刺激可能是最有益的。近期，经颅电刺激和经颅磁刺激的研究表明脊髓损伤后疼痛有一定的改善。对多种物理治疗方法的系统回顾表明，经颅电刺激和经颅磁刺激在 SCI 后 NP 患者缓解疼痛有效。

（2）针灸与推拿：最近一项研究证实针灸和推拿疗法都可以减轻脊髓损伤的神经性疼痛，目前仍需要进行更大规模、更多的随机对照试验，以评估这些治疗的长期效果。

（3）心理治疗：慢性 SCI-NP 患者均具有不同程度的心理障碍，如焦虑、抑郁、人格异常，甚至有自杀倾向。因此临床医师必须重视 SCI-NP 患者心理治疗，根据不同情况实施相应的心理干预。认知行为疗法，催眠和视觉图像之类的心理疗法可用于减轻与疼痛相关的心理痛苦。

（4）鞘内药物注射和微量泵的植入技术：鞘内巴氯芬注射是一项减轻 SCI 后痉挛的经典技术，对于痉挛导致的肌肉骨骼疼痛有一定的减轻作用。因为鞘内巴氯芬治疗 SCI-NP 的作用有限，传统鞘内注射止痛药物的疗效也并不理想，所以多采用巴氯芬和可乐定、吗啡和可乐定、巴氯芬和吗啡、巴氯芬和齐考诺肽等不同组合治疗。中枢靶控镇痛输注系统植入术可实现持续、缓慢的鞘内给药，由于吗啡直接作用于脊髓和大脑的内啡肽受体，镇痛泵内放入口服用量的 1/300 的吗啡即可达到满意的镇痛效果,减少了吗啡全身用药的不良反应,适用于顽固性 SCI-NP 患者。

（5）介入治疗:脊神经介入治疗主要针对局部、按脊髓节段分布的疼痛。常用的方法有脊神经根射频毁损术和蛛网膜下腔脊神经后根毁损术等。交感神经介入治疗主要针对持续性交感神经相关性疼痛,常用方法包括星状神经节阻滞术、交感神经阻滞术等,对于胸、腰神经节及内脏神经丛可行物理(射频热电凝)、化学性(无水乙醇、酚甘油和局部麻醉药物)损毁,或外科手术切断,以获得长期效果。背根进入区消融治疗,如背根进入区损伤和显微外科背根进入区切开术,通过靶向背根外侧角的痛觉纤维、背外侧束的内侧和背角的去传入神经元,提供疼痛缓解。有研究显示显微外科背根进入区切开术对神经性疼痛有效。

目前已经尝试了许多治疗神经性疼痛的方法,但很少有被发现是有效的控制 SCI 神经性疼痛。重点应该是症状缓解和帮助病人处理疼痛,而不是完全消除疼痛。

3. 肌肉骨骼疼痛治疗

肌肉骨骼疼痛通常可以通过经典的医学技术或其他医学干预来解决。这一事实与神经性疼痛相反,其中许多治疗方法是药理学或介入性的。治疗肌肉骨骼疼痛问题的尝试通常集中在缓解潜在的病理,或加重诸如姿势不良或过度使用等病症。对于肌肉骨骼疼痛,建议采用物理疗法、加强和伸展运动以及优化运动技术、上肢负重和轮椅推进等建议,其中加强锻炼或热疗的患者,疼痛缓解最高。针刺、手动疗法、理疗、催眠和生物反馈已经证明对肌肉骨骼疼痛有效。简单的镇痛药对典型为肌肉骨骼疼痛问题非常有用,如非甾体抗炎药对乙酰氨基酚应该是第一选择,而第二选择包括弱阿片类药物。此外,阿片类药物的使用并非没有争议,特别是对于可能对阿片类药物副作用特别敏感的 SCI 患者,如便秘。

痉挛与疼痛的关系很复杂。痉挛可以限制关节的运动范围并导致肌肉骨骼疼痛。减少痉挛可以减轻与生物力学疼痛相关的疼痛。然而,如上所述,SCI 也可以产生神经性疼痛。调节痉挛可能无法有效减少神经性疼痛。肌肉痉挛引起的疼痛最好用解痉药来缓解,对口服药无效的患者可以尝试鞘内给药途径。在一项安慰剂对照试验中,鞘内注射大量巴氯芬可显著减少肌肉骨骼和神经性疼痛,但这种药物的水平通常不会随着神经性疼痛的持续缓解而出现。肉毒毒素能够抑制肌肉过度活动,减轻疼痛。同时,肉毒毒素能够抑制 P 物质和其他疼痛调节剂的释放,因此相比于单纯抑制肌肉痉挛的药物,肉毒毒素缓解疼痛的效果可能更好。

（曹　效　刘　勇　毕　胜）

第五节　痉挛性疼痛

疼痛在中枢神经系统损害疾病,如多发性硬化、脊髓损伤、小儿脑性瘫痪、脑卒中、缺氧性脑病等合并痉挛的患者中常见。目前关于痉挛与疼痛相关的因果关系、病理机制,其流行率的数据、自然病史以及在神经康复领域的评估和治疗的指导方针在很大程度上缺乏。国外较早的开展了相关研究,而国内研究甚少,本节主要就目前国内外痉挛产生疼痛的机制、临床评估及药理性和非药理性治疗等方面进行总结,以期提出痉挛疼痛的康复理论,为进一步研究和临床治疗提供思路。

一、定义

痉挛引起的疼痛并无确切的定义，而目前公认的痉挛状态是 1980 年 Lance 提出的：一种因牵张反射兴奋性增高所致的以速度依赖性肌肉张力增高、并伴有腱反射亢进为特征的运动障碍，属于上运动神经元综合征的表现之一。Pandyan 于 2004 年将痉挛定义为：上运动神经元损伤导致的肢体感觉运动控制功能紊乱，表现为间歇或持续的肌肉不自主活动。

二、流行病学

中枢神经系统损害疾病如多发性硬化、脊髓损伤、小儿脑性瘫痪、脑卒中、缺氧性脑病等常合并痉挛，与痉挛相关的疼痛发生率非常高。Paolucci S 等在评估和治疗与脑卒中、多发性硬化、脑瘫、脊髓损伤的痉挛报道指出 19%~74% 的脑卒中患者，60%~70% 脊髓损伤及 50%~63% 多发性硬化患者发生痉挛疼痛。Francisco GE 等研究报道在卒中后 3 至 12 个月的患者中，有 17%~43% 的人出现痉挛。Wissel J 研究证实痉挛状态和疼痛之间有很强的相关性，约 72% 痉挛状态病人发生疼痛，而非痉挛状态病人仅 1.5% 发生疼痛综合征。其中脑卒中后肩痛十分多见，Van Ouwenaller C 等认为痉挛状态是卒中后肩痛，尤其是慢性卒中后肩痛的主要病因，发生痉挛状态的患者通常都会出现肩痛，有痉挛状态的患者其肩痛发生率为 85%，无痉挛状态者为 18%。由于脑瘫患儿的认知及年龄水平的影响，对痉挛引起的疼痛发生率未见报道。

三、病理生理机制

任何痉挛存在的疾病都可能发生痉挛疼痛，如中枢神经系统损害疾病多发性硬化、脊髓损伤、小儿脑性瘫痪、脑卒中、缺氧性脑病等，任何刺激加重痉挛的原因都有可能引起疼痛如寒冷刺激、剧烈运动，导致肌肉连续收缩过快，过度疲劳等。

（一）外周机制

缺血和运动可能是其发生的主要原因，炎症也可能参与其中，确切机制尚不明确。1924 年 Lewis 发现，单纯阻断血流不引起肢体疼痛，但在缺血的情况下运动却能导致剧烈疼痛。肌肉痉挛时能压迫自身血管造成缺血状态。研究表明，缺血能够造成三磷酸腺苷（ATP）的释放、肌肉内环境中 pH 值的降低。Li 也发现肌肉痉挛能够产生 ATP。已知 ATP、氢离子、P 物质、前列腺素 E_2、谷氨酸盐等能够通过激活Ⅲ、Ⅳ类神经纤维引发痛觉。同时，神经生长因子、缓激肽与 P 物质还能够提高痛觉感受器的兴奋性，从而加重疼痛。Simons 和 Mense 认为，另外一种可能也可以补充到痉挛致痛的机制中，即肌肉发生不均等收缩，某一部分收缩过强引起疼痛，但是整块肌肉的收缩力却可以很小。除了痛觉过敏，这也能够解释整体上不太强烈的痉挛却引起剧烈疼痛的情况。Wissel 等在研究 A 型肉毒毒素缓解痉挛造成的疼痛的效果时发现，药物对急性痉挛的疗效好于慢性痉挛。可以推测，慢性痉挛可能伴随着慢性的疼痛，这种疼痛不能随着痉挛的解除而快速缓解，而需要一定的恢复时间。

（二）中枢机制

神经病理性和伤害性机制，介导疼痛的神经元网络与脊髓和大脑水平的痉挛发生重叠，刺激皮层运动区能减轻疼痛支持这一学说。中枢损伤后会出现神经环路的改建、胶质细胞与神经元互相作用变化、炎症介质与神经递质量变等，这将导致神经中枢抑制与兴奋的失衡,以及下行调节信号的改变。痉挛引起肌肉和韧带的异常收缩可产生伤害性疼痛,痉挛引起肌肉流变的特点发生改变,引起纤维化和萎缩。病人常主诉疼痛时痉挛加重,说明疼痛可能与肌肉长期异常收缩有关。

(三)心理机制

疼痛能够引起患者的抑郁或焦虑,与此同时,焦虑、抑郁等对疼痛的严重程度和慢性迁延都有影响。这些说明了疼痛和心理状态之间存在一定的相互关系。Voerman 对脊髓损伤的患者的调查显示,那些无助感较低,心理压力更小的患者感到痉挛的程度较低,Lundström 等对脑卒中患者的调查显示抑郁是痉挛状态产生的重要危险因子。虽然没有特定的模型,但是疼痛与痉挛可能会通过情感因素将各自以及对方的程度进一步加深。

四、康复评定

(一)痉挛评定

改良阿什沃思量表(MAS)是目前神经系统疾患肌肉痉挛的主要临床测量手段,在评估被动和主动运动结合报告的效果大小方面仍然是令人信服的,有研究发现 MAS 用于屈肘肌、屈腕肌和股四头肌的肌痉挛评定时信度较高。

Tardieu 量表和改良的 Tardieu 量表(modified Tardieu scale, MTS)通过不同速度活动肢体可反映痉挛的速度依赖性特征,研究发现 MTS 临床应用优于 MAS,通过不同速度活动肢体可反映痉挛的速度依赖性特征,通过角度差($R_2 \sim R_1$)的大小能有效区分痉挛与挛缩成分,有利于指导临床医师更加准确有效的评估痉挛状态。

临床痉挛指数(clinic spaticity index, CSI)是 20 世纪 90 年代加拿大学者 Levin 和 HuiChan 根据临床实际应用在肌张力评定基础上加入了下肢腱反射和踝阵挛的评定,形成的一个定量评定痉挛的量表。燕铁斌等通过应用该量表进行评价研究认为量表应用简单,有较好的重复信度,适用于国内的脑损伤病人下肢痉挛的评定。

Penn 痉挛评定量表用于评定病人每小时双下肢痉挛出现频率的痉挛频率量表。阵挛评分(clonus score)主要对痉挛患者踝关节的评定,根据踝关节阵挛的持续时间作为评定标准。

(二)疼痛评定

疼痛视觉模拟评分法(VAS),VAS 范围为 0 ~ 10 分,其中 0 代表无痛,10 代表剧痛,通过病人主观感受在相应的点作标示可反映疼痛程度。

(三)运动功能

可应用 Fugl-Meyer 运动功能评估表、粗大运动功能评估表(GMFM-88)、日常生活能力评定量表、巴塞尔指数、功能独立性评测(FIM)、伯格平衡量表等对运动功能进行评定。

(四)关节活动度

关节活动度包括主动和被动关节活动度,主动关节活动度能反映痉挛对主动功能的影响,但受患者状态、体位、情绪等影响,两次测量可能差异较大,被动关节活动度较客观,可应用量角器对肩、肘、腕、髋、膝、踝等关节进行关节活动度测量。

(五)肢体肿胀评定

肿胀分级如下:

正常:无关节肿胀(0分);

轻度:关节轻度肿胀、皮肤纹理变浅,关节的骨性标志仍明显(1分~2分);

中度:关节肿胀明显,皮肤纹理基本消失,骨性标志不明显(3分~4分);

重度：关节重度肿胀，皮肤紧、骨性标志消失（5分~6分）。

（六）仪器评估

根据最近关于组织僵硬和反射过度症概念的共识，Noort等人对仪器评估进行了定义，以取代MAS。这种评估包括测量关节力矩和关节角度作为时间的函数，在被动伸长的肌肉，量化刚度使用慢拉伸。此外，还记录了表面肌电图信号，以量化反射活动。

五、康复治疗

在许多情况下，痉挛是造成多种损伤和残疾以及生活质量下降的重要因素，虽是痉挛疼痛的直接原因，然而在痉挛疼痛未发生时，痉挛的存在并不是治疗的适应证。在卒中患者中腕及手指屈肌的痉挛导致腕和手指过度屈曲，紧握的拳头畸形会导致皮肤破裂和指甲床感染。大脚趾伸肌的痉挛，导致步行时摩擦鞋类造成疼痛。大脚趾及四趾的过度屈曲痉挛导致行走时脚趾疼痛甚至磨破，因此对于痉挛疼痛的治疗，不但要治疗疼痛，更要治疗疼痛的原因——痉挛。

痉挛疼痛的治疗涉及多学科、多方面的治疗方法，但没有一种专门针对于疼痛的治疗。痉挛疼痛的治疗主要是在于解除痉挛，其中包括药物和手术干预措施，以及康复治疗手段。

（一）药物治疗

1. 全身抗痉挛药物治疗

巴氯芬（baclofen）最初设计于1960年，用于治疗癫痫，但结果并不令人满意。1971年医学界发现巴氯芬可以治疗肌肉痉挛，并且自那以后被广泛使用。巴氯芬被美国FDA批准用于治疗可逆性痉挛，特别是用于缓解屈肌痉挛，阵挛和伴随的疼痛，脊髓损伤的常见后遗症和多发性硬化。然而，对于经历无法忍受的不良反应或对口服治疗无效的患者，可考虑使用鞘内注射巴氯芬。FDA批准鞘内注射巴氯芬可用于治疗脑源性痉挛，如创伤性脑损伤或严重对最大剂量口服巴氯芬不能控制的痉挛，替扎尼定和/或丹曲林治疗无反应的脊髓起源痉挛，安全有效，能够减少用量。

替扎尼定（tizanidine）是一种咪唑啉间二氮杂环戊烯衍生物，它的抗痉挛作用是通过激活其 α_2 肾上腺素能作用，抑制 α 运动神经元和降低运动反射来实现的。

硝苯呋海因（dantrolene，dantrium，丹曲林）是唯一作用于末梢（肌纤维）水平的抗痉挛药物。其对控制阵挛、肌抽搐，减弱深部腱反射及被动运动阻力有效。

乙哌立松（eperisone），别名妙纳（myonal），主要成分是盐酸乙哌立松（eperisone hydrochloride），该药主用于脑卒中、脑外伤后痉挛性瘫痪和紧张性头痛，治疗因肌张力高所致颈肩臂综合征、肩周炎、腰痛等，特别对于普通骨骼肌松弛药物无法治疗的病例有效。

大麻素类药物：大麻成分可减轻或治疗多发性硬化、脊髓损伤等引起的痉挛、疼痛以及抑郁。

2. 用于治疗神经性疼痛的药物包括美金刚、加巴喷丁和杂环类抗抑郁药。

3. 神经的化学阻滞剂治疗痉挛

局部麻醉药物疗效短暂，主要用于诊断和试验性治疗，也能改善疼痛。常用的有利多卡因、罗哌卡因等。

化学神经破坏剂：1. 酚，即石炭酸，为一种神经崩解剂，贴近周围神经注射后能减少传递至肌肉的神经冲动，从而减轻痉挛，其疗效可持续数月至数年。2. 酒精可引起神经持久的损伤且难以恢复，很少采用。3. A型肉毒毒素是一种锌肽链内切酶，作用于神经肌接头处,能裂解乙酰胆碱囊泡的小突触蛋白或突触前膜的相关蛋白以及融合蛋白,阻断乙酰胆碱释放,造成肌肉弛缓性麻痹。Yelnik AP 等研究表明 A 型肉毒毒素注射可有效缓解脑卒中后肩痛,尤其是那些同时伴有上肢痉挛状态的患者,其止痛作用机制除了通过缓解痉挛状态来改善痉挛状态相关疼痛的间接途径外,还包括抑制神经肽类物质释放等多条直接止痛途径。德国最近的一项研究评估了肉毒毒素在脑卒中后手臂痉挛中的安全性和有效性,发现 58% 的患者减少了与痉挛相关的疼痛,这些患者中有 84% 的人在运动范围、功能或耐受物理治疗的能力方面取得了一些好处。但与上述其他药物治疗相比,A 型肉毒毒素具有更高的疗效和较少的不良反应。其好处是直接提供给受影响的肌肉,在许多神经、肌肉和其他痉挛疾病中被证实对痉挛疗效的确切性及最小的副作用。

(二)物理治疗

物理治疗的目标是减少疼痛,保持关节灵活性和恢复功能。涉及职业治疗和物理治疗的跨学科方法。Leo A 等研究发现重复经颅磁刺激(rTMS)和经颅直流电刺激(tDCS)在相关随机对照试验的基础上,与常规疗法结合使用时,在减少痉挛方面比作为独立治疗方法更有效。但其在减少痉挛方面的有用性的现有数据需要通过更大的多中心随机对照试验来证实。Kim 等证实放散式体外冲击波治疗可以缓解脑卒中患者肩胛下肌痉挛,减轻肩关节疼痛。

(三)其他物理疗法

治疗性训练、肌电生物反馈、外周肌肉或神经电刺激,矫形器等均能辅助改善痉挛疼痛。传统的治疗方法是通过渐进式牵拉或动态矫形器长期拉伸,以抵消变硬的肌肉组织。Theis 等人最近发现对这种机械应用的长期拉伸的反应是有效的,并通过应用三维超声成像的肌肉,进一步揭示形态变化随着外部机械行为的变化。

(四)心理疗法

有案例提示,在对脑性瘫痪患儿的治疗中,催眠可以通过自我放松来缓解痉挛,降低肌张力,并且缓解疼痛。这种治疗副作用小且可以自我习得,很值得推广。

(五)手术治疗

可分为骨科和神经外科手术。骨科手术主要包括肌腱松解、肌腱转移、肌(腱)切断术、肌腱延长术以及骨关节矫形等。神经外科手术主要是选择性脊神经后根切断术(selective posterior rhizotomy,SPR),主要用于脑瘫儿童。

六、预防

早期采取正确的良肢位及相应的康复治疗以控制痉挛,康复过程中要让患者处于一个合适的、可控的肌张力状态,并且在肌张力增高以后,及时采取正确的抗痉挛措施。对于上肢痉挛引起的肩关节疼痛患者,早期给予肩带保护,增加肩关节肌肉的训练,加固肩关节,进而达到控制痉挛,防止出现疼痛。

(孙爱萍　毕　胜)

参 考 文 献

[1] Treister AK, Hatch MN, Cramer SC, et al. Demystifying post-stroke pain: from etiology to treatment. PM R, 2017, 9(1): 63-75.

［2］赵海红,霍剑菲,张学敏,等.超声引导下注射类固醇治疗偏瘫肩痛的疗效观察.中国康复医学杂志,2019,34(1):84-86.

［3］Winstein CJ,Stein J,Arena R,等.成年人卒中康复和恢复指南:美国心脏协会/美国卒中协会对医疗卫生专业人员发布的声明.国际脑血管病杂志,2016,24(8):673-693.

［4］Frontera WR,Jette AM,Carteries GT,et al.DeLisa 物理医学与康复医学理论与实践.5 版.北京:人民卫生出版社,2013:430.

［5］朱明跃,徐俊峰,杨丽华.脑卒中偏瘫后肩痛发病机制分析和治疗进展.国际脑血管病杂志,2016,20(10):745-747.

［6］朱道湘.脑卒中偏瘫肩痛患者的超声监测研究.中国实用神经疾病杂志,2015,18(19):30-31.

［7］贾敏,刘志华,于晓明,等.脑卒中偏瘫肩痛患者的超声图像表现.中国康复医学杂志,2014,29(2):127-132.

［8］Pong YP,Wang LY,Huang YC,et al. Sonograpuy and physical findings in stroke patients with hemiplegic shoulders:a lingitudinal study.J Rahabil Med,2012,44(7):553-557.

［9］Zhou M,Li Fang,Lu W,et al. Efficiency of neuromuscular electrical stimulation and transcutaneous nerve stimulation on hemiplegic shoulder pain: a prospective randomized controlled trial. Randomized Controlled Trial,2018,99(9):1730-1739.

［10］Carolee J Winstein,Chair,Joel Stein,et al. Guidelines for adult stroke rehabilitation and recovery a guideline for healthcare professionals from the american heart association/american stroke association. Stroke,2016,47(6):e1-e72.

［11］Chae J,Jedlicka L. Subacromial corticosteroid injection for poststroke shoulder pain: an exploratory prospective case series. Arch Phys Med Rehabil. 2009,90(3):501-506.

［12］Rah UW,Yoon SH,Moon J,et al. Subacromial corticosteroid injection on poststroke hemiplegic shoulder pain: randomized, triple-blind, placebo-controlled trial. Arch Phys Med Rehabil,2012,93(6):949-956.

［13］Wu Tao,Yu Fu,Song Hai-Xin,et al. The application if sonography in shoulder pain evaluation and injection treatment after stroke:a systematic review.J Phys Ther Sci,2015,27(9):3007-3010.

［14］Tasker RR. Microelectrode findings in the thalamus in chronic pain and other conditions. Stereotact Funct Neurosurg,2001,77(1-4):166-168.

［15］Harno H,Haapaniemi E,Putaala J,et al. Central poststroke pain in young ischemic stroke survivors in the Helsinki young stroke registry. Neurology,2014,83(13):1147-1154.

［16］Gyanendra Kumar. Central post-stroke pain: Current evidence. J Neurological Sci,2009,284(1-2):4-7.

［17］O'Donnell MJ,Diener HC,Sacco RL,et al. Yusuf S: Chronic pain syndromes after ischemic stroke: PRoFESS trial. Stroke,2013,44(5):1238-1243.

［18］Vartiainen N,Perchet C,Magnin M,et al. Thalamic pain:anatomical and physiological indices of prediction. Brain,2016,139(pt 3):708-722.

［19］H Klit Finnerup NB,Jensen TS. Central post-stroke pain: clinical characteristics,pathophysiology,and management. Lancet Neurol,2009,8(9):857-68.

［20］Hoang CL,Salle JY,Mandigout S,et al. Physical factors associated with fatigue after stroke: an exploratory study. Top Stroke Rehabil,2012,19(5):369-376.

［21］神经病理性疼痛诊治专家组.神经病理性疼痛诊治专家共识.中华内科杂志,2009,48(6):526-528.

［22］T.A.-Z.K. Gaber.神经康复病例分析.毕胜,译.北京:人民卫生出版社,2014.

[23] Pellicane AJ, Millis SR. Efficacy of methylprednisolone versus other pharmacologic interventions for the treatment of central post-stroke pain: a retrospective analysis. J Pain Res, 2013, 6:557-563.

[24] Tang WK, Liang H, Mok V, et al. Is pain associated with suicidality in stroke?. Arch Phys Med Rehabil, 2013, 94(5): 863-866.

[25] Molho ES, Stacy M, Gillard P, et al. Impact of Cervical Dystonia on Work Productivity: An Analysis From a Patient Registry. Movement disorders clinical practice, 2016, 3(2): 130-138.

[26] Charles PD, Manack Adams A, Davis T, et al. Neck pain and cervical dystonia: treatment outcomes from CD PROBE (cervical dystonia patient registry for observation of onabotulinumtoxina efficacy). Pain practice, 2016, 16(8):1073-1082.

[27] Contarino MF, Smit M, van den Dool J, et al. Unmet Needs in the Management of Cervical Dystonia. Frontiers in neurology, 2016, 7: 165.

[28] Jankowski J, Paus S, Scheef L, et al. Abnormal movement preparation in task-specific focal hand dystonia. PloS one, 2013, 8(10): e78234.

[29] Norris SA, Jinnah HA, Espay AJ, et al. Clinical and demographic characteristics related to onset site and spread of cervical dystonia. Movement disorders, 2016, 31(12): 1874-1882.

[30] Zetterberg L, Urell C, Anens E. Exploring factors related to physical activity in cervical dystonia. BMC neurology, 2015, 15: 247.

[31] Poston KL, Eidelberg D. Functional brain networks and abnormal connectivity in the movement disorders. NeuroImage, 2012, 62(4): 2261-2270.

[32] Holtbernd F, Eidelberg D. Functional brain networks in movement disorders: recent advances.Current opinion in neurology, 2012, 25(4): 392-401.

[33] Katschnig-Winter P, Schwingenschuh P, Davare M, et al. Motor sequence learning and motor adaptation in primary cervical dystonia. Journal of clinical neuroscience, 2014, 21(6): 934-938.

[34] Borchers AT, Gershwin ME. Complex regional pain syndrome: a comprehensive and critical review. Autoimmunity reviews, 2014, 13(3): 242-265.

[35] Henderson J. Updated guidelines on complex regional pain syndrome in adults. Journal of plastic, reconstructive & aesthetic surgery : JPRAS, 2019, 72(1): 1-3.

[36] Harden RN, Bruehl S, Stanton-Hicks M, et al. Proposed new diagnostic criteria for complex regional pain syndrome. Pain medicine, 2007, 8(4): 326-331.

[37] Saulino M. spinal cord injury pain. Phys Med Rehabil Clin N Am, 2014, 25(2): 397-410.

[38] Michailidou C, Marston L, De Souza LH, et al. A systematic review of the prevalence of musculoskeletal pain, back and low back pain in people with spinal cord injury. Disabil Rehabil, 2014, 36(9): 705-715.

[39] Burke D, Fullen BM, Stokes D, et al. Neuropathic pain prevalence following spinal cord injury: A systematic review and meta-analysis. Eur J Pain, 2017, 21(1): 29-44.

[40] TN Bryce, F Biering-Sørensen, NB Finnerup, et al. International Spinal Cord Injury Pain Classification: part I. Background and description. Spinal Cord, 2012, 50(6):413-417.

[41] S Mahnig, G Landmann, L Stockinger, et al. Pain assessment according to the International Spinal Cord Injury Pain classification in patients with spinal cord injury referred to a multidisciplinary pain center. Spinal Cord, 2016, 54(10): 809-815.

[42] Finnerup NB, Baastrup C. Spinal Cord Injury Pain: Mechanisms and Management . Curr Pain Headache Rep,

2012, 16（3）: 207-216.

［43］ Boadas-Vaello P, Homs J, Reina F, et al. Neuroplasticity of Supraspinal Structures Associated with Pathological Pain. Anat. Rec, 2017, 300（8）: 1481-1501.

［44］ Cardenas DD, Nieshoff EC, Suda K, et al. A randomized trial of pregabalin in patients with neuropathic pain due to spinal cord injury. Neurology, 2013, 80（6）: 533-539.

［45］ Mehta S, McIntyre A, Dijkers M, et al. Gabapentinoids are effective in decreasing neuropathic pain and other secondary outcomes after spinal cord injury:a meta-analysis. Arch Phys Med Rehabil, 2014, 95（11）: 2180-2186.

［46］ Lal R, Sukbuntherng J, Luo W, et al. Clinical Pharmacokinetics of Gabapentin After Administration of Gabapentin Enacarbil Extended-Release Tablets in Patients With Varying Degrees of Renal Function Using Data From an Open-Label, Single-Dose Pharmacokinetic Study. Clin Ther, 2012, 34（1）: 201-213.

［47］ Kahan M, Mailis-Gagnon A, Wilson L, et al. Canadian guideline for safe and effective use of opioids for chronic noncancer pain: clinical summary for family physicians. Part 1: general population. Can Fam Physician, 2011, 57（11）: 1257-1266.

［48］ Finnerup NB, Sindrup SH, Jensen TS. Recent advances in pharmacological treatment of neuropathic pain. F1000 Med Rep, 2010, 2: 52.

［49］ 栗晓, 柯松坚, 罗海杰, 等. 普瑞巴林联合神经妥乐平治疗脊髓损伤患者神经病理性疼痛的疗效观察. 中国康复医学杂志, 2017, 32（7）: 783-787.

［50］ Ngernyam N, Jensen MP, Arayawichanon P, et al. The effects of transcranial direct current stimulation in patients with neuropathic pain from spinal cord injury. Clinical Neurophysiology, 2015, 126（2）: 382-390.

［51］ Wrigley PJ, Gustin SM, McIndoe LN, et al. Longstanding neuropathic pain after spinal cord injury is refractory to transcranial direct current stimulation: A randomized controlled trial. Pain, 2013, 154（10）: 2178-2184.

［52］ NorrbrinkC, LundebergT. Acupuncture and massage therapy for neuropathic pain following spinal cord injury: an exploratory study. Acupuncture in Medicine, 2011, 29（2）: 108-115.

［53］ 贾延劼, 李燕飞, 陈雪梅. 脊髓损伤后神经病理性疼痛的研究现状. J Intern Med Concepts Pract, 2017, 12（2）: 92-96.

［54］ Mulroy SJ, Thompson L, Kemp B, et al. Strengthening and Optimal Movements for Painful Shoulders （STOMPS）in Chronic Spinal Cord Injury: A Randomized Controlled Trial. Physical Therapy, 2011, 91（3）: 305-324.

［55］ Paolucci S, Martinuzzi A, Scivoletto G, et al. Assessing and treating pain associated with stroke, multiple sclerosis, cerebral palsy, spinal cord injury and spasticity. Evidence and recommendations from the Italian Consensus Conference on Pain in Neurorehabilitation. Eur J Phys Rehabil Med, 2016, 52（6）: 827-840.

［56］ Bethoux F. Spasticity Management After Stroke. Phys Med Rehabil Clin N Am, 2015, 26（4）: 625-39.

［57］ Balakrishnan S, Ward AB. The diagnosis and management of adults with spasticity. Hand b Clin Neurol, 2013, 110:145-160.

［58］ Francisco GE, McGuire JR. Poststroke spasticity management. Stroke, 2012, 43（11）: 3132-3136.

［59］ Mizumura K. Peripheral mechanism of muscle pain: An update. Current Anaesthesia & Critical Care, 2009, 20（4）: 183-187.

［60］ Mense S. Algesic agents exciting muscle nociceptors. Ex-perimental Brain Research, 2009, 196（1）: 89-100.

［61］ Klit H, Finnerup NB, Jensen TS. Central post-stroke pain; clinical characteristics, pathophysiology and management. Lancet Neurology, 2009, 8(9): 857-868.

［62］Voerman Gerlienke E, Erren-Wolters Cathelijne V, Fleuren Judith F, et al. Perceived spasticity in chronic spinal cord injured patients: associations with psychological factors. Disability and Rehabilitation, 2010, 32 (9): 775-780.

［63］严晓华, 何璐, 郑韵, 等. 改良 Ashworth 量表与改良 Tardieu 量表在痉挛型脑瘫患儿评定中的信度研究. 中国康复医学杂志, 2015, 30(1): 18-21.

［64］Mehrholz J, Pohl M, Kugleo J, et al. Physical rehabilitation for critical illness myoparthy and nenropathy:an abridged version of Cochrane systematil revien . Eur J Phys Rehabil Med, 2015, 51(5): 655-661.

［65］Francisco GE, McGuire JR. Poststroke spasticity management. Stroke, 2012, 43(11):3132-3136.

［66］王茂斌. 神经康复学. 北京: 人民卫生出版社, 2009.

［67］Leo A, Naro A, Molonia F, et al. Spasticity Management: The Current State of Transcranial Neuromodulation. PMR, 2017, 9(10): 1020-1029.

［68］Kim YW, Shin JC, Yoon JG, et al. Usefulness of radial extra-corporeal shock wave therapy for the spasticity of the subsc-apularis in patients with stroke: a pilot study. Chin Med J(Engl), 2013, 126(24): 4638-4643.

［69］Theis N, Korff T, Mohagheghi AA. Does long-term passive stretching alter muscle-tendon unit mechanics in children with spastic cerebral palsy?. Clin Biomech, 2015, 30(10): 1071-1076.

［70］Bethoux F. Spasticity Management After Stroke. Phys Med Rehabil Clin N Am, 2015, 26(4): 625-639.

随着社会的发展,越来越多的人因为肿瘤、血管、糖尿病等疾病以及车祸、自然灾害、战争等采取截肢的治疗方式,而随之产生的幻肢痛、残肢痛、幻肢感、神经瘤等众多并发症也严重影响了患者的生理、心理、生活及工作。截肢后肢体疼痛是一种常见的症状,可分为两类:幻肢痛(phantom limb pain,PLP)和残肢痛(residual limb pain,RLP),95%的截肢患者报告发生过截肢后疼痛。了解两者之间的差异是很重要的,因为两者的原因和处理方法不同,并且这两个疼痛可以同时共存。

第一节　幻　肢　痛

文献报道1551年法国军医安布罗斯·帕雷(Ambrose Pare,1510—1590)第一次提到了幻肢现象,1872年著名神经外科医生 Silas Weir Mitchell 首次命名"幻肢"(phantom limb)一词,由此产生的疼痛感被称为"幻肢痛"。

一、定义

幻肢痛,是指主观感觉已被截除的肢体仍然存在,并有不同程度,不同性质疼痛的幻肢现象,常伴有残肢痛和幻肢感。幻肢痛与无痛的幻肢感不同,有痛觉的存在,疼痛多在断肢远端出现,是截肢术后主要并发症,它对截肢者的生理、心理和功能都有影响。

二、流行病学

幻肢痛通常在截肢后1周或数周内发生,也有数月甚至数年后出现者。有报道其发生有两个高峰期,即截肢后1月及1年内。手指、手掌或足趾、足底部等已被截除的肢体远端是较常见的发生部位。文献报道幻肢痛的发生率约为50%~80%,女性及上肢截肢患者、截肢前已有肢体疼痛、残肢痛及截肢术后病程长短是幻肢痛发生的高危因素。Sherman 等研究发现,幻肢痛患者中45%日常活动受到影响,33.5%工作能力受到影响,18%工作能力丧失,43%社会能力降低,82%存在严重程度不等的失眠现象。

三、病因与病理生理

目前对于幻肢痛的病理机制认识尚无定论,没有哪一种机制能独立解释 PLP 的发生。临床研究表明,人体感觉传入的各个环节如外周感受器、感觉传入纤维、脊髓传导通路、丘脑,甚至皮质的变化都可能与幻肢痛的发生密切相关,同时患者的心理因素也可能与幻肢痛的发病有着密切的关系。

心理、精神因素曾经被认为是幻肢痛的主要发病原因,虽然幻肢痛与患者的心理状态也存在一定的关系,压力、焦虑、疲劳、抑郁被认为会加剧 PLP,但没有充分的证据表明人格障碍在慢性幻肢痛的发病中起重要作用,同样也无证据表明人格障碍者会影响幻肢痛的发生率。

但随着研究的不断深入,目前大多数学者认为幻肢痛是一种神经性疼痛,此病理过程涉及到整个支配肢体运动的传入和传出神经系统,随之而来的逆行变化可能会影响周围神经系统及中枢神经系统,外周机制及中枢机制是目前大多数学者所认可的假设机制。

外周机制认为幻肢痛主要是由于残端神经异常冲动增强所引起,中枢机制则包括脊髓敏化学说、机体图式理论、本体感觉记忆假说、神经可塑性理论与大脑皮质功能重组等。

大脑皮质功能重组理论近年受到越来越多国内外学者的关注。特别是功能性磁共振成像(fMRI)的出现更促进了广大学者对这一领域的进一步研究。研究显示,截肢后的大脑皮质功能重组很可能参与了幻肢痛的发生。截肢后未发生幻肢痛者,大脑皮质功能重组现象并不显著,而截肢后发生幻肢痛者,有明显的大脑皮质功能重组现象。功能重组的程度与无痛性幻肢感(non-painfull phantom limb)无明显关系,而与幻肢痛的程度明显相关。对上肢截肢后伴有幻肢痛者进行臂丛神经阻滞麻醉,疼痛明显缓解者,出现功能重组后的面与手感觉代表区的分界线(向中线有过移位)在治疗期间有退回到功能重组前所在位置的趋势,即向外侧移位;而无痛性幻肢感者和麻醉后疼痛不缓解者,则未发现该现象。这项研究说明,截肢后的大脑皮质功能重组可能直接参与幻肢痛的形成。

幻肢痛严重降低了患者的生活质量,目前病因学还不太明确。关于中枢神经系统和外周神经系统的作用的争论仍在继续。

四、临床诊断标准

(一)病史

患者有截肢病史,肢体被截除后,仍感觉到被截除的肢体发生疼痛,常与残肢痛或幻肢感并存。

(二)症状

疼痛的性质和疼痛的程度变化很大,可为搏动性痛、烧灼样痛、电击样痛、针刺样痛、钻孔样痛或压迫感、强直感、痒感等。疼痛大多阵发性出现或加重,常于安静时或夜间发作,情绪变化、气候改变、疲劳或其他疾病可以诱发或加重疼痛。通常,患有幻肢痛的截肢者每天有 1~10 次发作,并且发作的最常见持续时间是 1~10min,严重的每次持续 1h 及 1h 以上的疼痛。

(三)体征

体表触发区:截肢后刺激体表某些区域可能诱发幻肢感,这些区域称之为触发区(trigger zone)。若予触发区加以痛刺激,往往可以引起幻肢痛。截肢后幻肢痛越明显的人,能引起幻肢痛的触发区的数目就越多,同时大脑皮层功能重组的程度也越大。触发区的大小可随时间推移而改变,但始终与幻肢间有明确的对应关系。

五、康复评定

疼痛评定:可应用视觉模拟评分法(VAS)、数字分级评分法(NRS)、麦吉尔疼痛问卷和脸谱疼痛评估等进行评定。

六、康复治疗

幻肢痛是一种顽固性的疾病，临床治疗方法有很多，常见的治疗方法有药物治疗、物理康复治疗及外科手术，但没有令人满意的治疗方案。中央重组、外周变化和精神因素是幻肢痛的主要病理因素，以神经精神病学为导向的联合治疗是很有前途的。

（一）药物疗法

用于治疗幻肢痛的药物很多，但是大多数药物的疗效尚未通过对照试验证实，而是总结其他神经性疼痛综合征，如多神经疼痛病（PPN）或疱疹后神经痛（PHN）的治疗效果。

1. 对乙酰氨基酚和非甾体抗炎药　横向研究表明对乙酰氨基酚和非甾体抗炎药是治疗幻肢痛的最常见药物，两者的作用机制相同且均具有不同程度的镇痛、抗炎、降低伤害感受的作用，但是对乙酰氨基酚的抗炎活性稍弱。

2. 抗抑郁药　抗抑郁药可用于多种神经性疼痛，其中三环类抗抑郁药（阿米替林）的治疗效果最好，但是部分文献报道其用于幻肢痛的效果并不理想。而且其抗胆碱能副作用大。5-羟色胺和去甲肾上腺素再摄取抑制药（SNRI）是一类较新的抗抑郁药，通过抑制5-羟色胺和去甲肾上腺素再摄取发挥作用，如度洛西汀，广泛用于神经性疼痛、偏头痛和纤维肌痛，但用于幻肢痛的疗效仍然未知。

3. 抗惊厥药　对照试验表明部分抗惊厥药对幻肢痛有效，如加巴喷丁和普瑞巴林。卡马西平、拉莫三嗪、苯妥英钠等对其他类型神经性疼痛有效，而卡马西平、奥卡西平对残肢水平的神经痛有效。

4. 钠通道阻滞剂　钠通道阻滞剂可经口、静脉、硬膜外或鞘内用药。其效力随药物种类和成分的变化而改变。对照试验表明布比卡因注射治疗幻肢痛有效，而利多卡因灌输对幻肢痛无效，但是它可用于治疗PPN。

5. N-甲基-D-天冬氨酸（NMDA）受体阻断剂　静脉输注氯胺酮对幻肢痛有效，近期它用于治疗那些对其他药物无效的患者，但是由于其副作用大而不能长期使用。个案报道氯胺酮可与美金刚混合使用。

6. 阿片类药物　吗啡治疗幻肢痛的疗效显著，美沙酮、丁丙诺啡也有止痛效果，但是它们长期使用的疗效未知，且成瘾性和副作用较大，故不能长期使用。

7. 曲马多　曲马多治疗幻肢痛和其他类型神经性疼痛的临床试验均为阳性，且其成瘾性较弱，故常常使用。

8. 肉毒毒素　又称肉毒杆菌毒素，目前已被用于以肌肉过度紧张为主要症状的相关疾病的治疗，近年来该药在临床中也被用来缓解疼痛，但其机制尚未阐明，可能与肉毒毒素抑制了疼痛递质的释放并降低疼痛受体的活性有关。Moon等报道了2例利用超声介导将50个单位A型肉毒毒素注射到神经性疼痛患者臂丛或腰丛中，使幻肢痛患者的疼痛得到缓解长达5个月的临床案例，但对此治疗方法的疗效和稳定性还需大量样本来进一步验证。基于目前这类案例的报道，对于传统药物治疗效果不佳的难治性神经疼痛疾病，我们可以考虑注射肉毒毒素来缓解症状，但需要注意给药剂量，剂量的个体化制订将成为继肉毒毒素镇痛作用发现后有待进一步研究的问题。

9. 其他类药物　肌肉松弛药（巴氯芬、苯二氮䓬类），皮质类等均可用于幻肢痛的治疗。

试验证明对幻肢痛有明显疗效的药物有：阿米替林、加巴喷丁、曲马多和吗啡。个案报道中对幻肢痛有明显疗效的药物有：米氮平、度洛西汀、米那普仑、美金刚、巴氯芬、丁丙诺啡和美沙酮。现今人们认为幻肢痛是神经性疼痛的一个类型,所以在幻肢痛的药物选择时,除了选择那些对幻肢痛有明显疗效的药物外,也可选择那些对其他神经性疼痛类型有效的药物。

幻肢痛常疼痛剧烈且持续时间长,明显降低截肢患者的生活质量,但是大多数患者仅用药物治疗不能满意的缓解疼痛,因此可使用支持疗法增强治疗效果。

(二)物理康复治疗

1. 神经电刺激治疗

(1)低、中频脉冲电疗法、调制中频电疗法、超短波电疗等物理疗法对于截肢侧肢体疼痛或疼痛区域较为局限的中枢性疼痛患者,有一定的镇痛作用。虽然有报道表明经皮电刺激神经疗法可治疗幻肢痛,但是其疗效仍缺乏有效的对照试验结果。

(2)电休克治疗:Rasmussen 报道,对于异常严重的幻肢痛以及合并残肢痛等病情复杂的幻肢痛,电休克治疗效果显著。

2. 远红外线光疗　是使用特定波长和能量的红外线照射幻肢痛区域(缺失肢体疼痛区域而非残端区域)而达到减轻疼痛的目的,目前作用机制尚不清楚。Huang 等使用远程红外线治疗 3 例疼痛评分较高,且持续时间较长、既往都接受过药物和物理治疗后效果都不明显的幻肢痛患者,但经过远程红外线的 8 次治疗后疼痛分数降低了 62% ~ 83%,疼痛持续时间缩短了 87% ~ 95%,且在后续的随访中并没有出现疼痛的明显复发。目前该实验有待加大样本量来验证其有效性。此外,需要进一步探究其作用机制。相对于既往作用于神经系统或残端的治疗方式,该方法作用于幻肢痛区域,方法比较新颖。

3. 镜像疗法　于 1996 年由 Ramachandran 和 Rogers 首次报道。将健侧与患侧肢体置于镜子两侧,患者通过镜子看到健肢的影像,并活动健肢,让患者产生一种视觉错觉,以为是患肢在运动并反馈到大脑皮质,这种积极的运动可能通过激活那些引发幻肢痛的脑部调节中心或者中断疼痛循环而起到减轻幻肢痛的作用。并且这种运动能使患肢对应的皮质发生重组。镜像疗法和运动指令均可用于治疗幻肢痛。例如,运动指令治疗幻肢痛的对照研究证明存在运动和躯体感觉的皮质重建且其与患者疼痛评分的联系非常紧密。通过运动表象训练改善皮质重建可明显降低患者的疼痛强度和不适程度。

研究表明镜像疗法(MT)能有效缓解 PLP,减少每天疼痛发作的强度和持续时间。它是一种有效,简单,廉价的 PLP 治疗方法。

4. 神经假体的治疗方法　佩戴假肢后,假肢刺激残端神经使患者建立对物体接触和控制的感觉,在这个过程中,躯体感觉逐步得到恢复,从而消除幻肢痛。研究人员为 14 名小腿截肢者配备了带有体感反馈的假体,每当假肢接触地面,脚部和脚趾都会向患者的大腿提供皮肤反馈,用这种反馈式假体进行两周的训练可以降低 PLP,增加了假体的功能使用,并提高患者对假体的满意度。研究表明带有体感反馈的假体有助于减少 PLP,还可增加运动功能。

5. 虚拟现实技术　国外研究人员根据镜像治疗原理,开发交互式三维厨房环境,患者配戴一个具有运动跟踪的虚拟现实显示器头部装置,实现对虚拟现实的控制。使用肌电控制和运动跟踪控制的虚拟手进行训练。结果认为应用肌电控制的沉浸式虚拟现实技术可治疗幻肢痛。另外两个案例证明采用低成本的沉浸式虚拟现实活动的游戏式训练可以降低下肢截肢者的 PLP。

6. 幻肢运动执行(phantom motor execution, PME)　在肌电模式识别(MPR)和虚拟现实

（VR）的推动下，幻肢运动执行是治疗幻肢痛的可行选择。近期临床研究应用 PME 治疗慢性顽固性上肢截肢 PLP，取得了良好的效果。

（三）非侵袭性神经调节

神经调节技术的作用是通过诱导神经元膜极性的改变从而调节痛觉，从而产生皮层兴奋性。目前有经颅直流电刺激及重复经颅磁刺激技术。经颅直流电刺激和重复经颅磁刺激技术在控制 PLP 方面显示出了良好的效果。两种技术的调制它依赖于与长期增强和长期抑郁现象相关的突触机制。

1. 经颅直流电刺激（tDCS）　tDCS 是一种非侵入性技术，能够调节皮质兴奋性，同时在各种条件下缓解症状。通过亚阈值机制将弱直流电通过应用于人类大脑皮层引起膜的变化。这些调节的性质取决于 tDCS 极性和头皮部位定位。总之，阴极刺激减少了大脑兴奋性，使神经元超极化，而阳极刺激促进神经元去极化，导致兴奋性增加。这些变化尚未显示发生严重不良事件，使得该技术适用于人类应用。但目前探讨 tDCS 对 PLP 影响的试验数量有限。2010 年的研究结果表明，某些疼痛综合征（包括 PLP）的神经性疼痛与躯体感觉和运动皮层的功能重组和过度兴奋有关，并且 tDCS 可能是调节皮质兴奋性失衡的合适方法。

2. 重复经颅磁刺激（rTMS）　（rTMS）是患者置于强磁场内并在其头皮上放置磁力线圈，通过电磁感应刺激脑组织产生治疗效果，分为单次脉冲或系列脉冲。一些研究显示 rTMS 的单次脉冲可暂时缓解部分慢性神经性疼痛患者的疼痛，连续数日多次使用可延长效果。然而只有个案报道显示 rTMS 治疗幻肢痛有效，缺乏对照试验，故结论不明确。疗效持续时间短是制约其发展的重要原因。Di Rollo A 等使用 1Hz 频率的 rTMS 刺激非患侧运动皮质治疗幻肢痛，结果患者的疼痛症状明显减轻。rTMS 对大脑皮质兴奋性的调节作用，可能会通过调节截肢后的"大脑皮质功能重组"，而起到治疗幻肢痛的作用。研究认为 rTMS 不仅只作用于初级运动皮质，还可影响周围较远区域的脑皮质和疼痛相关网络的亚结构单元，提示 rTMS 可能通过对"大脑皮质功能重组"及疼痛相关通路的调制作用而起到缓解慢性疼痛的作用。rTMS 因其安全性及无创性而使其在疼痛治疗领域有着广泛的应用前景，但目前还存在许多需要研究解决的问题，如刺激参数（电流、频率等）的调节，如何找到刺激的最佳部位及方向等。

研究显示，支持短期使用 tDCS 的证据与支持短期使用 rTMS 的中度证据是相互矛盾的。高质量随机对照试验的结果表明短期效益 rTMS 降低 PLP，但不降低焦虑或抑郁。tDCS 的小型随机试验表明，PLP 有可能出现一定程度、短期的减少，认识到这一点是很重要的。明确 tDCS 和 rTMS 治疗 PLP 最佳的有效刺激参数和治疗次数，需要长期研究。

（四）侵入性治疗

幻肢痛患者出现顽固性慢性疼痛且各种非侵袭性疗法的效果不佳，最终常通过各种侵袭性手段治疗。

1. 损毁性手术　损毁性手术包括神经根切断术，脊髓神经根切除术以及背根神经进入区损毁等。这些方法大多数导致神经组织和功能的永久性损伤。损毁性手术早期疼痛缓解率高，但并发症多且复发率高，所以其适应证仅限于少数剧烈、顽固性疼痛且预期寿命短的患者。

2. 神经阻滞　神经阻滞也可用于治疗幻肢痛。方法有外周神经阻滞、交感神经节阻滞、硬膜外或蛛网膜下腔阻滞。一般斜角肌间阻滞、星状神经节阻滞用于上肢幻肢痛，腰交感神经阻滞用于下肢幻肢痛。这些神经阻滞方法常与物理疗法联合使用。Borghi B 等认为将外周神经阻滞的时间延长至术后30d对幻肢痛治疗效果更好。

3. 侵入性神经调节 神经调节基于幻肢痛的发病机制,可精确定位并调节大脑网络(pain matrix)中不恰当重塑的中枢神经。介入性中枢神经系统刺激已被用于慢性难治性疼痛的治疗和研究,它们可以靶向作用于运动皮质产生疼痛缓解作用。

(1)脊髓电刺激(SCS)是将电极植入硬膜外靠近可能引起疼痛的脊髓区域,通过一定的电流来实现对交感神经的阻滞和其他神经调节。临床研究表明SCS治疗幻肢痛的长、短期疗效相同,但其有效率随时间的延长而降低。SCS也用于那些对非侵袭性疗法无效的患者。

(2)运动皮质刺激(MCS)是通过手术将电极植入到硬膜外中央前回并给予阈下电刺激。由于中央前回的凸面大部分代表上肢,所以对于上肢幻肢痛患者似乎更有效,但是半球内导联植入用于下肢幻肢痛也见诸报道。幻肢痛是公认的MCS适应证。回顾性资料显示MCS用于幻肢痛的有效率约为53%。

(3)深部脑刺激(DBS),通过立体定位植入薄片后行电刺激,传导至皮质下区域(丘脑或基底神经节)。虽然DBS治疗幻肢痛的疗效至今仍存在争议,但事实证明DBS对部分患者确实有效,疼痛长期缓解率大于25%且生活质量提高。

大多数专家认为SCS和脊髓背根神经节刺激至少有时是有效的。神经外科医生对DBS的看法参差不齐,但大多数人认为MCS很少有效。目前关于神经刺激治疗的有效性、有效性和安全性的研究并没有提供可靠的结果。因此,目前尚不清楚哪种疗法是最适合的。

（五）心理治疗

幻肢痛是一种复杂的综合征,需要药物和心理治疗干预。情绪因素、动机因素、认知因素和知觉因素在PLP中有调节作用,使用最多的心理疗法治疗肢体疼痛包括脱敏和眼动后处理、图像和催眠。

（六）针灸治疗

中医学认为幻肢痛是因外伤或需要截肢的其他疾病以及截肢手术累及经脉、经脉气血瘀塞不通、气血亏虚失养、心神失调所致,其病位在心,与脑、肝有关。因此,治疗时宜疏通经络,调理气血,养心安神以止疼痛。我国杨玉龙、常有军的研究结果表明:针灸和康复方法联合运用对幻肢痛有很好的疗效。国外针灸治疗报道文献相对较少,多为个案报道或小样本治疗,观察周期也比较短,但都对针灸治疗该病的疗效予以肯定。

七、康复护理

对患者进行一般心理护理以及分散注意力及放松训练。

一般心理护理包括:关心患者,多与其沟通,使其情绪平稳,消除顾虑,以最佳状态接受治疗。帮助患者尽快从躯体上和心理上适应残疾,使其敢于正视截肢的事实,嘱其多注视残端,并向其讲解安装假肢后的功能状况等。

分散注意力及放松训练:鼓励患者积极参加娱乐活动,不要过分关注疼痛。以逐渐淡化疼痛感觉,同时根据其疼痛形式和特点,教会其把疼痛转化为"压迫感""震动感""冷热感"等。采用渐进性神经肌肉放松疗法,平静呼吸,紧张或放松全身肌肉,从而缓解疼痛。

八、预防

幻肢痛的形成与截肢前疼痛和手术后疼痛有很大的关系,截肢前疼痛程度越剧烈,幻肢痛发生率就会越高。

术前心理支持：截肢术前医患沟通相当重要，术前的心理支持和暗示可以减轻截肢后的焦虑，增强克服疼痛的信心。术前医生应该清楚地告诉患者截肢后会出现幻肢感，而80%的人会出现幻肢痛，使患者能够充分理解截肢术后的疼痛问题，使患者术前有足够的心理准备。

预防性超前镇痛和术后有效镇痛。不能很好地控制急性疼痛就有可能转为慢性疼痛综合征，且术后使用硬膜外麻醉镇痛会增加幻肢痛的发生率。因此良好的预防性超前镇痛和术后镇痛，避免术后使用硬膜外麻醉镇痛，对于减少幻肢痛的发生至关重要。

（张学敏　毕　胜）

第二节　残　肢　痛

残肢痛的原因有多种，主要由假肢和残肢本身引起，其中神经瘤是造成残肢端疼痛的主要原因之一，本节重点介绍神经瘤的机制及治疗。1811 年，奥迪首次将神经瘤描述为一条横断神经的极为敏感的球状残端，多在截肢后 6 至 10 周，大多数在伤后或手术后 1 至 12 个月内出现。

一、定义

残肢痛主要指截肢后出现的局限于残端的疼痛，目前针对残肢痛并没有明确的定义，残肢痛主要类型有残端神经瘤痛、残端瘢痕痛、残端内感染痛，残端骨增生刺激压迫局部皮肤痛，假肢不合体，残端局部血液循环障碍引起疼痛等。

二、流行病学

国外文献报道：95% 的截肢患者报告发生过截肢后疼痛，79.9% 发生幻肢痛，67.7% 发生残肢痛。国内文献报道截肢后曾经发生过残肢痛的患病率男 87.89%，女 83.02%，残肢痛和幻肢痛并存男 56.84%，女 60.38%。

三、病因与病理生理

而残肢痛的常见的原因有如下几种：

1. 炎症　最常见的是残肢软组织蜂窝织炎，残端皮下滑囊炎也可引起疼痛；
2. 粘连　残肢截肢残端皮下软组织瘢痕粘连、神经粘连等；
3. 残端骨增生　骨端过长或骨刺刺激、压迫残端皮肤，造成血运不良引起疼痛；
4. 血管病、糖尿病截肢者，残端血供差，缺血引起疼痛。
5. 残端神经瘤形成，穿用假肢时受挤压产生疼痛。截肢后，神经近断端无远端对应神经时，神经纤维就迷途于损伤平面，无规律性的向各个方向生长，与增生的纤维结缔组织盘缠在一起，形成局部肿块，即神经瘤。

残端神经瘤在疼痛的发生中起着关键作用，神经瘤往往产生自发性疼痛、痛觉过敏或感觉异常，而引起或加重肢体的功能障碍，治疗较困难。

但并非所有的神经瘤都引起疼痛、感觉异常，出现与神经瘤直接有关的顽固性疼痛的患者只占患创伤性神经瘤患者的 10% 左右，常规截肢不一定都产生与神经瘤直接有关的疼痛,由于神经瘤切除后复发率高,多次手术也难以治愈,严重影响患者的生理和心理健康。

截肢后,神经近断端瘢痕组织增生,与周围组织粘连,形成神经瘤。当神经瘤粘连于骨而受压,可导致疼痛;或与肌肉肌腱粘连,随其运动而导致疼痛。另外,粘连和瘢痕组织增生使神经瘤的血液供给减少,处于缺血状态,引起疼痛。神经瘤的形成及其导致的疼痛还可能与神经局部离子通道的改变有关。

神经瘤局部周围的粘连、缺血和对机械刺激敏感性增强,神经瘤内离子通道的改变,瘤体内成肌纤维细胞,神经瘤内无髓神经纤维的增多及纤维间的串联,自发放电,假突触刺激传递是导致神经瘤疼痛的原因。而神经瘤中无髓神经纤维及小直径有髓神经纤维不是残存的,而是由于缺乏靶器官的营养,形成的不成熟的再生纤维。

四、临床诊断标准

(一)临床诊断

残端神经瘤的诊断是根据患者的神经病理疼痛史和痛觉的物理表现作出的。神经瘤对机械刺激敏感,因而当触摸神经瘤或再生神经末端时引起疼痛和蒂内尔(Tinel)征阳性。主要以触觉过敏,烧灼、电击样痛为主要表现,疼痛剧烈且持久,残端活动牵扯时会触发,多因疼痛而不敢活动,无法安装假肢。当蒂内尔征阳性且伴有疼痛,麻痛征固定于损伤区,不随时间向远侧进展,提示有创伤性神经瘤形成,需手术探查。

有两种类型的残端神经瘤:终末神经瘤和纺锤体神经瘤。

当神经受损时,神经末端的外周施万细胞增殖,使得近端轴突能够生长到这个新的神经中。在截肢术中,没有远端施万细胞形成该涂层。因此,近端轴突生长并形成极敏感的球根过渡,生长成为终末神经瘤。

纺锤体神经瘤是在周围神经的横断神经末端发现的,周围神经因局部瘢痕组织拉伸或压缩而受到微创伤形成。

(二)临床检查

1. 超声 随着超声诊断技术在肌肉骨骼系统方面的应用,高频超声检查以其无创、方便、可重复等优点在诊断表浅软组织病变中得到广大医护人员和患者的认可。超声是评价神经瘤的一种方法。正常神经表现为脊髓样结构,由纵向图像上的回声线性条纹和横向图像上的圆形回声结构组成。神经瘤表现为大于神经直径,并与神经直接相连的低回声肿块,经典外观为椭圆形,低回声,与神经相连,也有不规则形状。创伤性神经瘤超声表现:沿神经长轴走行的梭形膨大,前后径明显小于长径,回声减低,分布均匀,其两端自然延续的神经近段亦呈低回声区。

2. MRI MRI显示神经瘤呈卵圆形或圆形,与肌肉呈异源等信号。MRI神经水平成像技术能帮助明确诊断,MRI还显示了引起残端疼痛的其他原因,如瘢痕形成、萎缩肌肉中的脂肪、软组织脓肿、骨髓炎和血肿。

五、康复评定

疼痛评估:可应用VAS、NRS、麦吉尔疼痛问卷和脸谱疼痛评估等进行评定。

六、康复治疗

残端痛性神经瘤一旦发生,疗效不佳,复发率高,治疗的关键是预防神经瘤的产生。在截肢时将神经在远端断面切断,使之回缩到正常的组织中,避免置于瘢痕组织内,或当神经断裂时设法使两断端对合均能减少痛性神经瘤的产生。

常用的痛性神经瘤治疗方法如下。

(一)药物治疗

口服药物临床常用的有用于治疗残端痛的药物有对乙酰氨基酚和非甾体抗炎药:两者的作用机制相同且均具有不同程度的镇痛、抗炎、降低伤害感受的作用,但是对乙酰氨基酚的抗炎活性稍弱。另外,有试验表明对神经性疼痛有效的药物治疗痛性神经瘤有疗效,如部分抗惊厥药(如加巴喷丁和普瑞巴林)。卡马西平、奥卡西平对残肢水平的神经痛有效。

(二)体外冲击波疗法

体外冲击波疗法(ESWT)是最近开发的用于肌肉骨骼系统疾病的治疗方法。超声引导下体外冲击波治疗残端神经瘤研究结果提示 ESWT 治疗残端神经瘤优于常规治疗。作为一种无创治疗方法,ESWT 是有效的,与目前广泛采用的其他治疗方法相比,ESWT 对残端神经瘤的治疗具有一定的价值。此外,在超声引导下定位准确,它还能减少注射疗法和外科治疗所产生的副作用。

(三)影像下介入治疗

报道应用酒精或神经破坏阻滞药物(苯酚-甘油)、类固醇类等药物注射于神经瘤内,但尚无药物在临床上明显有效。超声是一种实用的残端神经瘤成像方法,可用于指导治疗性注射。超声可视化技术引导下穿刺安全性高,不仅能实时引导能观察针尖的位置及药液的扩散情况,还能有效避免血管内、神经内注射。

1. 超声引导下酒精注射治疗残端神经瘤　超声引导下酒精注射治疗残端神经瘤的实验研究作为一种新的治疗方法,乙醇等神经破坏药物促使神经元变性死亡,通过减少神经元异常放电从而减少疼痛的发生。

2. 超声引导下类固醇注射治疗　类固醇注射对截肢后神经瘤的治疗有积极作用。疼痛和截肢持续时间较短的患者可能对注射有很好的反应。

3. 超声引导下射频消融术　射频消融可使肢体残端神经瘤的细胞失活、组织凝固,随后坏死组织被机体免疫吞噬,病灶逐渐萎缩至消失。应用超声引导下射频消融治疗肢体残端神经瘤,具有创伤小、定位准确、安全性高、疗效好等优越性,且术后患者满意率高,值得在临床推广应用。

脉冲射频不同于传统射频热凝,它通过温度不超过42℃的脉冲电流,在神经组织附近产生脉冲式高电压以调节神经功能而发挥镇痛作用。文献报道超声引导下射频消融术是治疗残端神经瘤疼痛的有效治疗方法。

(四)针灸镇痛

针灸是传统的镇痛方法,无副作用,见效快,创伤小。但由于截肢患者,大段肢体被截,不能按照正常人体经络循行来辨证治疗,报道研究皮三针只在痛点局部针刺,无针感,平刺,针数少不影响患者的肢体正常活动和锻炼,疗效肯定且治疗费用低廉,无成瘾性和依赖性,患者更易于接受。

(五)外科手术治疗

外科治疗可以细分为神经调节和非神经调节方法。非神经调节方法包括神经瘤切除术、神经外膜缝合术、神经残端肌肉内植入术、神经残端骨内植入术、神经残端缝合术、自体神经嵌入移植、交感神经节切除术等。

七、预防

判断疼痛的原因至关重要,若假肢适配不良则请相关技术人员协助排查处理;若是残肢本身的原因,则进行相应的治疗。

长久以来,预防神经瘤形成的尝试进展有限,这反映在所描述的各种方法中,包括药物治疗和外科治疗,如植入肌肉或骨、射频、类固醇,苯酚和酒精注射、神经瘤手术切除等,但往往伴随着神经瘤和相关疼痛的再发。

神经断端肌内埋入防治残端痛性神经瘤是一种有效的方法,将神经近断端植入到深部的肌肉内,避免了神经近断端与周围组织的粘连,保证了神经近断端的血液供给,消除了其被瘢痕结缔组织包裹压迫的危险,减少了其受机械刺激的机会,所以预防性治疗的效果较好。

(张学敏 毕 胜)

参 考 文 献

[1] Wade NJ.The Legacy of Phantom Limbs. Perception, 2003, 32(5): 517-524.

[2] Dijkstra PU, Geertzen JH, Stewart R, et al. Phantom pain and risk factors: a multivariate analysis. J Pain Symptom Manage, 2002, 24(6): 578-585.

[3] Richardson C, Kulkarni J. A review of the management of phantom limb pain: challenges and solutions. J Pain Res, 2017, 10: 1861-1870.

[4] 孙凤,曾利川,肖应权,等. 幻肢痛的治疗现状及展望. 中华临床医师杂志(电子版),2013,7(10): 4439-4441.

[5] 田中义,郝涌刚,刘新伟. 幻肢痛发病机制研究及临床治疗新进展. 中国康复医学杂志,2016,31 (1):110-114.

[6] Collins KL, Russell HG, Schumacher PJ, et al. A review of current theories and treatments for phantom limb pain. J Clin Invest, 2018, 128(6): 2168-2176.

[7] 黄兵,王天龙,左明章. 幻肢痛发病机制的研究进展. 中华临床医师杂志(电子版),2011,5(14): 4180-4182.

[8] Lotze M, Erb M, Flor H, et al. fMRI evaluation of somatotopic representation in human primary motor cortex. Neuroimage, 2000, 11(5 Pt 1): 473-481.

[9] Hall N, Eldabe S. Phantom limb pain: a review of pharmacological management. Br J Pain, 2018, 12(4): 202-207.

[10] Moon Y, Choi J, Park H, et al. Ultrasound-Guided Nerve Block with Botulinum Toxin Type A for Intractable Neuropathic Pain. Toxins(Basel), 2016, 8(1): 18.

[11] Rasmussen KG, Rummans TA. Electroconvulsive therapy for phantom limb. Pain, 2000, 85(1-2): 297-299.

[12] Huang C, Hsu K, Chen J, et al. Treating severe phantom limb pain by applying far infrared ray to' phantom limb. Formos Med Assoc, 2016, 115(3): 215-216.

[13] Ramadugu S, Nagabushnam SC, Katuwal N, et al. Intervention for phantom limb pain: A randomized single crossover study of mirror therapy. Indian J Psychiatry, 2017, 59(4): 457-464.

[14] Dietrich C, Nehrdich S, Seifert S, et al. Leg Prosthesis With Somatosensory Feedback Reduces Phantom Limb Pain and Increases Functionality. Front Neurol, 2018, 9: 270.

[15] Ambron E, Miller A, Kuchenbecker KJ, et al. Immersive Low-Cost Virtual Reality Treatment for Phantom

Limb Pain: Evidence from Two Cases. Front Neurol, 2018, 9: 67.

［16］Lendaro E, Mastinu E, Håkansson B, et al. Real-time Classification of Non-Weight Bearing Lower-Limb Movements Using EMG to Facilitate Phantom Motor Execution: Engineering and Case Study Application on Phantom Limb Pain. Front Neurol, 2017, 8: 470.

［17］Morales-Quezada L. Noninvasive Brain Stimulation, Maladaptive Plasticity, and Bayesian Analysis in Phantom Limb Pain. Med Acupunct, 2017, 29(4): 220-228.

［18］Scibilia A, Conti A, Raffa G1, et al. Resting-state fMR evidence of network reorganization induced by navigated transcranial magnetic repetitive stimulation in phantom limb pain. Neurol Res, 2018, 40(4): 241-248.

［19］Kringelbach ML, Aziz TZ. Neuroethical principles of deep-brain stimu lation. World Neurosurg, 2011, 76: 518-519.

［20］Borghi B, D'Addabbo M, Borghi R. Can neural blocks prevent phantom limb pain. Pain management, 2014, 4(4): 261-266.

［21］Deng Z, Li D, Zhan S, et al. Spinal Cord Stimulation Combined with Anterior Cingulotomy to Manage Refractory Phantom Limb Pain. Stereotact Funct Neurosurg, 2018, 96(3): 204-208.

［22］Monsalve GA. Motor cortex stimulation for facial chronic neuropathic pain: A review of the literature. Surg Neurol Int, 2012, 3(4): S290-311.

［23］Corbett M, South E, Harden M, et al. Brain and spinal stimulation therapies for phantom limb pain: a systematic review. Health Technol Assess, 2018, 22(62): 1-94.

［24］Cárdenas K, Aranda M. Psychotherapies for the treatment of phantom limb pain. Rev Colomb Psiquiatr, 2017, 46(3): 178-186.

［25］毛雪莲, 金荣疆. 针灸治疗幻肢痛的研究现状及思考. 中医外治杂志, 2011, 20(3): 40-42.

［26］Yin Y, Zhang L, Xiao H, et al. The pre-amputation pain and the postoperative deafferentation are the risk factors of phantom limb pain: a clinical survey in a sample of Chinese populationt. Bmc Anesthesiology, 2017, 17(1): 69.

［27］王澍寰. 截肢残端痛的原因与治疗. 中级医刊, 1964, (2): 70-71.

［28］Streit F, Bekrater-Bodmann R, Diers M, et al.. Concordance of Phantom and Residual Limb Pain Phenotypes in Double Amputees: Evidence for the Contribution of Distinct and Common Individual Factors. J Pain, 2015, 16(12): 1377-1385.

［29］Clarke C1, Lindsay DR, Pyati S, et al. Residual limb pain is not a diagnosis: a proposed algorithm to classify postamputation pain. Clin J Pain, 2013, 29(6): 551-562.

［30］孟东升. 对截肢后残肢痛和幻肢痛患病率和临床特征的调查报告. 四川医学, 199819(6): 27-28.

［31］官士兵, 陈德松, 顾玉东. 残端痛性神经瘤. 中华手外科杂志, 2001(S1): 72-74

［32］Lu C, Sun X, Wang C, et al. Mechanisms and treatment of painful neuromas. Rev Neurosci, 2018, 29(5): 557-566.

［33］Ernberg LA1, Adler RS, Lane J. Ultrasound in the detection and treatment of a painful stump neuroma. Skeletal Radiol, 2003, 32(5): 306-309.

［34］贺凡丁, 卢漫, 岳林先, 等. 地震伤员创伤性神经瘤的超声诊断. 实用医院临床杂志, 2014, 11(4): 111-113.

［35］Singson RD, Feldman F, Staron R, et al. MRI of postamputation neuromas. Skeletal Radiol, 1990, 19(4):

259-262.

［36］董扬，王桂英，睦述平，等. 截肢后残端神经瘤的治疗. 中国实用手外科杂志，2001，15(1)：15.

［37］Jung YJ, Park WY, Jeon JH, et al. Outcomes of ultrasound-guided extracorporeal shock wave therapy for painful stump neuroma. Ann Rehabil Med, 2014, 38(4): 523-533.

［38］杨绍安，肖晓桃，余斌，等. 长段神经液氮冷冻防治残端神经瘤的临床体会. 第一军医大学学报，2001（ 10 ）：798.

［39］Zhang X, Xu Y, Zhou J, et al. Ultrasound-guided alcohol neurolysis and radiofrequency ablation of painful stump neuroma: effective treatments for post-amputation pain. J Pain Res, 2017, 10: 295-302.

［40］Lim KB, Kim YS, Kim JA. Sonographically guided alcohol injection in painful stump neuroma. Ann Rehabil Med, 2012, 36(3): 404-408.

［41］Kesikburun S, Yasar E, Dede I, et al. Ultrasound-guided steroid injection in the treatment of stump neuroma:pilot study. J Back Musculoskelet Rehabil, 2014, 27(3): 275-279.

［42］Restrepo-Garces CE, Marinov A, McHardy P, et al. Pulsed radiofrequency under ultrasound guidance for persistent stump-neuroma pain. Pain Pract, 2011, 11(1): 98-102.

［43］Baek JH, Lee JH, Valcavi R, et al. Thermal ablation for benign thyroid nodules: radiofrequency and laser. Korean J R adiol, 2011, 12(5): 525-540.

［44］肖辉，李钊. 超声引导下射频消融治疗神经瘤性肢体残端痛的临床应用. 微创医学，2017，12(4)：474-475，478.

［45］杨旭东，李江，朱菊清，等. 电针治疗前臂截肢术后残肢痛的疗效观察. 中医药临床杂志，2017，29（ 4 ）：549-550.

［46］Pet MA, Ko JH, Friedly JL, et al. Does targeted nerve implantation reduce neuroma pain in amputees? Clin Orthop Relat Res, 2014, 472(10): 2991-3001.

［47］Souza JM, Cheesborough JE, Ko JH, et al. Targeted muscle reinnervation: a novel approach to postamputation neuroma pain. Clin Orthop Relat Res, 2014, 472(10): 2984-2990.

［48］郭义柱，张伯勋，梁雨田，等. 截肢时神经断端肌肉内埋入预防残端神经瘤. 中国临床康复，2003（ 20 ）：2850-2851.

疼痛是癌症患者常见的临床症状之一，也是癌症患者最难忍受的临床症状。晚期癌症患者癌痛发生率高达 60%~90%，其中重度疼痛患者约占 30%~45%。癌痛如若控制不佳不仅给病人带来极大的痛苦，还会影响患者日常活动，甚至会导致相关的心理疾患，严重影响患者的生活质量。

一、流行病学

近年来恶性肿瘤发病率逐渐增高，目前全球恶性肿瘤发病率正在以 3%~5% 的速度逐年递增，2014 年全球新发恶性肿瘤 1 400 万例，而中国新发病例 306.5 万例，居世界首位。据人类发展指数（human development index, HDI）保守预测至 2030 年，每年将有 2 000 万人被诊断为癌症。近 40 年的流行病学报告显示 64% 晚期或转移性癌症患者报告疼痛，59% 接受抗癌治疗的患者报告疼痛，甚至 30% 生存期患者也在忍受癌痛的折磨。

二、病因

癌痛病因学机制主要包括以下三类：肿瘤直接引起的疼痛、肿瘤治疗过程中产生的疼痛及非肿瘤因素导致的疼痛。

1. 肿瘤的直接作用包括肿瘤压迫邻近组织，空腔内脏器官的扩张、水肿组织炎症、坏死等，同时上述损伤可以破坏感觉神经末梢从而导致多种类型的神经病理性损伤，此外肿瘤细胞和相关的免疫细胞可以释放的一系列炎症因子从而继发外周神经敏化。

2. 肿瘤治疗过程中产生的疼痛包括手术、创伤性操作、放射治疗及化疗相关因素等。

3. 非肿瘤因素导致的疼痛包括其他并发症如带状疱疹性神经痛、周围神经病变及社会心理因素等。

三、分型

（一）病理生理分型

癌痛根据其病理生理学机制可以分为两种类型：伤害感受性疼痛和神经性疼痛。

1. 伤害感受性疼痛是指伤害性刺激直接作用躯体或脏器而导致的疼痛，其与组织损伤或潜在的损伤相关，是机体对损伤所表现出的生理性痛觉神经信息传导与应答的过程，同时伤害感受性疼痛又分为躯体痛和内脏痛。

2. 神经性疼痛是由于外周神经或中枢神经受损导致的疼痛，其与感觉神经损伤或潜在的损伤相关。神经性疼痛可以表现为刺痛、烧灼样疼痛、放电样疼痛、麻痛等，并且常常合并自发性疼痛、触诱发痛、痛觉过敏及痛觉超敏。

（二）持续时间分型

疼痛按发病持续时间，分为急性疼痛和慢性疼痛，癌痛大多数表现为慢性疼痛。慢性疼痛的发生机制复杂，持续时间长，常规止痛治疗往往疗效不佳。

四、康复评定

癌痛的筛查及康复评定是癌痛治疗的基础,癌痛康复评定应当遵循"常规、量化、全面、动态"的原则。

(一)常规疼痛评定

癌痛常规评估是指医护人员应主动询问癌症患者是否存在疼痛,通过常规评估可以完成癌痛患者的初步筛查。

(二)疼痛

可应用视觉模拟评分法、数字分级评分法、麦吉尔疼痛问卷和脸谱疼痛评估等进行评定。

(三)全面疼痛评定

全面的疼痛评定除疼痛的强度外还应评估疼痛的病因,病理生理学分型,疼痛的部位、性质、加重或减轻的因素,镇痛方案情况,同时还应包括重要器官功能情况,心理精神情况,家庭及社会支持情况以及既往史(如精神病史,药物滥用史)等。

癌痛全面评定,临床常用多维度评估量表——简明疼痛量表(BPI)。简明疼痛量表的内容包括:疼痛的位置、现在的疼痛程度、过去 1 周疼痛最重程度、过去 1 周疼痛最轻程度以及过去 1 周的平均疼痛,同时评估疼痛对功能、情感、生活娱乐的影响情况,即疼痛影响部分。

镇痛方案评定的主要内容为疼痛缓解程度即完全缓解、部分缓解、未缓解,爆发痛的缓解程度也是镇痛方案评估的重要内容。目前存在针对爆发痛的评估工具即 BAT,其主要评估内容为爆发痛的发生频率及严重程度。临床医师可以将 BAT 作为正式的评估工具,也可以进行更具有针对性的评估,除上述内容外增加爆发痛对患者生活质量和功能状态的影响的评估。

(四)动态疼痛评定

癌痛动态评定是指持续性、动态地监测、评估癌痛患者的疼痛症状及变化情况,包括疼痛变化情况、爆发性疼痛发作情况、疼痛减轻和加重因素,镇痛治疗的效果以及不良反应等。动态评估对于镇痛药物剂量滴定尤为重要。

患者日记的使用可以帮助医护人员动态监测患者癌痛情况,从而帮助临床医师制定更优的镇痛方案。完善的患者日志应包括药物名称、剂量、使用频率、药物副作用、伴随症状及疼痛对生活的影响。

五、康复治疗

1971 年,美国国家癌症计划中首次提出了肿瘤康复的概念,其定义为"在癌症疾病本身和癌症治疗手段所导致的限制条件下,帮助癌症患者,使他能够最大限度地恢复身体、社会、心理和职业功能"。癌痛康复治疗主要内容包括:药物镇痛、放化疗镇痛、介入治疗、核素镇痛、针灸、心理疗法及音乐疗法等。

(一)药物镇痛

药物镇痛是癌痛康复治疗的重要内容,世界卫生组织提出的癌痛三阶梯止痛原则,极大地促进了全球癌症患者镇痛药物的合理应用。

1. 药物治疗基本原则包括口服给药、按阶梯用药、按时用药、个体化给药及注意具体细节。

（1）口服给药方便易操作，是癌痛患者居家镇痛推荐的给药方式。对于不能口服给药的患者，可以考虑静脉、皮下、直肠等给药方式。

（2）按阶梯给药是指应当根据患者疼痛程度选用不同级别镇痛药。

1）轻度疼痛：选用非甾体抗炎药。

2）中度疼痛：选用弱阿片类药物或低剂量的强阿片类药物，并可联合应用非甾体抗炎药以及辅助镇痛药物。研究发现低剂量的强阿片类药物用于替代弱阿片类药物治疗中度癌痛患者并不会增加不良反应，可以推荐。

3）重度疼痛：首选强阿片类药，并可合用非甾体抗炎药以及辅助镇痛药物。

（3）按时用药指按照规定时间间隔规律性给予止痛药，按时给药有助于维持稳定、有效的血药浓度。

（4）个体化给药指应按照患者病情和癌痛缓解药物剂量，制定个体化用药方案。

（5）注意具体细节：对使用止痛药的患者要加强监护及随访，密切观察其疼痛缓解程度和机体反应情况，特别是药物不良反应。

2. 常用药物主要包括：对乙酰氨基酚和非甾体抗炎药、阿片类药物及辅助镇痛药物。

（1）对乙酰氨基酚和非甾体抗炎药

1）对乙酰氨基酚：是癌痛患者一阶梯用药，主要用于缓解轻度疼痛或与阿片类药物联合用于缓解中、重度疼痛。临床上常见对乙酰氨基酚与阿片类药物的合剂如氨酚羟考酮、氨酚曲马多等，上述药物使用时应注意对乙酰氨基酚每日用药极量问题，其每日用药极量主要取决于患者年龄和肝脏功能，推荐对乙酰氨基酚日剂量不宜大于1.5g。

2）非甾体抗炎药具有解热、镇痛和抗炎作用，其常见不良反应包括消化道出血、血小板功能障碍、肝肾功能损伤以及心血管不良反应等。这些不良反应的发生主要与用药剂量和持续时间相关。此类药物达到一定剂量时，或两种非甾体抗炎药联合应用时，不仅不能增强镇痛效果，药物不良反应明显增加，故禁止超剂量用药，也不主张联合使用。非甾体抗炎药和对乙酰氨基酚的日剂量达到极量时，应更换为阿片类镇痛药；如为联合用药，则只增加阿片类药物用药剂量，不得增加非甾体抗炎药和对乙酰氨基酚剂量。

（2）阿片类药物

阿片类药物是中、重度癌痛治疗的首选用药。对于慢性癌痛治疗，推荐选择阿片受体激动剂类药物。长期使用阿片类止痛药时，首选口服给药途径，有明确指征时可选用透皮吸收途径给药，也可临时皮下注射用药，必要时可以患者自控镇痛（PCA）给药。阿片类药物的有效性和安全性个体差异性较大，因此需要逐渐调整剂量，以获得最佳用药剂量，称为药物剂量滴定。临床医师也应考虑患者器官功能状态对阿片类药物的影响，同时阿片类药物的不良反应较多，临床医师应积极治疗，从而提高镇痛质量，提高患者依从性。

1）初始剂量滴定：对于初次使用阿片类药物镇痛的患者，初始剂量滴定方法：使用吗啡即释片进行治疗；根据疼痛程度，可给予初始固定剂量5～15mg，口服，1次/4h或按需给药；用药后疼痛不缓解或缓解不满意，应于1h后根据疼痛程度再次给予滴定剂量（见表15-0-1）密切观察疼痛程度、疗效及药物不良反应。第1天治疗结束后，计算次日药物剂量：次日总固定量＝前24h总固定量＋前日总滴定量。次日治疗时，将计算所得的次日总固定量分6次口服，次日滴定量为前24h总固定量的10%～20%。依法逐日调整剂量，直到疼痛评分稳定在0～3分。如果出现不可控制的药物不良反应，疼痛强度＜4，应考虑将滴定剂量下调 10% ~ 25%，并且重新评价病情。

表 15-0-1 剂量滴定增加幅度参考标准

疼痛强度（NRS）	剂量滴定增加幅度
7 ~ 10	50% ~ 100%
4 ~ 6	25% ~ 50%
2 ~ 3	≤ 25%

当用药剂量调整到理想止痛及安全的剂量水平时，可考虑换用等效剂量的长效阿片类止痛药，目前临床常用的硫酸吗啡缓释片及盐酸羟考酮缓释片。

对于已经使用阿片类药物治疗疼痛的患者，根据患者的疗效和疼痛强度，参照表 15-0-1 的要求进行滴定。

2）维持用药：对于疼痛病情相对稳定的患者，推荐阿片类药物缓释剂作为背景给药，在此基础上备用短效阿片类药物，用于治疗爆发性疼痛。当患者因病情变化，长效止痛药物剂量不足时，或发生爆发性疼痛时，立即给予短效阿片类药物，用于解救治疗及剂量滴定。解救剂量为前 24h 用药总量的 10% ~ 20%。每日短效阿片解救用药次数 ≥ 3 次时，应当考虑将前 24h 解救用药换算成长效阿片类药按时给药。

3）器官功能状态对阿片类药物的影响：吗啡的活性代谢产物通过肾清除，因此肾功能不全或衰竭的患者应慎用吗啡。氢吗啡酮可以作为肾功能衰竭患者阿片类药物的替代用药。总体来说，对于终末器官衰竭的患者，其阿片类药物的使用剂量及时间间隔，应适当减少及延长。

4）阿片类药物的副作用：①恶心、呕吐发生率可高达 40%，针对初用阿片类药物的患者推荐前一周内同时给予甲氧氯普胺（胃复安）等止吐药预防恶心、呕吐，必要时可采用 5-羟色胺 3 受体拮抗剂类药物。大部分患者一周内可以耐受恶心这一不良反应。②便秘是阿片类药物最常见的不良反应，通常会持续发生于阿片类药物止痛治疗全过程，多数患者需要使用缓泻剂来防治便秘。因此，在应用阿片类药物止痛时应该常规合并应用缓泻剂。缓泻剂应包含两种成分：刺激性泻剂成分和大便软化剂。阿片类剂量增加，缓泻剂的剂量也要增加。防治便秘要根据患者的个体情况选择药物，一般先选作用比较柔和的药物，疗效不满意再换作用稍强的药物，避免腹痛、腹泻、脱水及电解质丢失等不良反应。③如果出现过度镇静、精神异常等不良反应，应当注意其他因素的影响，包括肝肾功能不全、高血钙症、代谢异常以及合用精神类药物等；同时，需要减少阿片类药物用药剂量，甚至停用和更换止痛药。

5）阿片类药物转换：临床医师应掌握阿片类药物的剂量换算方法及换算时机。由于阿片类药物的副作用通常与起始或剂量调整时间有关，因此在阿片类药应用初期或更改药物初期出现的轻微副作用不应通过药物转换来解决。尽管如此，在某些情况下通过阿片类药物转换确实改善镇痛效果，同时减少不良反应。当病人进行阿片药物转换时，需应用一个新的阿片类药，临床医生必须计算出同等镇痛剂量的阿片类药物，然后降低剂量的 25% 到 50%。阿片类药物之间的剂量换算，可参照换算系数表（见表 15-0-2）。换用另一种阿片类药时，仍然需要仔细观察病情变化，并且个体化滴定用药剂量。

表 15-0-2　阿片类药物剂量换算表

药物	非胃肠给药	口服	等效剂量
吗啡	10mg	30mg	非胃肠道：口服 =1：3
羟考酮		10mg	吗啡（口服）：羟考酮（口服）=1.5～2：1
芬太尼透皮贴剂	4.2mg/q72h（透皮吸收）		芬太尼透皮贴剂 4.2mg/q72h= 口服吗啡 60mg/d 剂量

注：q72h 为 1 次 /72h。

如果疼痛程度减轻需减少或停用阿片类药物时，应该采用逐渐减量法，一般情况下阿片剂量可按照每天 10%～25% 剂量减少，直到每天剂量相当于 30mg 口服吗啡的药量，再继续服用两天后即可停药。

（3）辅助镇痛用药：可以辅助性增强阿片类药物的止痛效果，或直接产生一定的镇痛作用，主要包括抗惊厥药、抗抑郁药。

1. 抗惊厥药　主要用于神经损伤所致的神经性疼痛，目前临床常用的包括加巴喷丁及普瑞巴林。虽然加巴喷丁对于良性周围神经痛具有较好的临床疗效，但是其对癌痛患者的临床疗效，目前研究结果差异性较大。而普瑞巴林已被证明优于加巴喷丁联合阿米替林治疗神经病理性癌痛。

2. 三环类抗抑郁药　用于治疗中枢或外周神经损伤所致神经性疼痛，同时该类药物也可以改善心情、改善睡眠。神经性疼痛的病理生理学机制复杂，主要涉及去甲肾上腺素受体、血清素受体、阿片受体及 γ - 氨基丁酸受体等，因此作用于上述受体的药物对于神经性疼痛具有治疗意义。临床上常用药物有：度洛西汀、文拉法辛及阿米替林等。

度洛西汀已被证明治疗周围性神经痛具有较好临床疗效，此外有研究显示其对奥沙利铂导致的周围神经痛相较于紫杉醇导致的周围神经痛具有更优的镇痛效果。度洛西汀不仅可以减少疼痛对日常功能干扰，同时可以减轻麻木及针刺样疼痛，可以较好改善患者生活质量。

阿米替林作为经典的三环类抗抑郁药，治疗神经性疼痛的临床研究数据最多。该药宜从小剂量起始，根据患者的耐受性逐渐增加剂量，镇痛起效时间比抗抑郁效果出现早，尤其适合伴有睡眠障碍的患者。但是由于其镇静、口干、尿潴留、直立性低血压等副作用限制其临床应用。

（二）放疗、化疗镇痛

1. 放疗镇痛是癌痛治疗的重要内容，一方面适用于局部或区域性原发病灶的治疗，也称病因治疗；另一方面适用于转移灶引起的疼痛，也称姑息性止痛治疗，常常用于控制骨转移或者肿瘤压迫引起的癌痛。放疗对于骨转移、脑转移、周围神经被肿瘤浸润、脊髓受压等情况引起的疼痛具有良好的临床效果。有研究显示放疗对于骨转移导致的疼痛缓解率可达到 85%，但是其临床疗效因人而异，同时放疗可导致放射性皮炎，尤其是放射性皮肤溃疡也可产生不同程度的疼痛。

2. 化疗是中晚期癌症患者的主要治疗方式，其对敏感的肿瘤如淋巴瘤、小细胞肺癌、骨髓瘤或白血病造成的压迫或浸润神经组织引起的疼痛能够迅速显效。但会产生一些副作用，如周围神经病变，免疫力低下等。患者免疫力低后易发生带状疱疹，部分病人可能会导致顽固疱疹后神经痛。

（三）介入治疗

介入治疗作为癌痛阶梯治疗的第四阶梯,在癌痛治疗中发挥着重要作用。过去的癌痛诊疗观念认为,在其他疼痛疗法均不能有效镇痛时才考虑进行介入治疗,往往最后阶段,疼痛的恶性循环已形成,疼痛多演变为顽固性疼痛,神经介入治疗也难以奏效。同时越来越多的研究显示早期采用介入治疗可以早期获得较好的疼痛控制,同时减少后续阿片类药物的剂量,从而明显改善患者生活质量。因此,推荐介入治疗可以作为癌痛患者早期的选择。介入治疗主要包括神经损毁性介入、鞘内泵植入术、椎体成形术等干预性治疗措施。

介入治疗前,应当综合评估患者的体能状况、预期生存时间、是否存在抗肿瘤治疗指征、介入治疗适应证、潜在获益和风险等。同时癌痛微创介入应在 X 线、CT 或 B 超引导下及电生理监测和定位下进行,执行严格的临床操作规范,有选择性地对病灶精确定位后使用相关的神经毁损术,有效阻断疼痛信号的传导或解除对神经的压迫,为癌痛患者解除痛苦。

1. 神经损毁性介入 主要适用于有明确的区域性疼痛的癌痛患者,其主要机制是使神经组织脱髓鞘、变性,使痛觉传导中断而疼痛消失。神经毁损方式包括:化学性神经毁损及物理性神经毁损(即射频神经毁损);常见毁损神经可包括周围神经、腹腔神经丛、交感神经节、背根神经节及颅神经等。

（1）化学性神经毁损:化学性神经毁损术是使用苯酚、乙醇、阿霉素等药物阻滞毁损支配肿瘤区域的周围神经,使其失去传导功能而产生镇痛效果。三叉神经、臂丛神经、肋间神经及颈、胸、腰椎的椎旁神经等周围神经可作为注射部位。上述操作均应在影像学引导下穿刺并造影,确定好部位及阻滞的范围,再给予神经破坏性药物,可获得长时间的周围神经毁损性阻滞效果,同时需注意的是有可能累及运动神经而产生不良效果。其中腹腔神经丛毁损术能很好地缓解腹腔恶性肿瘤引起的中上腹痛和背部牵涉痛,尤其是胰腺癌晚期疼痛。

（2）射频神经毁损术通过射频仪发出的高频电流,使靶点组织内离子运动摩擦生热,热凝毁损靶点区域内的组织和神经。该方法可高选择性毁损痛觉神经纤维传导支,阻断疼痛信号向上位神经传导,破坏疼痛传导通路,使之无法传入大脑,不能产生痛感,从而达到控制疼痛的目的。当恶性肿瘤如脑神经、口腔、颌下腺、唾液腺、鼻旁窦的癌症累及三叉神经时,可引起顽固的慢性疼痛,此时可进行半月神经节射频神经毁损。准确的操作能毁损痛觉纤维,使多数患者的疼痛明显缓解,并能保持本体感觉、触觉及运动神经的功能。

2. 鞘内泵植入术 鞘内泵植入术作为目前疼痛介入治疗最先进的介入手段,镇痛效果明确,可以降低阿片类药物的使用剂量,有利于减轻阿片类药物的胃肠道反应。鞘内泵镇痛技术的理论依据在于阿片类药物可以直接与脊髓背角的阿片受体结合,与全身给药相比,使用较小的剂量便可达到最佳的镇痛效果。药物作用靶点不同,其镇痛需求剂量不同,以吗啡为例,30mg 口服吗啡与 10mg 静脉吗啡、1mg 硬膜外吗啡、0.1mg 鞘内吗啡的镇痛效果相当。因此鞘内给药方式可以大大减少阿片类药物使用剂量,尤其适用于口服大剂量阿片类药物,疼痛仍然控制不佳或无法耐受阿片类药物不良反应的患者。鞘内镇痛常用的阿片类药物有吗啡、氢吗啡酮、芬太尼和舒芬太尼。为了达到更理想的镇痛效果,可能会同时给予局麻药或右美托咪定、钙离子通道拮抗剂等。这一技术为临床医生提供了更多的治疗选择,但是成功的实施轴索镇痛需要多学科的协作,选择合适的患者,并提供全面的医疗护理是轴索镇痛成功的关键。鞘内镇痛作为一种有效的镇痛手段,受到越来越多的重视和欢迎,但是临床医师在选择前仍需进行预后估计和风险评估。

3. 经皮椎体成形术　经皮椎体成形术是在骨结构内填充骨水泥来治疗和预防椎体发生病理性骨折，同时减轻因骨转移和骨质疏松引起的疼痛，能为不适合外科手术治疗或对放疗、化疗耐受差的骨转移瘤患者提供即刻疼痛缓解和机械稳定，是治疗这一类疼痛性骨肿瘤积极有效的方法。骨水泥凝聚过程产生的热量可以破坏病灶内的神经末梢，使疼痛消失或缓解，同时骨水泥填充凝固时的高热和压力增加，造成部分肿瘤细胞缺血坏死，另外骨水泥自身的化学毒性也会产生一定的灭活肿瘤作用。

（四）核素镇痛

核素镇痛主要针对于骨转移性疼痛，其主要机制为核素可以在代谢活跃骨组织，特别是骨转移病灶局部浓聚而产生治疗效果。临床上常用核素包括 ^{32}P、^{89}Sr、^{153}Sm 和 ^{186}Re 等，但是部分核素也存在导致周围神经病变等不良反应，部分患者可在 1~2 周后缓解。

（五）针灸

针灸作为中国传统医学，其在癌痛治疗中有其独特的优势，针灸可以通过疏通经络，调和气血，达到改善机体因气滞血瘀、经络不通所致的疼痛。针灸可能机制包括激活体内痛觉调制系统，提高免疫机制，增强痛阈值，而发挥镇痛效应。但是目前针灸镇痛效果不同研究结果差异较大。因此，临床医生应根据病人个人情况，在权衡利弊后选择是否选择针灸镇痛。

（六）心理干预

癌痛心理治疗应作为癌痛康复治疗的重要内容，尤其适用于年老体弱、癌症终末期及镇痛药物不良反应严重的患者。癌症疾病本身已经带给患者巨大的心理压力，如若疼痛控制欠佳或伴随严重不良反应会加重患者心理负担，降低了患者的生存质量。同时影响患者的社会人际关系及家庭成员之间的感情交流，使社会活动减少。因此良好的心理治疗技术如松弛训练、催眠治疗等能不同程度地缓解患者疼痛，但如果能和正规治疗结合镇痛效果更好。自我暗示的心理疗法能使机体和心理放松，不但能缓解患者焦虑的情绪，还能够增进药物的止痛作用。

（七）音乐疗法

音乐疗法在临床中的应用更好地体现了医学的生物 - 心理 - 社会模式。癌症患者常常伴随睡眠障碍，即使良好的药物镇痛，部分患者仍然存在严重的睡眠障碍。提高癌症患者的睡眠质量，音乐疗法是一种非常重要的非药物干预手段，它具有经济、方便、无副作用等优点，被越来越多的患者接受，成为在欧美国家最常选用辅助治疗方法。音乐类型的选择一般根据患者的喜好，每次半小时，10 天为 1 疗程。

康复治疗的方式众多，临床医师应根据患者自身病情制定个性化康复治疗方案，不仅仅是帮助患者缓解疼痛，还应帮助患者最大限度地恢复社会、心理和职业功能。同时癌痛康复治疗涉及癌痛的诊断、药物治疗、副作用防治、介入治疗、患者宣教、心理评估、原发病情等多个方面，因此癌痛康复治疗也应涉及多学科合作，尤其是顽固性癌痛患者。

六、康复护理

在临床工作中护理人员是患者最密切、最直接及最连续的照顾者，因此护理人员可以最先发现患者的需求并提供专业支持和健康教育。在癌痛患者的全程管理中，如疼痛患者筛查评估、患者健康教育、疼痛随访等方面护士均发挥着非常重要的作用。

（一）疼痛患者筛查评估

护理人员在患者筛查工作中发挥重要作用,包括门诊筛查和住院筛查。患者入院后护理人员应进行常规疼痛筛查评估并记录。护理记录可以完成癌痛患者每日筛查评估,对于癌痛患者,护理记录应详细记录患者疼痛程度,使用镇痛药及辅助用药,及其他非药物护理措施实施情况。

（二）患者健康教育工作

疼痛教育应贯穿在疼痛治疗全过程,根据患者的文化程度、理解能力,选择合适的健康教育形式,为患者制定个体化的疼痛教育计划,并根据患者的不同治疗阶段提供相应的疼痛教育。重点宣教以下内容:鼓励患者主动向医护人员如实描述疼痛的情况;说明止痛治疗是肿瘤综合治疗的重要部分,忍痛对患者有害无益;多数癌痛可以通过药物治疗有效控制,患者应当在医师指导下进行止痛治疗,按要求规律服药,不宜自行调整止痛方案和药物(种类、用法和剂量等);吗啡及其同类药物是癌痛治疗的常用药物,在癌痛治疗时应用吗啡类药物引起"成瘾"的现象极为罕见;应当确保药物妥善放置,保证安全;止痛治疗时,要密切观察、记录疗效和药物的不良反应,及时与医务人员沟通交流,调整治疗目标及治疗措施;应当定期复诊或遵嘱随访。家属在疼痛控制中发挥重要作用,因此护士在提供疼痛健康教育时,对象应还应包括患者家属。

（三）疼痛随访

建立健全癌痛患者的随访制度是必需的。对于接受癌痛规范化治疗的患者进行定期的随访、疼痛评估并记录用药情况,开展患者教育和指导,注重以人文关怀,最大限度满足病人的镇痛需要,保障其获得持续、合理、安全、有效的治疗。

七、预防

（一）一级预防

癌痛一级预防主要是早期发现,早期治疗。因此癌痛患者的筛查工作应该给予重视,癌痛筛查可以帮助我们早期发现癌痛患者,从而早期给予镇痛治疗。

（二）二级预防

癌痛二级预防要广泛普及癌痛相关知识,纠正病患家属的镇痛误区,如癌痛不需要治疗、使用吗啡容易成瘾等观念。同时大部分癌痛是癌症复发转移导致的,因此要采取积极措施,预防癌症的复发和转移。

（三）三级预防

癌痛三级预防主要指提供患者高质量的镇痛方案,改善癌症患者生活质量,同时进行康复指导,应使其身心得到支持,减缓癌症的发展,延长存活期,预防或减轻残疾和并发症。

八、预后

对于癌症患者首先应积极治疗原发恶性肿瘤,定期复查,避免转移及复发。而对于恶性肿瘤生存期患者,疼痛康复治疗是其临床治疗的重要内容。阿片类药作为疼痛治疗的重要内容,其好处远远大于其不良反应,临床医生应给予积极镇镇痛治疗,不应采用保守的癌痛管理,从而使患者经历痛苦或功能障碍。良好的疼痛控制可以帮助患者获得更好的生活质量。

（陈亚军）

参 考 文 献

［1］Schikowski A，Krings D，Schwenke K.Tapentadol prolonged release for severe chronic cancer- related pain: effectiveness，tolerability，and influence on quality of life of the patients. Pain Res，2014，22（8）:1-8.

［2］Quinten C，Coens C，Mauer M，et al. Baseline quality of life as a prognostic indicator of survival: a meta-analysis of individual patient data from EORTC clinical trials. Lancet Oncol，2009，10（9）: 865-871.

［3］Bray F，Jemal A，Grey N，et al. Global cancer transitions according to the Human Development Index（2008-2030）: a population-based study. Lancet Oncol，2012，13（8）: 790-801.

［4］van den Beuken-van Everdingen MH，deRijke JM，Kessels AG，et al. Prevalence of pain in patients with cancer: a systematic reviewof the past 40 years. Ann Oncol.2007，18（9）:1437-1449.

［5］Lovell MR，Luckett T，Boyle FM，et al. Patient education，coaching，and self-management for cancerpain. J Clin Oncol，2014，32: 1712-1720.

［6］Webber K，Davies AN，Zeppetella G，Cowie MR. Development and validation of the breakthrough pain assessment tool（BAT）in cancer patients. J Pain SymptomManage，2014，48（4）:619-631.

［7］Mishra S，Bhatnagar S，Goyal GN，et al. A comparative efficacy of amitriptyline，gabapentin，and pregabalin in neuropathic cancer pain: a prospective randomized double-blind placebo-controlled study. Am J Hosp Palliat Care，2012，29（3）: 177-182.

［8］Moore RA，Derry S，Aldington D，et al. Amitriptyline for neuropathic pain in adults. Cochrane Database Syst Rev，2015，2015（7）: CD008242.

［9］李文江，印红梅，吴健，等 . CT 引导下腹腔神经丛毁损术治疗癌性腹痛疗效 . 江苏医药，2015，41（4）: 405-407.

［10］中国抗癌协会癌症康复与姑息治疗专业委员会难治性癌痛学组 . 难治性癌痛专家共识（2017 年版）. 中国肿瘤临床，2017，44（16）: 787-793.

［11］郭宗兵，郭广红，杨际平，等 . 针刺治疗对胃癌患者疼痛和生活质量的影响 . 国际中医中药杂志，2015，（4）: 371-373.

［12］Morin CM，Le Blanc M，Daley M，et al. Epidemiology of insomnia:prevalence，self-help treatments，consultations and determinants of help -seeking behaviors. Sleep Med，2006，7（2）:123-130.

第十六章 复杂性区域疼痛综合征

复杂性区域疼痛综合征(complex regional pain syndrome, CRPS)既往被称为反射性交感神经营养不良综合征(Ⅰ型)和灼性神经痛(Ⅱ型),也有学者将脑卒中后Ⅰ型CRPS称为肩-手综合征。CRPS的病理生理机制尚不明确,随着各方面研究的深入,对CRPS的认识也在不断更新。本章从CRPS的定义、分型、流行病学、病因、病理生理、诊断标准、临床表现、康复评定、临床治疗、并发症、预后等方面对CRPS相关的知识进行了汇总,有助于相关临床和科研工作的开展。

一、定义

本文沿用国际疼痛学会(IASP)制定的慢性疼痛分类中对CRPS的定义。

CRPS是以持续性(自发和/或诱发)区域性疼痛为特征的一类综合征,在时间或程度上常与创伤或其他损伤的严重程度不成比例。疼痛是区域性的(不在特定神经区域或皮肤节段),通常以肢体末端更为显著,表现为异常的感觉、运动、汗液分泌、血管舒缩/水肿和/或营养改变。随着时间的推移,该综合征表现为不同程度的发展。Ⅰ型CRPS可以发生在任何形式的创伤后,尤其是骨折或软组织损伤。Ⅱ型CRPS是在神经损伤后发生的。

二、分型

CRPS既往可分为Ⅰ型和Ⅱ型,而IASP的慢性疼痛分类委员会在"布达佩斯诊断标准"中又增加了第三种分型——CRPS-NOS(not otherwise specified, NOS)型。这种分型是为了囊括那些目前的症状和体征不能达到诊断标准,但又无法用其他诊断标准来解释的疼痛患者,具体分型及内容详见表16-0-1。

表16-0-1 CRPS分型

分型	内容
CRPS-Ⅰ型	旧称反射性交感神经营养不良综合征
CRPS-Ⅱ型	旧称灼性神经痛;根据电生理诊断或其他证据明确有神经损伤
CRPS-NOS型[*](未另行说明)	部分符合CRPS诊断标准;不能用其他更符合的诊断标准来解释

注:[*]新增的这种分型是为了囊括那些既往被诊断为CRPS但现在不能达到诊断标准的患者。

三、流行病学

关于CRPS的流行病学研究结果尚不统一,这可能与CRPS的诊断标准在不断修订有关。CRPS-Ⅰ型在欧美地区的发病率约为 5.46 ~ 26.2/10 万人 / 年。国内对 CRPS 发病率的报道较少,有研究显示 CRPS 在手外伤康复患者中发生率约为 42%,其中 CRPS-Ⅱ型占 97%,CRPS-Ⅰ型占 3%。

大多数研究显示,CRPS 中女性的发病率较男性高,比例约为 2.3∶1 ~ 4∶1,但也有男性高于女性的报道。老年患者更易表现出 CRPS 症状,年龄峰值在 61 ~ 70 岁间,平均诊断年龄约在 46 ~ 52.7 岁。CRPS 在上肢的发生率高于下肢,总体来说肢体左右侧的发病率大致相等。

四、病因

CRPS 可发生于几乎任何(甚至微小)损伤,最常见的诱发事件包括骨折、扭伤、挤压伤、手术、制动等。脑卒中后 CRPS 也有许多报道。

五、病理生理

CRPS 的病理生理机制目前尚不明确,且仍存在争议。尽管近年来对 CRPS 的认知有许多进展,但其发生、发展的精准机制仍有待商榷。目前认为 CRPS 是由多种因素引起的,讨论较多的机制包括神经源性炎症、中枢神经系统改变、自身免疫、自主神经功能异常。此外,还有遗传因素、心理因素等。

(一)神经源性炎症

当机体受到伤害性刺激时,C 纤维激活外周神经末梢,促进 P 物质、降钙素基因相关肽(calcitonin gene-related peptide,CGRP)、前列腺素等神经肽的释放,引起局部血管扩张、血浆外渗等炎症反应,这一过程被称作神经源性炎症。神经肽还可与免疫调节细胞相互作用,导致促炎性细胞因子如肿瘤坏死因子、IL-2 和 IL-6 释放,加剧炎症反应。在Ⅰ型 CRPS 中,P 物质通过激活含有胱天冬酶 -1(caspase-1)的中性粒细胞碱性磷酸酶 1(neutrophilic alkaline phosphatase 1,NALP1)炎性小体,激活皮肤角质细胞中白细胞介素 -1β(interleukin-1β,IL-1β)的表达。在制动的小鼠中,该通路的激活更加明显。而在Ⅱ型 CRPS 模型中,P 物质、CGRP 不仅在损伤神经中升高,在邻近神经肌肉中表达也有所升高。

(二)自身免疫

静脉注射低剂量免疫球蛋白可使 CRPS 患者的症状得到缓解,这提示自身免疫反应在 CRPS 的发生、发展中也具有重要作用。这一发现在动物模型中也得到证实:在微小组织创伤后的动物中注射 CRPS 患者的 IgG,可以使伤害性感受敏化。但自身免疫作为独立因素并不足以引起 CRPS。

(三)自主神经功能异常

神经炎性介质释放可引起交感神经过度活跃,导致儿茶酚胺诱导的伤害性感受活化。自主神经功能异常可表现为血管舒缩异常,包括皮肤颜色、水肿、汗液分泌异常等。在 CRPS 急性期,交感神经收缩反射被抑制,但交感神经功能异常虽在疾病初始阶段具有作用,但随着时间推移,可能区域正常化,这表明自主神经功能异常可能与疾病的发生有关,但与其维持无关。

(四)中枢神经系统改变

除了外周机制外,中枢神经系统也参与到 CRPS 的病理生理过程中。一些研究认为初级躯体感觉皮质的功能重塑导致了 CRPS 的发生和发展。CRPS 受累肢体在躯体感觉皮质的代表区较未受累侧小。但这种躯体皮层定位重塑的发生出现在 CRPS 的哪个阶段仍不得而知。

六、诊断标准

目前较为被广泛认可的 CRPS 诊断标准是 2007 年 IASP 新修订的布达佩斯诊断标准。布达佩斯诊断标准包括临床诊断标准和更严格的科学研究诊断标准，其中临床诊断标准由 4 个症状和 4 个体征构成，如果满足 4 个症状类别中的至少 3 个，同时符合 4 个体征类别中的至少 2 个，就可以被诊断为 CRPS。而研究诊断标准则要求患者满足所有 4 个症状类别中的临床表现。最近的一项研究确认了布达佩斯诊断标准保留了旧版诊断标准较好的敏感性，更重要的是其特异性有了显著提高。临床诊断标准及科研诊断标准如下。

临床诊断标准：

1. 持续疼痛和起初的伤害不成比例。

2. 四组症状，至少存在三组中的至少 1 个症状：

——感觉：痛觉过敏；

——血管舒缩：皮肤温度、颜色改变或不对称；

——汗液分泌 / 水肿：出汗或水肿改变或出汗不对称；

——运动 / 营养：关节活动度下降 / 运动功能障碍（无力 / 震颤 / 肌张力障碍）/ 营养性改变（毛发 / 指甲 / 皮肤）。

3. 以下四组体征，至少有两组（每组至少 1 个体征）或以上：

——感觉：痛觉过敏（针刺）或异常疼痛（轻触）的征象；

——血管舒缩：皮肤温度 / 颜色改变或不对称的征象；

——汗液分泌 / 水肿：出汗或水肿改变或出汗不对称的征象；

——运动 / 营养：关节活动度下降和（或）运动功能障碍和（或）营养性改变的征象。

4. 没有其他更好的诊断可以解释症状和体征。

科研诊断标准：

1. 持续疼痛和起初的伤害不成比例。

2. 四组症状，至少存在四组中的至少 1 个症状：

——感觉：痛觉过敏；

——血管舒缩：皮肤温度 / 颜色改变或不对称；

——汗液分泌 / 水肿：出汗或水肿改变或出汗不对称；

——运动 / 营养：关节活动度下降 / 运动功能障碍（无力 / 震颤 / 肌张力障碍）/ 营养性改变（毛发 / 指甲 / 皮肤）。

3. 四组体征，至少有两组（每组至少 1 个体征）或以上：

——感觉：痛觉过敏（针刺）或异常疼痛（轻触）的征象；

——血管舒缩：皮肤温度 / 颜色改变或不对称的征象；

——汗液分泌 / 水肿：出汗或水肿改变或出汗不对称的征象；

——运动 / 营养：关节活动度下降和 / 或运动功能障碍和 / 或营养性改变的征象。

4. 没有其他更好的诊断可以解释症状和体征。

　　另外,中国康复研究中心制定了脑卒中后肩手综合征的诊断标准:瘫痪侧肩手部疼痛,皮肤潮湿、发凉、发紫,伴肩、肘、腕关节活动受限,掌指关节局部无外伤、感染等,X 线片及其他相关检查排除肩周炎、关节肌肉病、类风湿性关节炎及肩关节活动受限等疾病。

七、临床表现

（一）症状

　　常见的 CRPS 症状有疼痛、血管舒缩异常、汗液分泌异常、肢体肿胀、营养性改变、运动功能改变等。Veldman 等分别对 829 例 CRPS-I 型患者在 0 ~ 2 个月、2 ~ 6 个月、6 ~ 12 个月、12 个月以上四个时间段的临床表现进行统计,发现 CRPS 的临床表现会出现阶段性变化。

（二）体征

　　常见的 CRPS 体征包括异常性疼痛、痛觉过敏、感觉缺失、感觉异常、水肿、汗液分泌异常、皮温和皮肤颜色异常、关节活动度下降、肌张力异常等。

（三）辅助检查

　　一些辅助检查可支持 CRPS 诊断,如三时相骨显像、X 线片、血细胞因子检测等。

　　1. 三时相骨显像　在 CRPS 早期,三时相骨显像延迟相可表现为放射性摄取增加。

　　2. X 线片　在 CRPS 早期,X 线片可无特异性改变,在晚期可表现为骨质疏松。

　　3. 细胞因子检测　在 CRPS 早期,血液中促炎性细胞因子,如 TNF、IL-2 和 IL-6 可升高,而抗炎性细胞因子如 IL-4、IL-10 的表达下降。

八、康复评定

　　1. 疼痛　可应用视觉模拟评分法、数字分级评分法、麦吉尔疼痛问卷等进行评定。

　　2. 水肿　可应用排水法、肢体围度测量法或生物电阻抗设备对水肿进行评定。

　　3. 运动功能　可应用 Fugl-Meyer 运动功能评估表、上肢动作研究量表等对运动功能进行评定。

　　4. 关节活动度　可应用量角器对肩关节、肘关节、腕关节、掌指关节、指间关节、髋关节、膝关节、踝关节等与 CRPS 相关的关节进行关节活动度测量。

　　5. 损伤水平总分(impairment level sumscore, ISS)　损伤水平总分包括疼痛、关节活动度、皮肤温度改变和双手体积,具体项目如下。

　　每项评分 1 ~ 10 分:

　　1. 视觉模拟评分。

　　2. 麦吉尔疼痛问卷。

　　3. 双手手背温度差。

　　4. 双手体积差。

　　5. 主动关节活动度差,包括 5 个关节:

　　（1）腕背屈和掌屈;

　　（2）个活动最受限的掌指关节和近端指间关节屈、伸。

　　总分:将这 5 项评分相加,最低 5 分,最高 50 分。

　　各项不同评分法与 ISS 评分的转换方式详见表 16-0-2。

表 16-0-2 VAS、MPQ、AROM 和温度与 ISS 的转换

	评分									
	1	2	3	4	5	6	7	8	9	10
VAS	0~9	10~19	20~29	30~39	40~49	50~59	60~69	70~79	80~89	90~100
MPQ	0~2	3~4	5~6	7~8	9~10	11~12	13~14	15~16	17~18	19~20
AROM	5~6	7~8	9~10	11~12	13~14	15~16	17~18	19~20	21~22	23~25
T/℃	0~0.3	0.4~0.5	0.6~0.7	0.8~0.9	1.0~1.1	1.2~1.3	1.4~1.5	1.6~1.7	1.8~1.9	≥2.0

6. CRPS 严重程度评分（CRPS severity score，CSS） CSS 评分是在 2007 版布达佩斯诊断标准的基础上，将症状与体征分别列项成为 17 个条目，构成一个"是/否"的评分，每项回答"是"得 1 分，回答"否"不得分，满分为 17 分，分数越高，严重程度越高，详见表 16-0-3。

表 16-0-3 CRPS 严重程度评分

症状		体征	
异常性疼痛、痛觉过敏		针刺觉痛觉过敏	
皮温不对称		异常性疼痛	
皮肤颜色不对称		触诊皮温不对称	
汗液分泌不对称		皮肤颜色不对称	
不对称性水肿		汗液分泌不对称	
营养改变		不对称性水肿	
运动改变		营养改变	
主动关节活动度下降		运动改变	
		主动关节活动度下降	

九、康复治疗

（一）药物治疗（包括药物剂量）

临床上治疗 CRPS 的药物主要有糖皮质激素、非甾体抗炎药、抗抑郁药、双磷酸盐、降钙素等，其主要作用是消炎镇痛、促进水肿消退、减轻神经压迫等，从而起到缓解疼痛的作用。

急性期在无禁忌证情况下，可口服类固醇药物，也可选用非甾体抗炎药，有利于缓解疼痛、促进炎症吸收，少部分患者需重复用药。其中糖皮质激素以小剂量口服醋酸泼尼松片为主，减轻周围神经水肿，抑制周围神经轴突变性及继发性脱髓鞘病变，促进神经功能恢复。一般使用方法是连续 2~3 周口服药物 30~32mg/d，一般 3~5 天可减量 5mg，一般水肿症状在 3 周内（平均 10 天）可缓解，也有可能需要维持更长的时间，以缓解疼痛症状，该治疗方案毒副作用较小。

非甾体抗炎药的镇痛机制是通过抑制前列腺素合成，降低外周局部感受器对其的敏感性，从而起到抗炎镇痛的作用。现使用较多的药物有双氯芬酸、布洛芬、塞来昔布等。

三环类抗抑郁药是治疗慢性疼痛最常用的抗抑郁药,其镇痛作用与抗抑郁作用是相互独立的,其镇痛效应起效快于抗抑郁效应,对于无抑郁者疼痛也可改善。因此在应用于治疗 CRPS 疼痛时剂量明显低于发挥抗抑郁疗效所需剂量。通过提高疼痛的阈值,阻止受损神经发放神经冲动,增强对疼痛的耐受,起到缓解疼痛的作用,同时对于抑郁患者可改善抑郁情绪。常用阿米替林片 25mg,口服,每天 2 次;或氯米帕明片 25mg,口服,每天 1 次。

降钙素能够有效改善骨质疏松,在一定程度上可起到缓解疼痛的效果。对于较为复杂的 CRPS,早期进行喷鼻或者皮下注射降钙素可以有效改善病情。注射用鲑降钙素隔日皮下或肌内注射 1 次或一周注射 3 次,每次 50 ~ 100IU。鲑降钙素鼻喷剂每日或隔日使用可缓解疼痛。

双磷酸盐药物目前对于癌症骨转移疼痛患者止痛有明确意义,对于疼痛有控制作用,并且有较好的耐受性,对 CRPS 患者有缓解疼痛的效果。可用氯磷酸盐 300mg 静脉注射每天 1 次,连续使用 10 天,可改善病情。

加巴喷丁、普瑞巴林、卡马西平等钠或钙通道阻滞剂在 CRPS 的治疗中也有一定效果。NMDA 受体调节剂氯胺酮对 CRPS 有较好效果,但应在麻醉科或疼痛科医生指导下使用。

尽管药物治疗方便、快捷,但仅能缓解部分临床症状,不能从根本上控制和治疗 CRPS 的发生与发展,故而不能作为临床治疗 CRPS 的首选方法。在现代临床广泛应用物理方法治疗 CRPS 的情况下,目前药物仅为辅助治疗手段。

(二)康复治疗(包括适应证和禁忌证)

1. 良肢位摆放　将患肢抬高,防止患侧手长时间处于下垂位,维持腕关节处于背伸位,可采用夹板辅助固定腕关节。卧位时,上肢平放,远端抬高至心脏水平,手指展开,掌心向上半握拳,可置一球形物体于手掌中。此姿势可促进静脉血的回流。

适应证:CRPS 伴有手部肿胀。

禁忌证:局部有压疮,不宜长期维持一个姿势。

2. 压迫性向心缠绕　粗细约 1 ~ 2mm 的长绳,对患肢手指、手掌、手背作向心性缠绕,至腕关节以上,随即立即除去。反复进行可减轻水肿,促进周围血管收缩舒张的自行调节功能。先对五指进行缠绕,从指尖开始缠绕至掌指关节,缠绕的压力逐渐减小,形成压力梯度,反复进行。然后对手掌进行缠绕,从掌指关节开始至手腕部,压力逐渐较小。

适应证:CRPS 伴有手部肿胀。

禁忌证:皮肤破损、皮肤过敏等。

3. 冷热水交替浸泡　冷水温度 10℃,热水温度 40℃,先把患手浸泡在冷水中(没过手腕)5 ~ 10min,然后再浸泡在温热水中 10 ~ 15min,重复 3 ~ 4 次为 1 组,每日 2 ~ 3 组,以促进末梢血管收缩舒张调节的能力。

适应证:CRPS 急性期。

禁忌证:皮肤破损,皮肤疾病。

4. 主动运动　尽可能让患者在无痛或可耐受疼痛范围内做主动运动,如训练患者旋转患肩,屈伸肘腕关节,但要以患者自觉能承受为度,避免过度运动人为损伤肌肉及肌腱。主动运动可维持肌肉活性,保证肌肉泵对血液的挤压回流,减轻手部肿胀。

适应证:CRPS 各个阶段。

禁忌证:局部有骨折、急性出血。

5. 被动运动　医护人员帮助患者活动患肢肩、肘、腕、掌指及指间等诸关节,活动应轻柔,以不产生疼痛或患者可从容耐受为度。在卒中早期即开始训练,卒中后24~48h即可进行,越早越好,可预防疼痛的发生,并维持各个关节的活动度。

适应证:CRPS各个阶段。

禁忌证:局部有骨折、急性出血。

6. 关节松动术　关节松动术Ⅰ、Ⅱ级手法用于治疗因疼痛而引起的关节活动障碍,缓解手腕、指间关节及肩关节的疼痛和活动受限。

适应证:CRPS各个阶段。

禁忌证:局部有骨折。

7. 冰水浸泡法　冰与水按2∶1比例混合,同健侧手共同浸入混合水中,并使整个手掌没入水中,时间以健手能耐受为度,反复3~5次为1组,每天做2~3组,两次浸泡之间有短暂的间隔。

适应证:CRPS伴有手部肿胀。

禁忌证:心功能不全,血压不稳定,既往手关节疼痛。

8. 中频电脉冲治疗　①镇痛作用,提高皮肤痛阈,对于CRPS有良好的镇痛作用;②促进血液循环,50~100Hz的低频调制中频电流,促进患侧肩部及上肢的局部血液和淋巴循环,可使皮肤温度升高,小动脉和毛细血管扩张,开放的毛细血管数量增多等;③刺激骨骼肌收缩,低频调制的中频电流能使骨骼肌收缩,促进血液回流;④松解粘连组织。

适应证:CRPS各个阶段。

禁忌证:皮肤过敏,对电流不耐受者。

(三)心理治疗

CRPS患者住院期间因病情所致生活不便经常出现负面情绪,严重时可影响各项治疗的顺利进行和康复疗效。因此,采取积极有效的心理治疗措施,缓解或消除患者的负面情绪尤为重要。利用首因效应疏导和支持方法取得患者的信任,消除患者的负面情绪,改善患者的精神和躯体状态,并针对患者不同的个性特征、文化程度、内心活动及心理诉求,提供个体化心理治疗方案,增强患者治疗的积极性和主动性。

具体的操作方法:

针对存在负面情绪的CRPS患者,首先对其进行:

(1)评估访谈:与患者及其家属进行沟通交流,使其了解心理治疗的重要性和意义,能积极配合医务人员的治疗工作,同时让患者家属为其提供有效的家庭支持。

(2)认知干预:通过每天15~30min一对一讲解、发放图文并茂的CRPS治疗和护理相关知识小手册向患者及其家属详细讲解CRPS的症状、病因、发病过程,CRPS的治疗和护理方法、预后及配合要点、注意事项等。介绍目前治疗该病的治疗方法、已治愈的病例情况等。也可以举办病友座谈会,邀请已治愈的患者现身施教,传授其切身感受和治疗护理配合经验,减轻患者由于缺乏相关知识而引起的焦虑、紧张、抑郁等负面情绪。

(3)放松训练:指导患者进行每次15~20min、早中晚各一次的深呼吸放松训练,训练环境应安静整洁、光线柔和。通过意识控制使肌肉放松,同时间接地松弛紧张情绪,从而达到心理轻松的状态。

（四）介入治疗

1. **超声下介入治疗** 超声下介入治疗是使用超声引导系统动态扫描肩袖、肱二头肌长头肌腱和肩关节腔等部位，并进行穿刺注射。应用超声引导可以实时动态地观察到穿刺针头，能避开大血管和神经等，还能动态观察肌腱、肌肉、运动状态的情况。以肩峰下滑囊为例，选取适合体位，定位准确并做标记，消毒进针区域 2～3 次，消毒完毕后采用一次性 5ml 空注射器连接专用穿刺针实施操作，准确穿刺进入低回声积液区域，尽量将积液抽尽，回抽无血性液体后将配好的复方倍他米松注射液（1～2ml）+2% 利多卡因注射液 2ml+ 灭菌注射用水（1～2ml）混悬液精确推进滑囊内，拔出穿刺针，无菌敷料覆盖进针处。72h 内避免擦洗治疗处，介入治疗后仍需常规康复训练。治疗 1 次，随后观察其注射后 3～10 天的治疗效果。

2. **交感神经阻滞** 研究发现 CRPS 的发生与交感神经系统的功能障碍相关，疼痛侧交感神经兴奋性较对侧增高，从而导致血管痉挛、局部血液循环不畅，肩手部肌肉营养供应障碍。交感神经阻滞被认为是治疗 CRPS 有效的方法之一。其中最常见的为星状神经节阻滞疗法，目前多用超声引导下注射实施此治疗。星状神经节位于第七颈椎平面，位于颈动脉鞘（内有颈总动脉、颈内静脉和迷走神经）与颈长肌之间，其包裹在椎前筋膜内，呈现为高回声筛网状结构。超声高频探头放置于第七颈椎平面，外侧方入路，针尖到达椎前筋膜内颈长肌前方星状神经节旁，注入药物。阻滞成功标志为注药侧出现霍纳综合征，表现为瞳孔缩小、眼睑下垂、眼球下陷、鼻塞、眼结膜充血、面微红和面部无汗。若 3～4 次阻滞无效，则无须再用。

（五）传统医学治疗

常用的传统医学治疗方法主要有：针灸治疗、推拿、穴位注射、穴位贴敷、中药外敷、中药熏蒸及中药内服治疗等。其中对于针刺及推拿的穴位选取主要以上肢穴位为主，其中手三阳经选取穴位较多，尤以手阳明大肠经选穴最多，穴位主要有肩髎、肩髃、肩贞、曲池、外关、合谷；对于疼痛部位固定且剧烈者往往选取阿是穴，此外可根据临床经验增加经外奇穴以及局部穴位以增加疗效。对于中药外敷、中药熏蒸治疗选取的中药主要为活血化瘀止痛类药物；中药内服主要为益气活血止痛药物，根据患者不同体质予以加减。

1. **针灸治疗** 根据不同针具主要有以下 5 类：①毫针针刺，选取穴位后按照腧穴要求常规针刺治疗，行平补平泻手法。每日 1 次，7 次为一疗程。②电针取穴在肩部及上肢各取一组，针刺时患者健侧卧位，疼痛剧烈者采用密波，水肿严重者采用疏密波，强度以患者能忍受为宜，辅以特定红外线灯照射肩部，每次 30min，每天 1 次，7 次为一疗程。③火针或毫火针治疗主要寻找最疼痛的阿是穴，点刺治疗，每次操作不超过 6 个穴位，每周一次，3 周为一个疗程。72h 内不可擦洗治疗部位。④温针灸选取穴位主要以肩部穴位为主，每日 1 次，7 次为一疗程。⑤锋钩针治疗选取肩部疼痛最剧烈的阿是穴，碘附局部消毒后锋钩针治疗，并可加拔火罐，72h 内不可擦洗治疗部位。治疗 1 次后观察患者疼痛缓解情况。

2. **推拿治疗** 取穴同针刺治疗取穴，主要手法有揉法、点法、拨法、搓法等。推拿治疗时均在无牵拉患肩的前提下进行。①揉肩法：先取仰卧位，患肩下垫一枕头，高度适中，辅手握住患手上臂部以固定患肩部，直至皮肤泛红为止，约 3～5min。再健侧卧位，行揉肩法至皮肤泛红为止，约 3～5min。②点穴法：仰卧位，用点穴法由轻到重、并按经络走向分别施术于肩髃、肩髎、曲池、外关、合谷、阿是穴等穴位，以轻刺激量为主，不宜过强刺激。③拨肩法：取仰卧位，选择肩部最疼痛的部位，用拨法由轻到重、由浅到深的拨动，尽量不产生剧烈疼痛，约 3～5min。④搓揉法：动作宜轻柔。时间约为 5～10min。以上推拿疗法，每天一次,7次为一疗程。

3. 穴位注射　采用营养神经类、活血化瘀类药物穴位注射治疗,每穴位1ml,隔日1次,3周为一疗程。

4. 穴位贴敷疗法　选取活血化瘀止痛加以芳香走窜类中药打粉后以生姜汁、蜂蜜或凡士林等不同介质调和后选取阿是穴贴敷以止痛。一般贴敷4~6h,每日或隔日一次,2周为一疗程。贴敷时间因个人皮肤情况不同可做调整,如若皮肤起泡、破溃应及时处理,防止感染。

此外还有局部艾条灸、雷火灸、湿热敷、穴位埋线、药熨疗法等方法均有疗效。

(六)新技术

1. 手法淋巴引流技术　以淋巴系统的解剖结构为基础,作用于特定的淋巴管和淋巴腺体,沿着一定的方向在皮肤上移动的一种治疗技术。可以减轻CRPS手部肿胀的症状。治疗时,首先刺激淋巴结,然后沿淋巴管方向施加适当压力,手法要轻柔平滑呈螺旋式前进与淋巴流动的方向一致,手法强度不宜过大,在推动皮肤时不应出现褶皱,否则会影响淋巴管内液体回流。按压处如有淋巴结,可适当增加手法操作时的压力,增加淋巴管与淋巴结的重吸收功能,将水肿及其周围组织中多余的液体排出,消除组织中滞留的水分,改善体液的流速加速淋巴回流,同时建立新的淋巴引流途径。与呼吸放松训练相结合时,疗效更为显著。

2. 肌内效贴布　治疗CRPS疗效较好,主要有以下四点效用:①调整肌肉收缩功能,增强弱化的肌肉,抑制强化的肌肉;②增加上肢静脉回流血量,加快局部血流速度,改善循环,消除肿胀;③调整关节,矫正姿势;④通过对皮肤表面感受器的刺激增加本体感觉的反馈,调整神经肌肉活动。

贴扎方法:①减轻肩部疼痛贴法,采用X型贴布(自然拉力)。摆位为仰卧位,锚固定于肩部痛点,尾向两端延展。②减轻手部水肿,促进腕伸肌群收缩的贴法:采用爪型贴布(自然拉力)。摆位为坐位或仰卧位,手臂旋前放于治疗床边,手腕悬于床缘,腕关节自然屈曲位;锚在肱骨外上髁,沿腕伸肌群延展,尾从手背延展绕过指间。以上贴扎一次持续3天,2次之间休息1天,持续贴扎3~4周。

3. 脊髓电刺激　适用于治疗慢性顽固性疼痛,对CRPS也有一定疗效。由植入式脊髓硬膜外腔电极产生的脉冲电流,阻断疼痛信号通过脊髓向大脑皮层传递,从而达到控制疼痛的目的。有研究表明使用高频脊髓刺激10Hz可减轻CRPS患者的疼痛即对于缓解CRPS疼痛有一定疗效,但不能改善运动功能。但脊髓电刺激疗法为有创治疗,故而在选择上需谨慎。

4. 重复经颅磁刺激　利用脉冲磁场穿透颅骨,作用于大脑皮质从而产生感应电流,当感应电流强度超过神经组织的兴奋阈值时,引起局部大脑神经细胞的去极化,影响大脑兴奋性的变化,产生一系列生理生化反应。有研究表明,重复高频10Hz经颅磁刺激运动皮质区M1区对于难治性CRPS-Ⅰ型患者有效。

十、并发症与合并症预防

CRPS如果没有得到及时的护理与治疗,病情逐渐加重,最后尽管水肿和疼痛完全消失,但是患肢肌肉萎缩明显,关节活动受限,手部肌肉因为挛缩出现手指尺偏,指间关节轻度屈曲位,功能严重障碍,成为固定的畸形手,X线检查患肢有广泛骨质疏松表现。

　　预防很重要。首先对患者和家属进行 CRPS 相关知识的健康教育,学会良肢位摆放,正确佩戴合适的肩托,避免肩关节受压和腕屈曲,避免在患肢输液及手部损伤,即使是小损伤,要保持腕部背伸,可改善静脉回流防止患肢肿胀。病情稳定后及早进行气压疗法可以使肢体的组织液回流更顺畅,预防手部肿胀,被动运动和主动运动可解除或减轻粘连,改善腕关节和肩关节疼痛,防止病症的进一步加重。同时兼顾患者内心情绪的变化,予以鼓励支持,积极配合治疗。

十一、预后与转归

　　CRPS 会导致残疾,影响患者生活、情绪、行动,为日常生活带来极大不便。它通常影响一个肢体,但也可影响多个肢体或身体的任何部分,仅有 1/5 的患者能够完全恢复以前的活动。如果早期积极预防,在 3~6 个月内及时治疗,尚能缓解部分症状。若没有及时治疗控制病情,6~12 个月后则疗效较差。若进入萎缩期,尽管肩、手无疼痛,但出现患肢肌肉萎缩、关节活动受限、手关节固定畸形等症状,则无明显疗效。因而针对 CRPS 应提高认识,积极预防,早期治疗。

（白玉龙　韦　玲　邱　晓　韩润霞　毕　胜）

参 考 文 献

[1] Dijkstra PU, Groothoff JW, Ten DH, et al. Incidence of complex regional pain syndrome type I after fractures of the distal radius. Eur J Pain, 2003, 7(5): 457-462.

[2] de Mos M, de Bruijn AG, Huygen FJ, et al. The incidence of complex regional pain syndrome: a population-based study. Pain, 2007, 129(1-2): 12-20.

[3] 张葆欣, 李霁锋. 手外伤康复中复杂区域疼痛综合征的流行病学调查. 实用手外科杂志, 2013, 27(3): 324-328.

[4] Allen G, Galer BS, Schwartz L. Epidemiology of complex regional pain syndrome: a retrospective chart review of 134 patients. Pain, 1999, 80(3): 539-544.

[5] Bruehl S. An update on the pathophysiology of complex regional pain syndrome. Anesthesiology, 2010, 113(3): 713-725.

[6] 薛赟资, 白玉龙. 脑卒中后复杂性区域性疼痛综合征的康复. 上海医药, 2017, 38(1): 12-18.

[7] Tajerian M, Clark JD. New Concepts in Complex Regional Pain Syndrome. Hand Clin, 2016, 32(1):41-49.

[8] Urits I Shen AH, Jones MR, et al.Complex Regional Pain Syndrome, Current Concepts and Treatment Options. Curr Pain Headache Rep, 2018, 22(2):10.

[9] 徐宵寒, 许力, 黄宇光. 炎症反应和自身免疫在复杂性区域疼痛综合征中作用. 中国疼痛医学杂志, 2016, 22(11):847-850.

[10] 林海, 王娇, 李珮. 超声引导下 C7 星状神经节阻滞可行性研究. 温州医科大学学报, 2016, 46(11): 826-829.

[11] Uceyler N, Eberle T, Rolke R, et al. Differential expression patterns of cytokines in complex regional pain syndrome. Pain, 2007, 132(1-2): 195-205.

[12] Goebel A, Blaes F. Complex regional pain syndrome, prototype of a novel kind of autoimmune disease. Autoimmunity Reviews, 2013, 12(6): 682-686.

［13］Goebel A，Baranowski A，Maurer K，et al. Intravenous Immunoglobulin Treatment of the Complex Regional Pain Syndrome A Randomized Trial. Annals Of Internal Medicine，2010，152（3）:152-157.

［14］Tekus V，Hajna Z，Borbely E，et al. A CRPS-IgG-transfer-trauma model reproducing inflammatory and positive sensory signs associated with complex regional pain syndrome. Pain，2014，155（2）: 299-308.

［15］Baron R，Schattschneider J，Binder A，et al. Relation between sympathetic vasoconstrictor activity and pain and hyperalgesia in complex regional pain syndromes: a case-control study. Lancet，2002，359（9318）: 1655-1660.

［16］Birklein F，Riedl B，Neundorfer B，et al. Sympathetic vasoconstrictor reflex pattern in patients with complex regional pain syndrome.Pain，1998，75（1）: 93-100.

［17］Gradl G，Schurmann M.Sympathetic dysfunction as a temporary phenomenon in acute posttraumatic CRPS Ⅰ. Clin Auton Res，2005，15（1）: 29-34.

［18］Maihofner C，Handwerker HO，Neundorfer B，et al. Patterns of cortical reorganization in complex regional pain syndrome. Neurology，2003，61（12）: 1707-1715.

［19］Harden R N，Bruehl S，Stanton-Hicks M，et al.Proposed new diagnostic criteria for complex regional pain syndrome. Pain Med，2007，8（4）: 326-331.

［20］Harden R N，Oaklander A L，Burton A W，et al. Complex regional pain syndrome: practical diagnostic and treatment guidelines，4th ed . Pain Med，2013，14（2）: 180-229.

［21］杨露，彭涛，郭铁成 . 脑卒中后肩手综合征的临床研究进展 . 中华物理医学与康复杂志，2018，40（9）: 716-720.

［22］Veldman PH，Reynen HM，Arntz IE，et al. Signs and symptoms of reflex sympathetic dystrophy: prospective study of 829 patients. Lancet，1993，342（8878）: 1012-1016.

［23］Konig S，Schlereth T，Birklein F. Molecular signature of complex regional pain syndrome（CRPS）and its analysis. Expert Rev Proteomics，2017，14（10）: 857-867.

［24］Oerlemans HM，Goris RJ，Oostendorp RA. Impairment level sumscore in reflex sympathetic dystrophy of one upper extremity. Arch Phys Med Rehabil，1998，79（8）: 979-990.

［25］Harden R N，Bruehl S，Perez R S，et al. Development of a severity score for CRPS. Pain，2010，151（3）: 870-876.

［26］姜波 . 三环类抗抑郁药辅助康复治疗肩手综合征的疗效观察 . 中华物理医学与康复杂志，2012，（11）:878-879.

［27］樊文朝，崔晓，黄春水 . 近10年体针治疗中风后肩手综合征的选穴规律研究 . 上海针灸杂志，2017，36（9）: 1133-1138.

附　录

附表 1-0-1　国际疼痛学会对 ICD-11 版慢性疼痛分类的修订与系统化分类

一级诊断 ［top（1st）level diagnosis）］	二级诊断 （2 level diagnosis）	三级诊断 （3 level diagnosis）	四级诊断 （4 level diagnosis）
慢性原发性疼痛 （chronic primary pain）	慢性弥散性疼痛 （chronic widespread pain）	纤维肌痛 （fibromyalgia）	
	复杂性区域疼痛综合征 （complex regional pain syndrome）	复杂性区域疼痛综合征Ⅰ型 （complex regional pain syndrome type Ⅰ） 复杂性区域疼痛综合征Ⅱ型 （complex regional pain syndrome type Ⅱ）	
	慢性原发性头疼或颌面痛 （chronic primary headache or orofacial pain）	慢性偏头痛 （chronic migraine）	
		慢性紧张性头疼 （chronic tension-type headache）	
		三叉神经自发性头疼 （trigeminal autonomic headache）	
		慢性颞下颌关节紊乱病 （chronic temporomandibular disorder pain）	
		慢性烧灼痛 （chronic burning mouth）	
		慢性原发性颌面痛 （chronic primary orofacial pain）	
	慢性原发性内脏痛 （chronic primary visceral pain）	慢性原发性胸痛综合征 （chronic primary chest pain）	
		慢性原发性上腹部疼痛综合征 （chronic primary epigastric pain syndrome）	

续表

一级诊断 [top（1st）level diagnosis]	二级诊断 （2 level diagnosis）	三级诊断 （3 level diagnosis）	四级诊断 （4 level diagnosis）
慢性原发性疼痛 （chronic primary pain）	慢性原发性内脏痛 （chronic primary visceral pain）	肠易激综合征 （irritable bowel syndrome）	
		慢性原发性腹痛综合征 （chronic primary abdominal pain syndrome）	
		慢性原发性膀胱疼痛综合征 （chronic primary bladder pain syndrome）	
		慢性原发性盆腔疼痛综合征 （chronic primary pelvic pain syndrome）	
	慢性原发性肌肉骨骼疼痛 （chronic primary musculoskeletal pain）	慢性原发性颈痛 （chronic primary cervical pain）	
		慢性原发性胸痛 （chronic primary thoracic pain）	
		慢性原发性腰痛 （chronic primary low back pain）	
		慢性原发性肢体痛 （chronic primary limb pain）	
慢性继发性疼痛综合征 （chronic secondary pain syndromes）	慢性癌症相关疼痛 （chronic cancer-related pain）	慢性癌症痛 （chronic cancer pain）	慢性内脏癌症痛 （chronic visceral cancer pain）
			慢性骨癌痛 （chronic bone cancer pain）
			慢性神经病理癌性痛 （chronic neuropathic cancer pain）
		慢性癌症治疗后疼痛 （chronic post-cancer treatment pain）	慢性癌症医疗后疼痛 （chronic post-cancer medicine pain）

一级诊断 [top(1st)level diagnosis)]	二级诊断 (2 level diagnosis)	三级诊断 (3 level diagnosis)	四级诊断 (4 level diagnosis)
慢性继发性疼痛综合征 (chronic secondary pain syndromes)	慢性癌症相关疼痛 (chronic cancer-related pain)	慢性癌症治疗后疼痛 (chronic post-cancer treatment pain)	慢性癌症放疗后疼痛 (chronic post-radiotherapy pain)
			慢性癌症术后疼痛 (chronic post-cancer surgery pain)
	慢性术后或创伤后疼痛 (chronic postsurgical or posttraumatic pain)	慢性术后疼痛 (chronic postsurgical pain)	截肢(指/趾)后慢性疼痛 (chronic pain after amputation)
			脊柱术后慢性疼痛 (chronic pain after spinal surgery)
			开胸术后慢性疼痛 (chronic pain after thoracotomy)
			乳腺术后慢性疼痛 (chronic pain after breast surgery)
			疝修补术后慢性疼痛 (chronic pain after herniotomy)
			子宫切除术后慢性疼痛 (chronic pain after hysterectomy)
			关节成形术后慢性疼痛 (chronic pain after arthroplasty)

一级诊断 ［top（1st）level diagnosis）］	二级诊断 （2 level diagnosis）	三级诊断 （3 level diagnosis）	四级诊断 （4 level diagnosis）
慢性继发性疼痛综合征 （chronic secondary pain syndromes）	慢性术后或创伤后疼痛 （chronic postsurgical or posttraumatic pain）	慢性创伤后疼痛 （chronic posttraumatic pain）	烧伤后慢性疼痛 （chronic pain after burns injury）
			外周神经损伤后慢性疼痛 （chronic pain after peripheral nerve injury）
			脊髓损伤后慢性疼痛 （chronic pain after spinal cord injury）
			脑损伤后慢性疼痛 （chronic pain after brain injury）
			摔鞭力作用损伤后慢性疼痛 （chronic pain after whiplash injury）
			肌肉骨骼损伤后疼痛 （chronic pain after musculoskeletal injury）
	慢性神经性疼痛 （chronic neuropathic pain）	慢性外周神经性疼痛 （chronic peripheral neuropathic pain）	三叉神经痛 （trigeminal neuralgia）
			慢性外周神经损伤后疼痛 （chronic pain after peripheral nerve injury）
			痛性多发外周神经病变 （painful polyneuropathy）
			疱疹后神经痛 （postherpetic neuralgia）
			痛性根性压迫病变 painful radiculopathy

续表

一级诊断 ［top（1st）level diagnosis）］	二级诊断 （2 level diagnosis）	三级诊断 （3 level diagnosis）	四级诊断 （4 level diagnosis）
慢性继发性疼痛综合征 （chronic secondary pain syndromes）	慢性神经性疼痛 （chronic neuropathic pain）	慢性中枢神经性疼痛 （chronic central neuropathic pain）	脊髓损伤相关慢性中枢神经性疼痛 （chronic central neuropathic pain associated with spinal cord injury）
			脑损伤相关慢性中枢神经病理性痛 （chronic central neuropathic pain associated with brain injury）
			慢性卒中后疼痛 （chronic central post-stroke pain）
			多发性硬化相关慢性中枢神经性疼痛 （chronic central neuropathic pain associated with multiple sclerosis）
	慢性继发性头痛或颌面痛 （chronic secondary headache or orofacial pain）	头颈创伤或损伤源性慢性头痛或颌面痛 （chronic headache or orofacial pain attributed to trauma or injury of the head/neck）	
		颅脑或颈部血管病变源性慢性头痛或颌面痛 （chronic headache or orofacial pain attributed to cranial or cervical vascular disorder）	
		颅内非血管病变源性慢性头痛或颌面痛 （chronic headache or orofacial pain attributed to nonvascular intracranial disorder）	

一级诊断 ［top（1st）level diagnosis）］	二级诊断 （2 level diagnosis）	三级诊断 （3 level diagnosis）	四级诊断 （4 level diagnosis）
慢性继发性疼痛综合征 （chronic secondary pain syndromes）	慢性继发性头痛或颌面痛 （chronic secondary headache or orofacial pain）	药物性慢性头痛 （chronic headache attributed to substance or its withdrawal）	
		感染源性慢性头痛或颌面痛 （chronic headache or orofacial pain attributed to infection）	
		稳态失调性疾患源性慢性头痛或颌面痛 （chronic headache or orofacial pain attributed to disorders of homeostasis）	
		颅颈等疾患源性慢性头痛或颌面痛 （chronic headache or orofacial pain attributed to cranium, neck and etc.）	
		慢性牙痛 （chronic dental pain）	不可复性牙髓炎引起的慢性牙痛 （chronic dental pain attributed to irreversible pupitis）
			症状性根尖周炎引起的慢性牙痛 （chronic dental pain attributed to irreversible pupitis）
		慢性神经性疼痛口面痛 （chronic neuropathic orofacial pain）	三叉神经痛 （trigeminal neuralgia）
			其他脑神经痛 （other cranial neuralgia）
		慢性继发性颞下颌关节紊乱病 （chronic secondary tempo romandibular disorder pain）	慢性继发性口颌面肌肉痛 （chronic secondary orofacial muscle pain）

一级诊断 [top(1st)level diagnosis)]	二级诊断 (2 level diagnosis)	三级诊断 (3 level diagnosis)	四级诊断 (4 level diagnosis)
慢性继发性疼痛综合征 (chronic secondary pain syndromes)	慢性继发性头痛或颌面痛 (chronic secondary headache or orofacial pain)	慢性继发性颞下颌关节紊乱病 (chronic secondary tempo romandibular disorder pain)	慢性继发性颞下颌关节痛 (chronic secondary temporomandibular joint pain)
	慢性继发性内脏痛 (chronic secondary visceral pain)	持续炎症机制慢性继发性内脏痛 (chronic visceral pain from persistent inflammation)	头颈部(the head/neck region)
			胸部(the thoracic region)
			腹部(the abdominal region)
			盆部(the pelvic region)
		血管机制慢性继发性内脏痛 (chronic visceral pain from vascular mechanisms)	头颈部(the head/neck region)
			胸部(the thoracic region)
			腹部(the abdominal region)
			盆部(the pelvic region)
		机械刺激机制慢性继发性内脏痛 (chronic visceral pain from mechanical factors)	头颈部(the head/neck region)
			胸部(the thoracic region)
			腹部(the abdominal region)
			盆部(the pelvic region)
	慢性继发性肌肉骨骼疼痛 (chronic secondary musculoskeletal pain)	持续炎症机制慢性继发性肌肉骨骼疼痛 (chronic musculoskeletal pain from persistent inflammation)	感染导致慢性继发性肌肉骨骼疼痛 (chronic musculoskeletal pain due to inflection)
			晶体沉积导致慢性继发性肌肉骨骼疼痛 (chronic musculoskeletal pain due to crystal deposition)

一级诊断 ［top（1st）level diagnosis）］	二级诊断 （2 level diagnosis）	三级诊断 （3 level diagnosis）	四级诊断 （4 level diagnosis）
慢性继发性疼痛综合征 （chronic secondary pain syndromes）	慢性继发性肌肉骨骼疼痛 （chronic secondary musculoskeletal pain）	持续炎症机制慢性继发性肌肉骨骼疼痛 （chronic musculoskeletal pain from persistent inflammation）	自身免疫和自身炎症疾病导致慢性继发性肌肉骨骼疼痛 （chronic musculoskeletal pain due to autoimmune and autoinflammatory disorders）
		结构改变相关的慢性继发性肌肉骨骼疼痛 （chronic musculoskeletal pain associated with structural changes）	骨关节炎相关慢性继发性肌肉骨骼疼痛 （chronic musculoskeletal pain associated with osteoarthritis）
			脊柱疾病相关慢性肌肉骨骼疼痛 （chronic musculoskeletal pain associated with spondylosis）
			肌肉骨骼损伤后慢性继发性肌肉骨骼疼痛 （chronic pain after musculoskeletal injury）
		神经系统疾病相关的慢性继发性肌肉骨骼疼痛 （chronic musculoskeletal pain associated with disease of the nervous system）	帕金森病相关慢性继发性肌肉骨骼疼痛 （chronic musculoskeletal pain associated with parkinson's disease）
			多发性硬化相关的慢性继发性肌肉骨骼疼痛 （chronic musculoskeletal pain associated with multiple sclerosis）

续表

一级诊断 [top(1st)level diagnosis)]	二级诊断 (2 level diagnosis)	三级诊断 (3 level diagnosis)	四级诊断 (4 level diagnosis)
慢性继发性疼痛综合征 (chronic secondary pain syndromes)	慢性继发性肌肉骨骼疼痛 (chronic secondary musculoskeletal pain)	神经系统疾病相关的慢性继发性肌肉骨骼疼痛 (chronic musculoskeletal pain associated with disease of the nervous system)	外周神经疾病相关的慢性继发性肌肉骨骼疼痛 (chronic musculoskeletal pain associated with peripheral neurological disease)

附表 1-0-2　国际疼痛学会 ICD-11 版慢性疼痛系统分类中疼痛严重程度评估指标使用的说明

疼痛严重程度 (pain severity)	评估工具	轻度	中度	重度	备注
疼痛强度 (pain intensity)	数字分级评分法	1~3	4~6	7~10	指病人在过去一周中平均疼痛强度
	视觉模拟评分法	<31mm	31~54mm	55~100mm	0:无痛;10cm 或 100mm:难以忍受的痛
疼痛相关的精神痛苦程度 (pain-related distress)	数字分级评分法	1~3	4~6	7~10	指病人在过去一周中因疼痛而经历的各种不愉快的情绪体验(包括认知、行为、心境、社会关系和精神)
	视觉模拟评分法	<31mm	31~54mm	55~100mm	0:无精神痛苦;10cm 或 100mm:极度精神痛苦
疼痛对生活的影响程度 (pain-related interference)	数字分级评分法	1~3	4~6	7~10	指病人在过去一周中因疼痛而生活受到干扰的程度
	视觉模拟评分法	<31mm	31~54mm	55~100mm	0:无干扰;10cm 或 100mm:无法正常活动
时间、发作、特征 (time, seizure, characteristics)	持续性疼痛,间歇反复发作性疼痛				
社会心理应激 (psychosocial stress)	包括认知(灾难、过度担忧)、情绪(恐惧、易怒、失望绝望)、行为(失眠、回避躲避)、社会(失业、人际关系)等				

注:ICD-11——《国际疾病分类第十一次修订版本》。

45

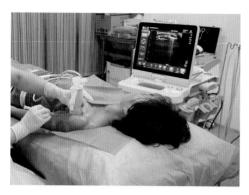

图 5-1-1　超声引导下肩关节滑囊注射

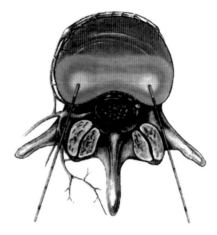

图 5-3-10　双极水冷射频示意图

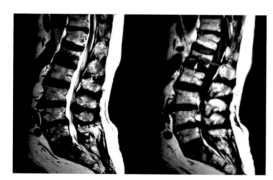

图 5-4-2　术前 MRI 可鉴别新鲜及陈旧性骨折

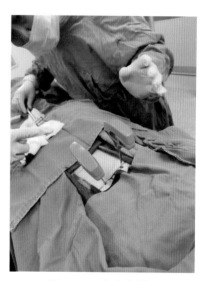

图 5-4-5　术中穿刺图

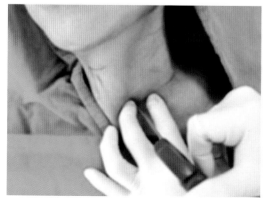

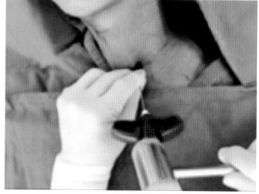

图 5-4-6　颈椎前路穿刺

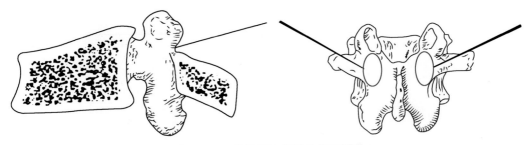

图 5-4-10　椎弓根入路进针点示意图

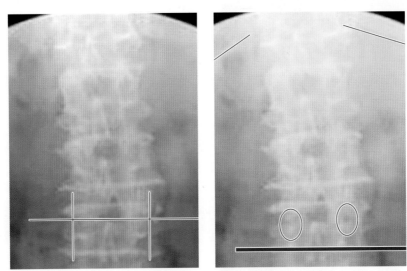

图 5-4-11　进针点位于椎弓根影的 2 或 10 点处

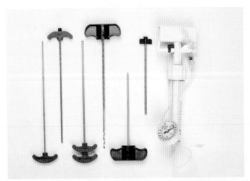
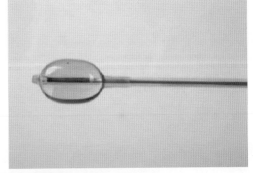

图 5-4-20　PKP 手术器械

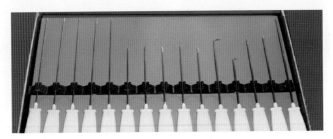

图 7-4-2　针刀种类

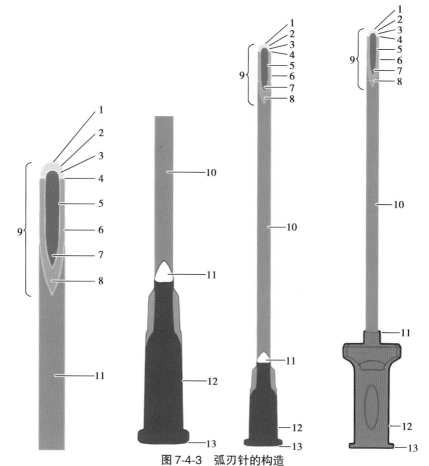

图 7-4-3　弧刃针的构造

1. 刃口；2. 弧刃；3. 斜面；4. 刀口线；5. 内壁；6. 外壁；7. 空心；8.V 形；9. 刀头长度；
10. 空心针体；11. 结合部；12. 底座；13. 针栓底面。

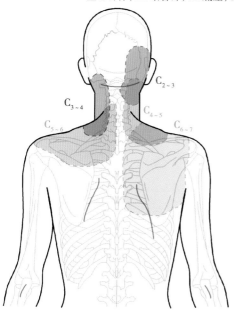

图 8-3-1　颈椎小关节疼痛的放射图

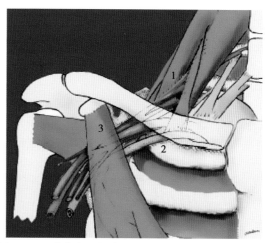

图 8-4-2　胸廓出口综合征时的三个重要解剖压迫位置

1. 前中斜角肌间隙；2. 肋锁间隙；3. 胸肌后间隙。

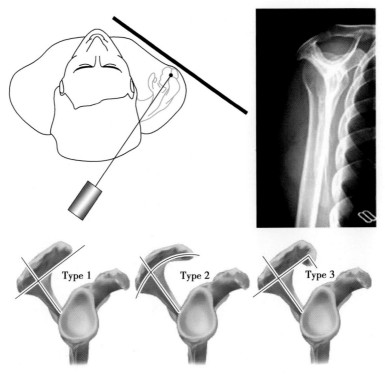

图 9-2-11　肩峰形态

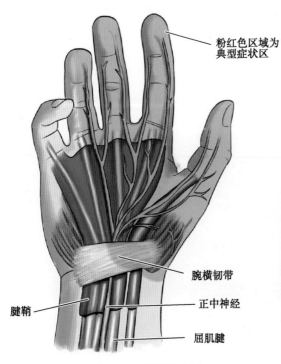

粉红色区域为
典型症状区

腕横韧带

腱鞘

正中神经

屈肌腱

图 9-5-1　腕管综合征

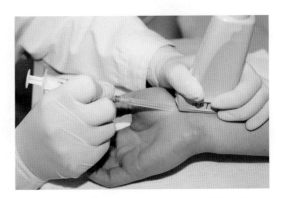

图 9-5-4　类固醇注射治疗 – 远端进针示意